"十四五"时期国家重点出版物出版专项规划项目

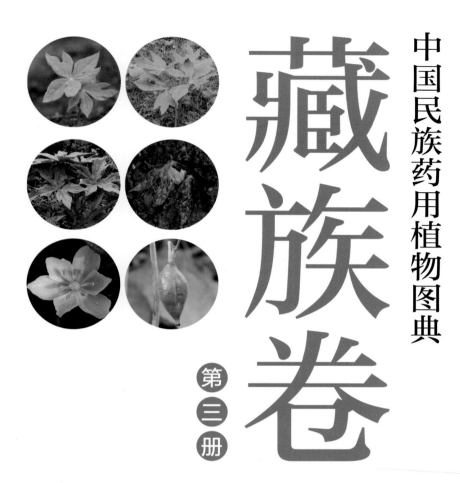

中国民族药用植物图典 藏族卷

第三册

总 主 编： 肖培根　诸国本

主　　编： 路　臻　谢　宇　周重建

副 主 编： 齐　菲　杨　芳　马　华　刘士勋　高楠楠　项　红　孙　玉　薛晓月

编　　委： 马　楠　王　俊　王忆萍　王丽梅　王郁松　王梅红　卢　军　卢立东　田大虎　冯　倩　吕凤涛　刘　芳　刘　艳　刘士勋　刘卫华　刘立文　孙　宇　孙瑗琨　严　洁　李　惠　李远清　李俊勇　杨　帆　杨冬华　余海文　邹智峰　宋　伟　张　坤　张印辉　陈艳蕊　陈朝霞　罗建锋　郑小玲　赵白宇　赵卓君　段艳梅　饶　佳　秦　臻　耿赫兵　莫　愚　贾政芳　翁广云　郭春芳　黄　红　蒋思琪　程宜康　翟文慧　戴　峰　鞠玲霞　魏献波

图片摄影： 周重建　谢　宇　裴　华　邬坤乾　袁井泉　孙骏威　谢　言　钟炯平　李　萍　夏云海

CTS HK 湖南科学技术出版社 · 长沙

国家一级出版社　全国百佳图书出版单位

"十四五"时期国家重点出版物出版专项规划项目

《中国民族药用植物图典》丛书编委会

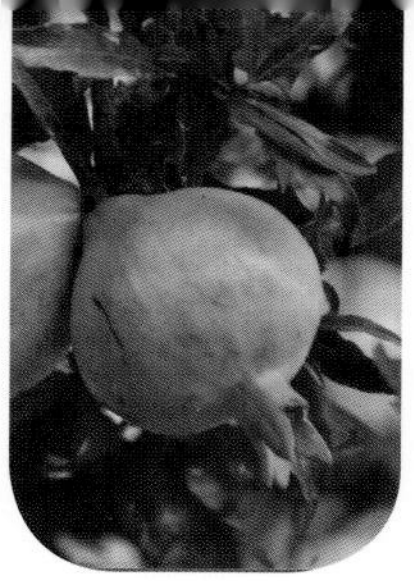

目录

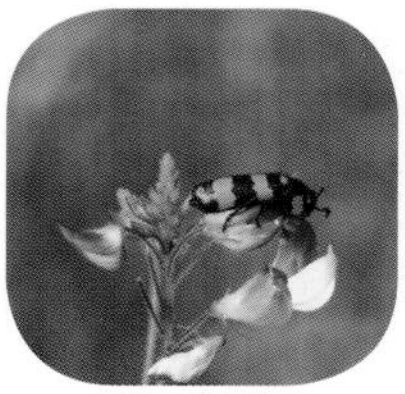

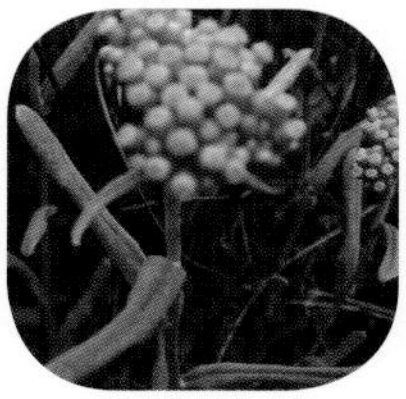

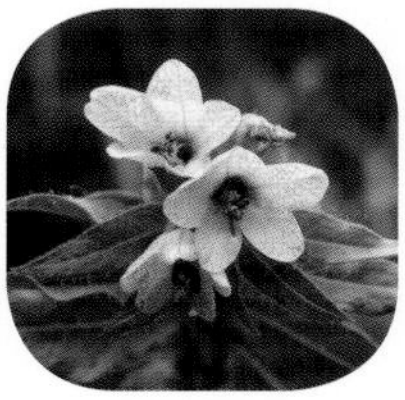

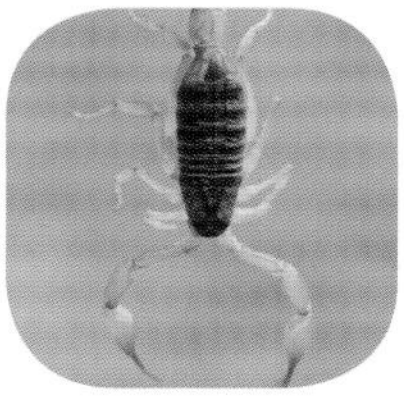

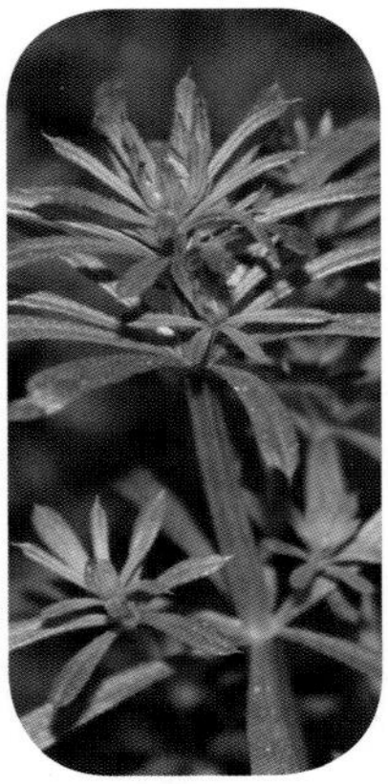

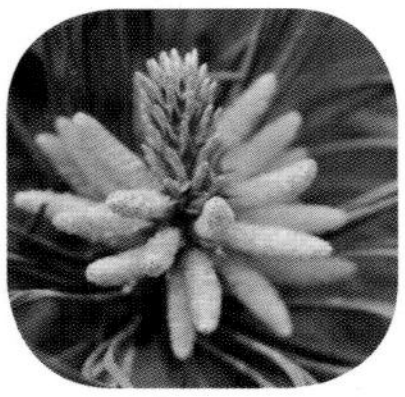

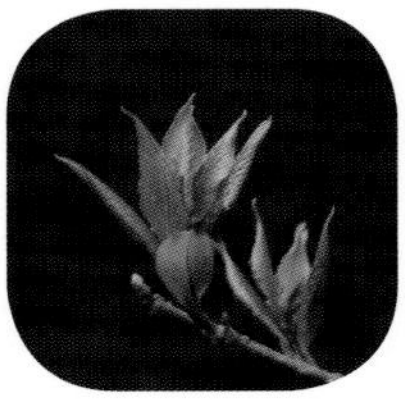

中国民族药用植物图典（第一辑）

藏族卷（第三册）

中国民族药用植物图典·苗族卷
中国民族药用植物图典·壮族卷
中国民族药用植物图典·藏族卷
中国民族药用植物图典·蒙古族卷
中国民族药用植物图典·水族卷
中国民族药用植物图典·维吾尔族卷

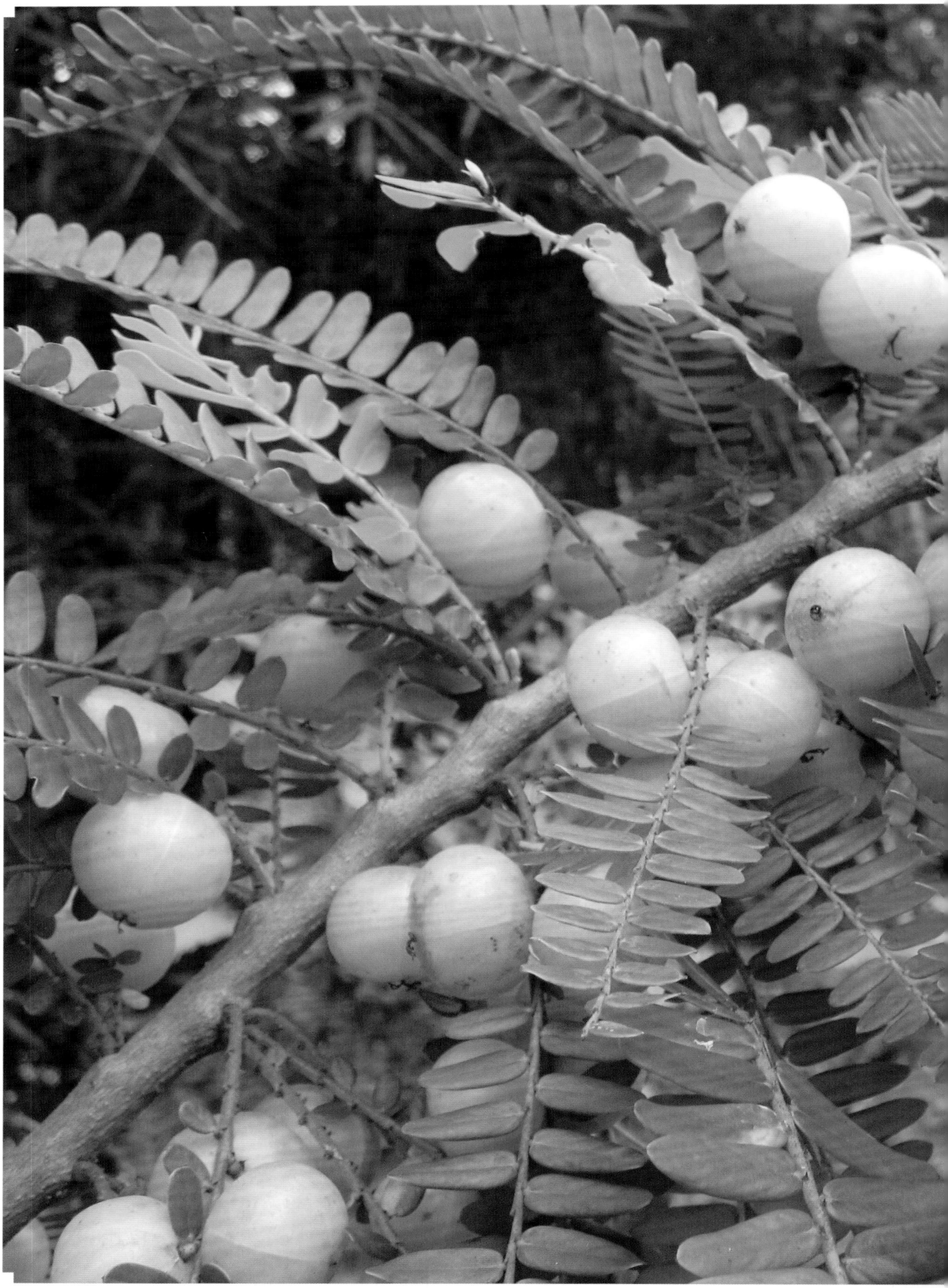

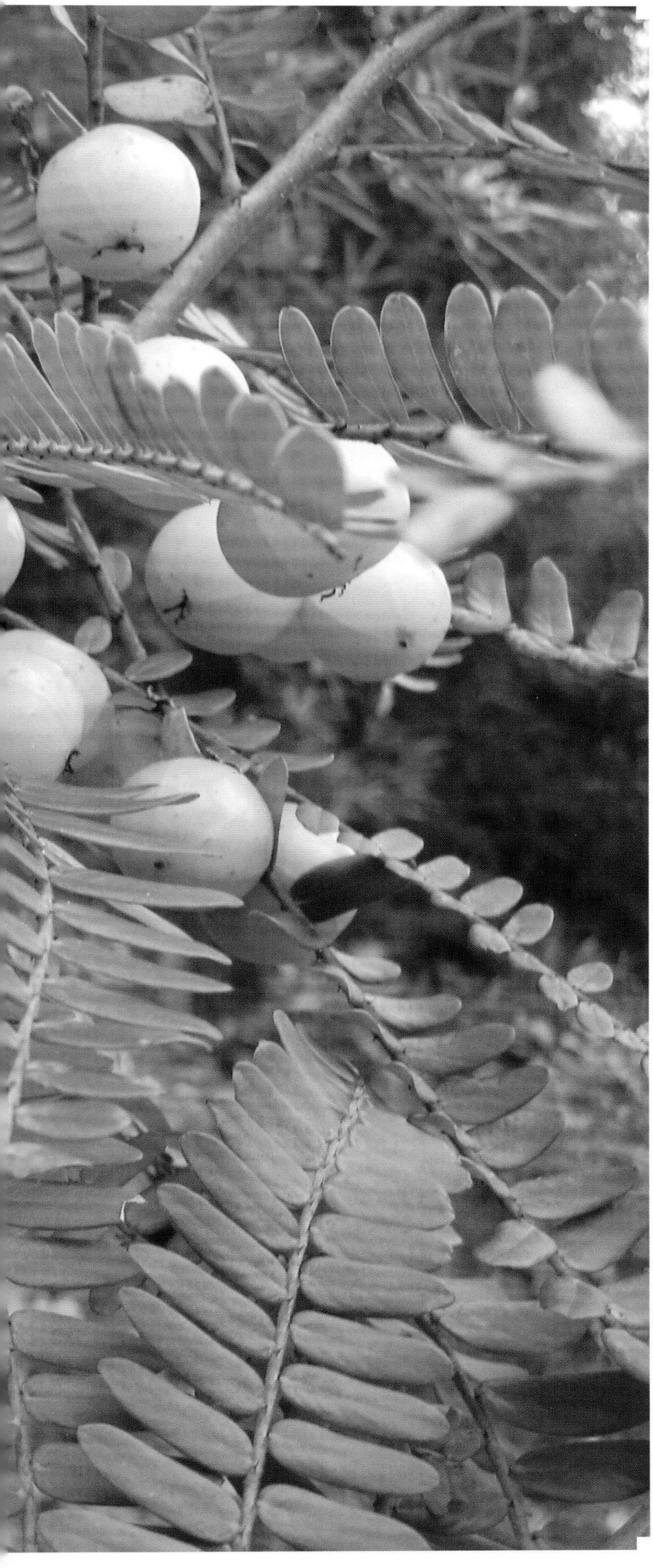

余甘子

【藏药名】居如热。

【别　名】巴丹、贡寒、余甘果、余柑子、油柑子、油甘果、油甘子。

【来　源】本品系藏族习用药材，为大戟科植物余甘子 *Phyllanthus emblica* L. 的干燥成熟果实。

【性味归经】甘、酸、涩，凉。归肺、胃经。

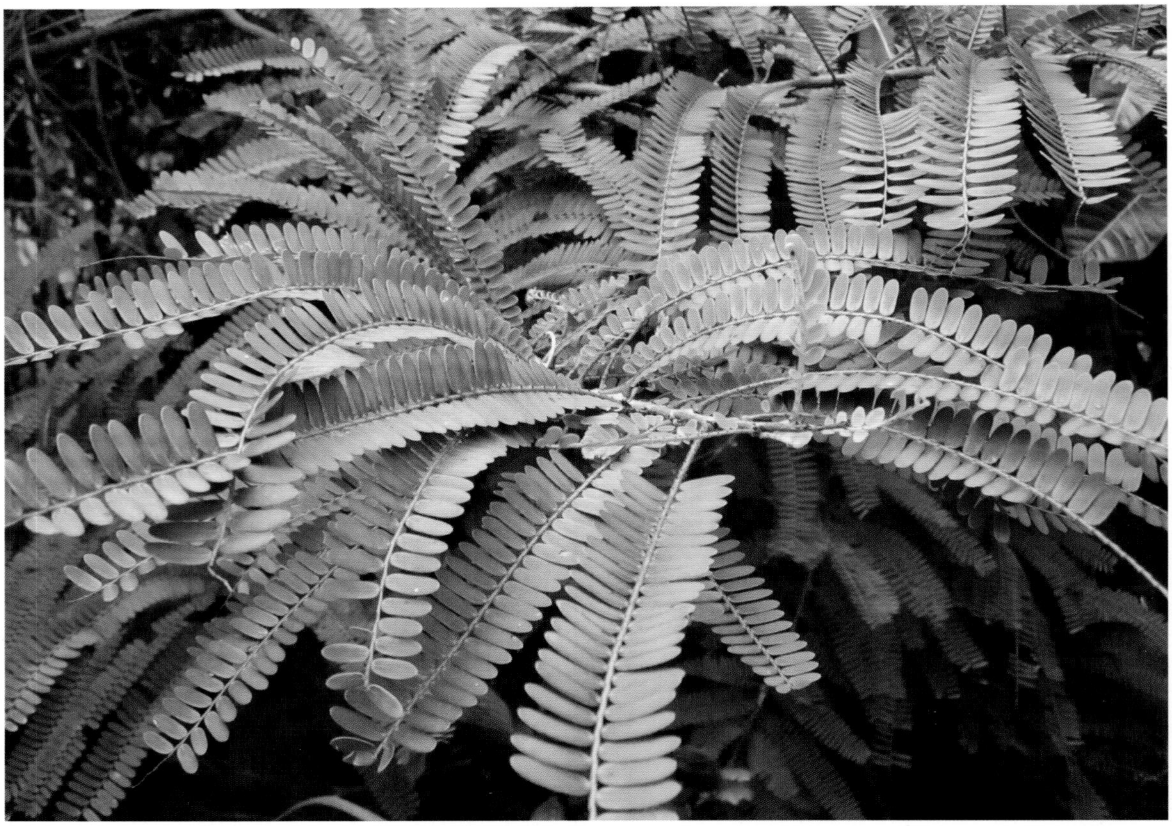

余甘子

识别特征

小枝被锈色短柔毛。叶互生，两列，条状长圆形，革质，全缘。花小，黄色，有短梗，簇生于下部的叶腋。蒴果肉质，扁球形。种子稍带红色。花期3—4月，果期8—9月。

生境分布

一般在年平均气温 20 ℃左右生长良好，0 ℃左右即有受冻现象。野生余甘子分布在云南、广西、福建、海南、台湾、四川、贵州等省区，江西、湖南、浙江等省区部分地区也有分布。

采收加工

冬季至次春果实成熟时采收，除去杂质，干燥。

药材鉴别

本品呈球形或扁球形。表面棕褐色至墨绿色，有浅黄色突起，呈颗粒状。外果皮质硬而脆。内果皮黄白色，表面略具 6 棱。种子近三棱形，棕色。气微，味酸涩，微甜。

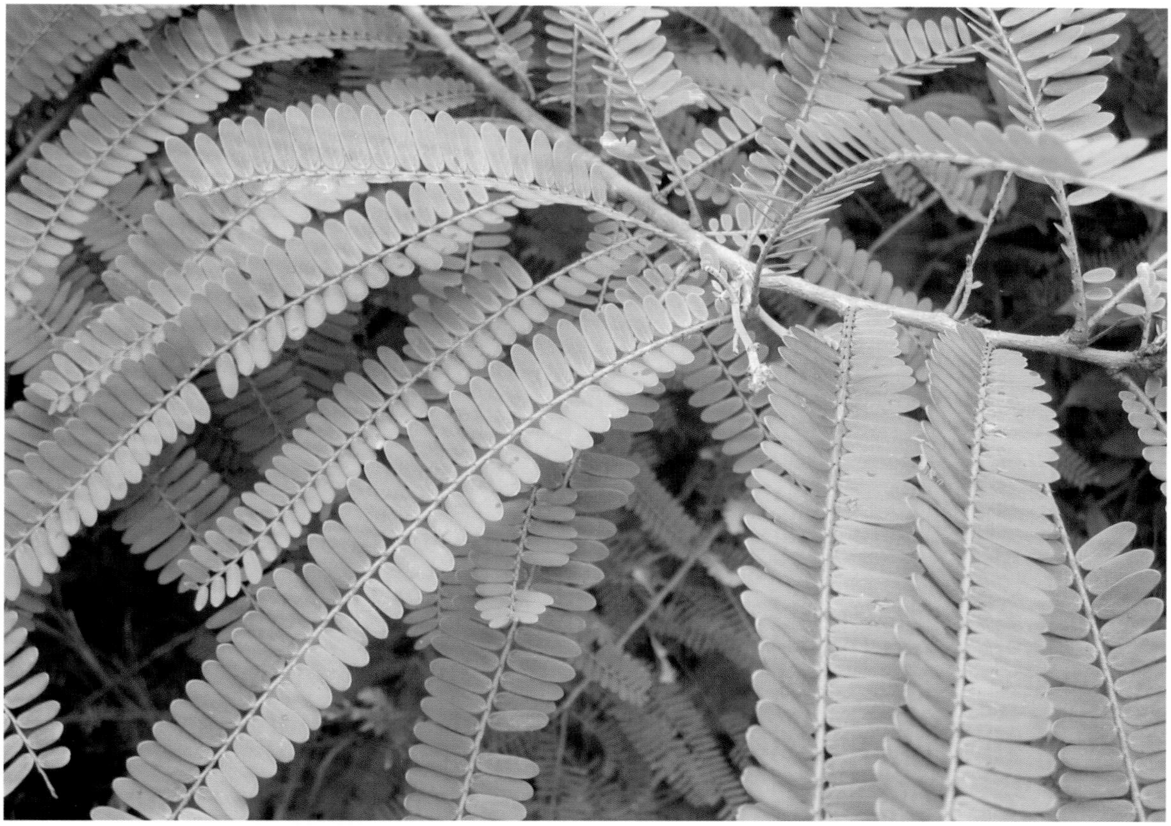

余甘子

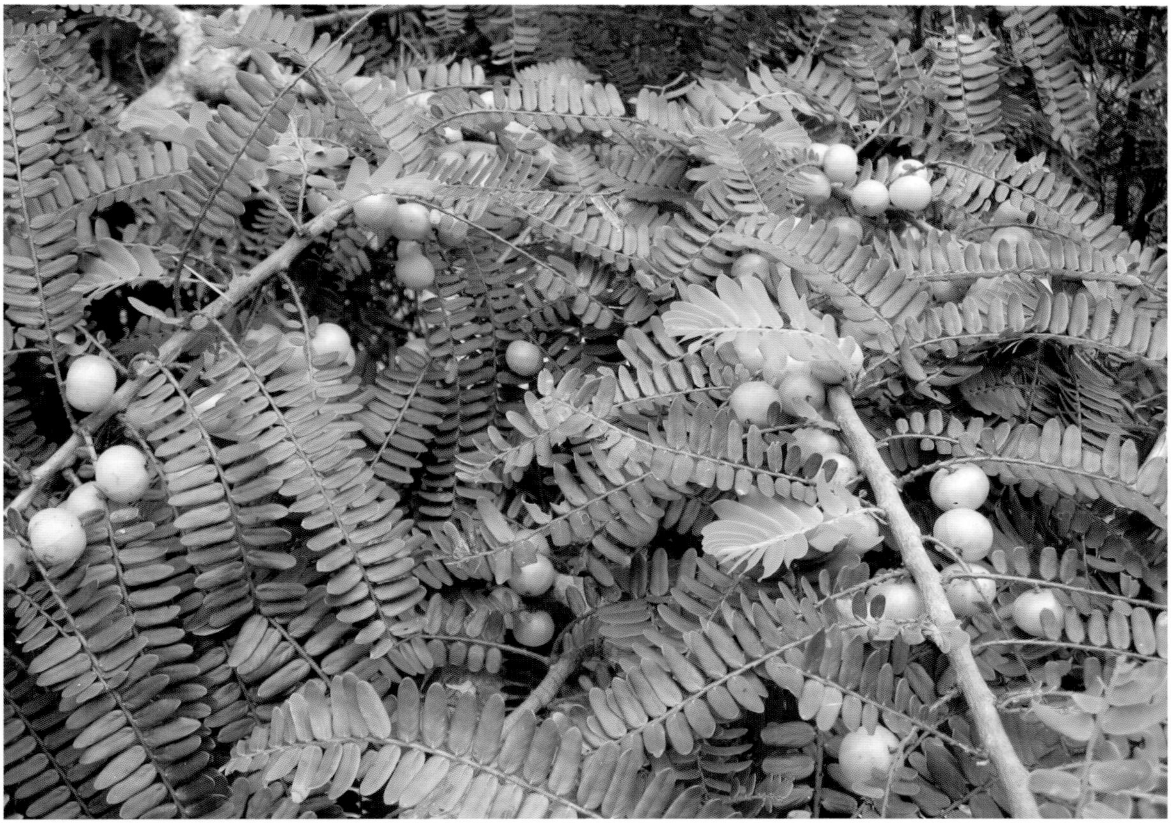

余甘子

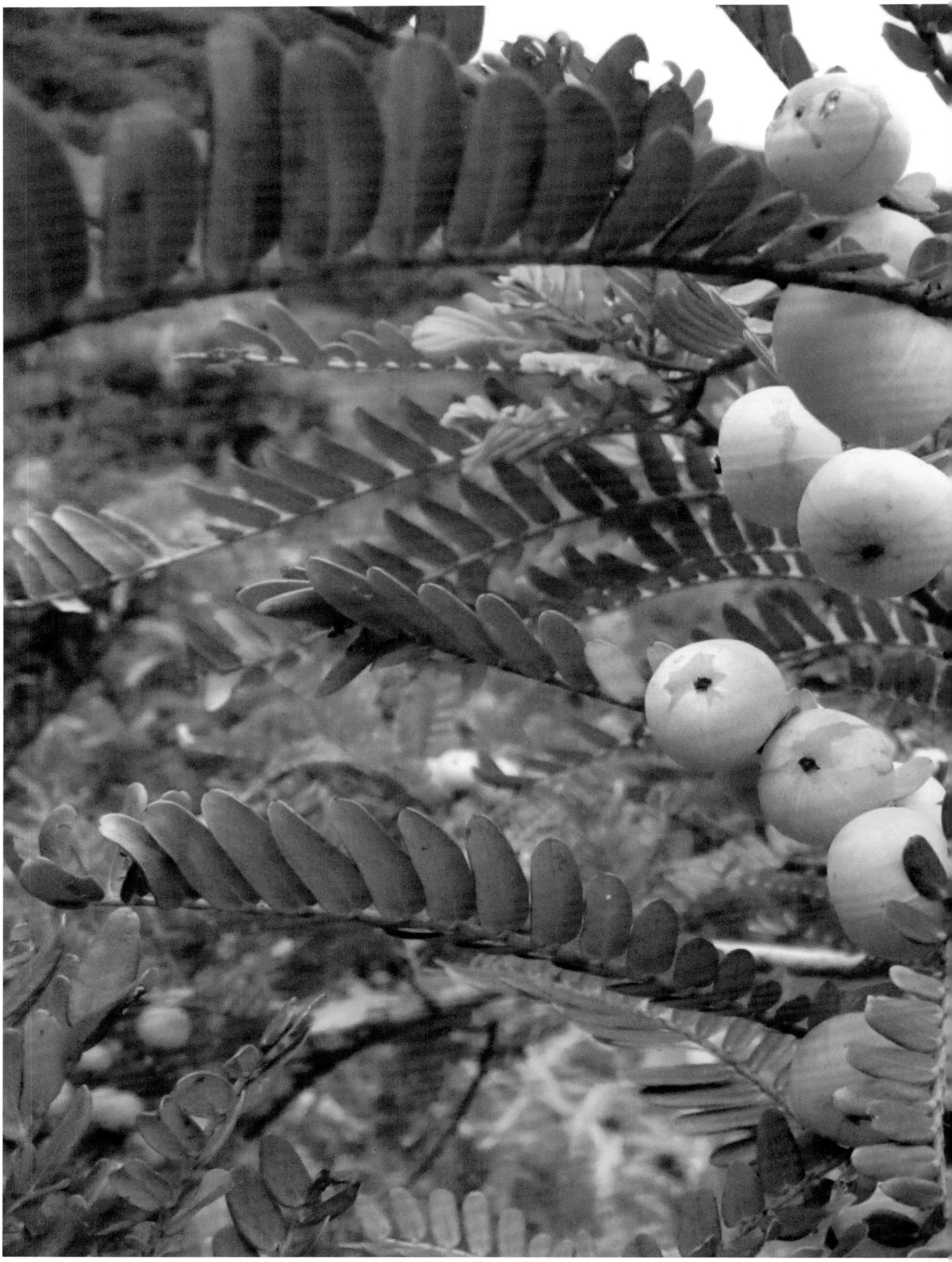

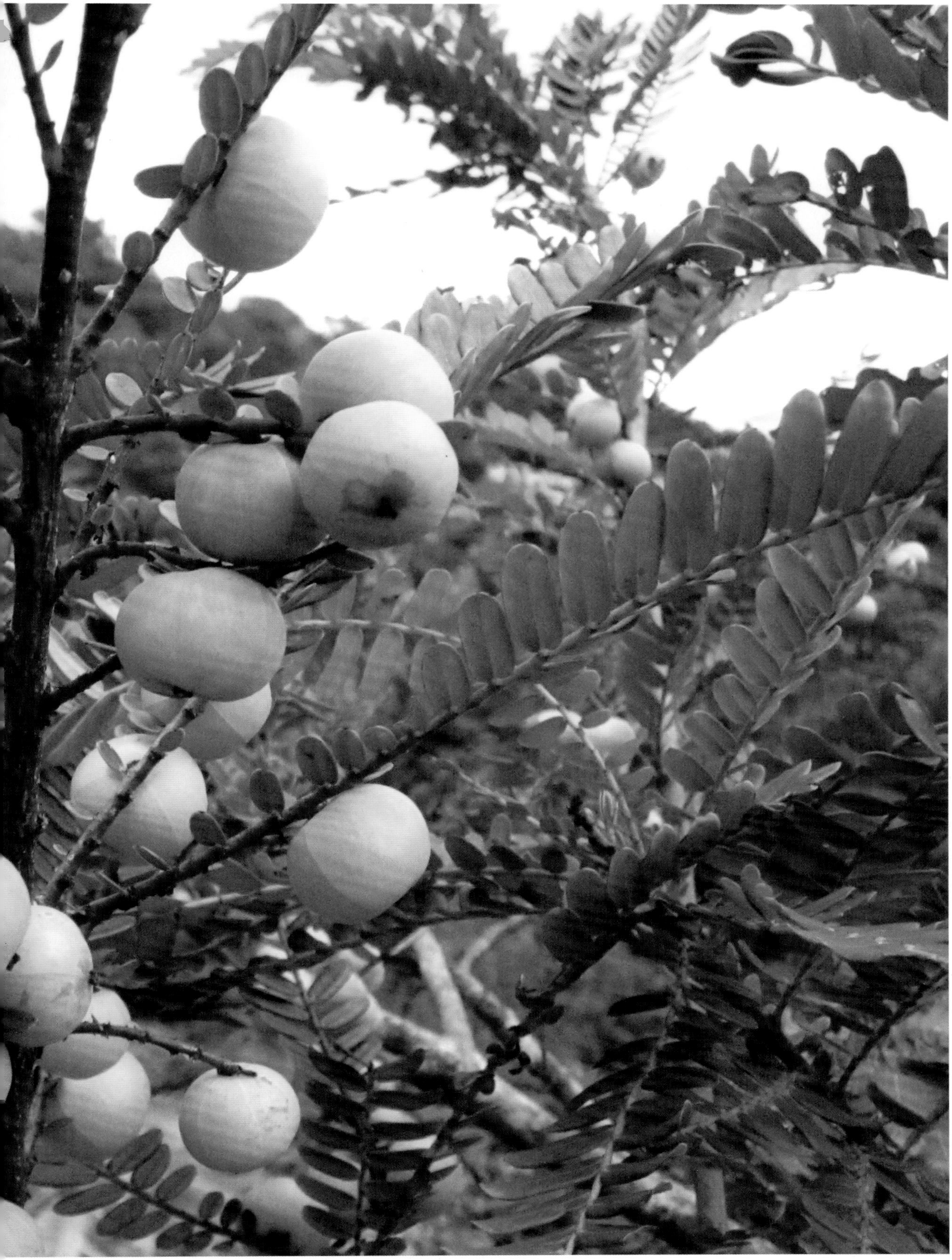

余甘子

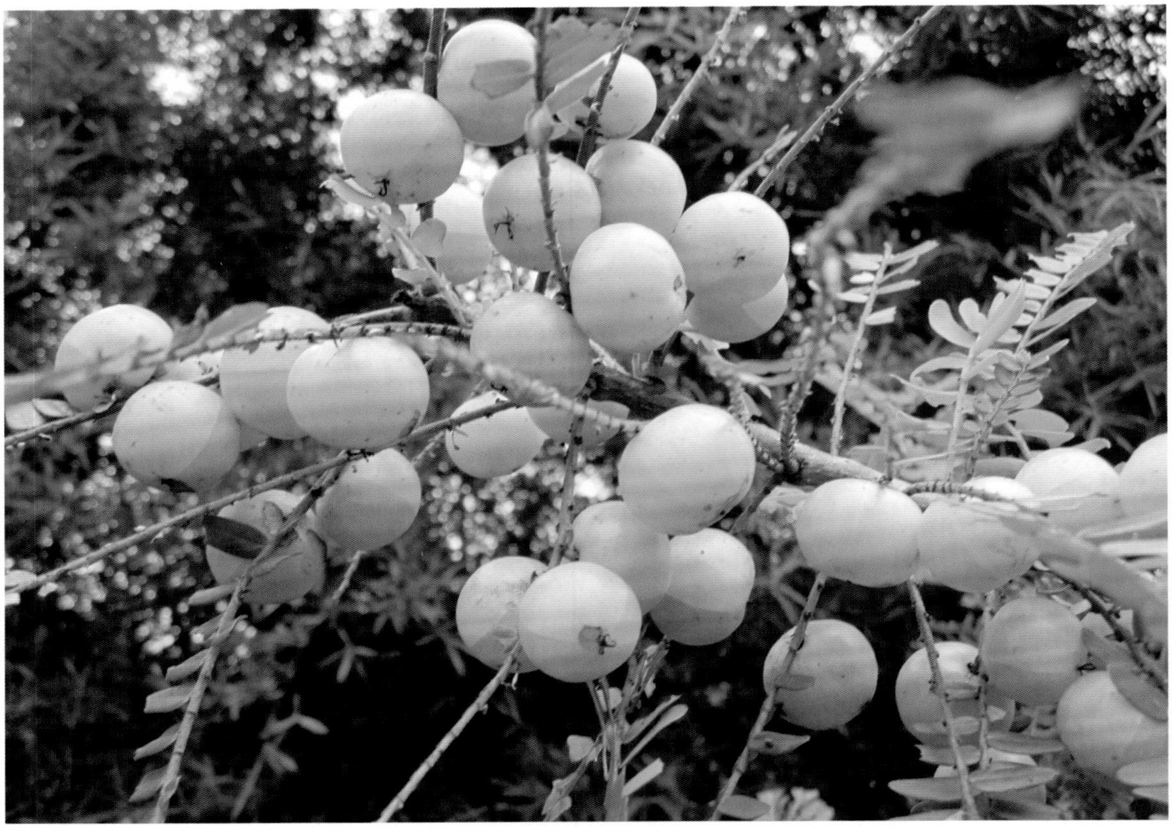

余甘子

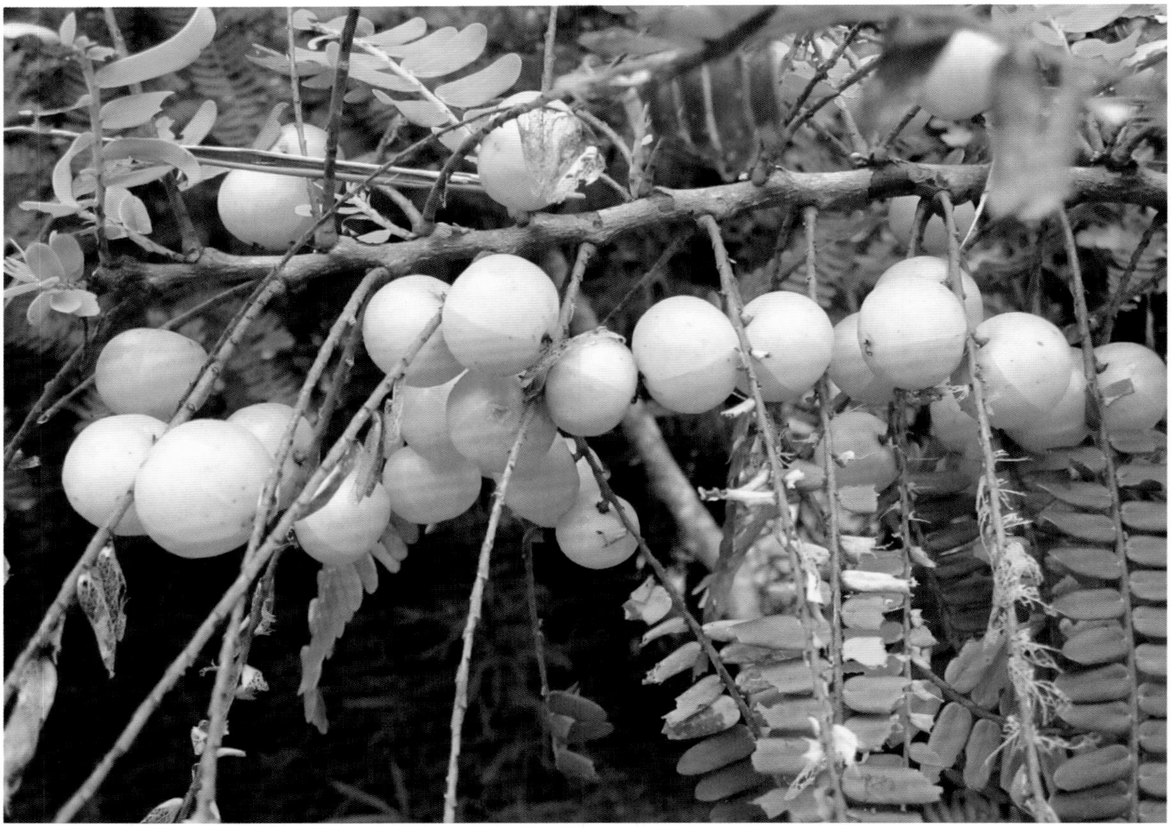

余甘子

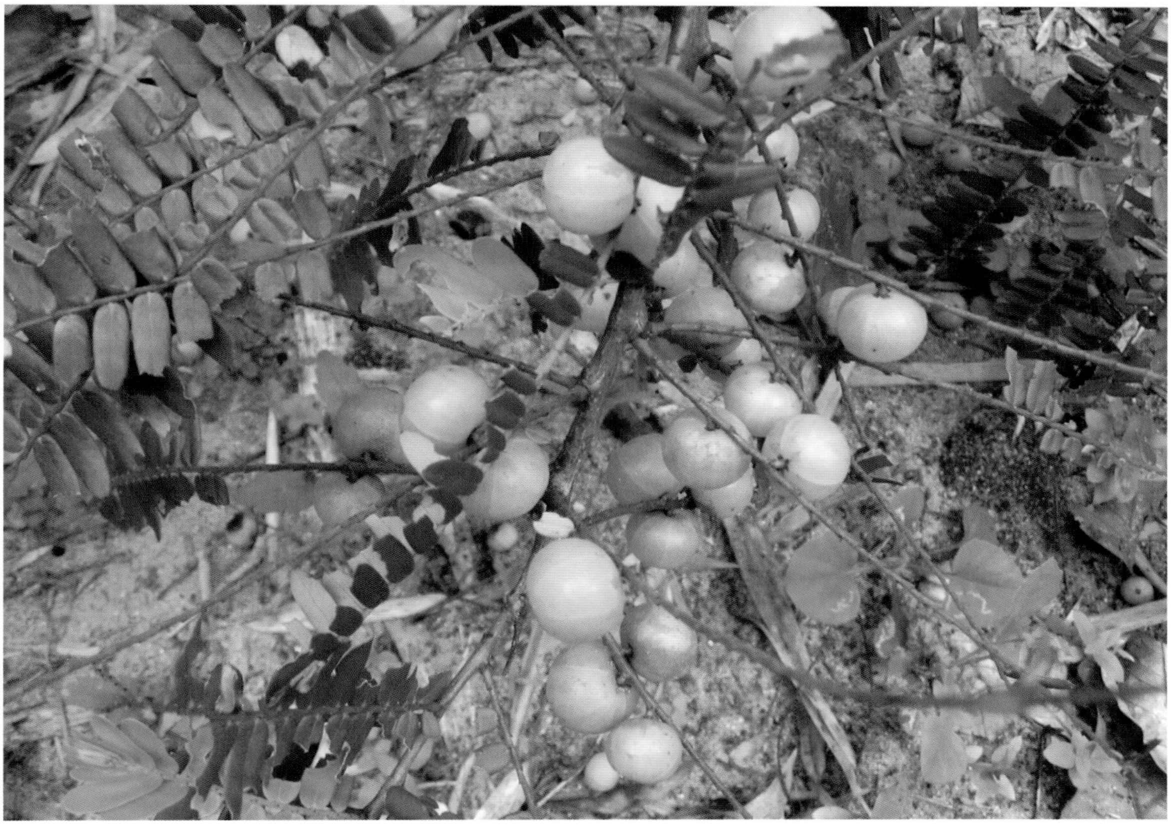

余甘子

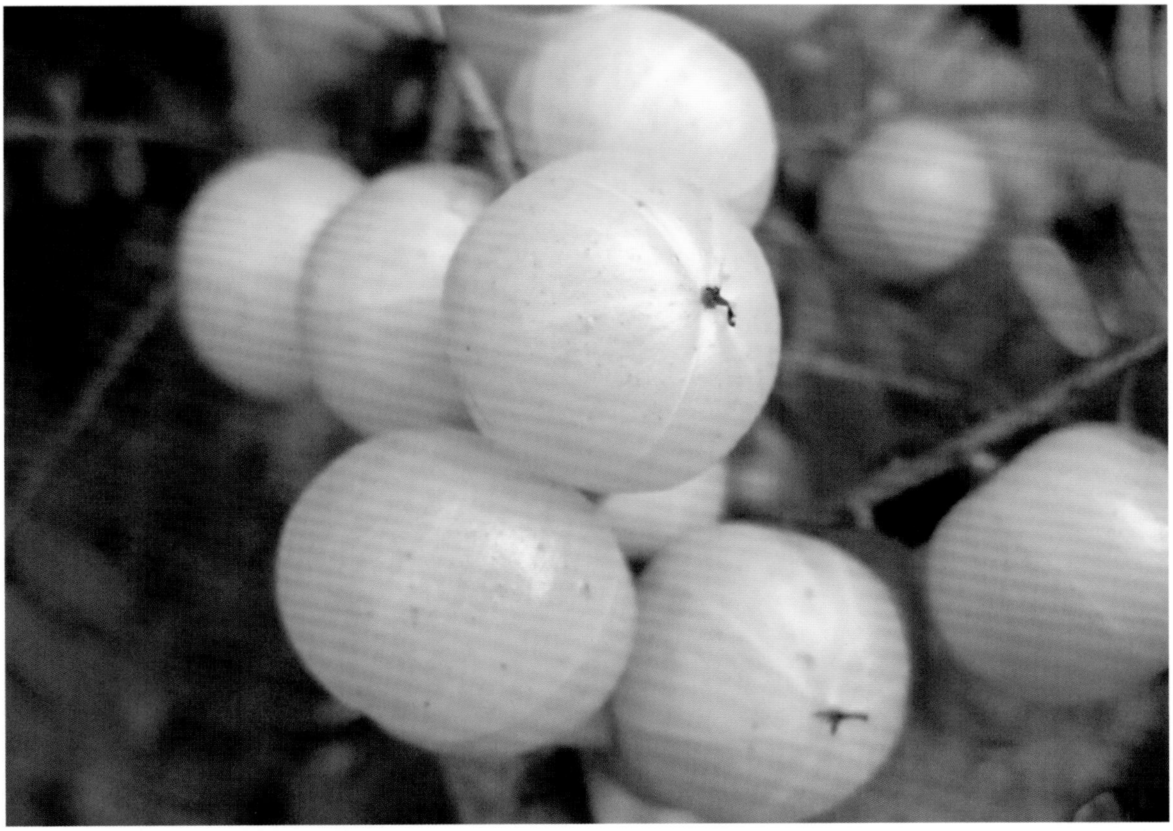

余甘子

功效主治

清热凉血，消食健胃，生津止咳。用于血热血瘀、消化不良、腹胀、咳嗽、喉痛、口干。

用法用量

内服：3 ~ 9 g，多入丸、散。

民族药方

1. 感冒发热，咳嗽，咽喉痛，口干烦渴，维生素 C 缺乏症 鲜余甘子果 10 ~ 30 个。水煎服。

2. 白喉 余甘子 500 g，玄参、甘草各 50 g。冷开水泡至起霜花，取霜，用棉纸铺开晒干后，加马尾龙胆粉 6 g，冰片 0.5 g，炒白果仁粉 15 g，吹喉用。

3. 哮喘 余甘子 20 个。先煮猪心肺，去浮沫，再加橄榄煮熟连汤吃。

4. 河豚中毒 余甘子适量。生吃吞汁，并可治鱼骨鲠喉。

使用注意

脾胃虚寒者慎服。

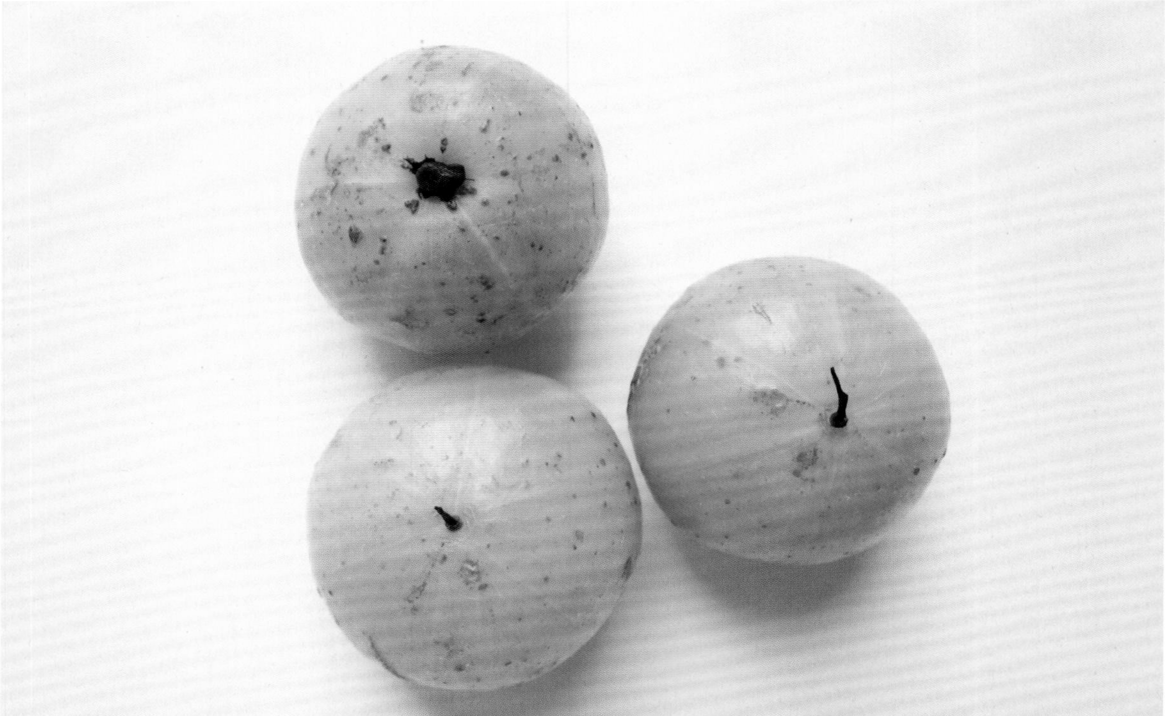

余甘子药材

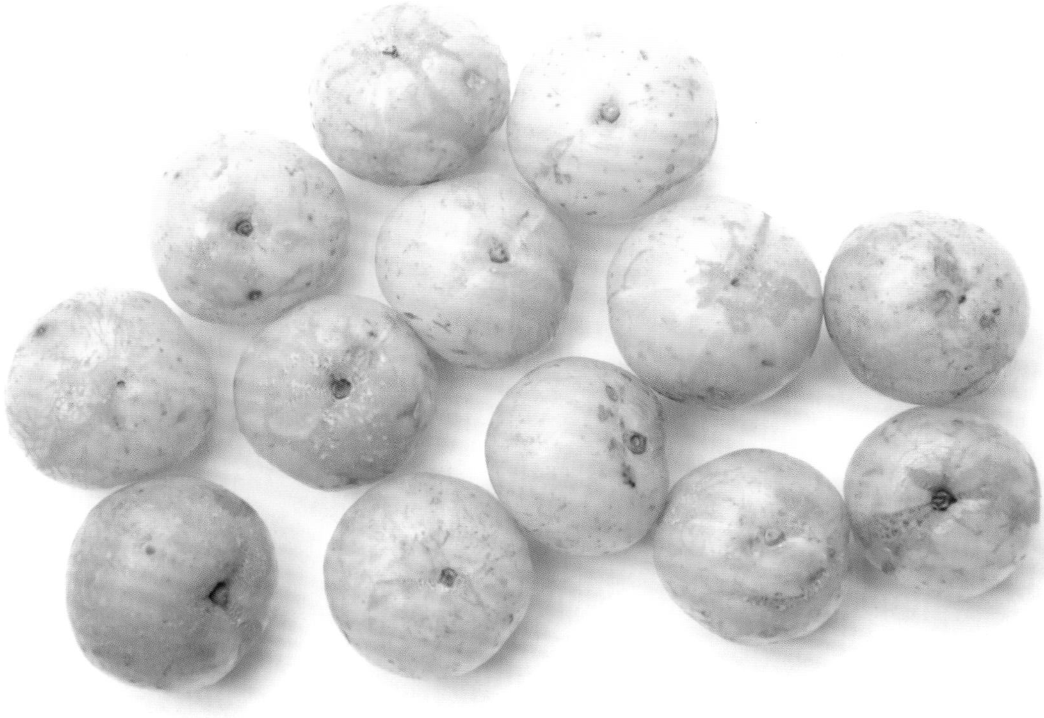

余甘子药材

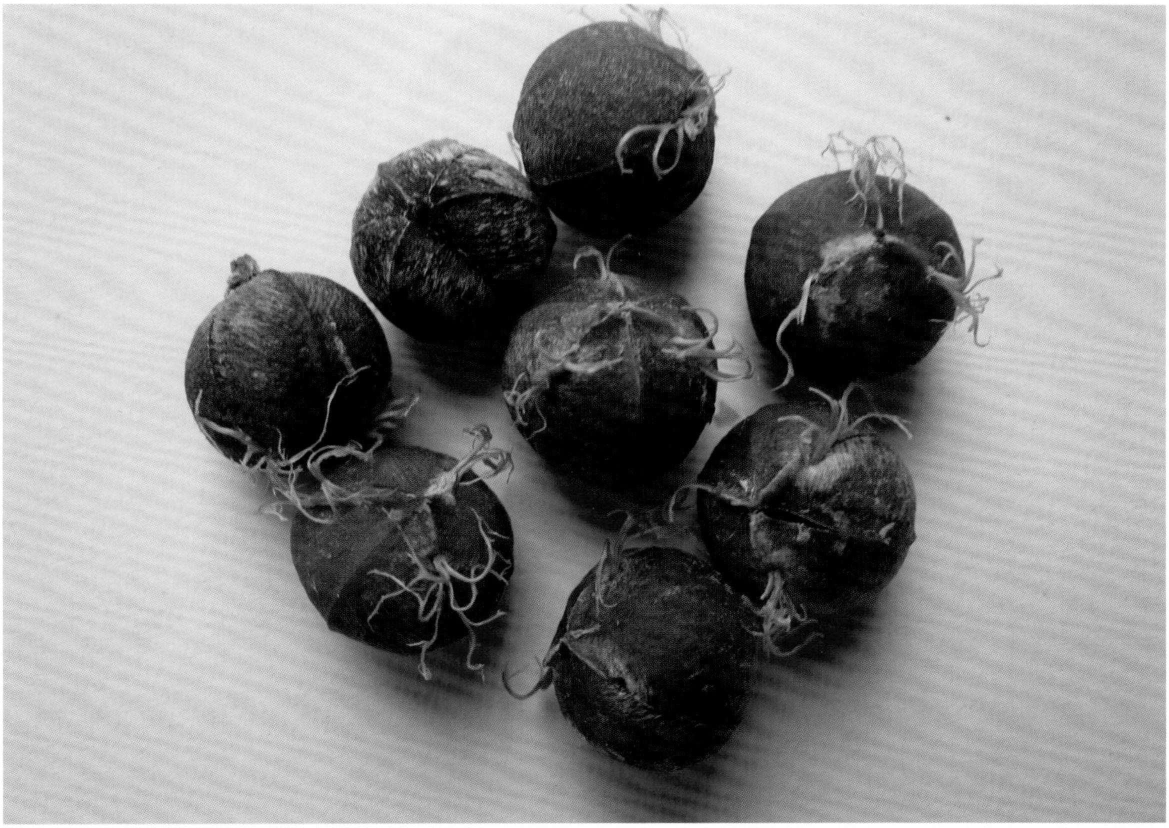

余甘子药材

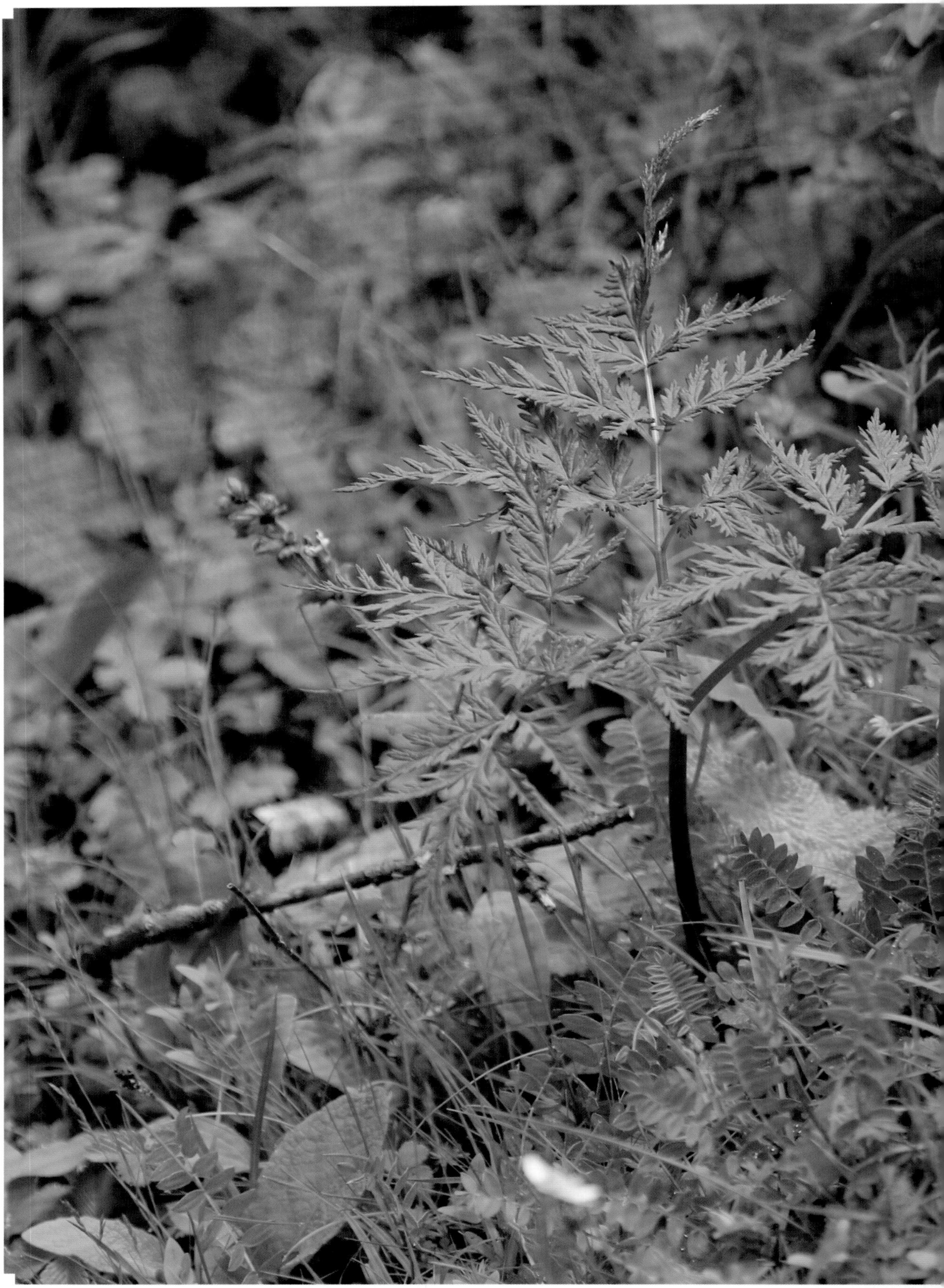

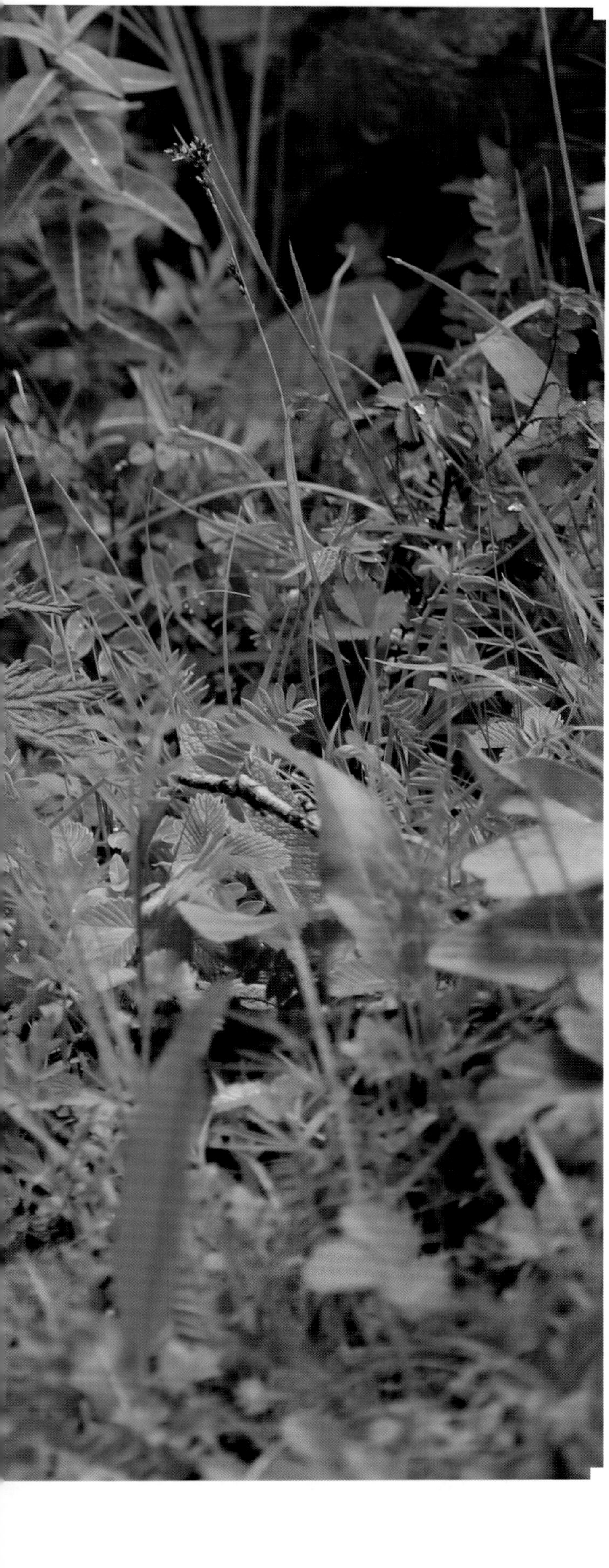

羌活

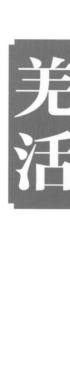

【藏药名】珠那。

【别　名】珠马、川羌、蚕羌、竹节羌、毒嘎间、西羌活、大头羌、珠娃那布。

【来　源】本品为伞形科植物羌活 *Notopterygium incisum* Ting ex H.T.Chang 或宽叶羌活 *Notopterygium franchetii* H. de Boiss. 的干燥根茎和根。

【性味归经】辛、苦，温。归膀胱、肾经。

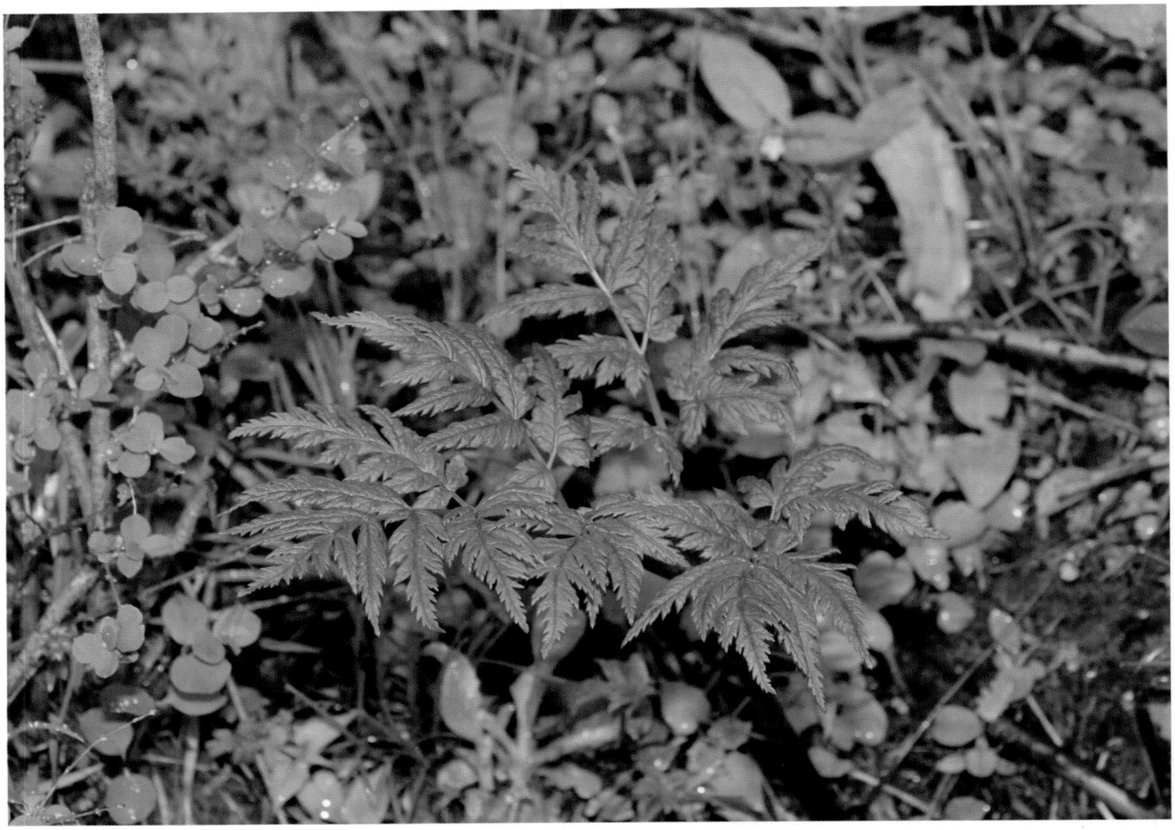

羌活

识别特征

多年生草本，高 60 ~ 150 cm。茎直立，淡紫色，有纵沟纹。基生叶及茎下部叶具柄，基部两侧呈膜质鞘状，叶片为 3 出 3 回羽状复叶，小叶 3 ~ 4 对，卵状披针形，最下一对小叶具柄；茎上部的叶近无柄，叶片薄，无毛。复伞形花序，伞幅 10 ~ 15；小伞形花序有花 20 ~ 30 朵，花小，白色。双悬果长圆形，主棱均扩展成翅，每棱槽有油管 3 个，合生面有 6 个。宽叶羌活与上种的区别为：小叶长圆状卵形至卵状披针形，边缘具锯齿，叶脉及叶缘具微毛。复伞形花序，伞幅 14 ~ 23；小伞形花序上生多数花，花淡黄色。双悬果近球形，每棱槽有油管 3 ~ 4 个，合生面有 4 个。花期 7—8 月，果期 8—9 月。

生境分布

生长于海拔 2600 ~ 3500 m 的高山、高原之林下，灌木丛、林缘、草甸中。分布于四川、甘肃、青海、云南等省区。

采收加工

春、秋二季采挖，除去茎叶、细根、泥土，晒干或烘干。

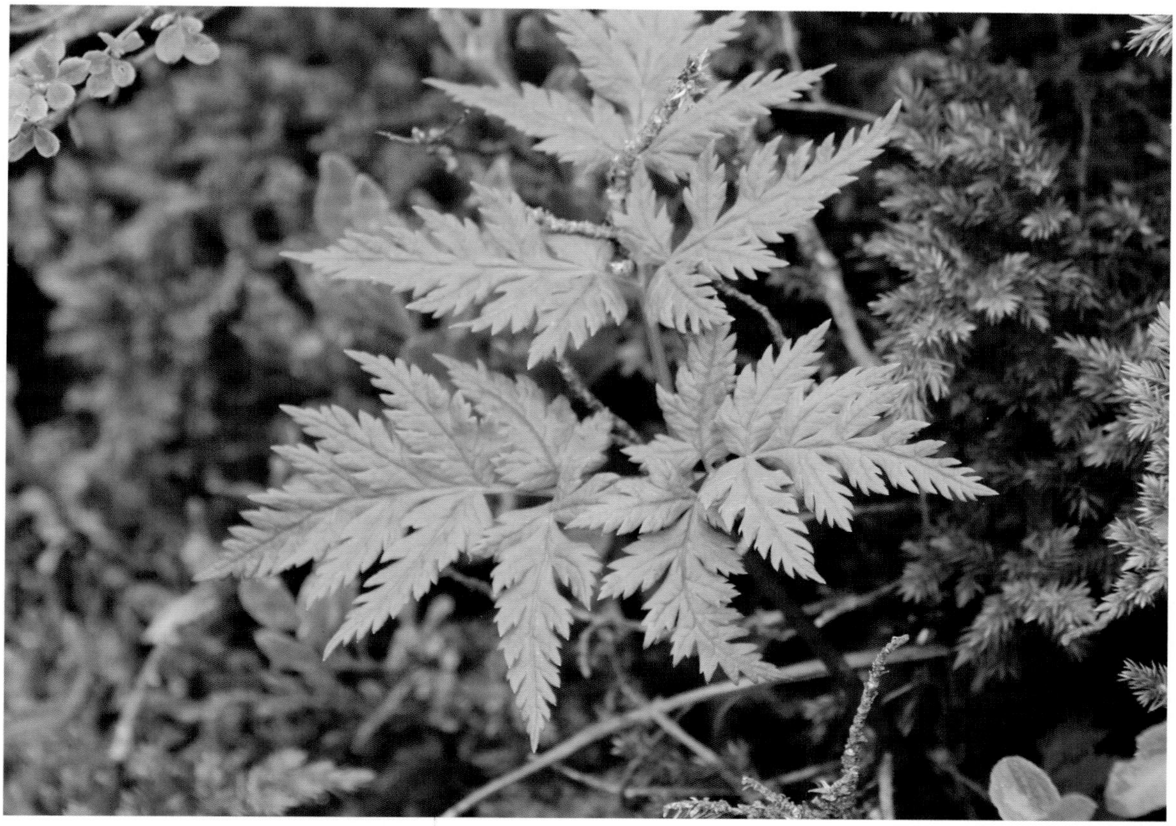

羌活

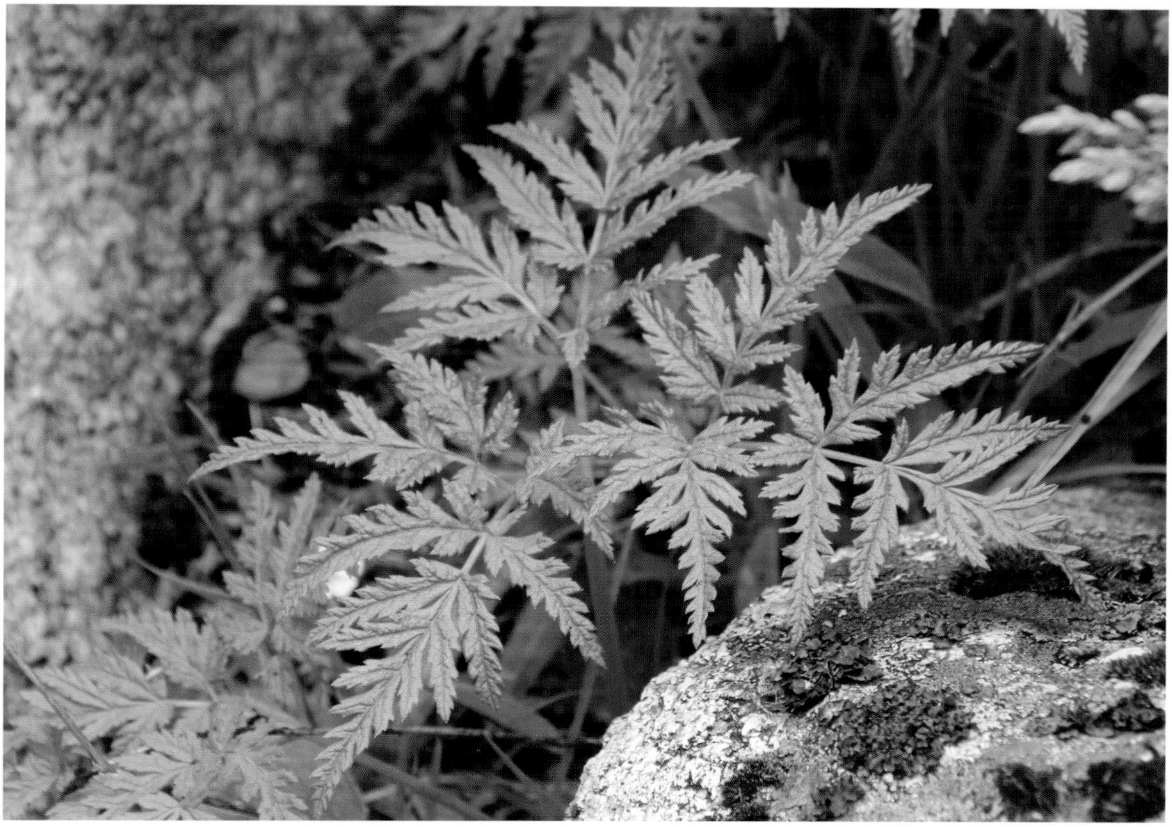

羌活

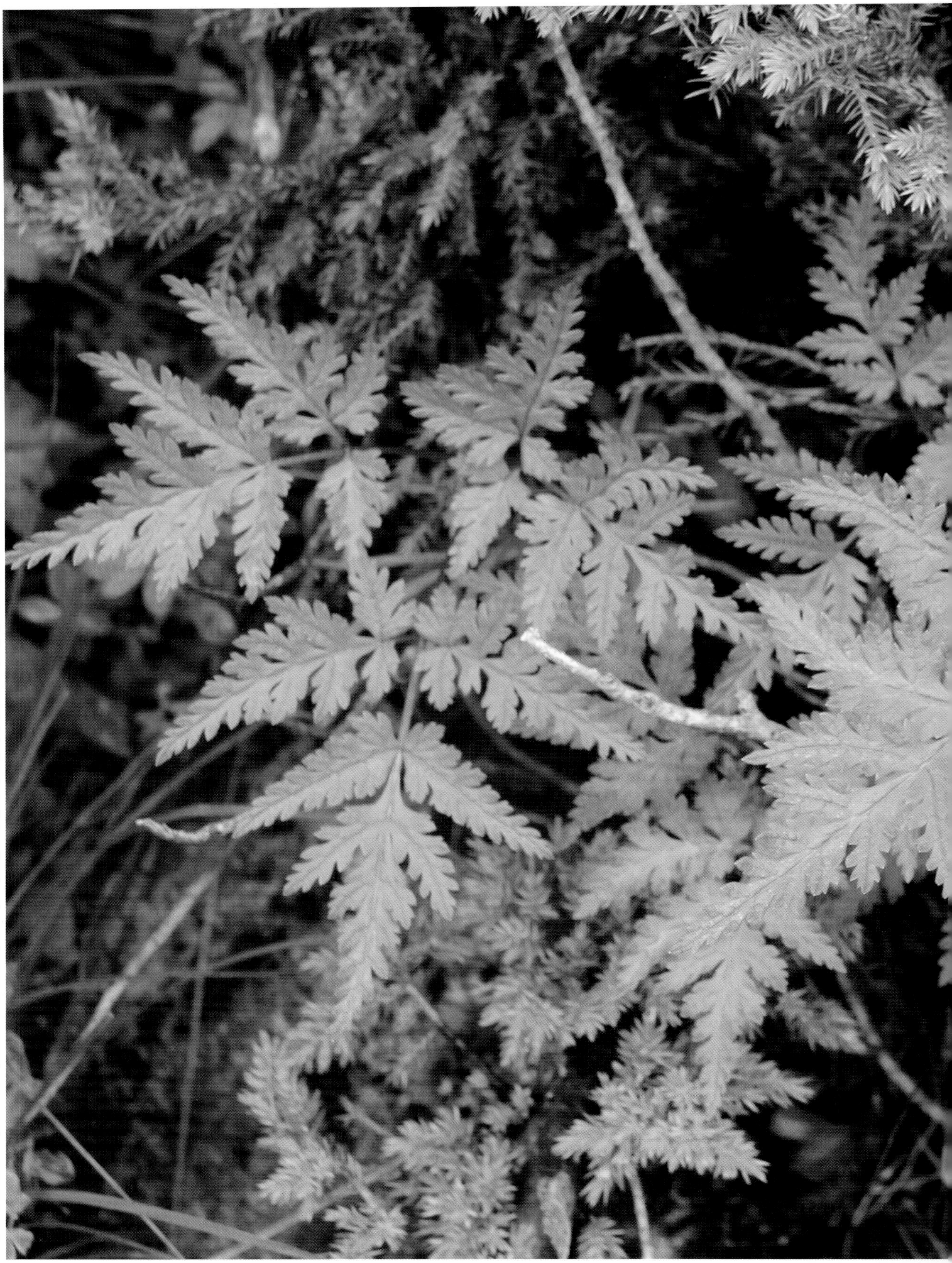

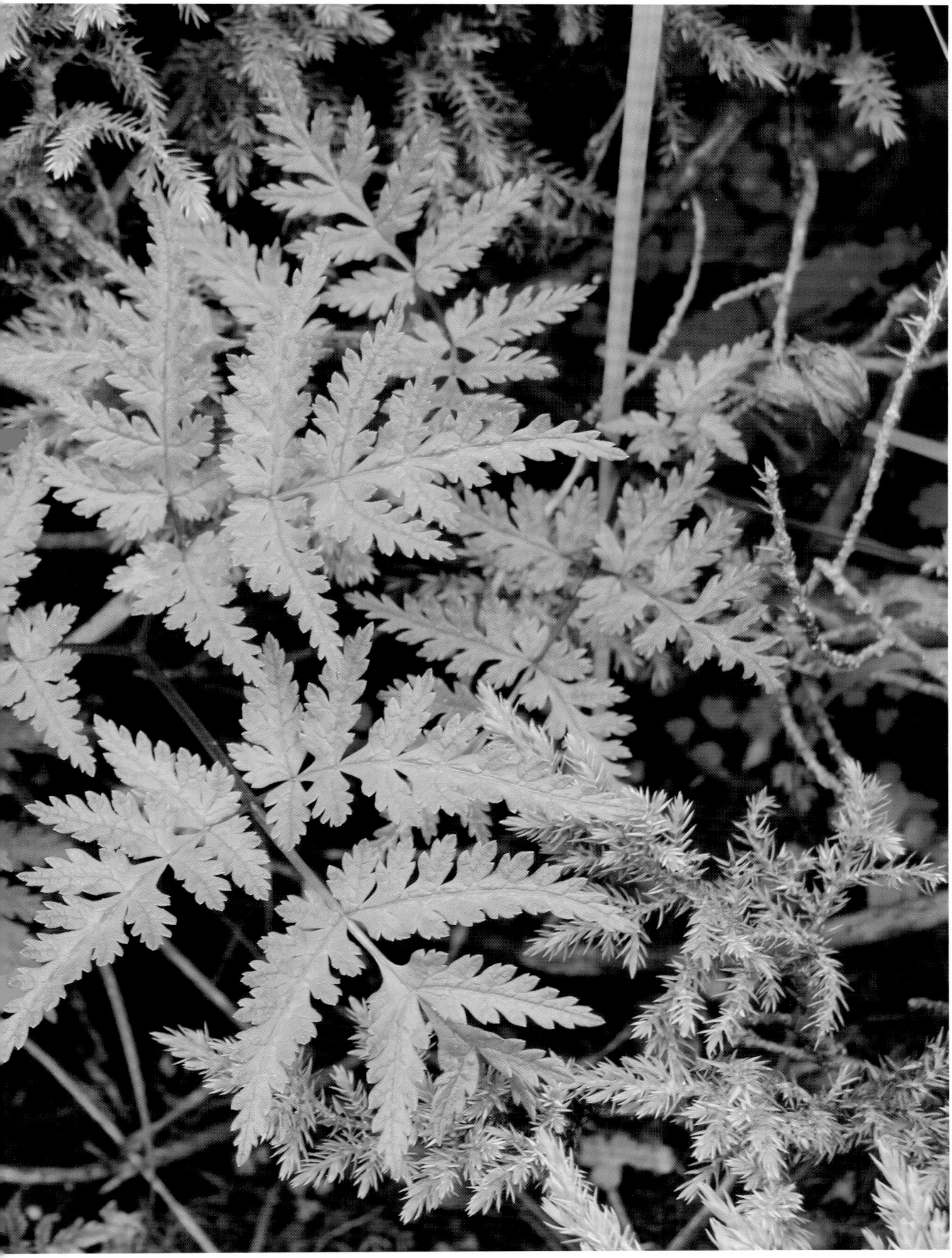

羌活

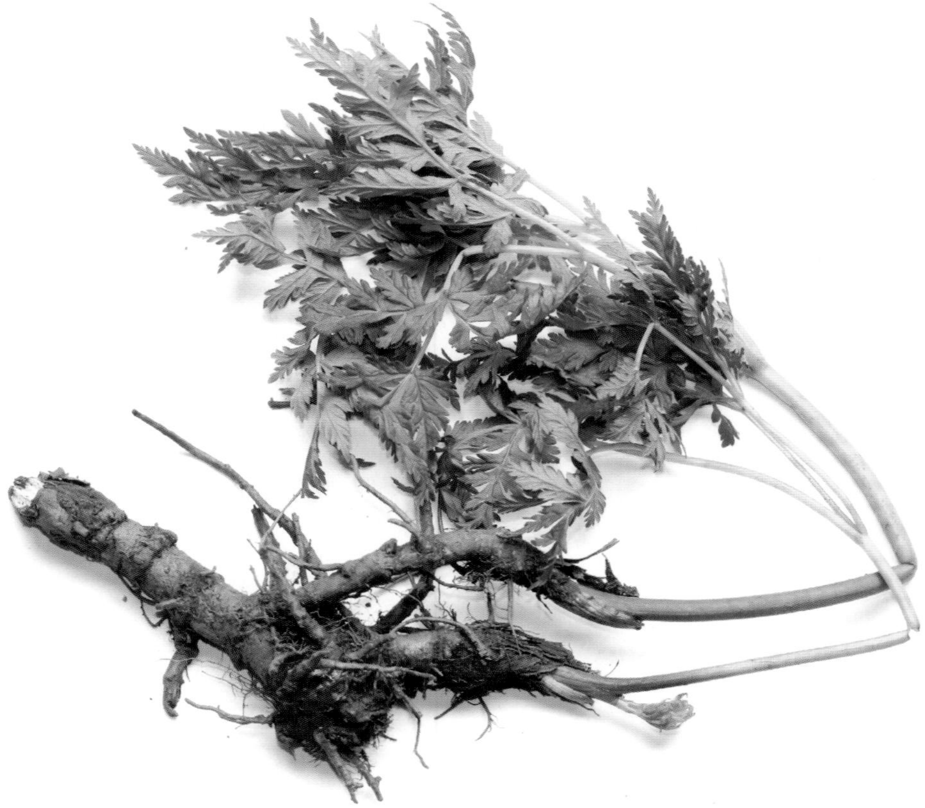

羌活

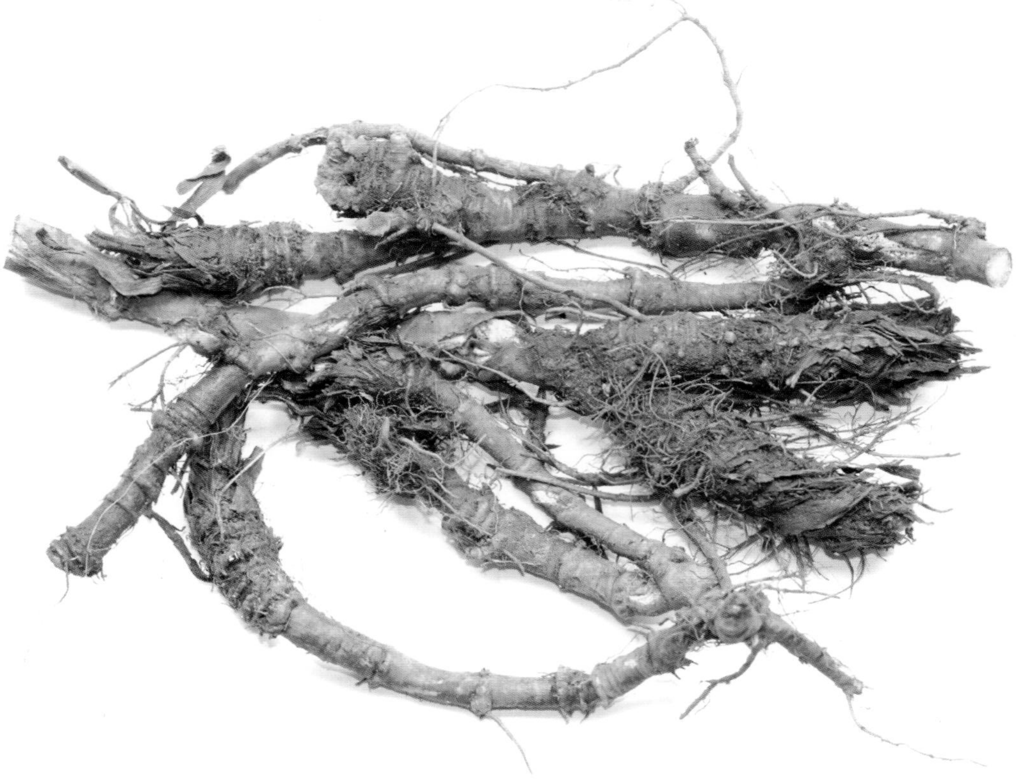

羌活

药材鉴别

本品呈类圆形、不规则形横切或斜切片，表皮棕褐色至黑褐色，切面边缘棕褐色至黑褐色，皮部棕黄色至暗棕色，有多数黄棕色油点，木部黄白色，切面呈菊花纹，有的可见放射状纹理，髓部黄色至黄棕色，周边暗棕色或黑棕色，有隆起的环节及须根痕。体轻，质脆，易折断。断面不平整，有多处裂隙。气香，味微苦、辛而麻。

功效主治

祛风散寒胜湿，解表止痛。本品辛苦性温，气味浓烈，善能祛除风寒湿邪，且有解表、止痛之功效。

用法用量

内服：3 ~ 10 g，水煎服。

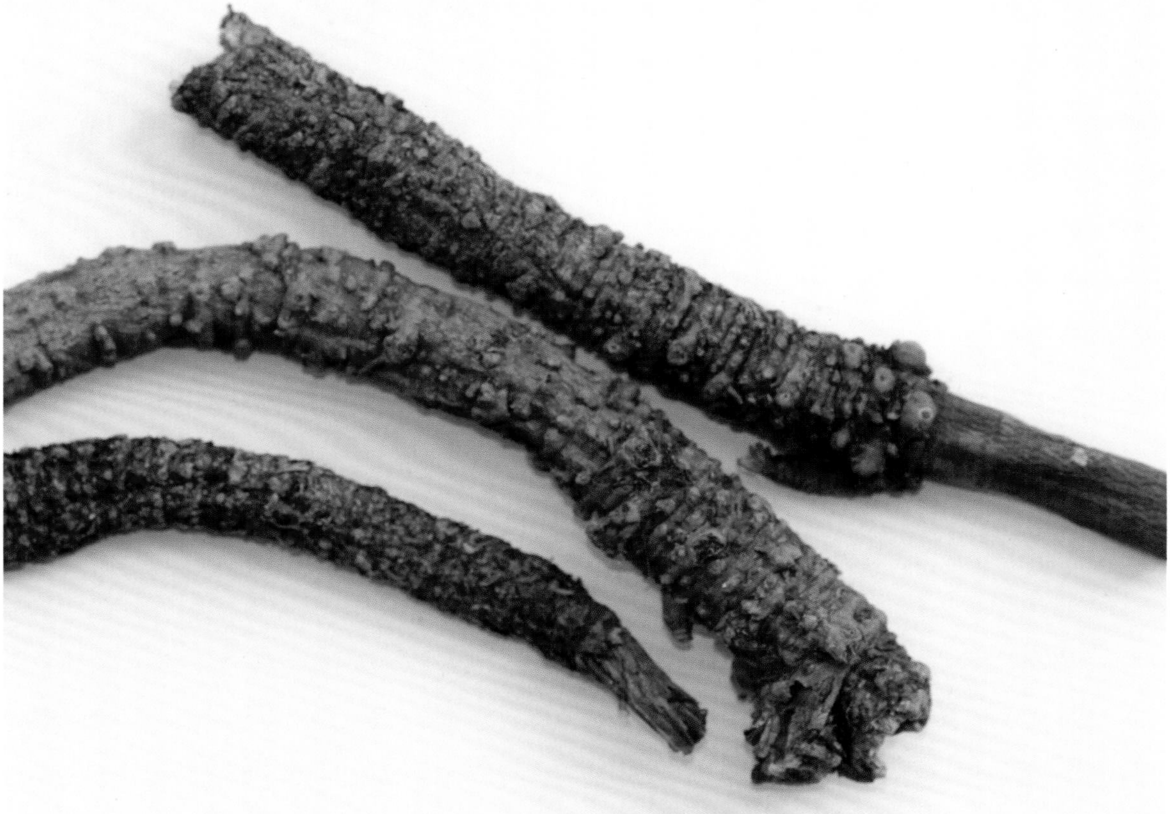

羌活药材

民族药方

1．眼胀 羌活适量。水煎服。

2．产后腹痛、肠脱出 羌活 100 g。煎酒服。

3．历节风 羌活、独活、松节各等份。用酒煮服，每日空腹饮 1 杯。

4．风湿性关节炎 羌活、当归、桂枝各 6 g，松子仁 10 ~ 15 g。加黄酒和水等量合煎，每日 1 剂，分 2 次服。

5．头痛 羌活 12 g，绿豆根 15 g，五味子 3 g。水煎服，每日 1 ~ 2 次。

6．感冒发热，扁桃体炎 羌活 5 g，板蓝根、蒲公英各 6 g。水煎服，每日 1 剂，分 2 次服。

7．风寒感冒 羌活 10 g，绿茶 3 g。用 300 ml 开水冲泡后饮用。

8．卒中口噤，四肢强直，角弓反张 羌活 15 g，防风 10 g，黑豆（去皮炒至熟）30 g，黄（米）酒 200 ml。共研为末，用酒浸，置火上煮沸即止，去渣，待温，饮用。

使用注意

本品气味浓烈，温燥性强，易耗阴血，故表虚汗出、阴虚外感、血虚痹痛者需慎用。过量应用易致呕吐，脾胃虚弱者不宜服用。

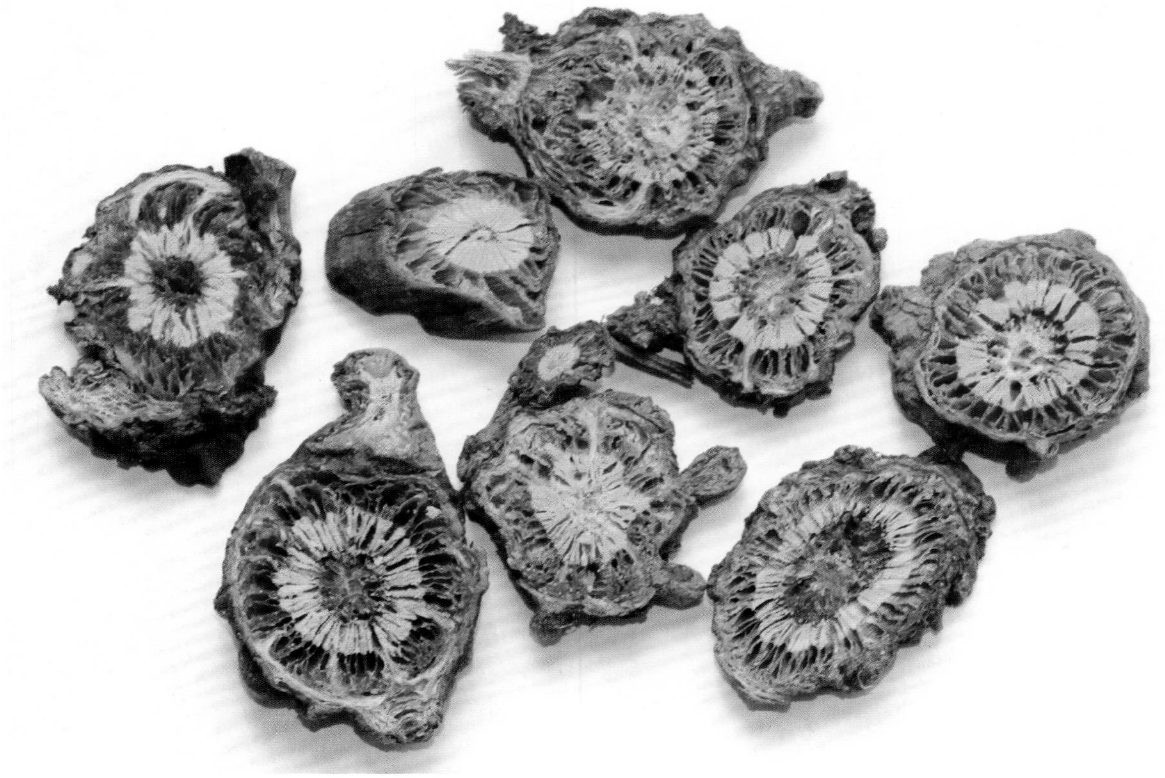

羌活饮片

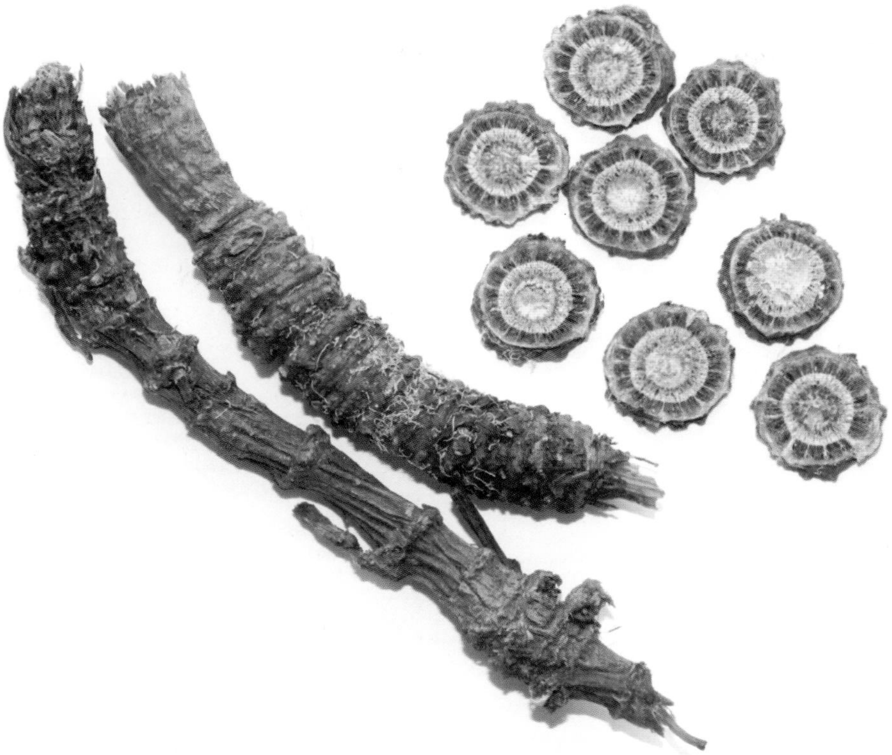

羌活药材

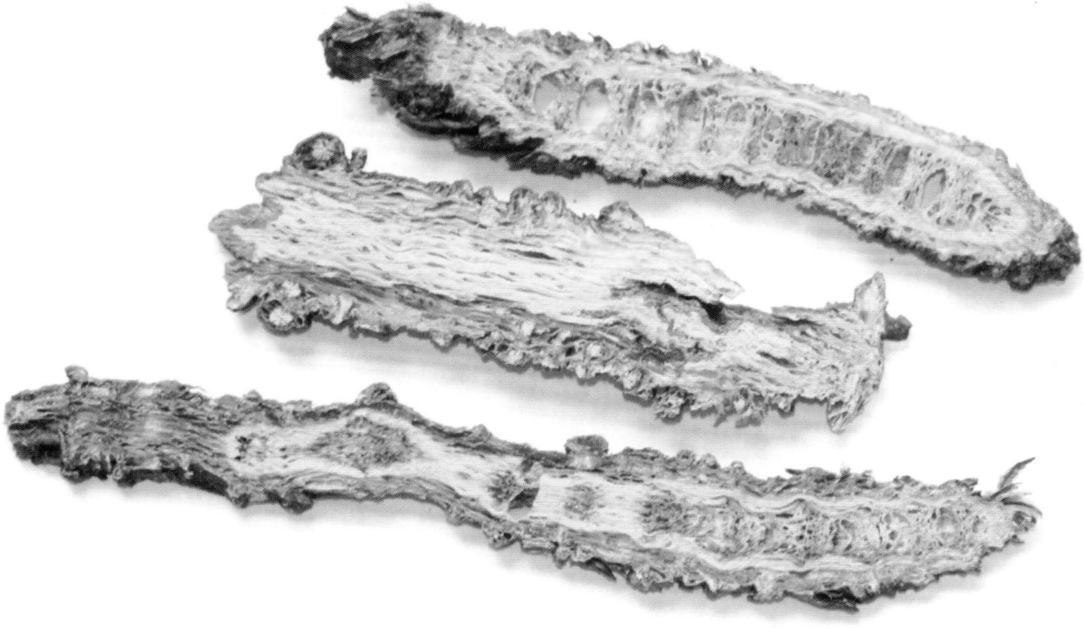

羌活饮片

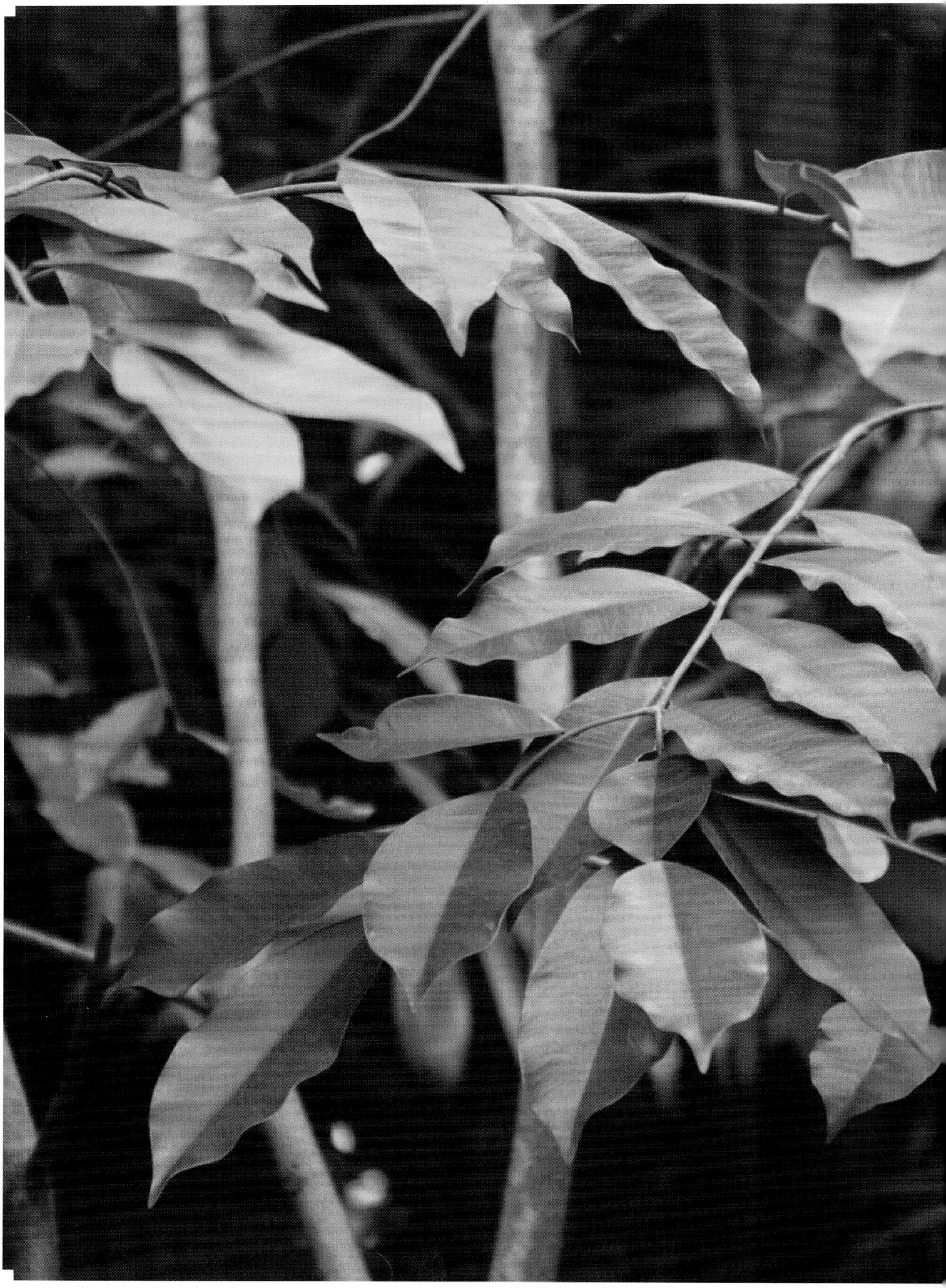

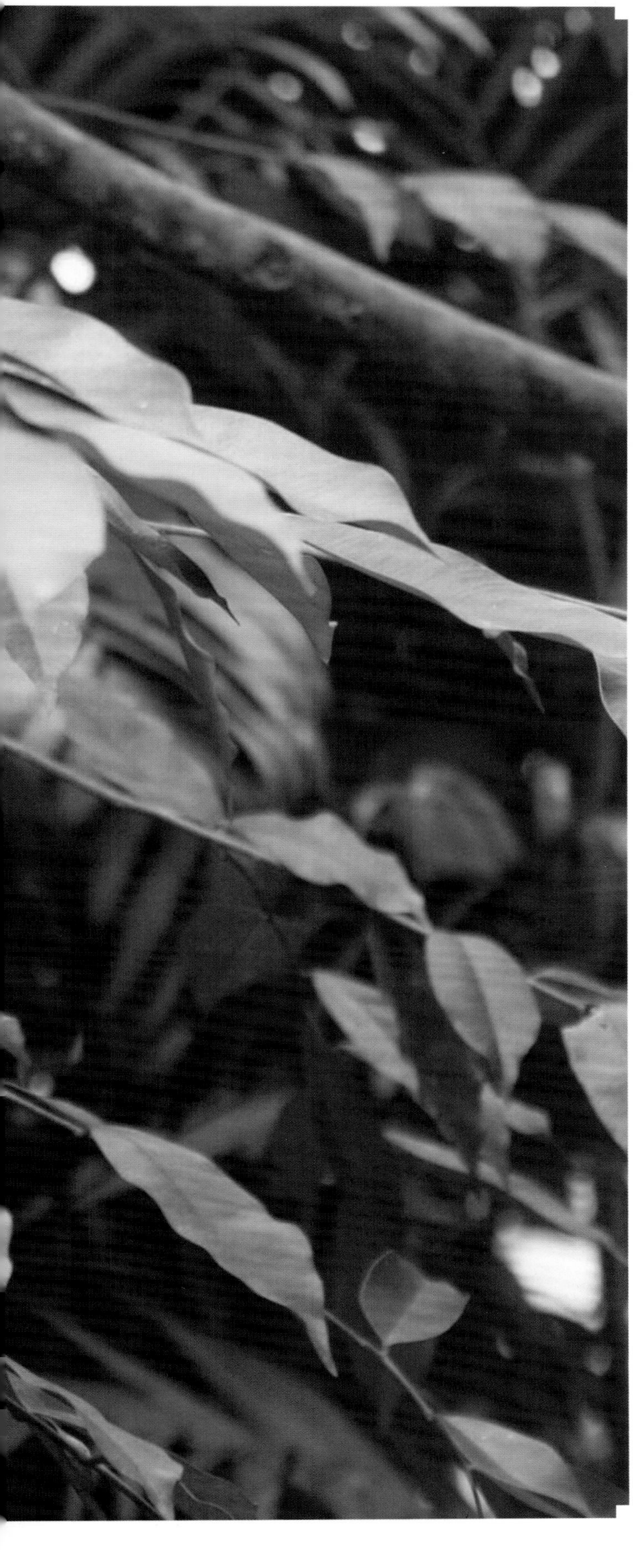

沉香

【藏药名】阿尔纳。

【别　名】吉梅、志新、阿卡如、沉香屑、台伟凝布、海南沉香。

【来　源】本品为瑞香科植物白木香 *Aquilaria sinensis* (Lour.) Gilg 含有树脂的木材。

【性味归经】辛、苦，温。归脾、胃、肾经。

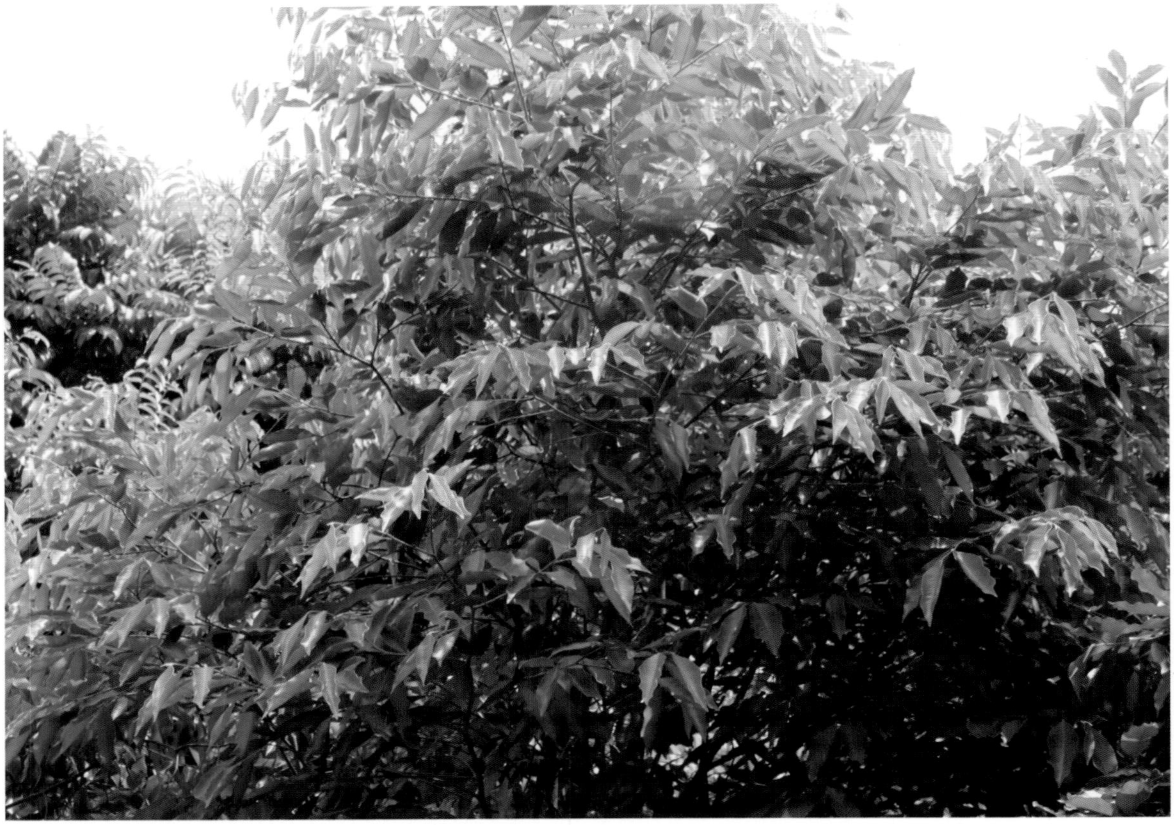

白木香

识别特征

常绿乔木，高达 30 m。幼枝被绢状毛。叶互生，稍带革质；具短柄，长约 3 mm；叶片椭圆状披针形、披针形或倒披针形，长 5.5 ~ 9.0 cm，先端渐尖，全缘，下面叶脉有时被绢状毛。伞形花序，无梗，或有短的总花梗，被绢状毛；花白色，与小花梗等长或较短；花被钟形，5 裂，裂片卵形，长 0.7 ~ 1.0 cm，喉部密被白色茸毛的鳞片 10 枚，外被绢状毛，内密被长柔毛，花冠管与花被裂片略等长；雄蕊 10，着生于花被管上，其中有 5 枚较长；子房上位，长卵形，密被柔毛，2 室，花柱极短，柱头扁球形。白木香：常绿乔木，植株高达 15 m。树皮灰褐色；小枝叶柄及花序均被柔毛或夹白色茸毛。叶互生；叶柄长约 5 mm；叶片革质，长卵形、倒卵形或椭圆形，长 6 ~ 12 cm，宽 2.0 ~ 4.5 cm，先端渐尖，基部楔形，全缘，两面被疏毛，后渐脱落，光滑而亮。伞形花序顶生或腋生；小花梗长 0.5 ~ 1.2 cm；花黄绿色，被茸毛；花被钟形，5 裂，矩圆形，长约 7 mm，宽约 4 mm，先端钝圆，花被管喉部有鳞片 10 枚，密被白色茸毛，长约 5 mm，基部连合成一环；雄蕊 10，花丝粗壮；子房卵形，密被茸毛。花期 3—4 月，果期 5—6 月。

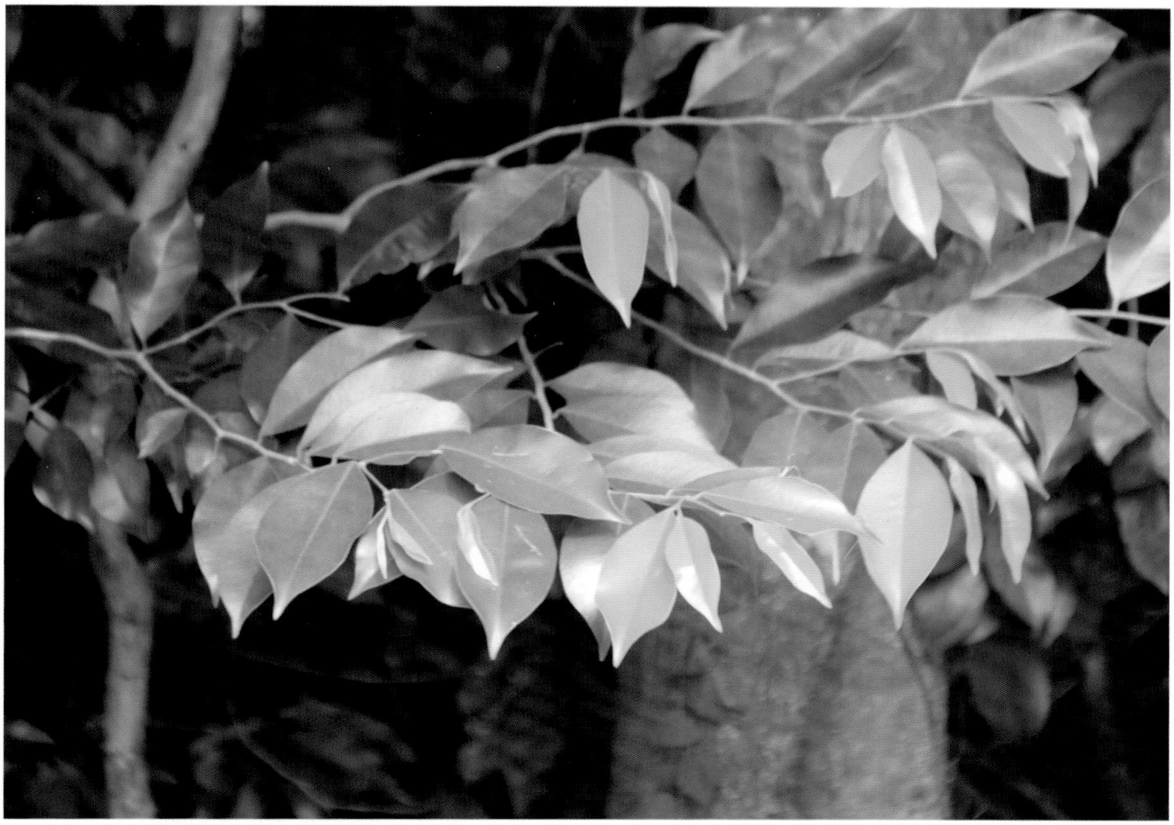

白木香

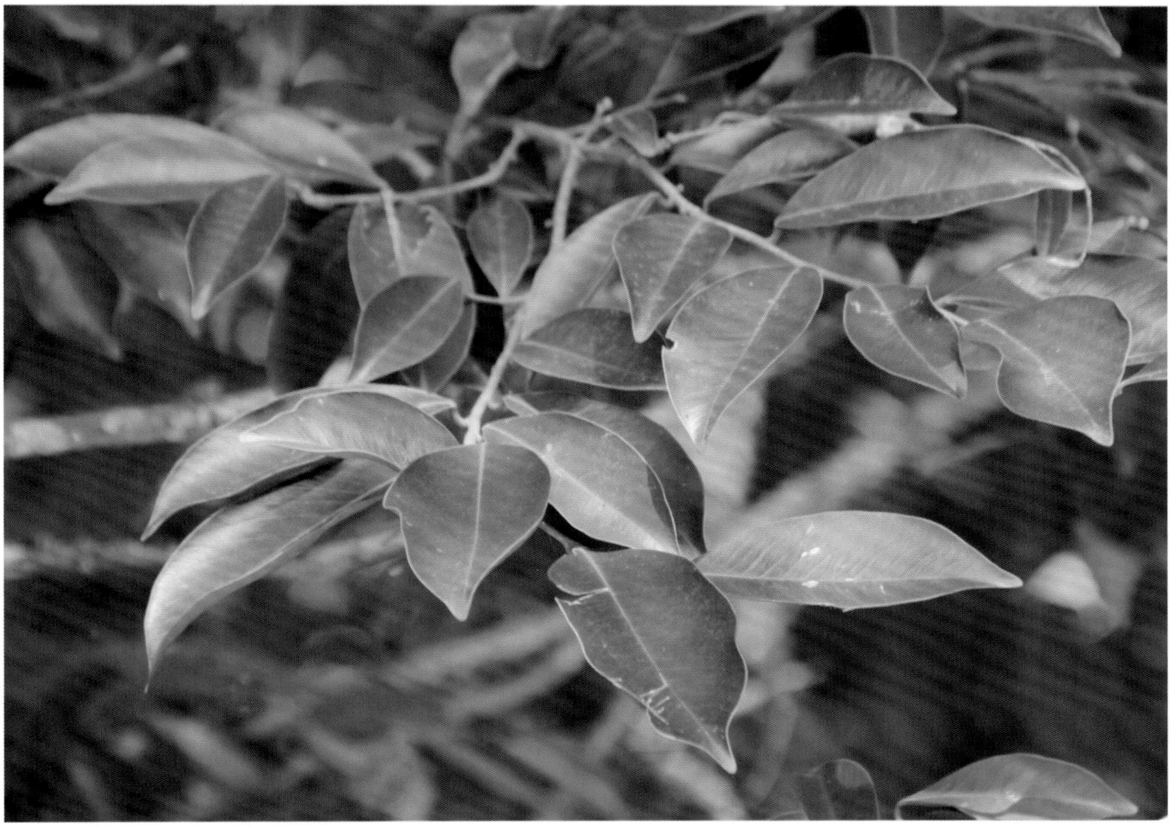

白木香

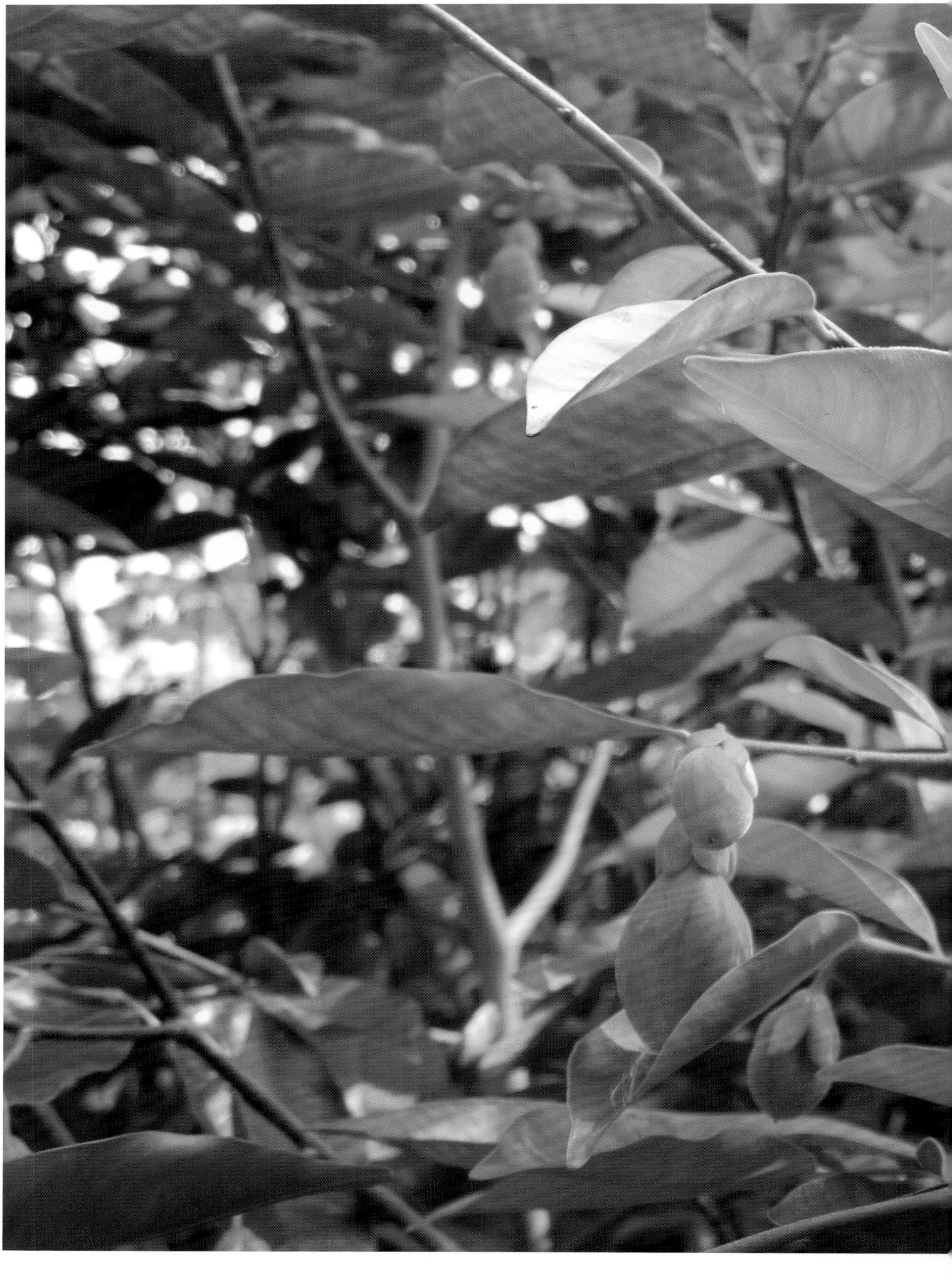

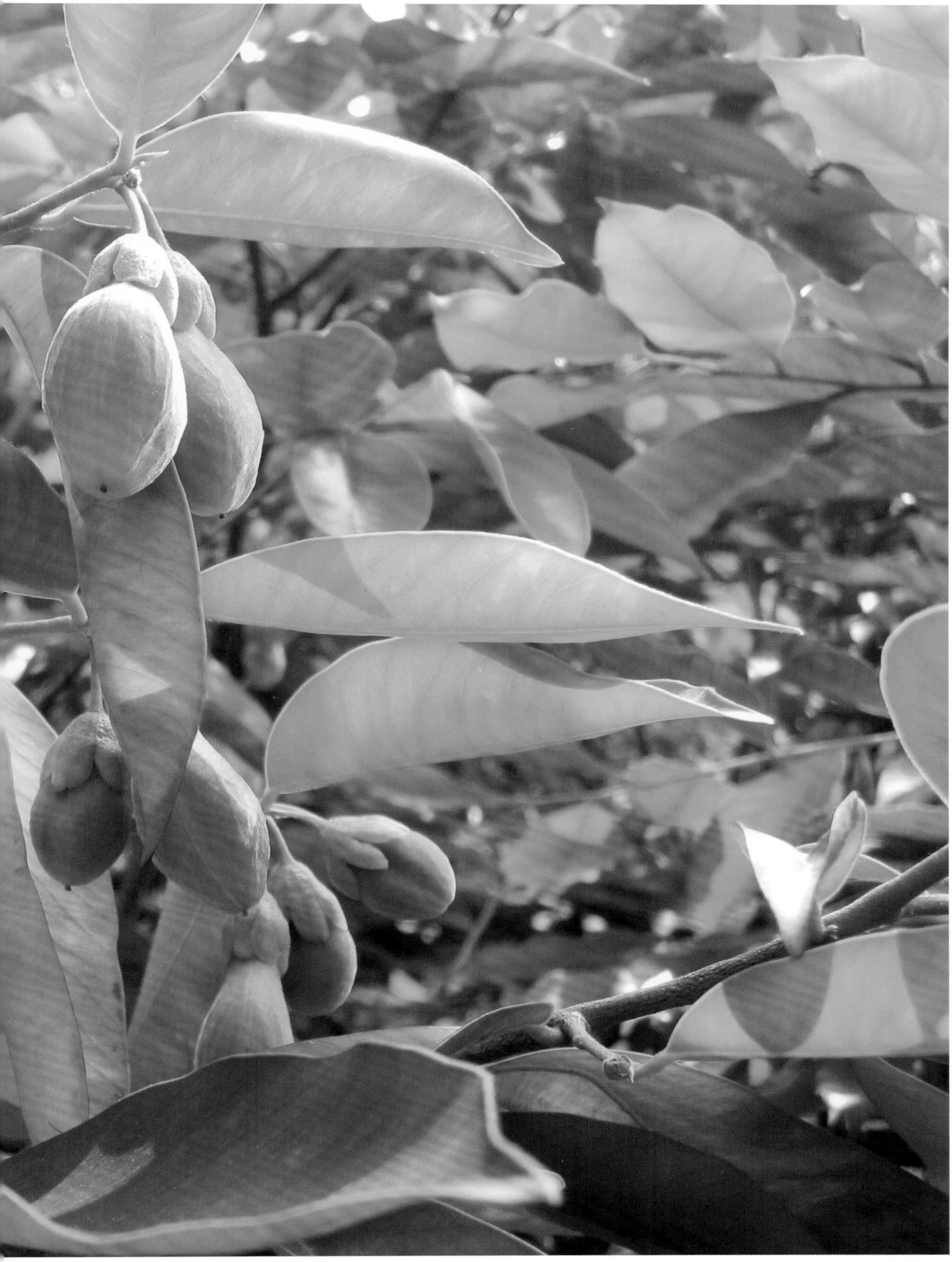

白木香

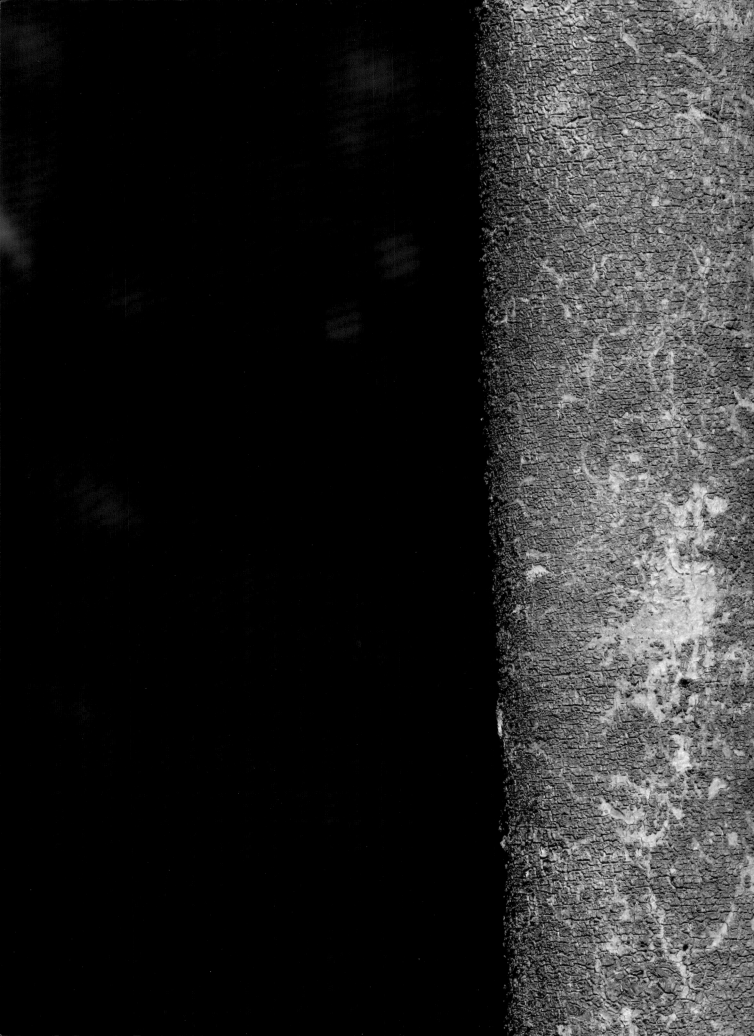

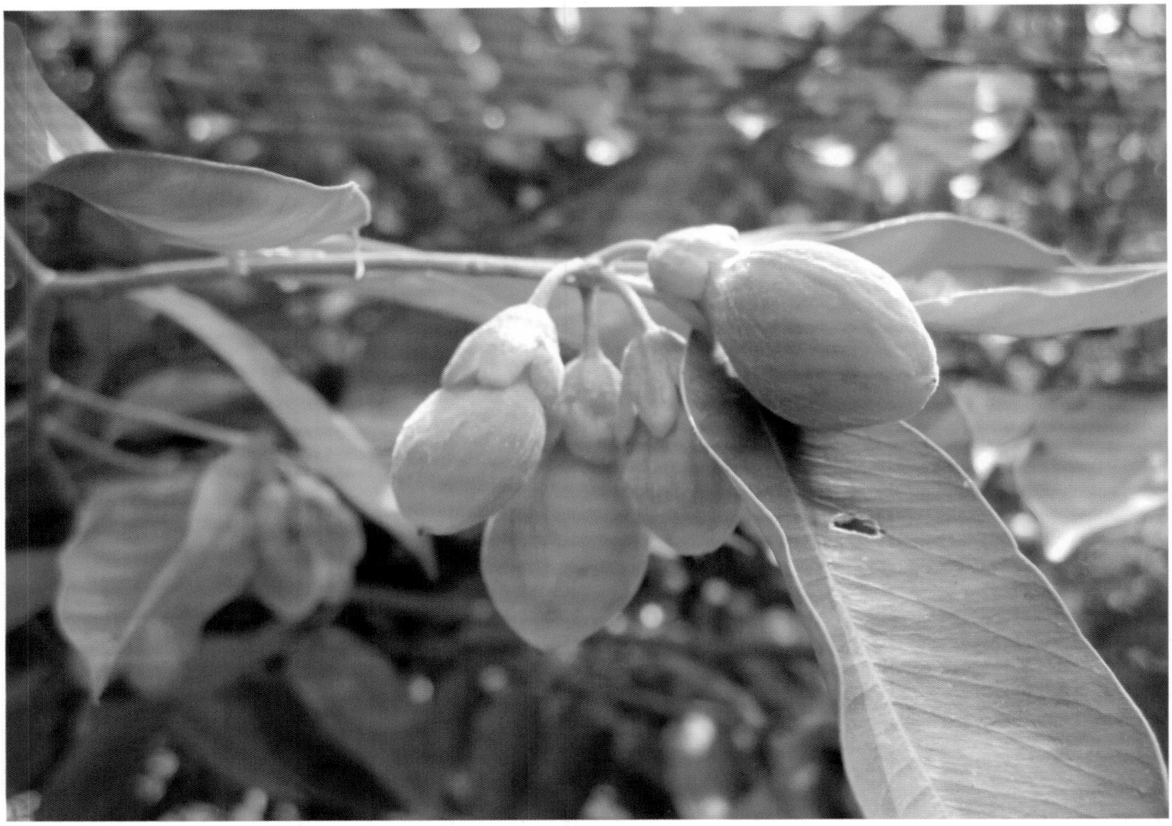

白木香

生境分布

生长于中海拔山地、丘陵地。沉香分布于东南亚、印度等国；白木香分布于我国海南、广东、云南、台湾等省区。

采收加工

全年均可采收，割取含树脂的木材，除去不含树脂的部分，阴干。

药材鉴别

本品外形极不规则，呈棒状、片状或盔帽状。外表皮褐色，常有黄色与黑色相互交错的纹理。质坚实，难以折断，断面呈灰褐色。

功效主治

行气止痛，温中止呕，纳气平喘。本品芳香辛散、苦降温通，既温脾胃、散寒邪、行中焦气滞，又温肾纳气以平喘，故有行气止痛、温中止呕、纳气平喘之功效。

用法用量

内服：1～3 g，煎服，宜后下；或磨汁冲服；或入丸、散剂，每次0.5～1.0 g。

民族药方

1．腹胀气喘，坐卧不安 沉香、枳壳、木香各 25 g，莱菔子（炒）50 g，姜 3 片。水煎服，每次 25 g。

2．哮喘 沉香 100 g，莱菔子（淘净，蒸熟，晒干）250 g。研为细末，调生姜汁为细丸，每次 3 g，开水送下。

3．支气管哮喘 沉香 1.5 g，侧柏叶 3 g。共研细末，在临睡前顿服，可根据病情加减用量。对于实证，也可配葶苈子、杏仁、半夏等；对于肾虚喘促者，可配附子、熟地黄、五味子。

4．产后尿潴留 沉香、肉桂各 1 ~ 2 g，琥珀 1.5 ~ 4 g。研末冲服，如有发热可减量或不用肉桂，另以车前子 20 g，泽泻 15 g，水煎，取药液调服上末。

5．子宫内膜异位症 沉香、当归、乳香、三七、土鳖虫各等份。研为细末，用黄酒调成糊状，放于棉签上贴于阴道内穹窿结节处，隔日 1 次，经期停用，1 个月为 1 个疗程。

使用注意

阴虚火旺、气虚下陷者慎用。

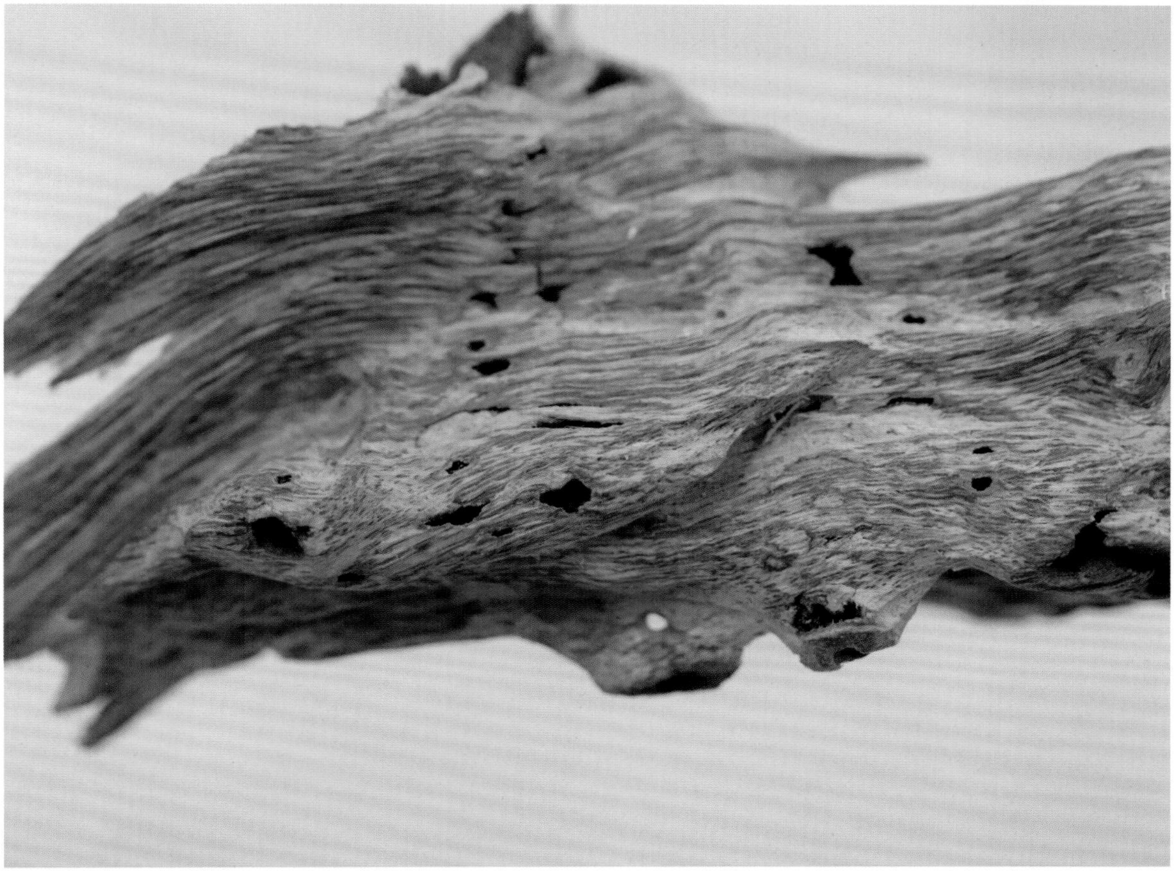

沉香药材

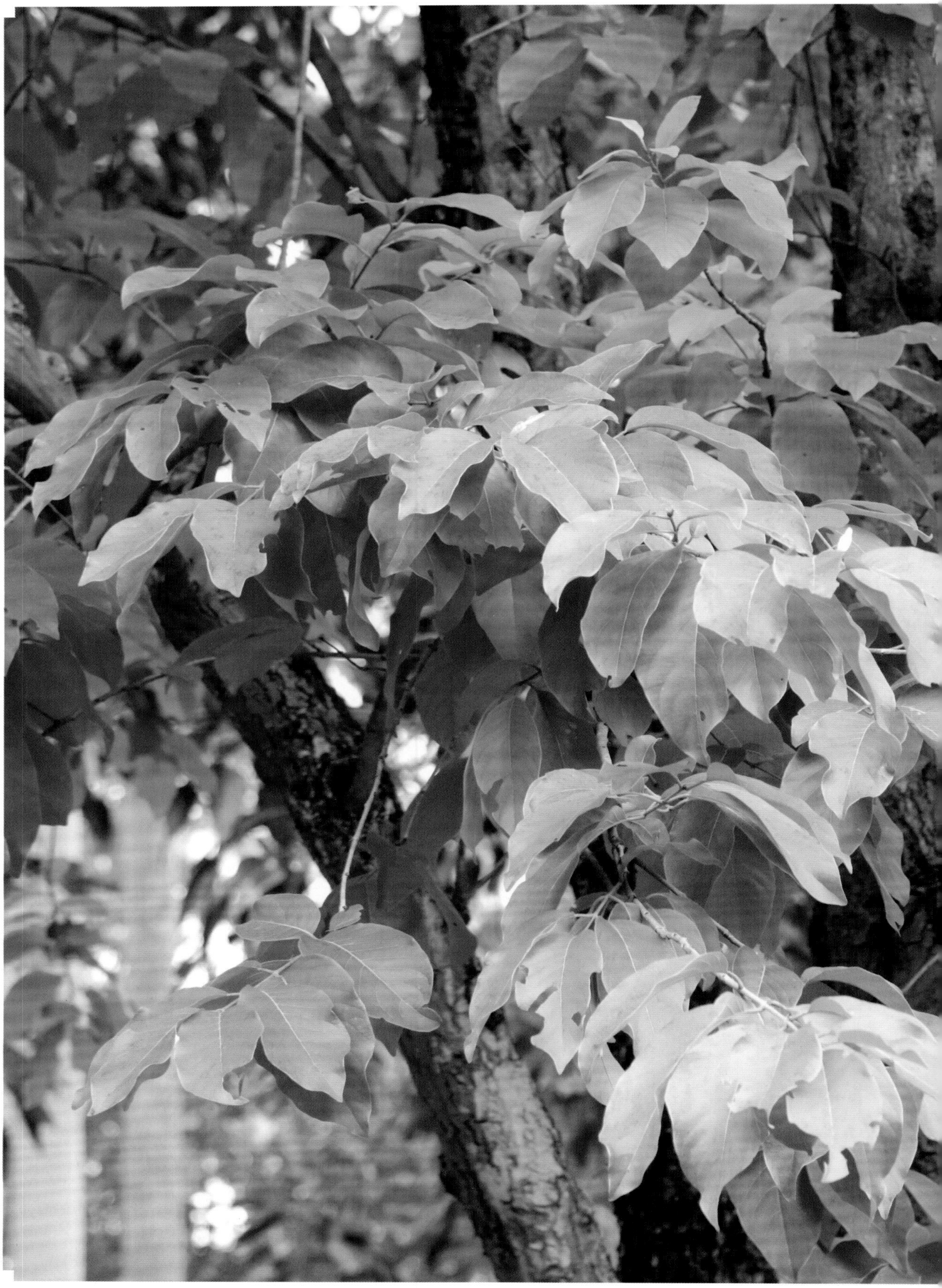

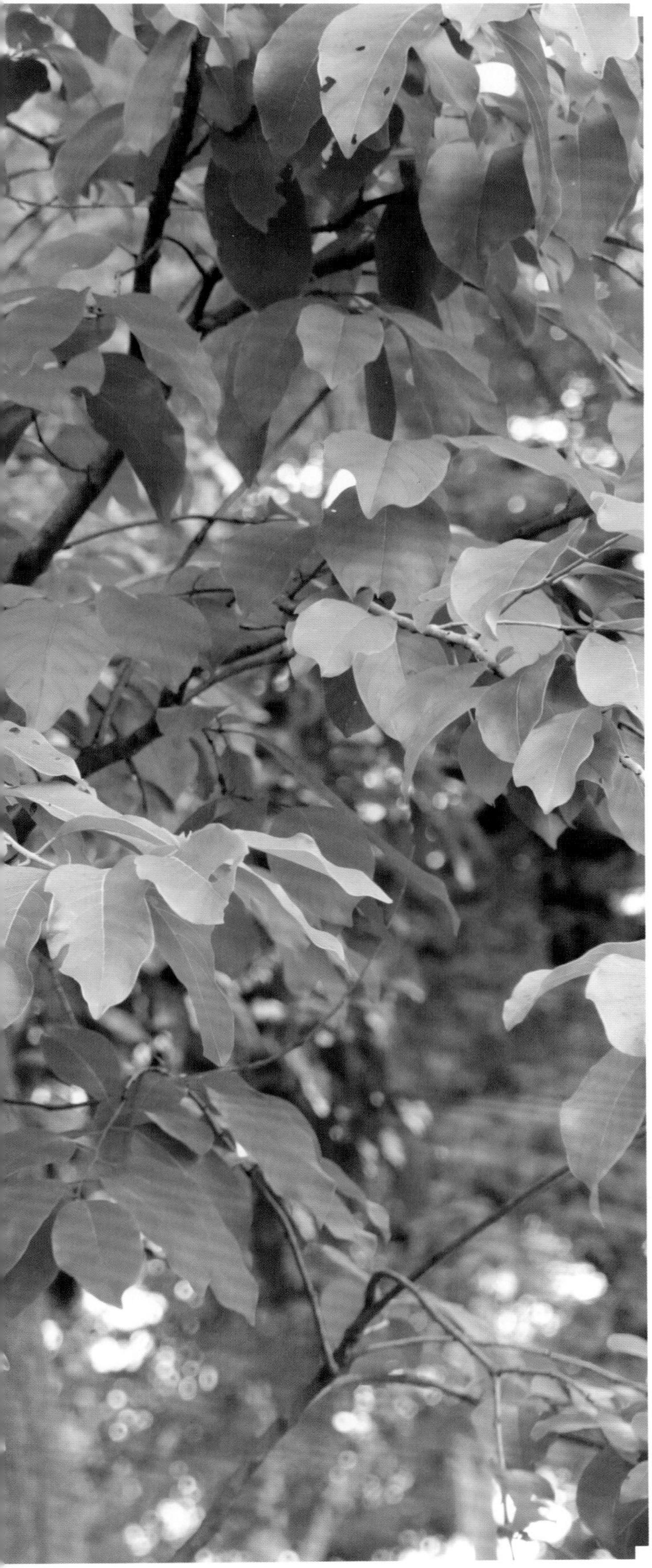

诃子

【藏药名】阿如热。

【别　名】普折、诃子肉、诃子皮、煨诃子、诃黎勒。

【来　源】本品为使君子科植物诃子 *Terminalia chebula* Retz. 的干燥成熟果实。

【性味归经】苦、酸、涩，平。归肺、大肠经。

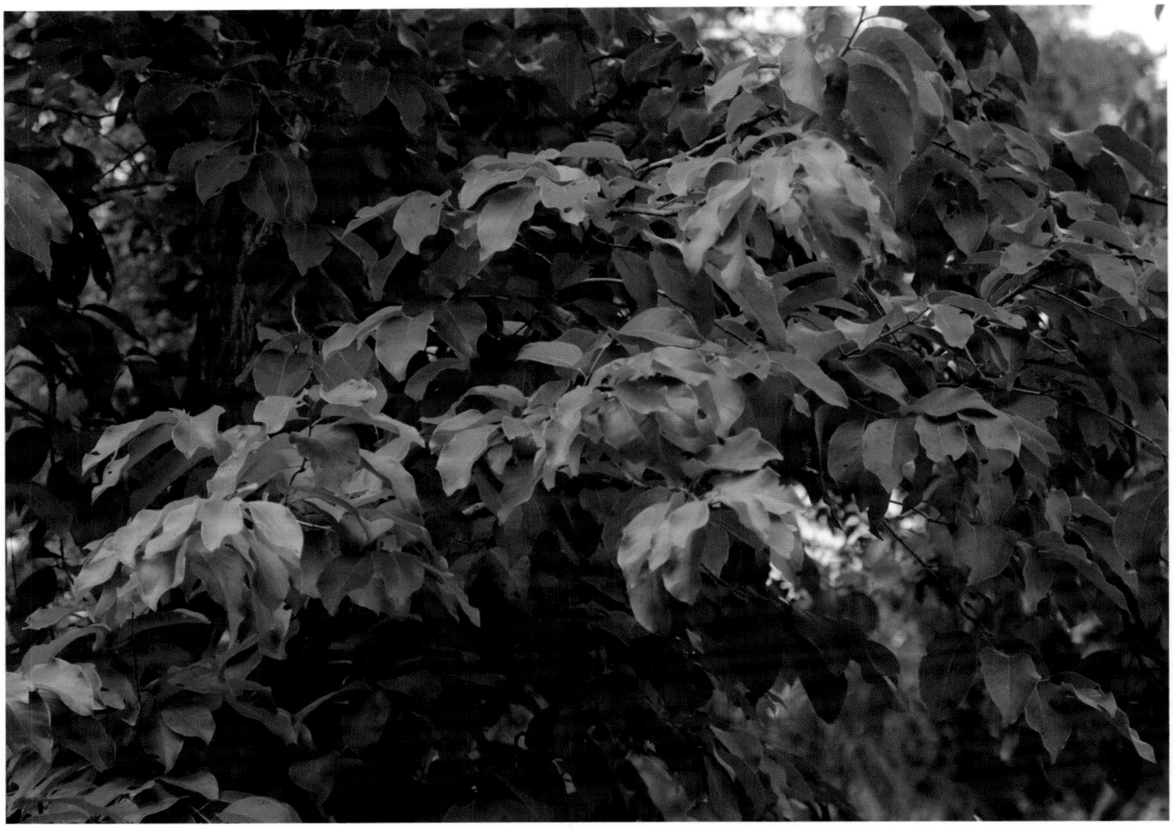

诃子

识别特征

落叶乔木，新枝绿色，被褐色短柔毛。单叶互生或近对生，革质，椭圆形或卵形，全缘，叶基两边各有 1 枚腺体。圆锥花序顶生，由数个穗状花序组成；花小，两性，无柄，淡黄色，萼杯状。核果，倒卵形或椭圆形，无毛，干时有 5 纵棱，呈黑褐色。花期 6—8 月，果期 8—10 月。

生境分布

生长于疏林中或阳坡林缘。分布于云南、广东、广西等省区。

采收加工

秋末冬初果实成熟时采摘，将诃子淘净，晒干，生用或炒用。

药材鉴别

药用部分为果皮。诃子肉为类纺锤形或长瓢形，除去果核。长 2 ~ 4 cm，直径 2.0 ~ 2.5 cm。外表面深褐色，有光泽，有 5 ~ 6 条纵横线及不规则皱纹，基部有圆形果梗痕。内表面色浅，粗糙。质地坚实，气香味酸而涩。

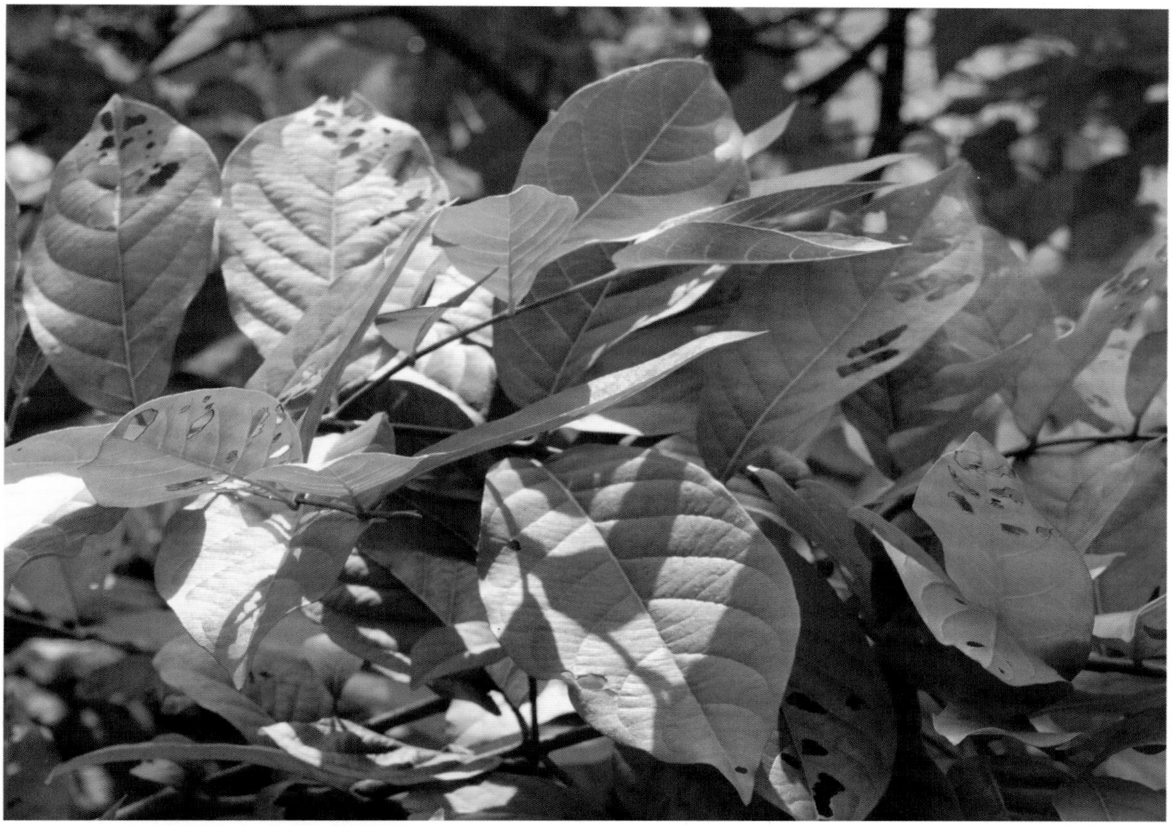

诃子

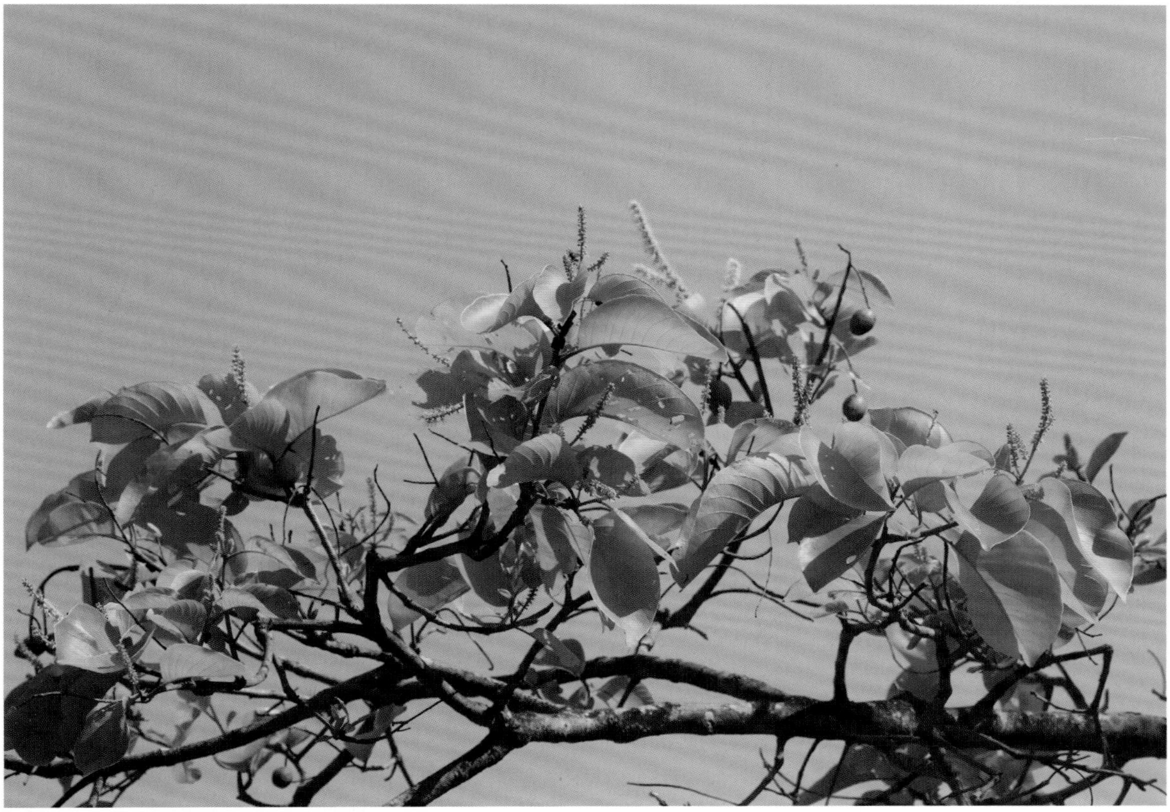

诃子

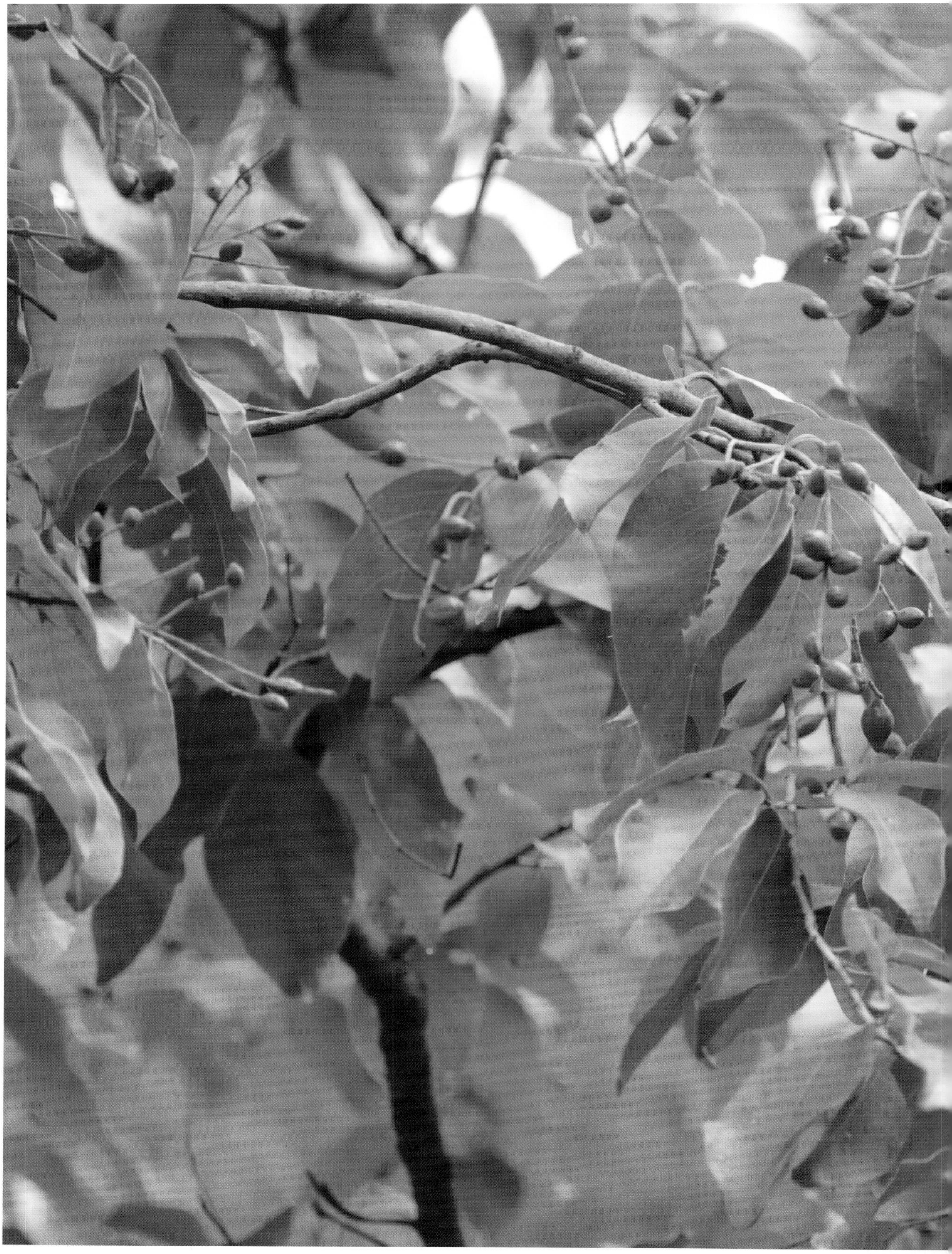

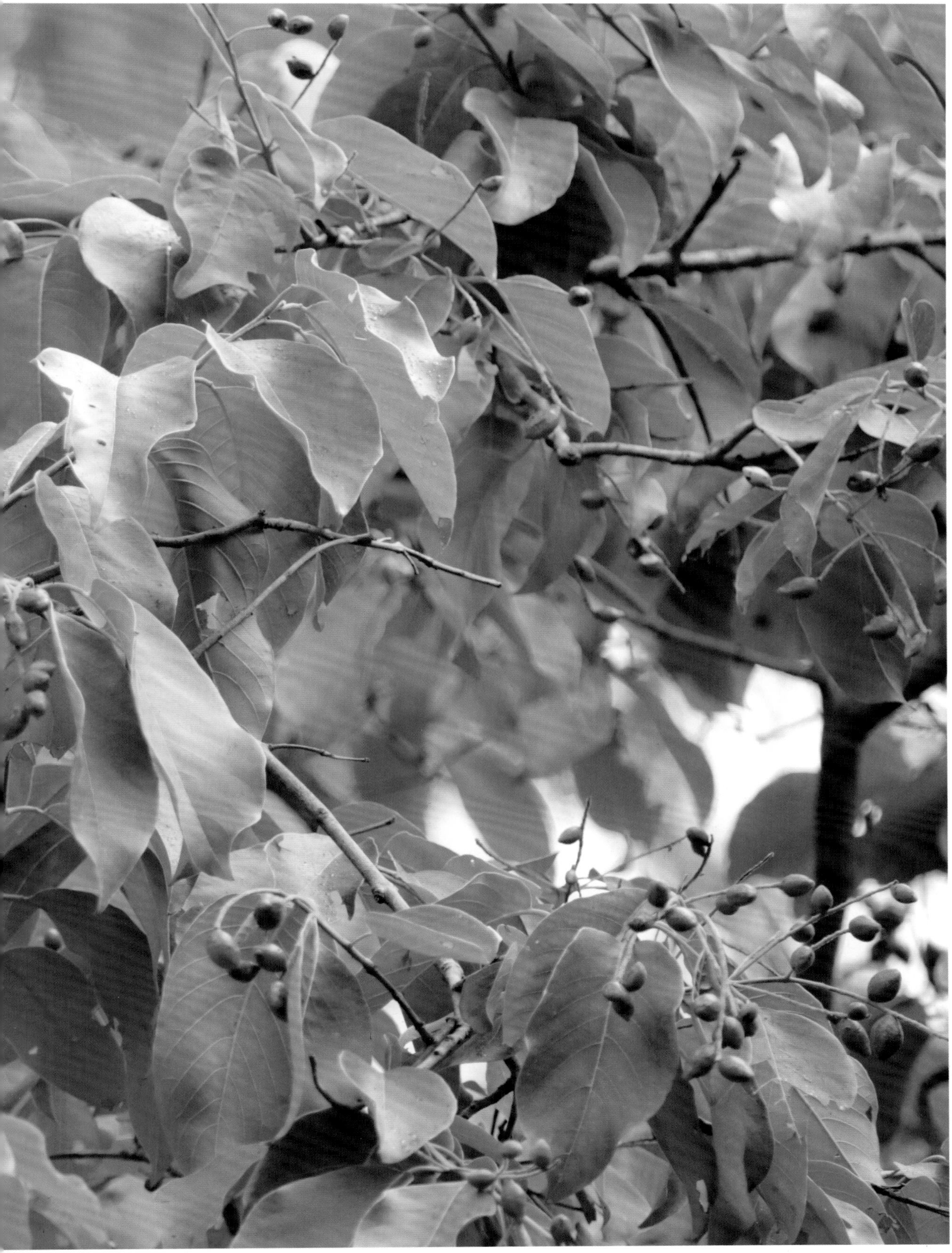

诃子

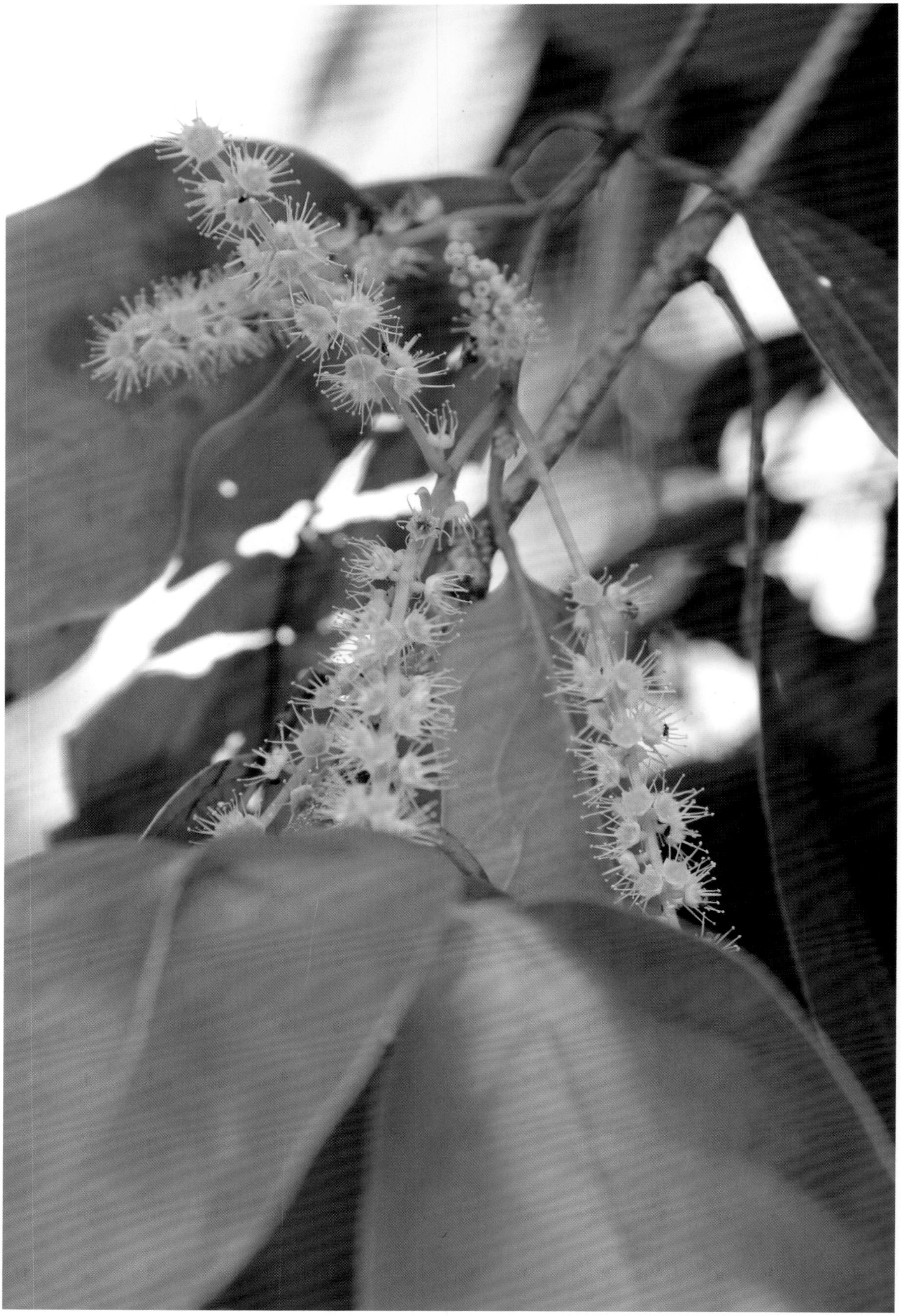

诃子

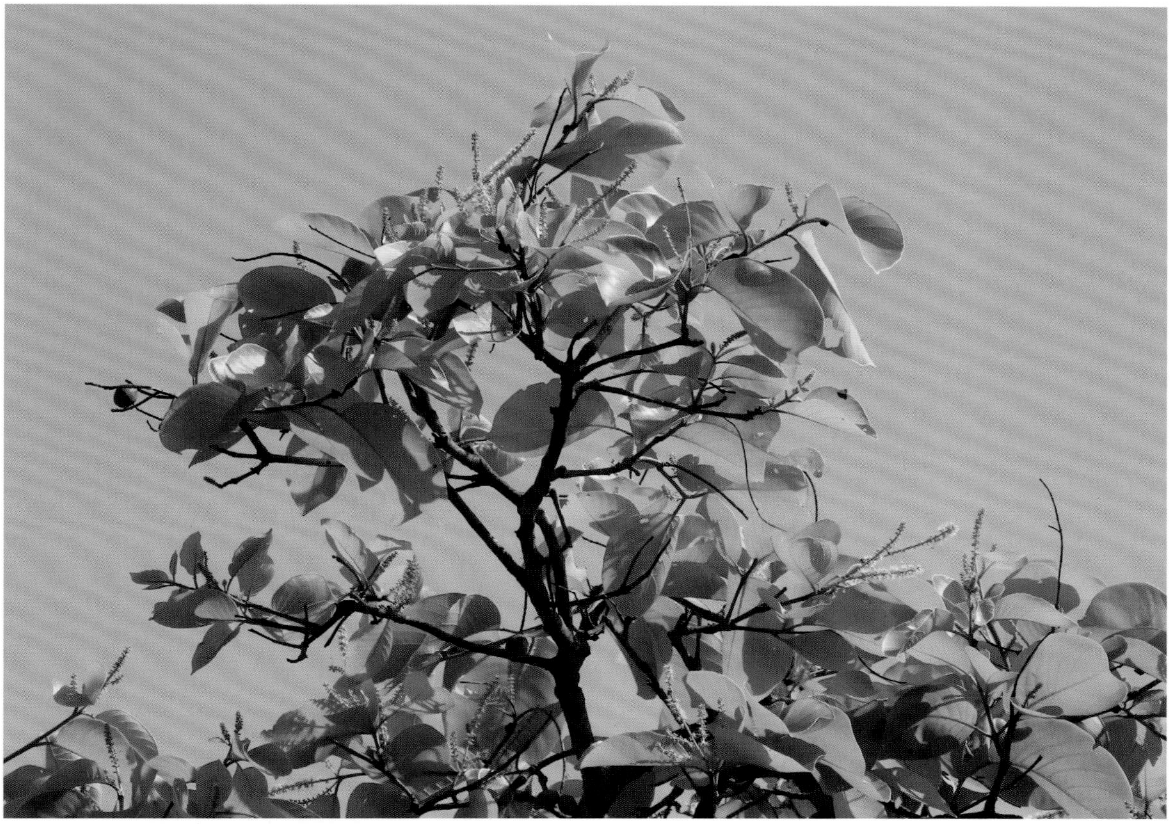

诃子

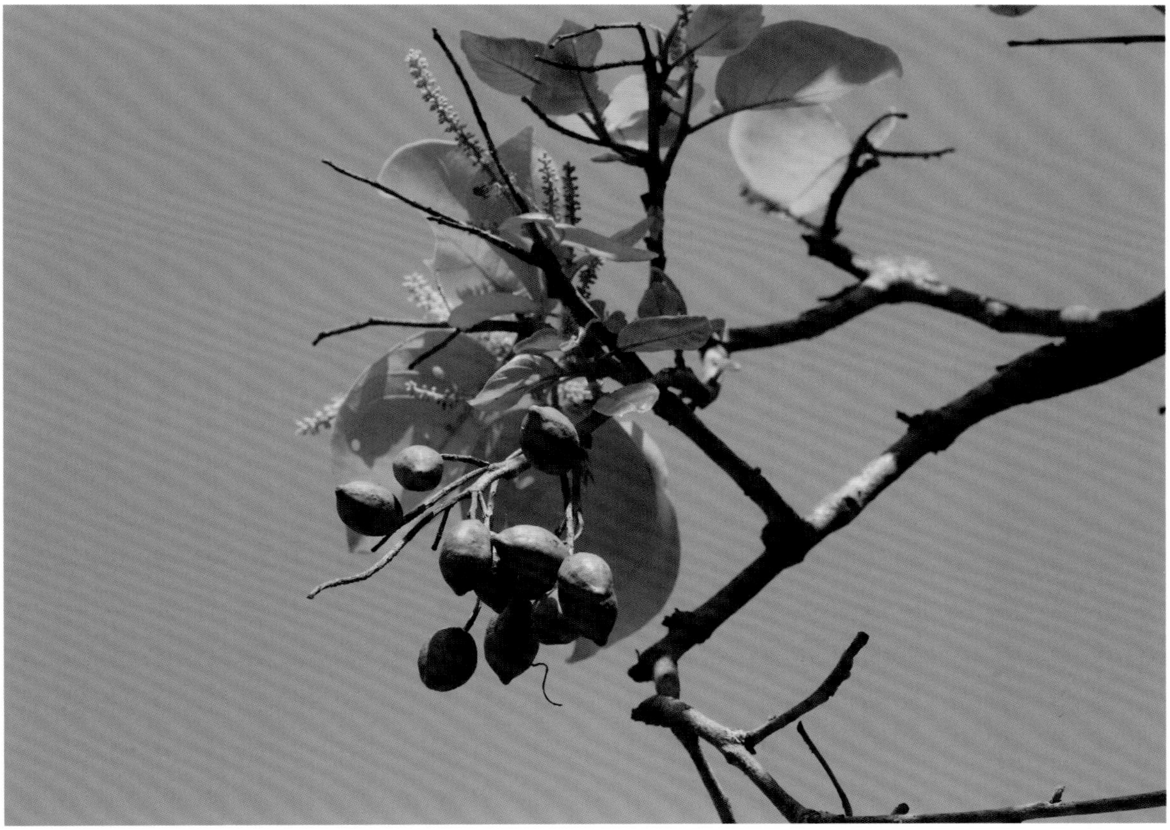

诃子

功效主治

涩肠止泻，敛肺利咽。本品味苦、酸，性质平和，归肺、大肠经，酸涩收敛为功，故可敛肺止咳，涩肠止泻。又味苦，故也可下气利咽。

用法用量

内服：3 ~ 9 g，煎服。涩肠止泻宜煨用；敛肺利咽宜生用。

民族药方

1．大叶性肺炎　诃子、瓜蒌各 15 g，百部 9 g。为每日量，水煎分 2 次服。

2．急、慢性湿疹　诃子 10 g。捣烂，加水 1500 ml，小火煎至 500 ml，再加米醋 500 ml，煮沸即可，取药液浸渍或湿敷患处，每次 30 分钟，每日 3 次，每日 1 剂。

3．失音　诃子 12 g，桔梗 15 g，甘草 5 g，射干 10 g。前 3 味各一半炒一半生用，和射干共水煎服。

4．食管癌　诃子、菱角、紫藤、薏苡仁各 10 g。将菱角、紫藤、诃子、薏苡仁放入砂锅中，加水煎汤。上、下午分别服用。

5．痢疾不止，放屁多，脉濡　诃子（煨）500 g。研为细末。每次取 9 g 药末，每日 3 次，用米汤送服。

使用注意

咳嗽、泻痢初起者不宜用。

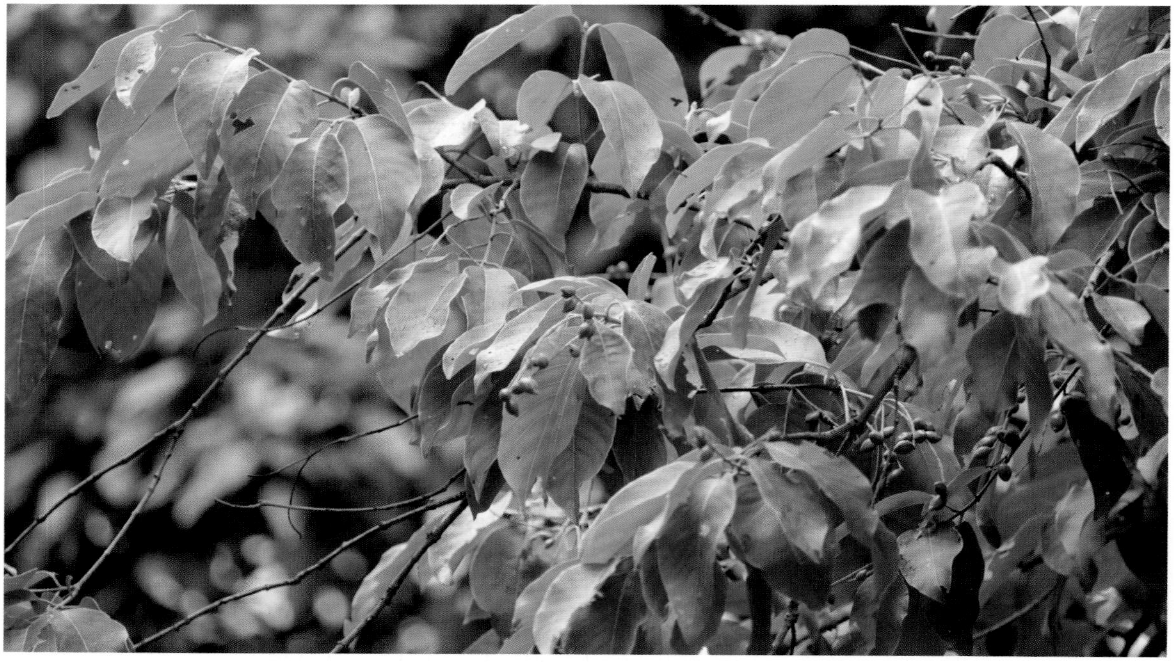

诃子

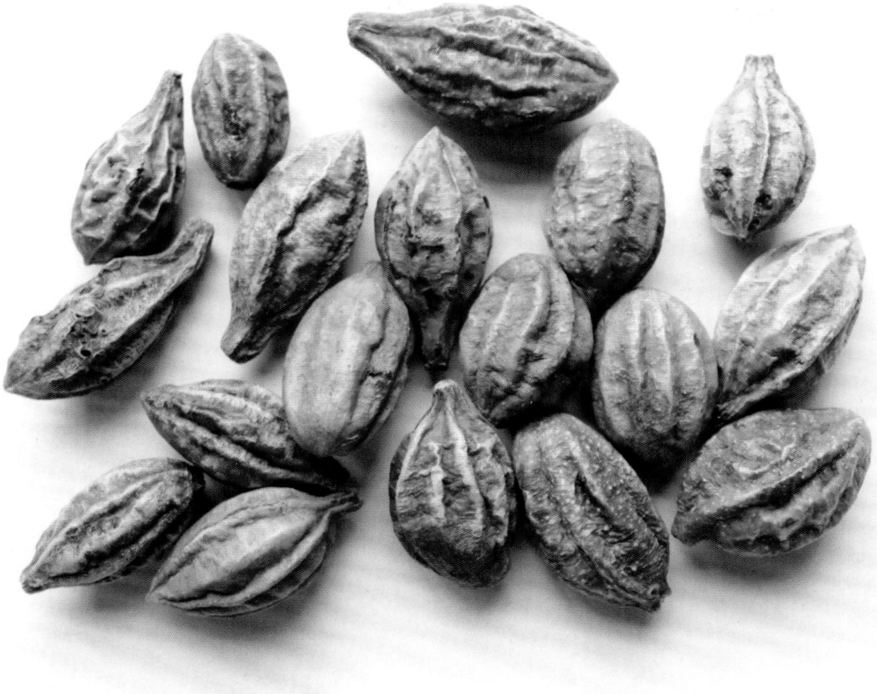

诃子药材

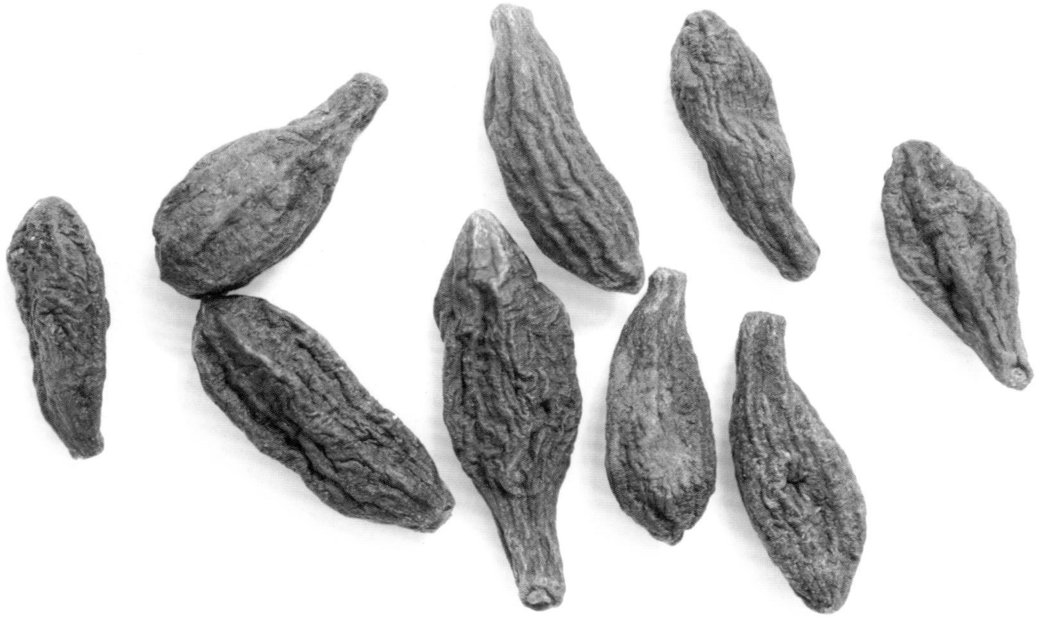

诃子药材

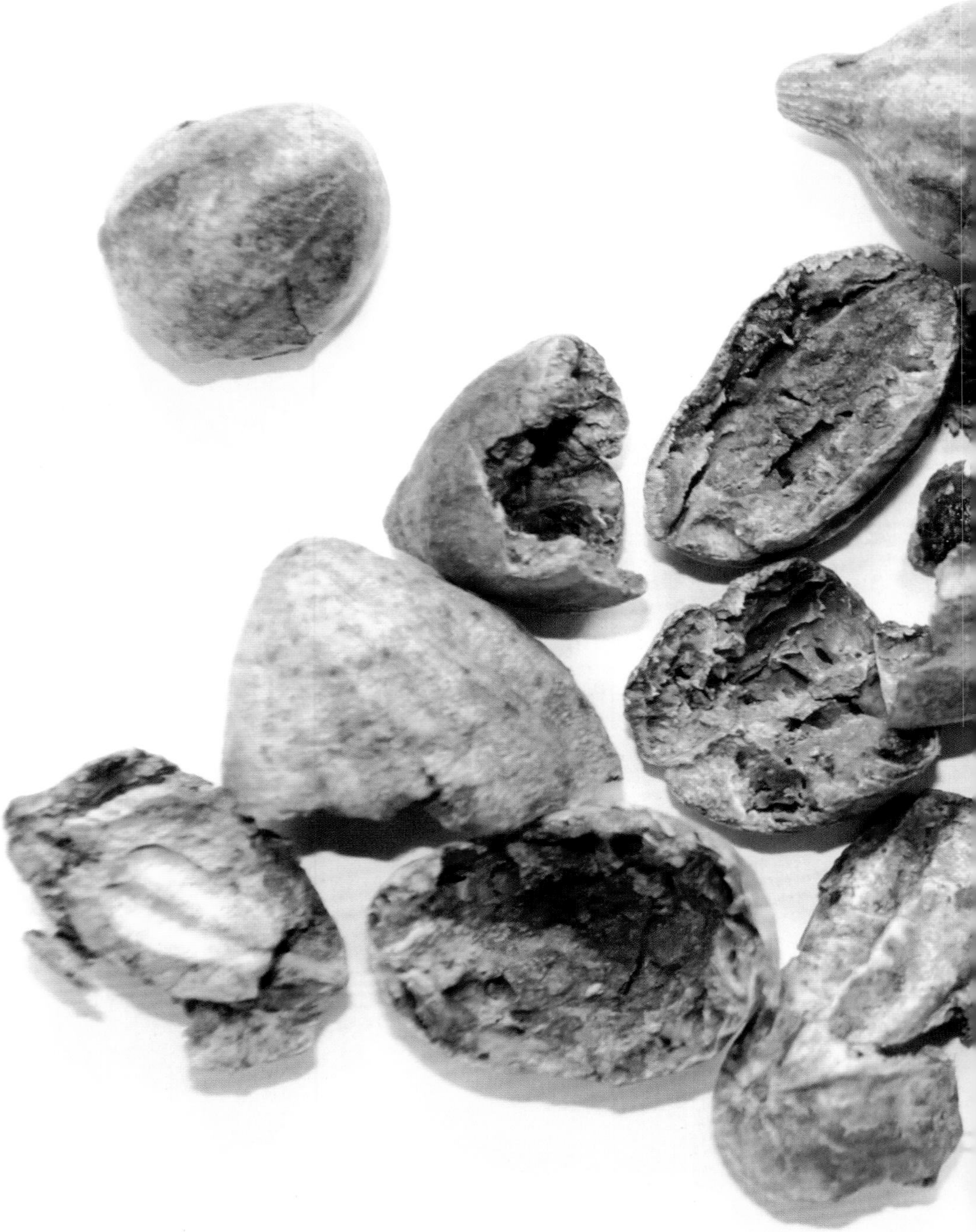

诃子

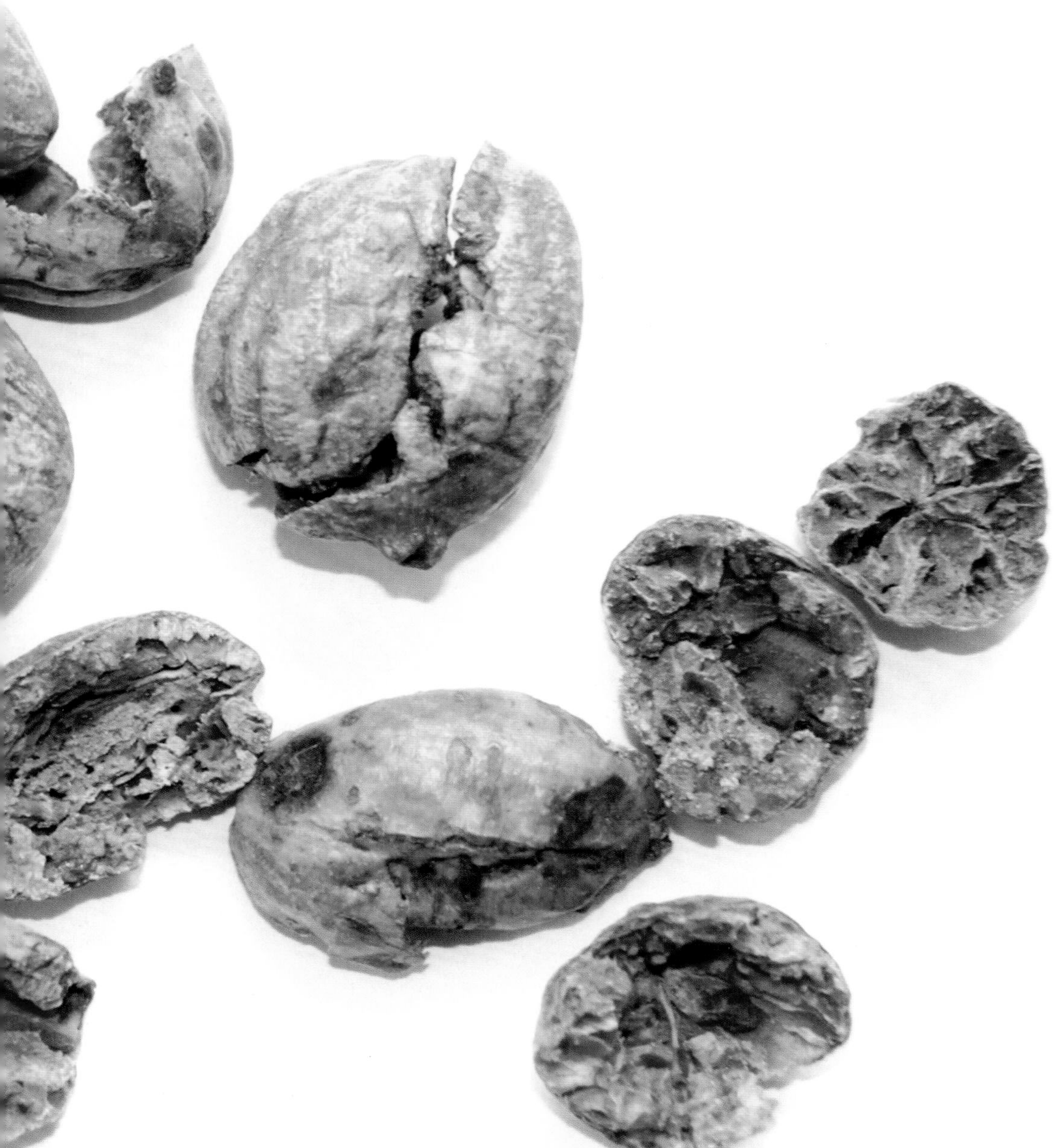

诃子饮片

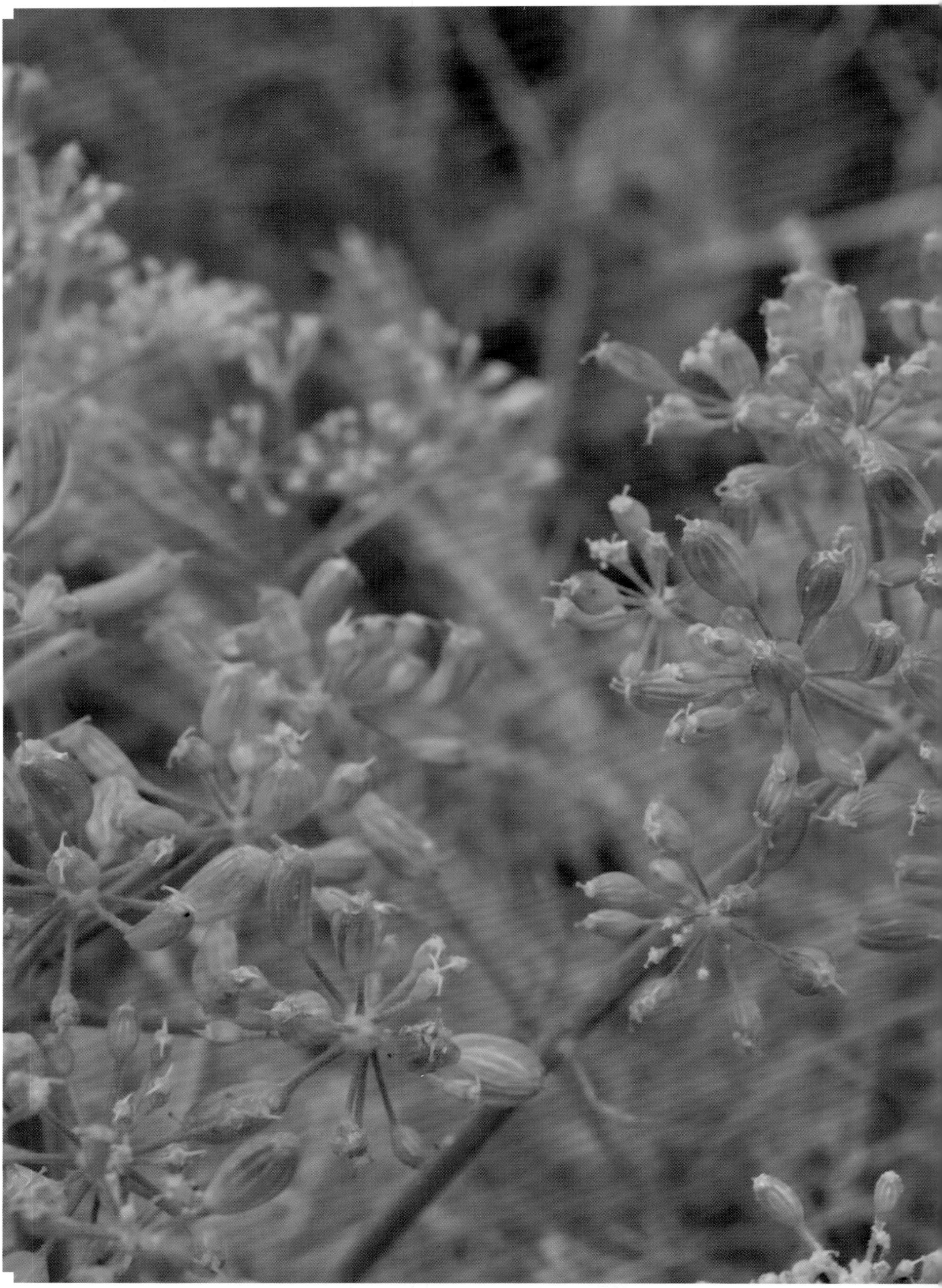

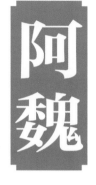

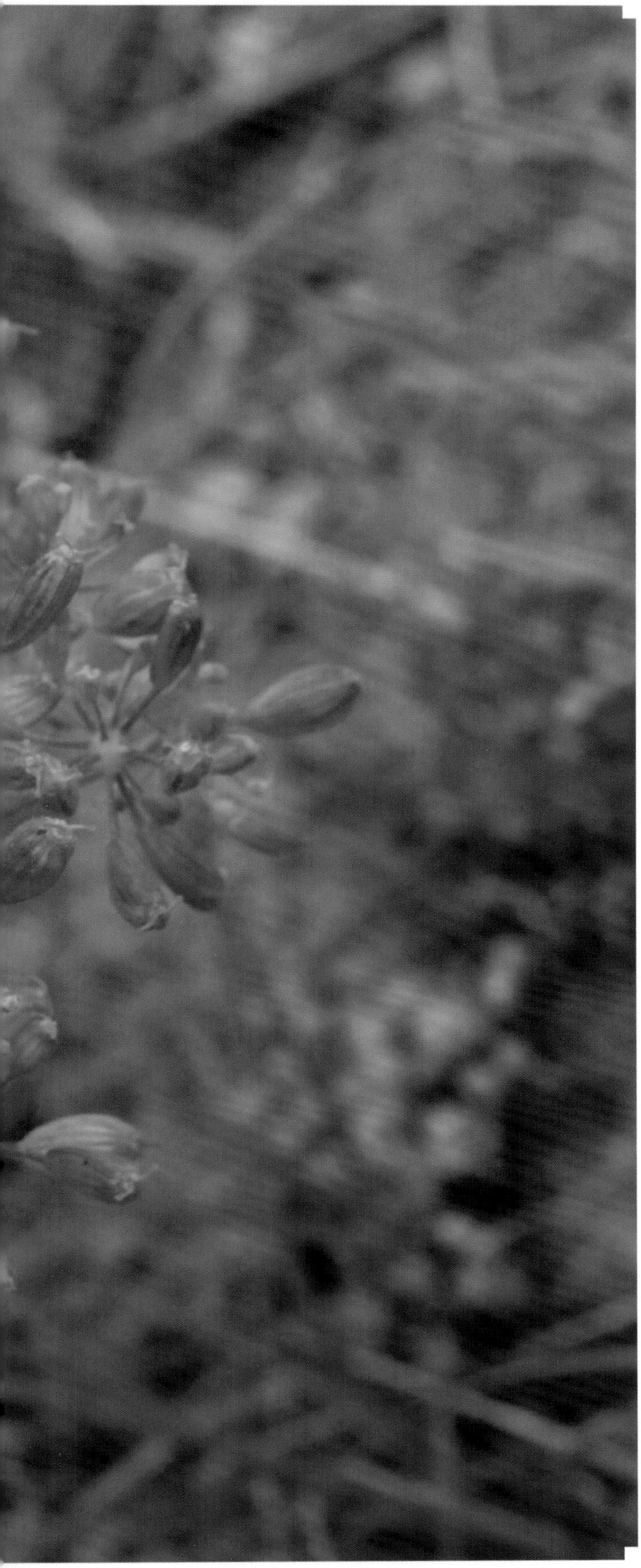

阿魏

【藏药名】兴棍。

【别　名】贝亲、臭阿魏、五彩魏、兴棍玛、岫紧钢玛尔。

【来　源】本品为伞形科植物新疆阿魏 *Ferula sinkiangensis* K. M. Shen 或阜康阿魏 *Ferula fukanensis* K. M. Shen 的树脂。

【性味归经】苦、辛，温。归脾、胃、肝经。

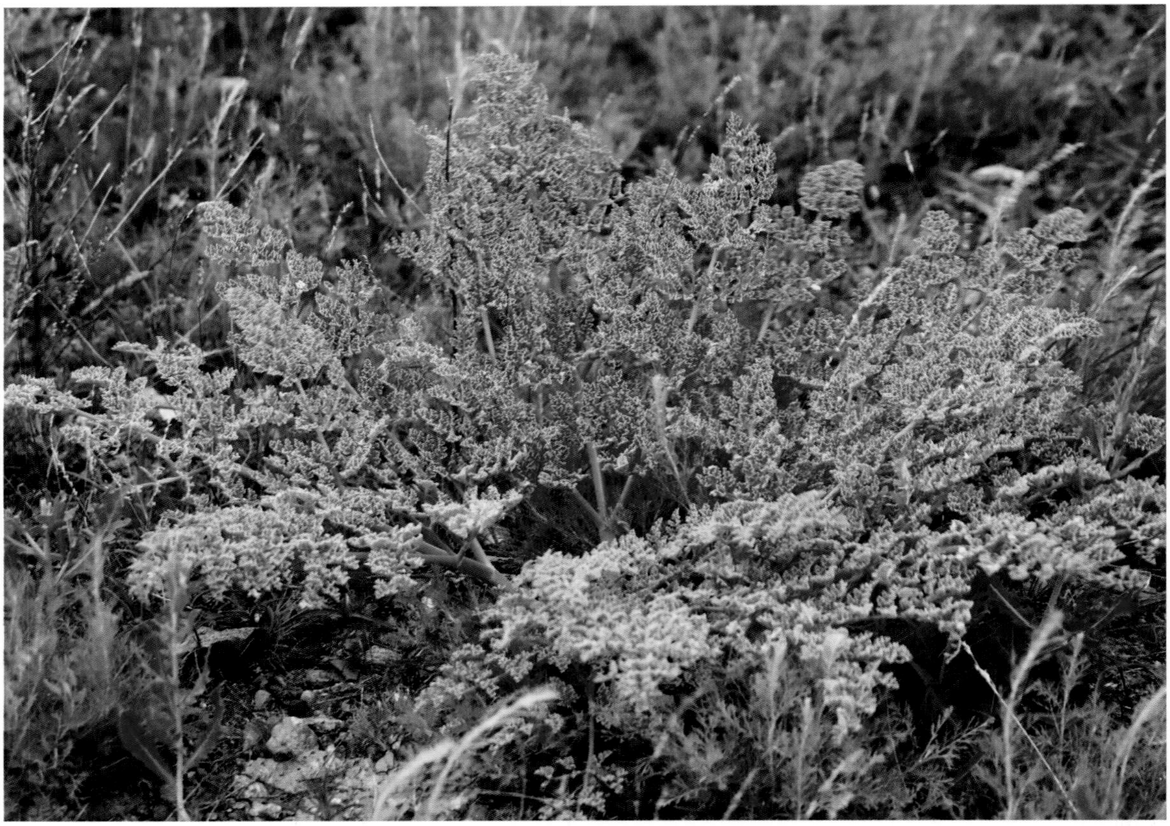

阿魏

识别特征

多年生草本，初生时只有根生叶，至第 5 年始抽花茎；花茎粗壮，高达 2 m，具纵纹。叶近于肉质，早落，近基部叶为 3 ~ 4 回羽状复叶，长达 50 cm，叶柄基部略膨大；最终裂片长方状披针形或椭圆状披针形，灰绿色，下面常有毛。花单性或两性，复伞形花序，中央花序有伞梗 20 ~ 30 枝，每枝又有小伞梗多枝；两性花与单性花各成单独花序或两性花序中央着生 1 个雌花序，两性花黄色。双悬果背扁，卵形、长卵形或近方形，背面有毛，棕色。花期 4—5 月，果期 5—6 月。

生境分布

生长于多沙地带。分布于我国新疆维吾尔自治区。

采收加工

春末夏初盛花期至初果期，分次由茎上部往下斜割，收集渗出的乳状树脂，阴干。

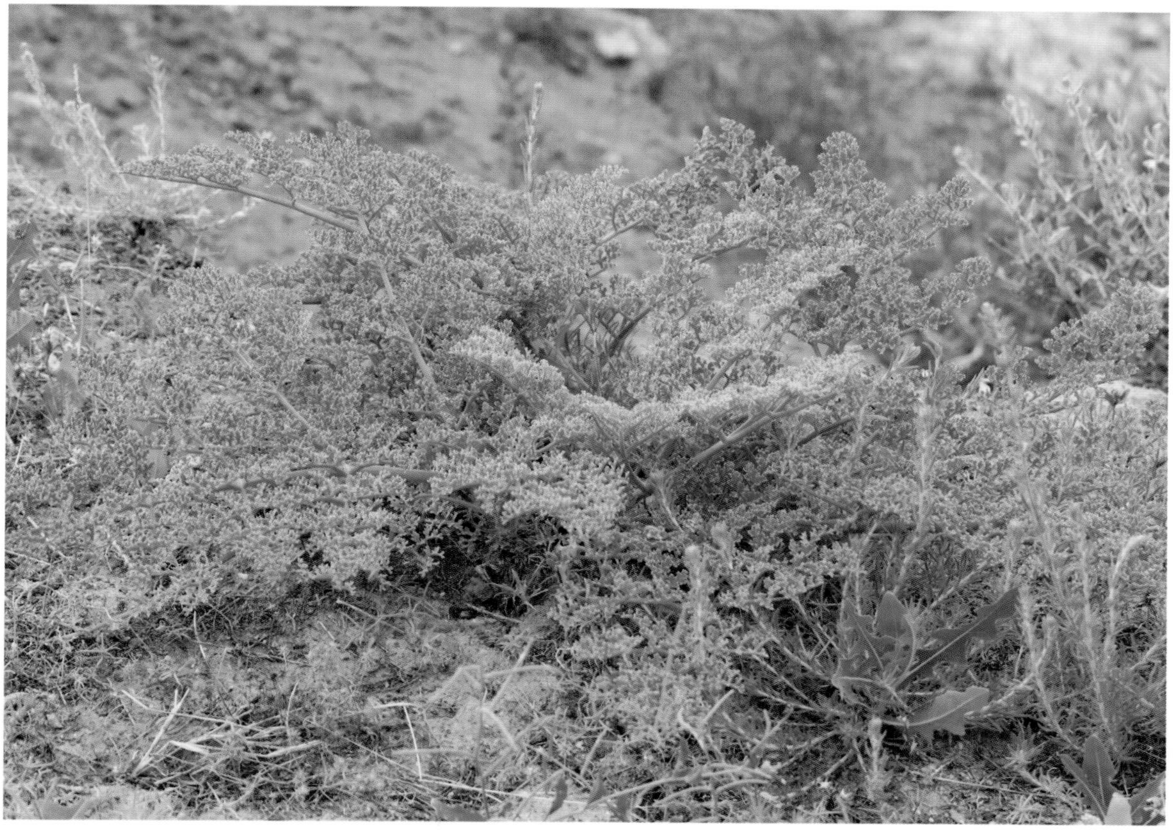

阿魏

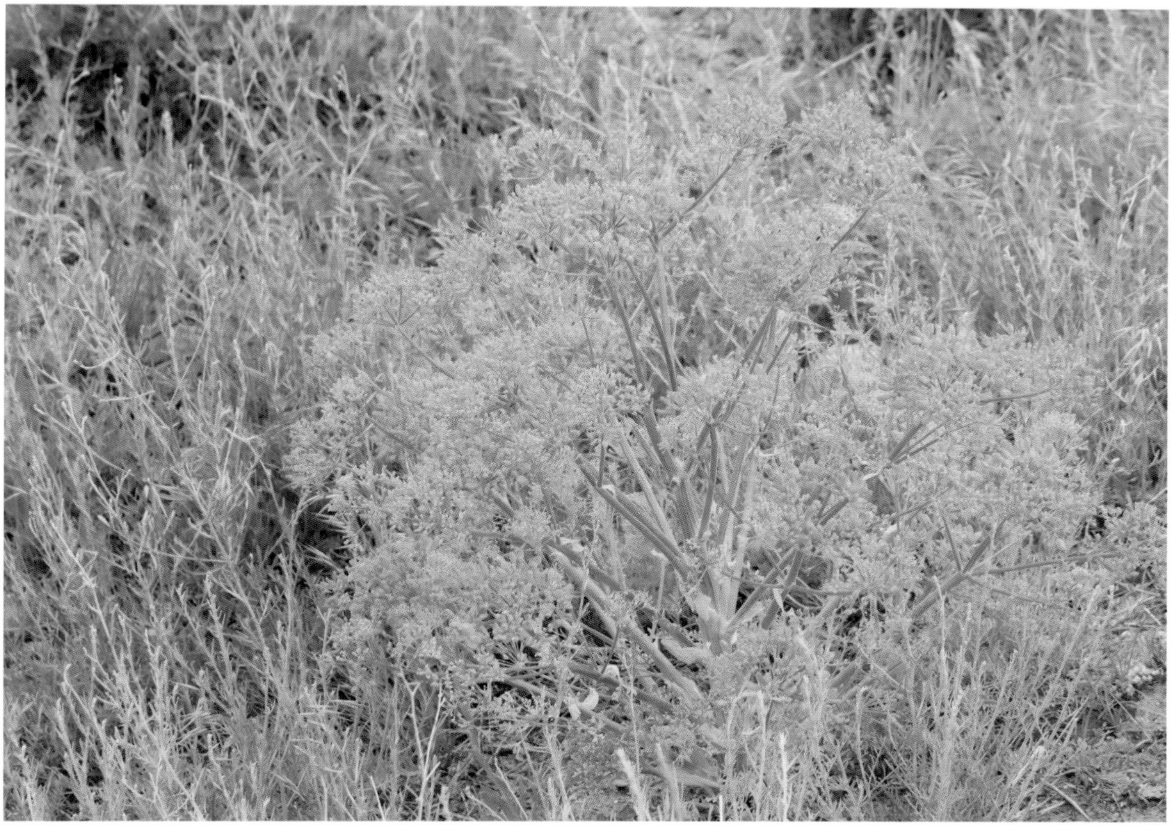

阿魏

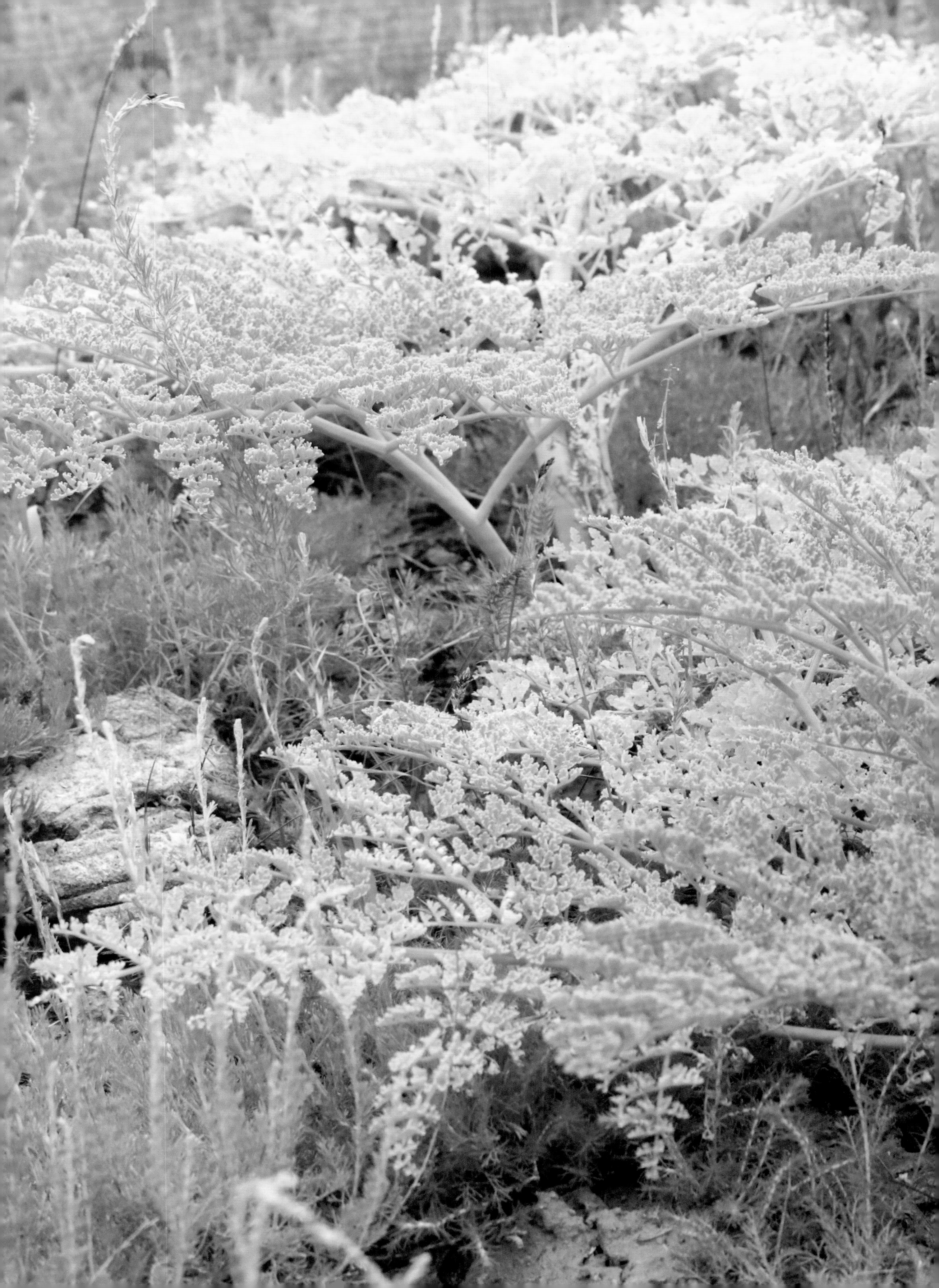

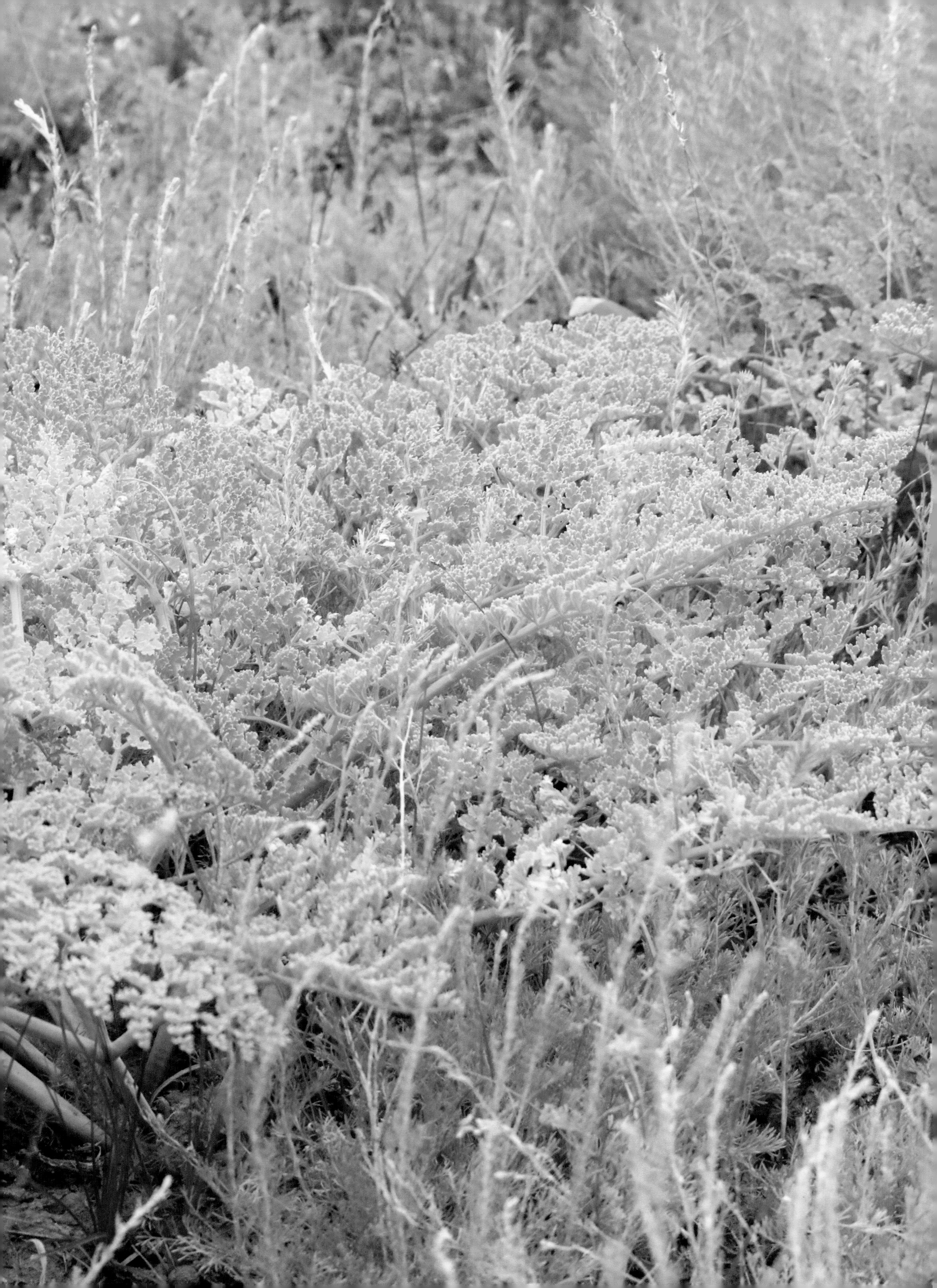

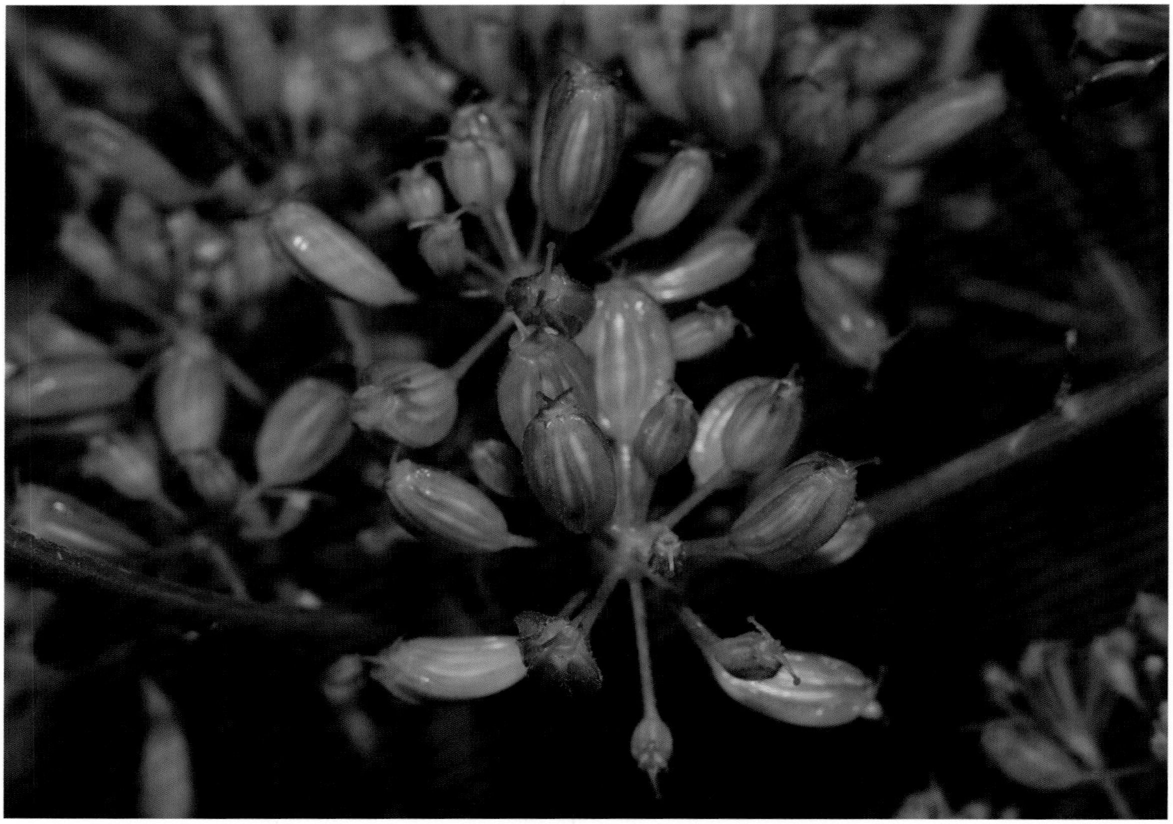

阿魏

药材鉴别

本品呈不规则的块状和脂膏状。颜色深浅不一，表面蜡黄色至棕黄色。块状者体轻、质地似蜡，断面稍有孔隙；新鲜切面颜色较浅，放置后色渐深。脂膏状者黏稠，灰白色。具强烈而持久的蒜样特异臭气，味辛辣，嚼之有灼烧感。

功效主治

消积开胃，祛痰除湿，杀虫。本品味苦、辛，性温，辛能行滞，苦能燥湿，温可散寒。归脾、胃经，能行脾、胃之食物积滞，温胃散寒，健脾开胃，温燥寒湿以祛痰湿之邪。

用法用量

内服：9 ~ 15 g，入丸、散。外用：适量。

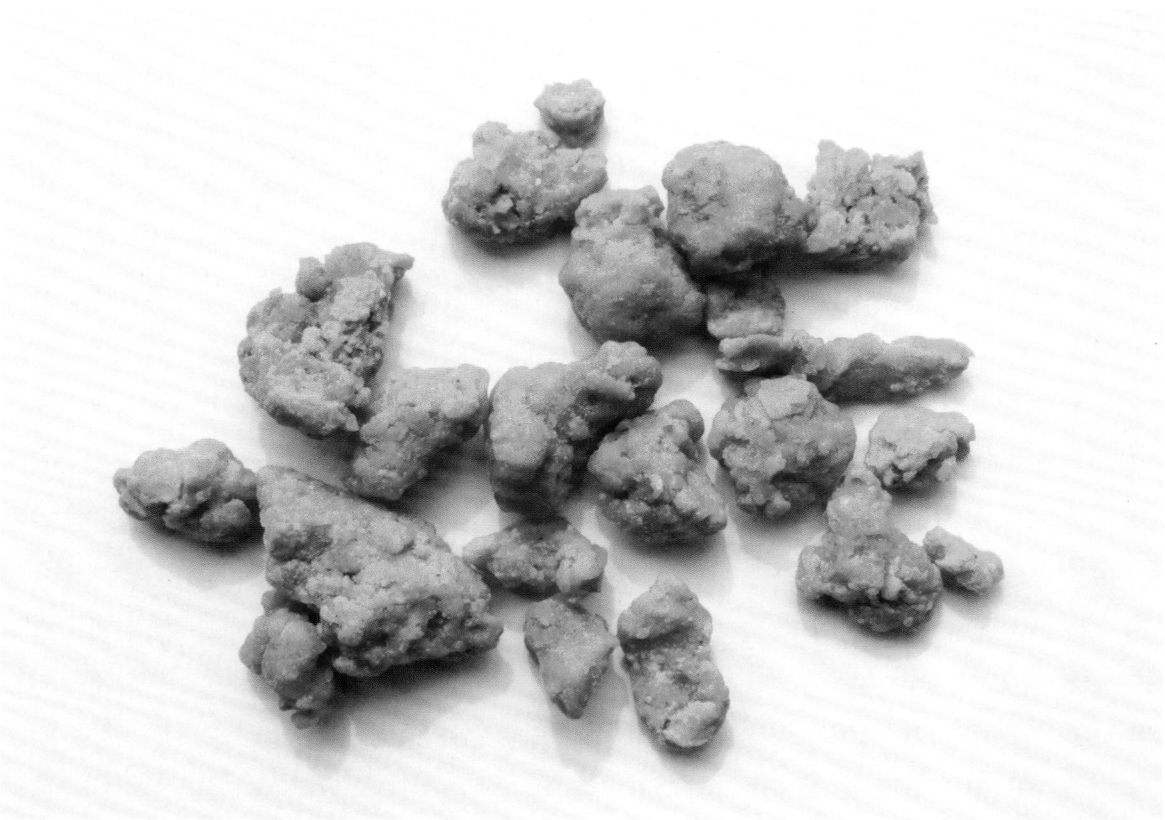

阿魏药材

民族药方

1．疟疾　阿魏、干姜各 3 g，细辛 2.5 g，肉桂 1.5 g，白芥子 6 g。共为细末，用风湿膏 2 张将药粉分放在 2 张膏药上，再用斑蝥 2 只，去头足及壳，压碎，每张膏药放 1 只，病发前 6 小时贴神阙、命门两穴，贴 24 小时取下。

2．血管瘤　阿魏、柴胡、甘草各 15 g，当归尾、赤芍各 6 g，桔梗 3 g。水煎服，每日 1 剂，须连续服 15 ~ 30 剂。

3．肠炎腹痛泄泻，消化不良，便溏　取阿魏一粒如黄豆大。切碎，置脐上，以腹脐膏 1 张贴之。

4．预防麻疹　阿魏 0.2 ~ 0.4 g。置于如铜钱大的小膏药中心，中心要对准易感儿的脐眼。紧密贴上，注意保护，不使脱落。

使用注意

脾胃虚弱者及孕妇忌服。

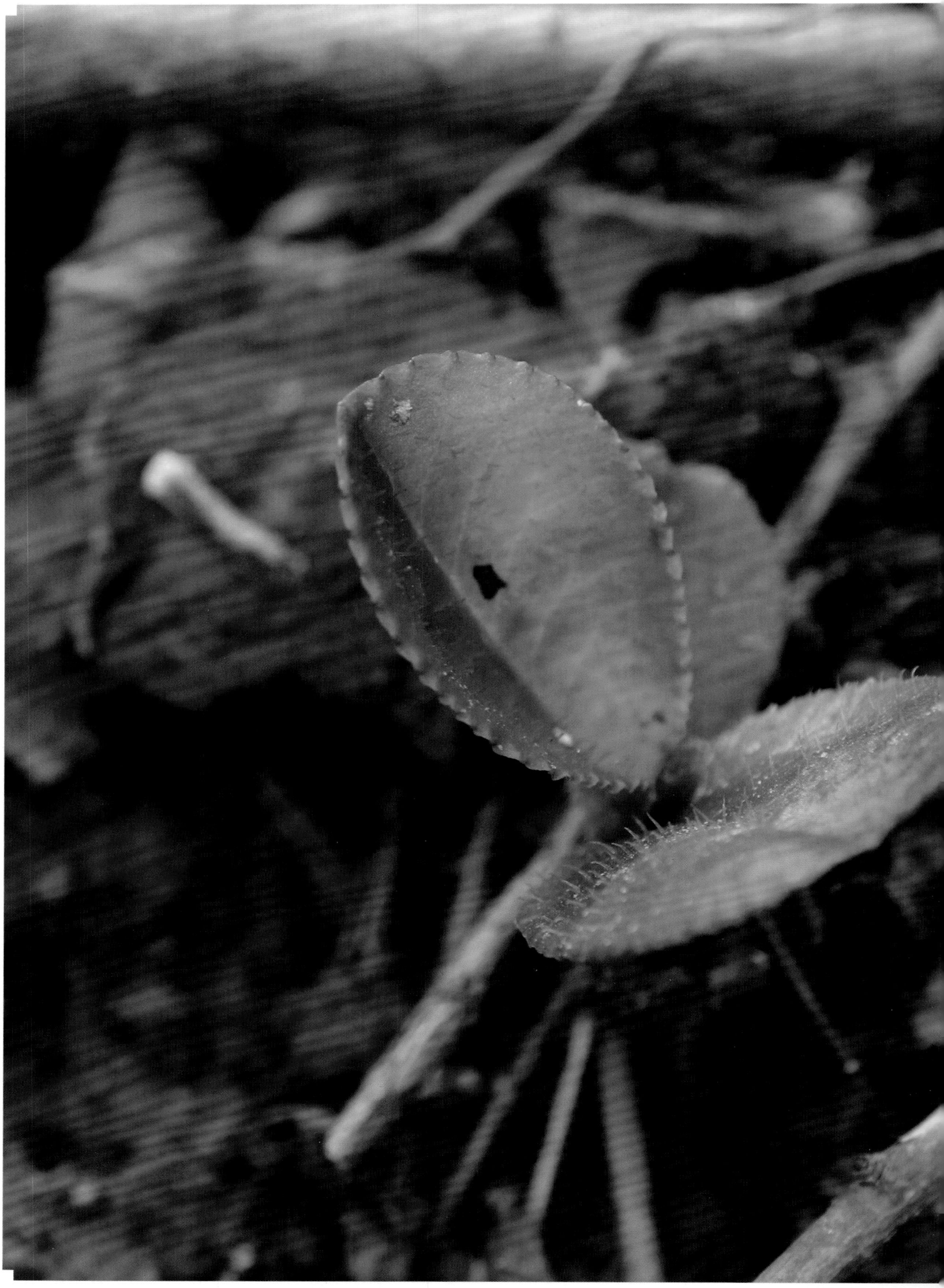

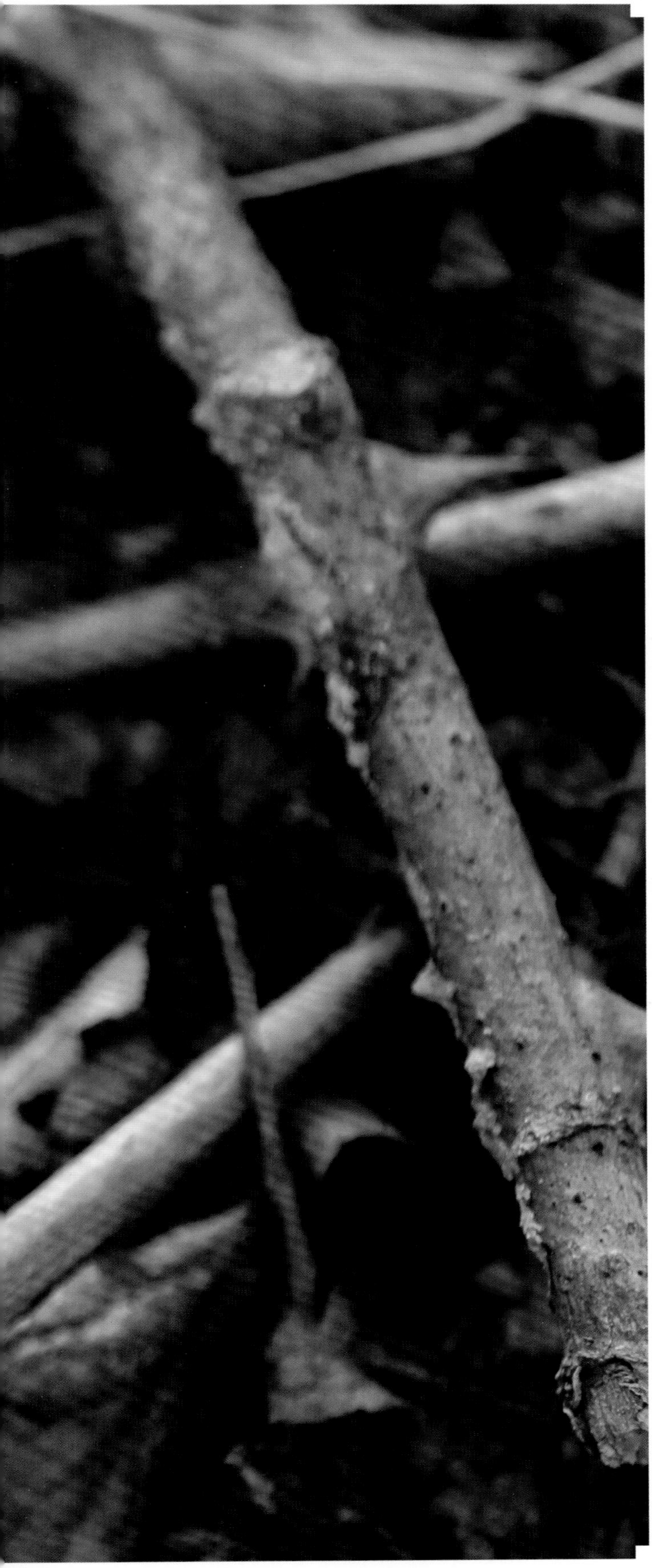

岩白菜

【藏药名】嘎都尔窍。

【别　名】乌巴拉贝达、那朵豆、贝扎拉、堆厘。

【来　源】本品为虎耳草科植物岩白菜 *Bergeria purpurascens*（Hook. f. et Thoms.）Engl. 的根及根茎。

【性味归经】味辛、涩，性寒。归肺、肝、脾经。

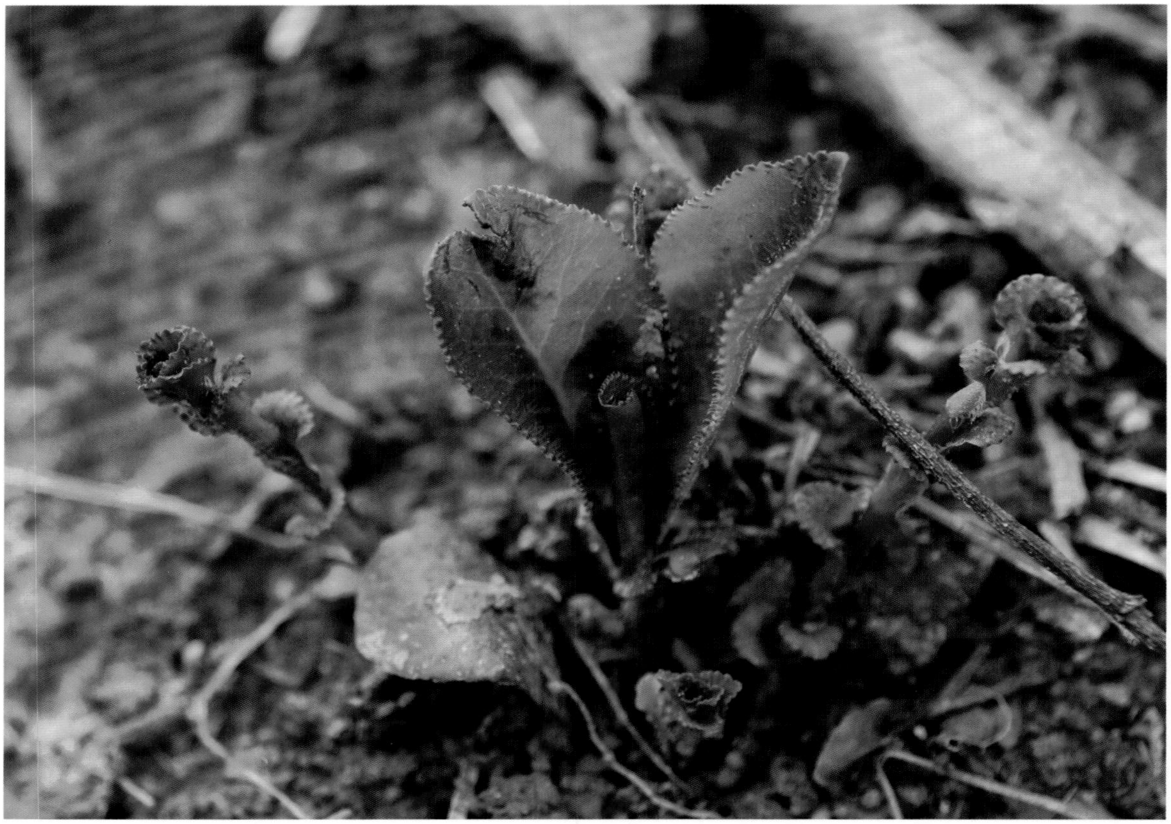

岩白菜

识别特征

多年生常绿草本，高可达 50 cm。根状茎粗如手指，节间短，每节有扩大成鞘的叶柄基部残余物宿存，干后呈黑褐色。叶基生，肉质而厚，有柄，叶片倒卵形或长椭圆形，长 10 ~ 15 cm，宽 3.5 ~ 7.0 cm，先端钝圆，基部渐窄或楔形，边缘微呈波状或细牙齿状，上面深绿色，有光泽，下面黄绿色。蝎尾状聚伞花序着生于花葶上部，有 6 ~ 7 朵花，常下垂；花萼宽钟状，在中部以上 5 裂；花瓣 5，紫色或暗紫色；雄蕊 10 个。蓇葖果直立。花、果期 6—8 月。

生境分布

生长于海拔 3800 ~ 4000 m 的林下、灌丛、亚高山草甸或石隙中。分布于西藏东部、四川西南部、云南西北部。

采收加工

9—10 月挖根，就近以流水洗去污泥，除去粗皮，切片，晾干即成。

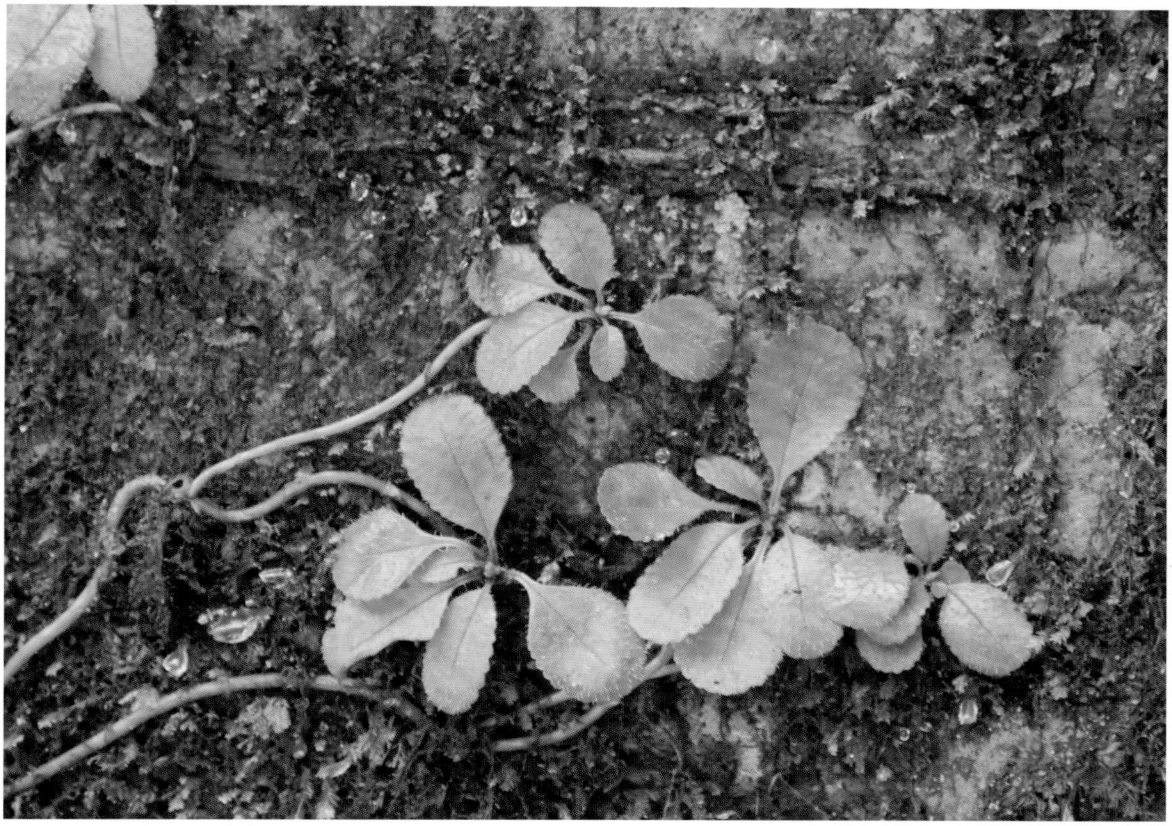

岩白菜

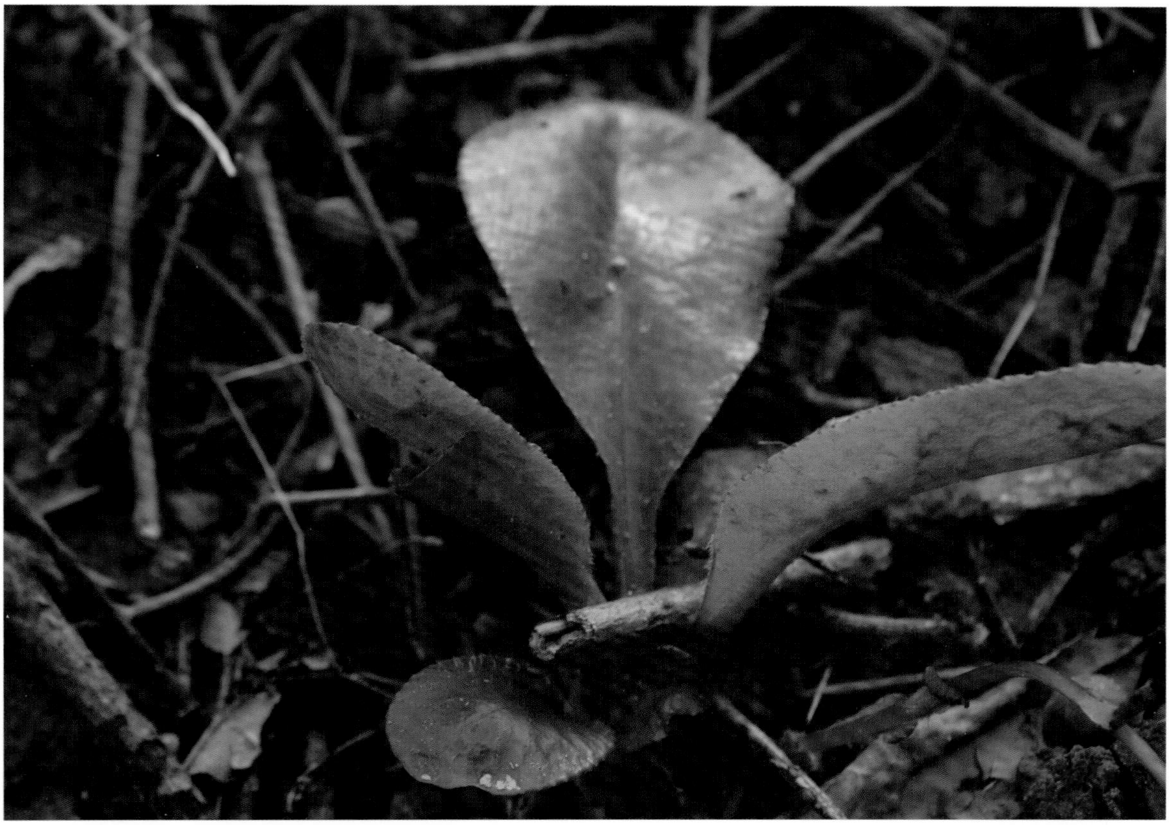

岩白菜

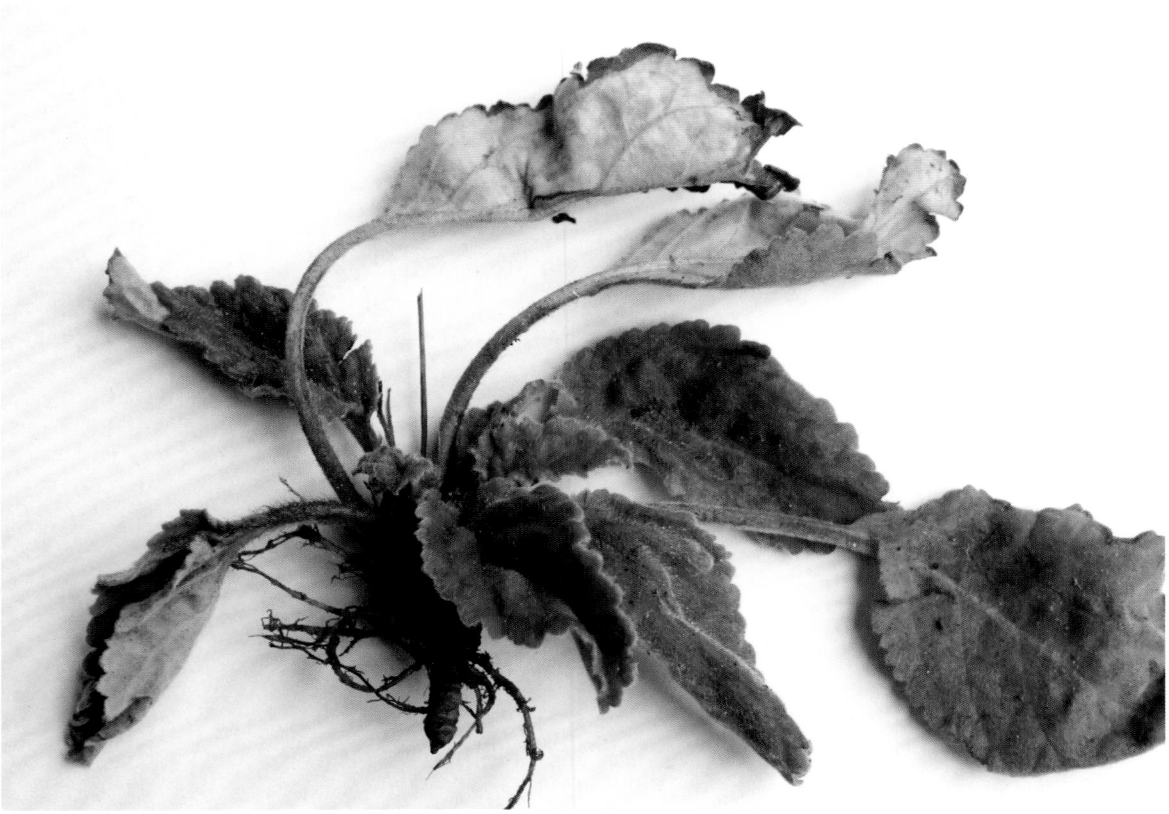

岩白菜药材

药材鉴别

本品根茎呈类圆柱形，略弯曲。长 10 ~ 30 cm，直径 0.6 ~ 2.0 cm。表面棕灰色至黑褐色，具密集或微疏而稍隆起的环节，节间长 1 ~ 11 mm，节上有棕黑色鳞片残存，并有皱缩条纹及凹点状或突起的根痕。质坚实而脆，易折断。断面显粉质，类白色或棕黄色，近边缘有一环维管束小点，一侧点稍大，另一侧稍小。以粗壮、质坚、断面白色为佳；色深者质次，黑色枯朽者不可用。气微，味苦涩。

功效主治

清热解毒，消肿。主治瘟病、肺热、中毒及四肢肿胀等症。

用法用量

内服：煎汤，3 ~ 9 g；研末，0.6 ~ 1.2 g。

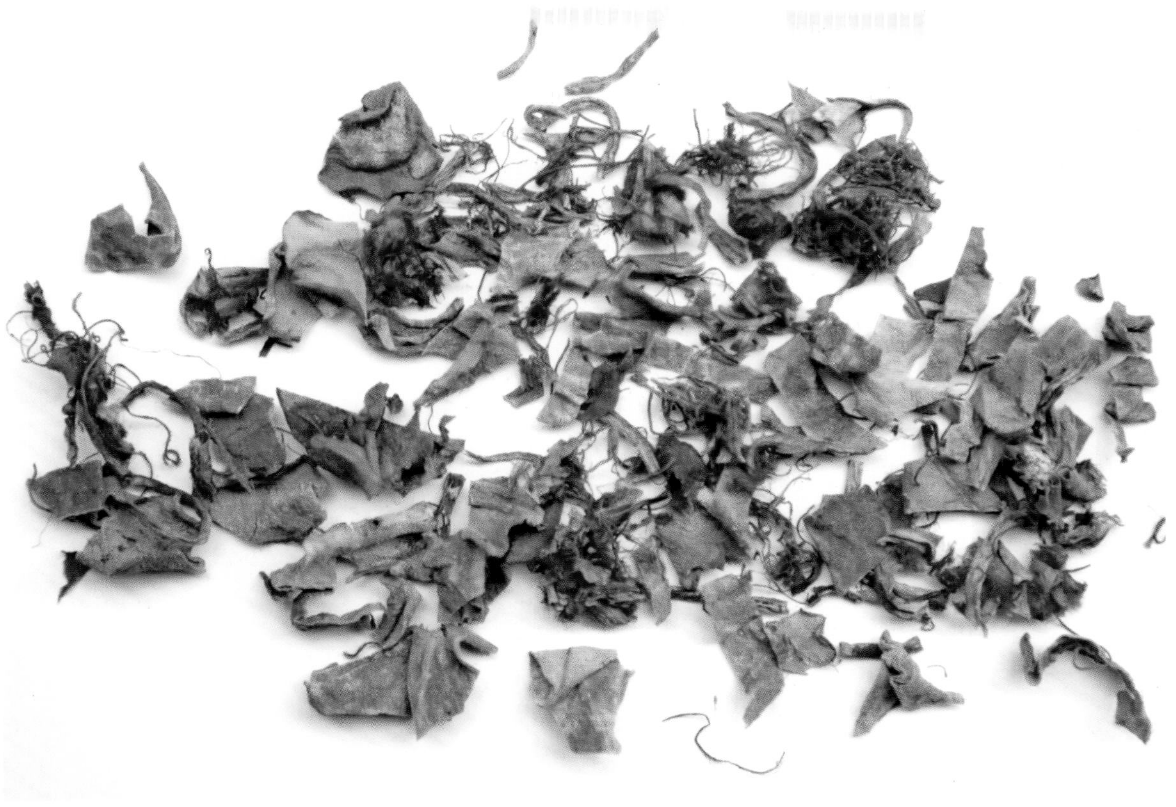

岩白菜饮片

民族药方

1．肺水肿 岩白菜、甘草、草红花、石灰华各100 g，杉叶藻75 g，熊胆15 g，降香50 g。除熊胆外上6味捣罗为细散，过筛备用。将熊胆研磨成细粉以开水浸泡，用浸泡液将上备用粉末泛丸，早、晚以25 g煎汤服用。

2．喉病，喑哑 岩白菜、白檀香各15 g，广木香、当归各10 g，灰蒿根12.5 g，丁香8 g。以上6味捣罗为细散，过筛，粉末5 g与高山白花龙胆、甘草各20 g，取相混物3 g煎汤，服上清液。

3．六腑血和赤巴病，笛乱、痢疾等肠道传染病 十三味渣鹏散：岩白菜14 g，渣驯膏23 g，诃子、草乌各5 g，榜嘎20 g，木香10 g，豆蔻、藏菖蒲、唐古特青兰各9 g，红花、黑冰片各6 g。共为细粉，加入另研的熊胆5 g，麝香3 g，研极细粉混匀，口服，每次1.5 ~ 2.0 g，每日2次。

4．肺脓肿 九味檀香丸：岩白菜150 g，檀香、降香各125 g，石灰华、无茎芥各200 g，白葡萄干70 g，甘草、丁香各50 g，红花120 g。共为细粉，水泛丸重约1 g，每次2 ~ 3丸，每日3次。

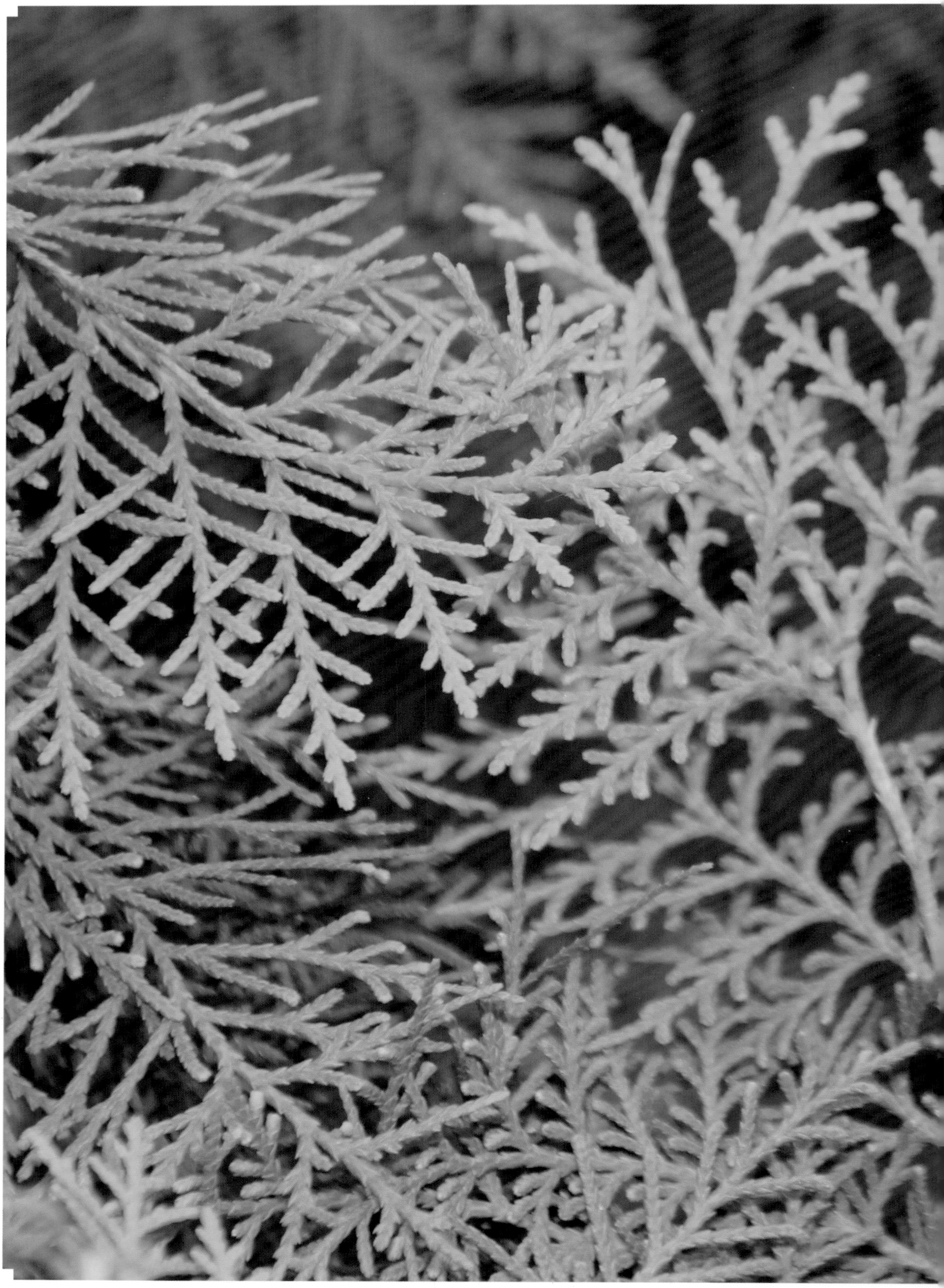

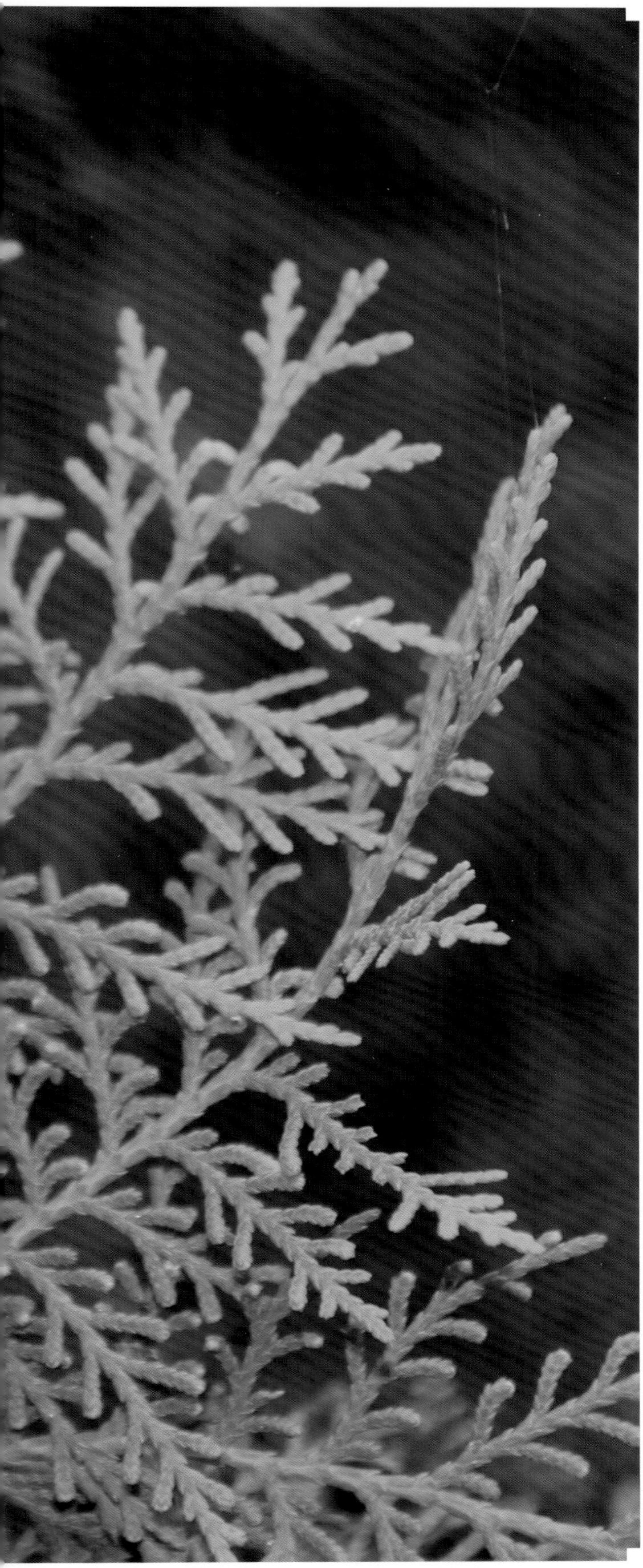

侧柏

【藏药名】都见香。

【别　名】扁柏、香柏、柏树、柏子树、柏子仁。

【来　源】本品为柏科植物侧柏 *Platycladus orientalis*（L.）Franch. 的枝叶和果实。

【性味归经】味苦、涩，性冷。归热经。

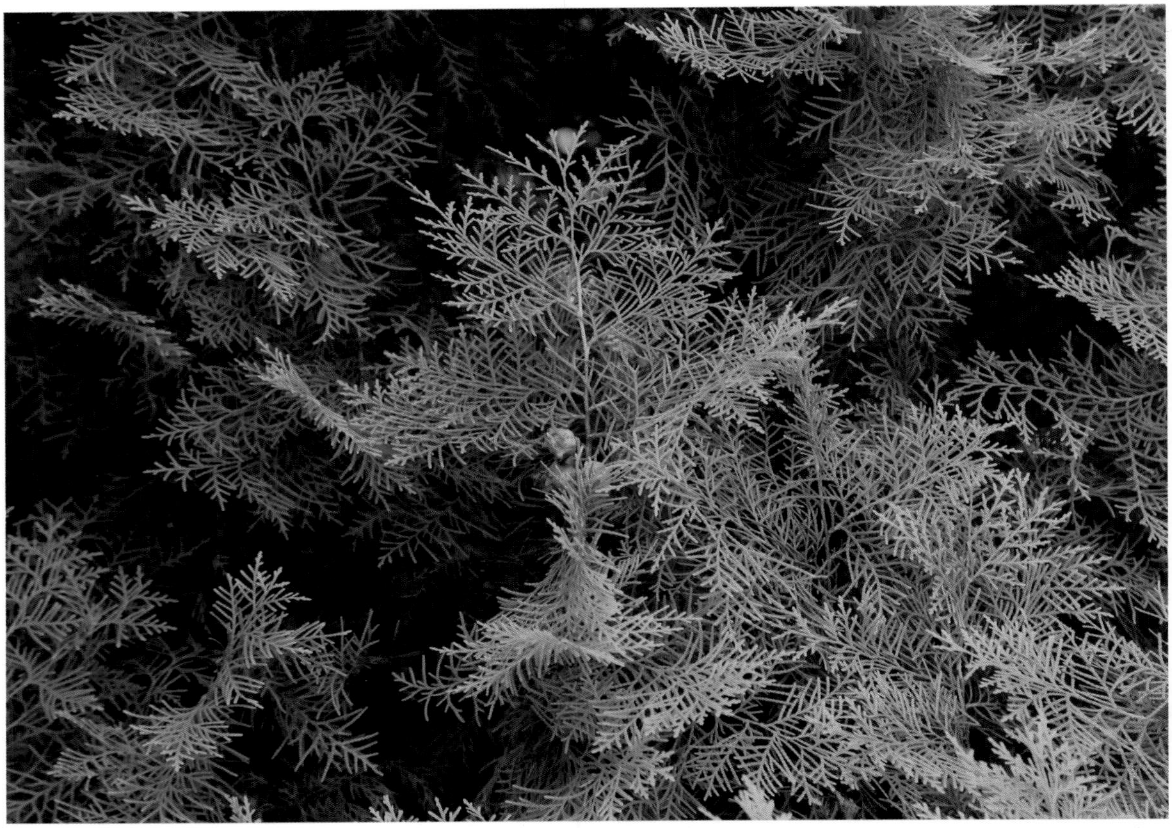

侧柏

识别特征

常绿乔木，高达 20 m。树皮红褐色，呈鳞片状剥落。小枝扁平，排成一面，鳞形叶交互对生，小枝上下两面之叶露出部分卵状菱形或斜方形，两侧的叶折覆在上下叶基部的两侧，叶背有凹陷腺槽。雌雄同株；球花单生短枝顶端。球果蓝色，熟前肉质，被白霜，熟后木质，红褐色；种子卵圆形，无翅或有棱脊。花期 3—4 月，球果成熟 9—10 月。

生境分布

喜生长于湿润肥沃山坡。我国大部分地区均有分布。

采收加工

夏秋采收嫩枝，晾干；冬初采收成熟种子，晒干，压碎种皮，簸净，阴干。

药材鉴别

枝长短不一，多分枝，小枝扁平。叶细小鳞片状，交互对生，贴伏于枝上，深绿色或黄绿色。质脆，易折断。气清香，味苦、涩、微辛。以叶嫩、青绿色、无碎末者为佳。

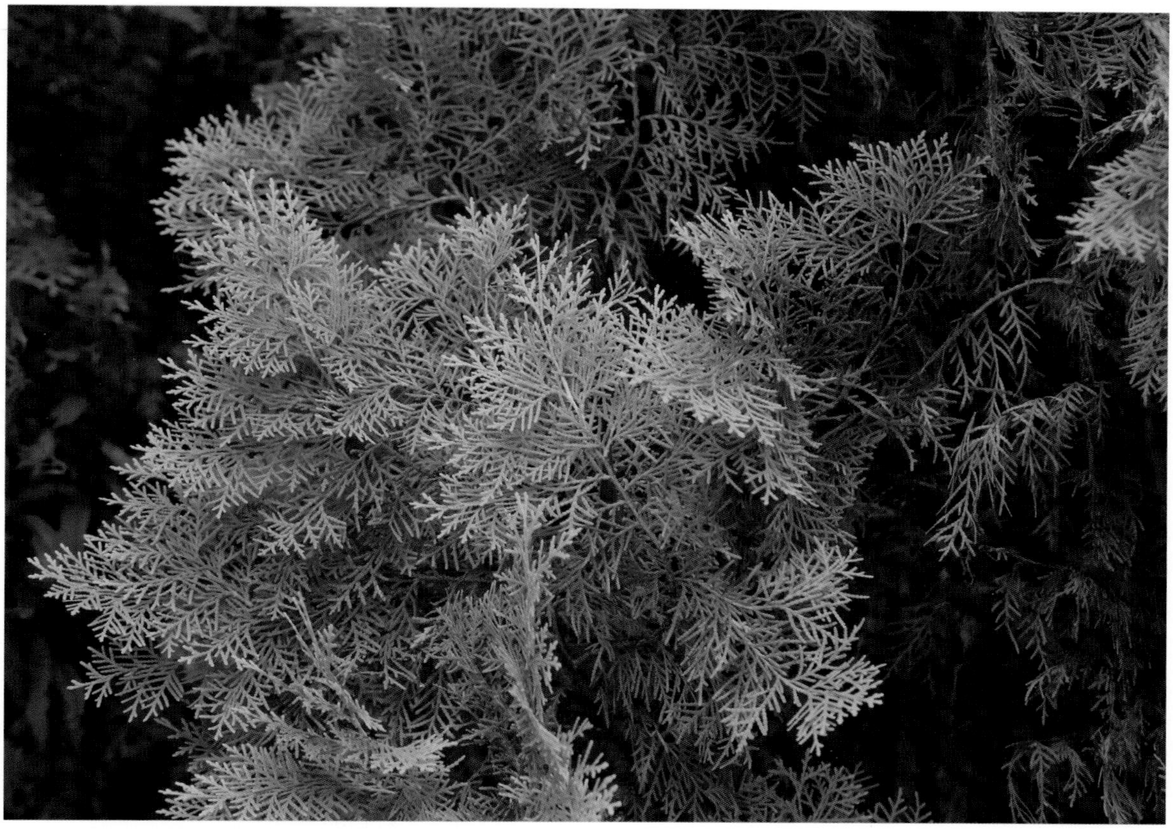

侧柏

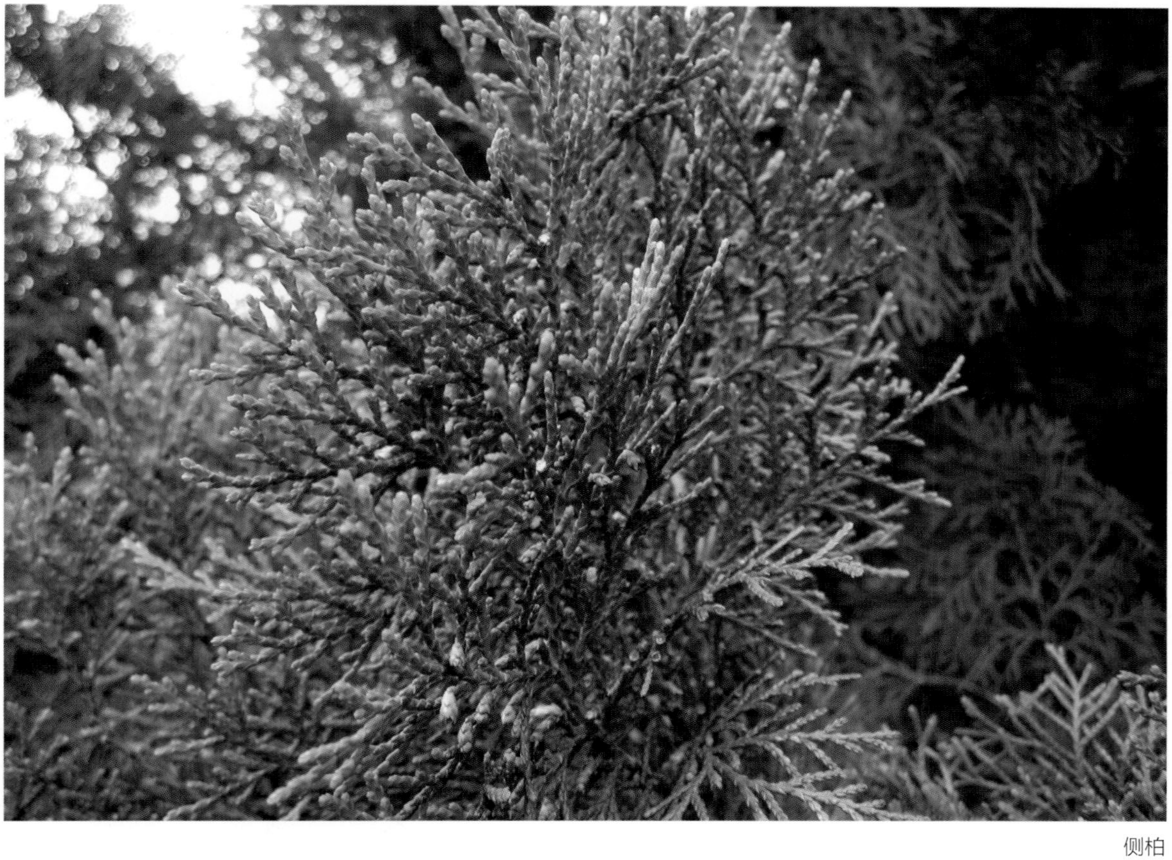

侧柏

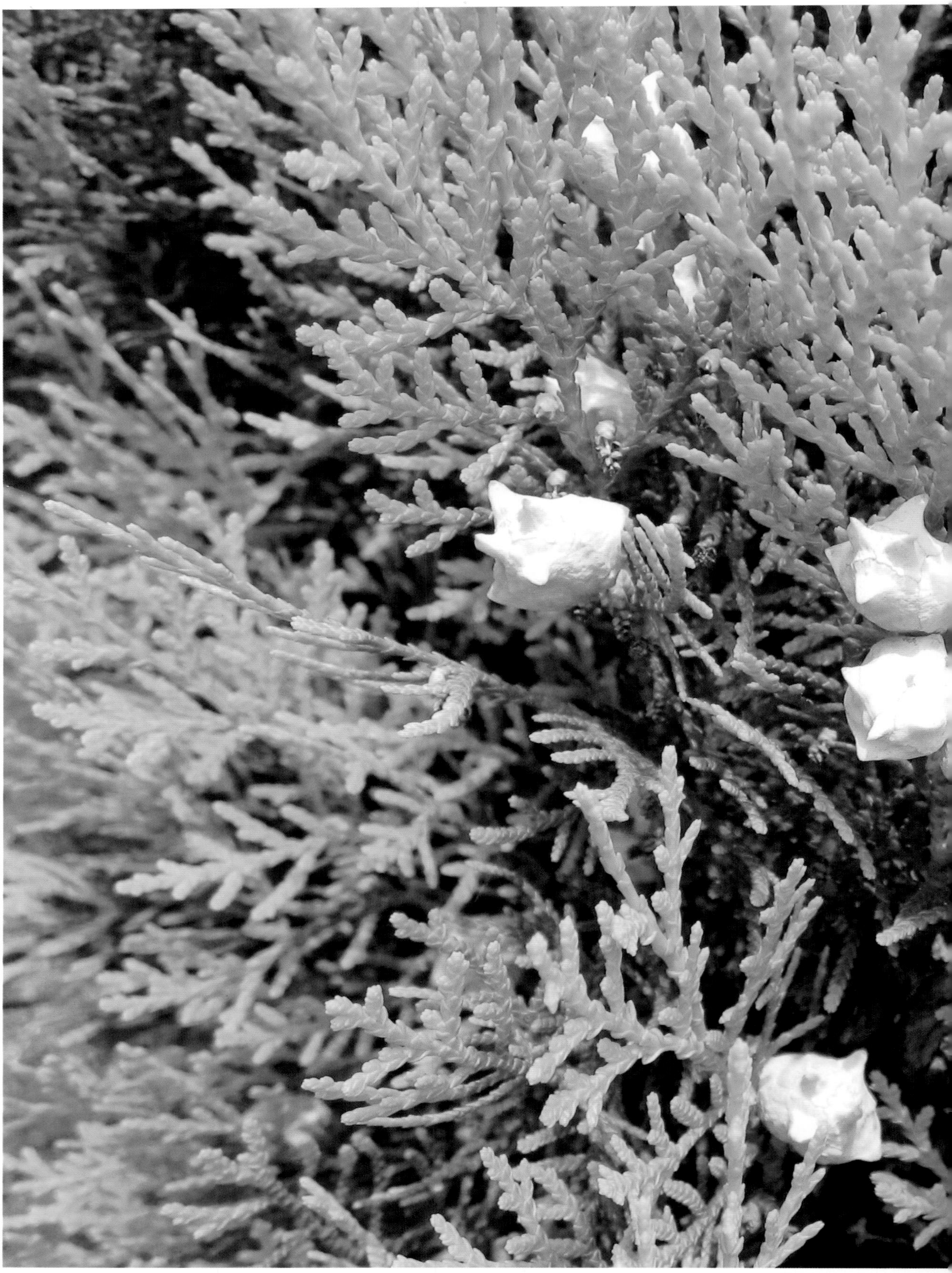

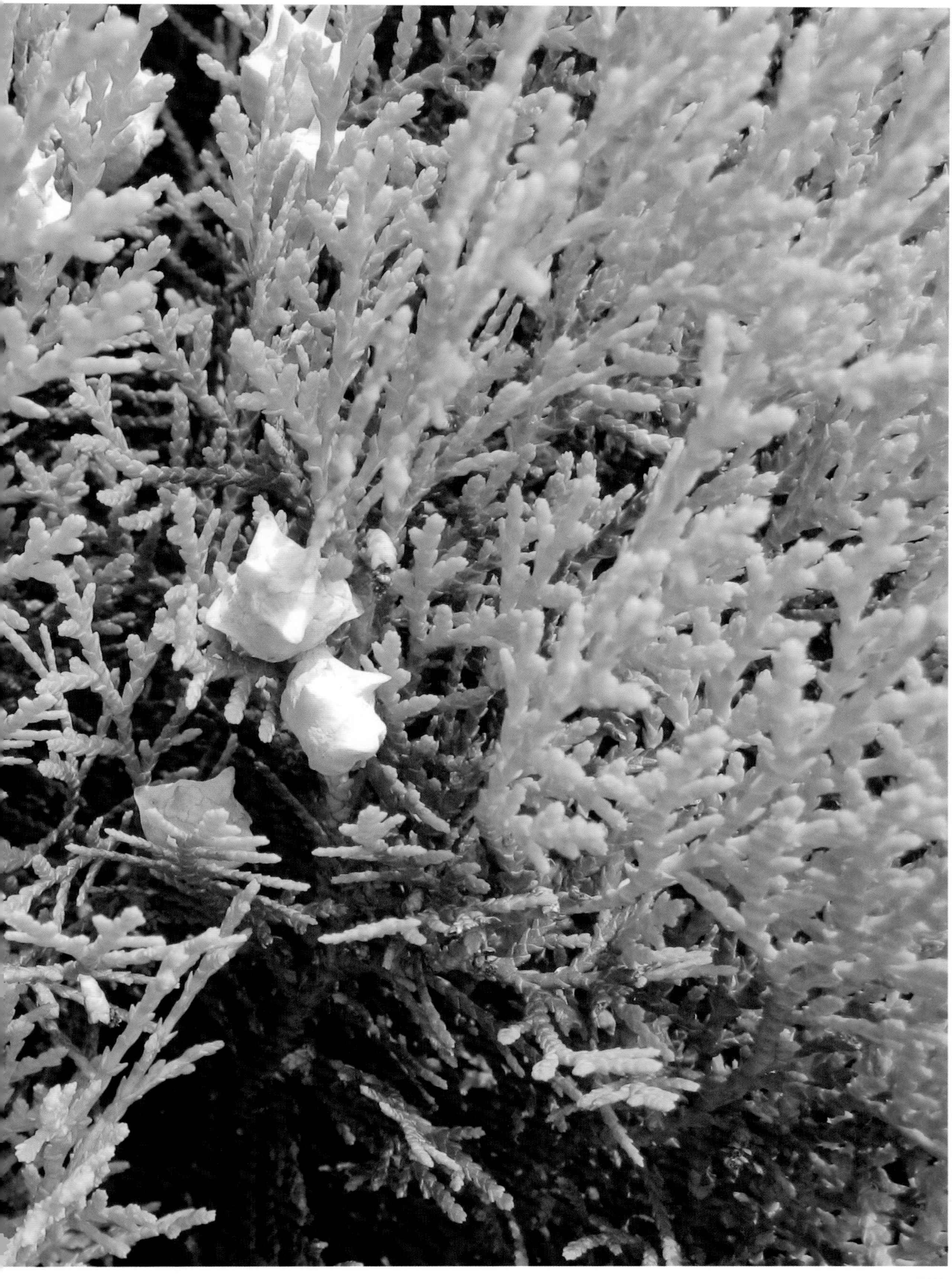

侧柏

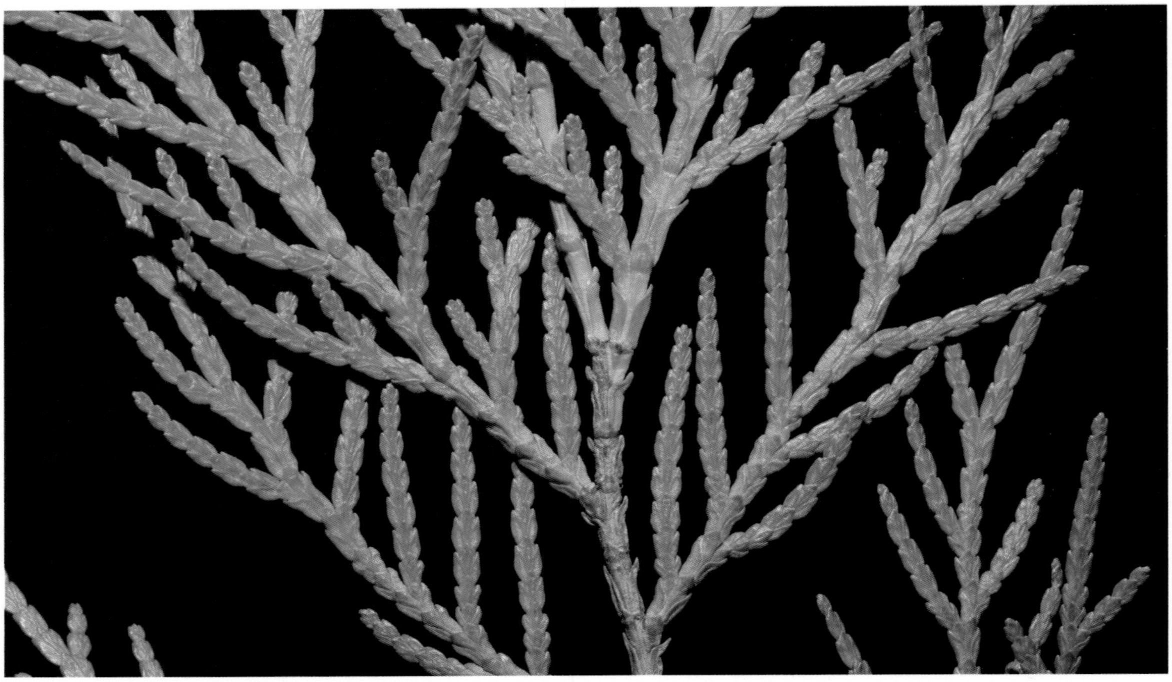

侧柏

功效主治

凉血止血，止咳祛痰，祛风湿，散肿毒。主治咯血，吐血，衄血，尿血，肠风下血，崩漏不止，咳嗽痰多，风湿痹痛，丹毒，痄腮，烫伤。

用法用量

内服：煎汤，15 ~ 45 g，鲜品加倍；或入丸、散，每次 3 g。

民族药方

1．久咳不止 侧柏叶 100 g。煎水服。

2．视力减退 柏子仁适量。加少量猪油蒸服。

3．血淋 侧柏果 10 g。煨水服。

4．流鼻血，吐血或下血 侧柏叶、棕树心各 10 g，乌梅 5 g。煨水服。

5．蛔虫病 侧柏果 5 g。研细末，炒鸡蛋吃。

6．止血 侧柏叶 15 g。水煎服。或侧柏叶粉适量。水煎服。每次 3 g，每日 3 次。

7．慢性气管炎 侧柏叶 30 g。水煎成 150 ml，加蜂蜜 30 ml，1 岁以内每次服 10 ~ 15 ml，4 岁以上每次服 30 ~ 50 ml，每日 3 次。

8．脂溢性脱发 侧柏叶 250 ~ 300 g。用 75% 乙醇溶液 1000 ml 浸渍 7 日后过滤，每次取适量涂患处，每日 1 ~ 5 次。

使用注意

不可久服、多服，易致胃脘不适及食欲减退。

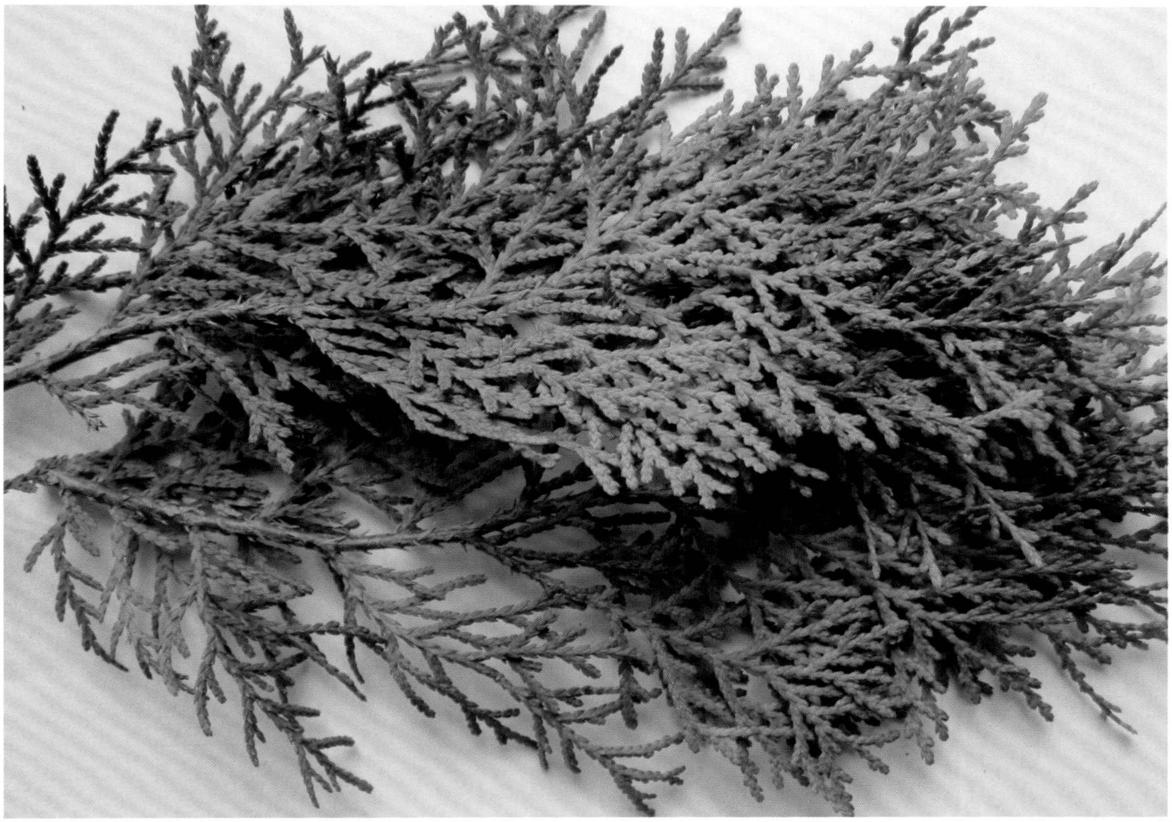

侧柏叶药材

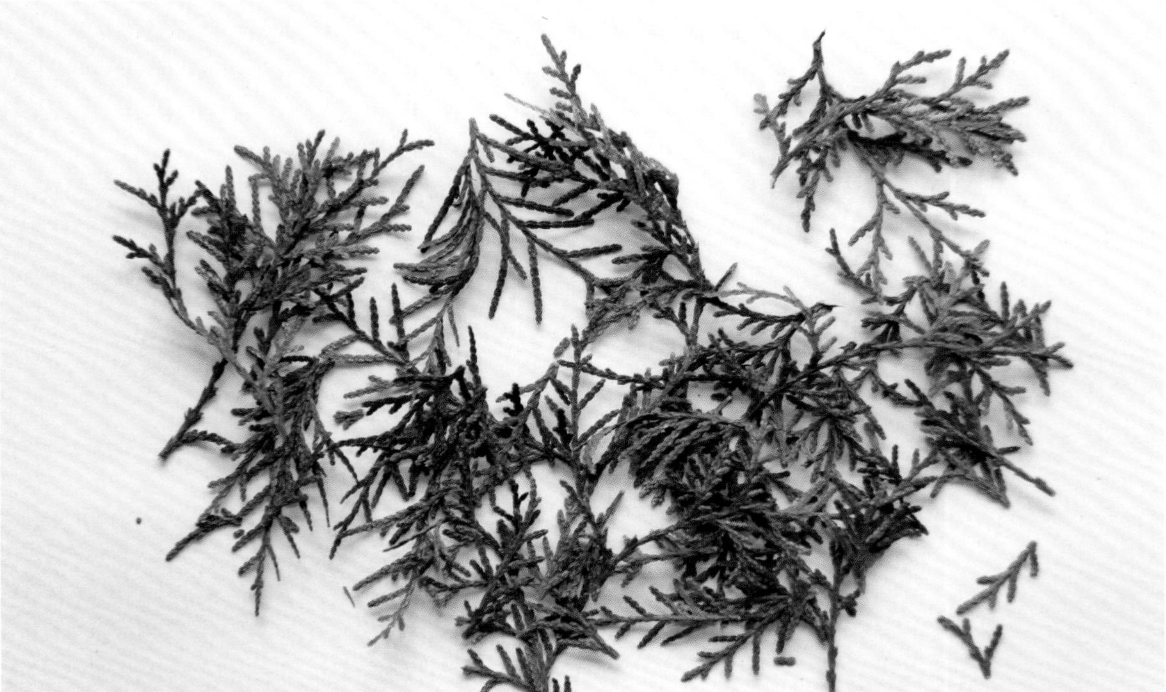

侧柏叶饮片

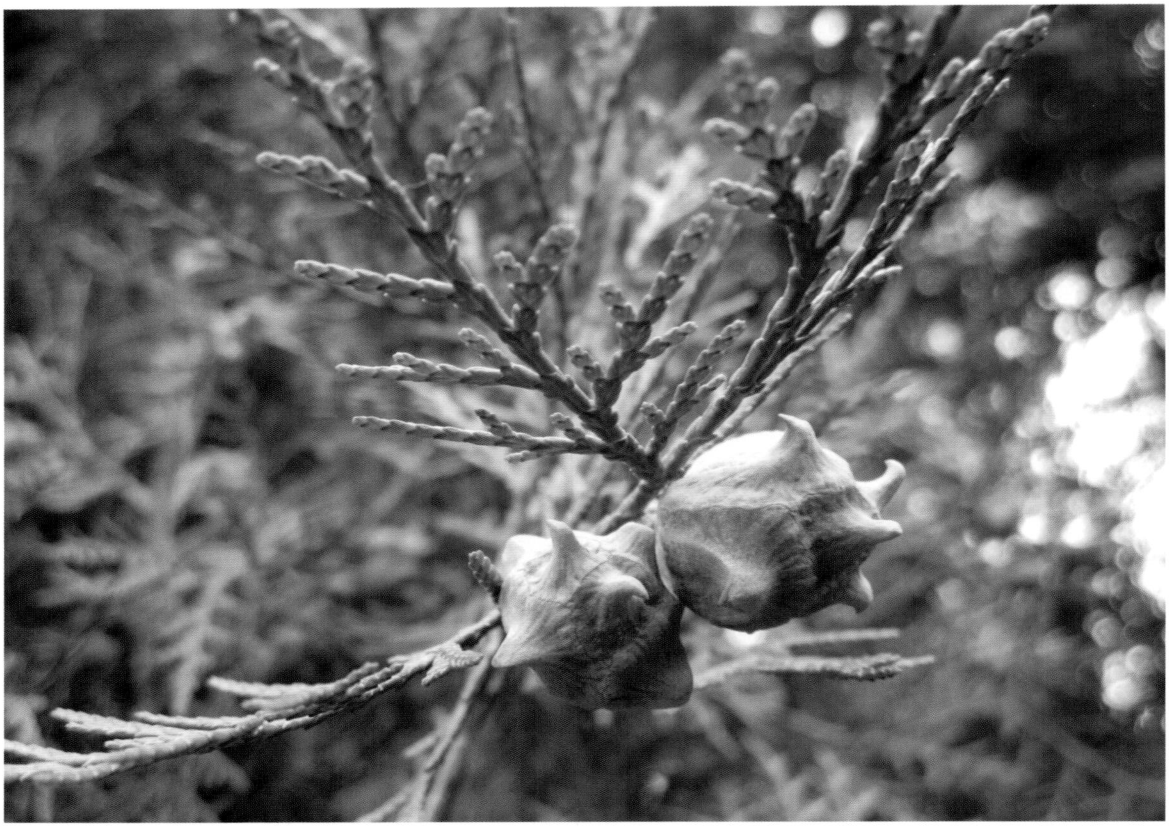

侧柏

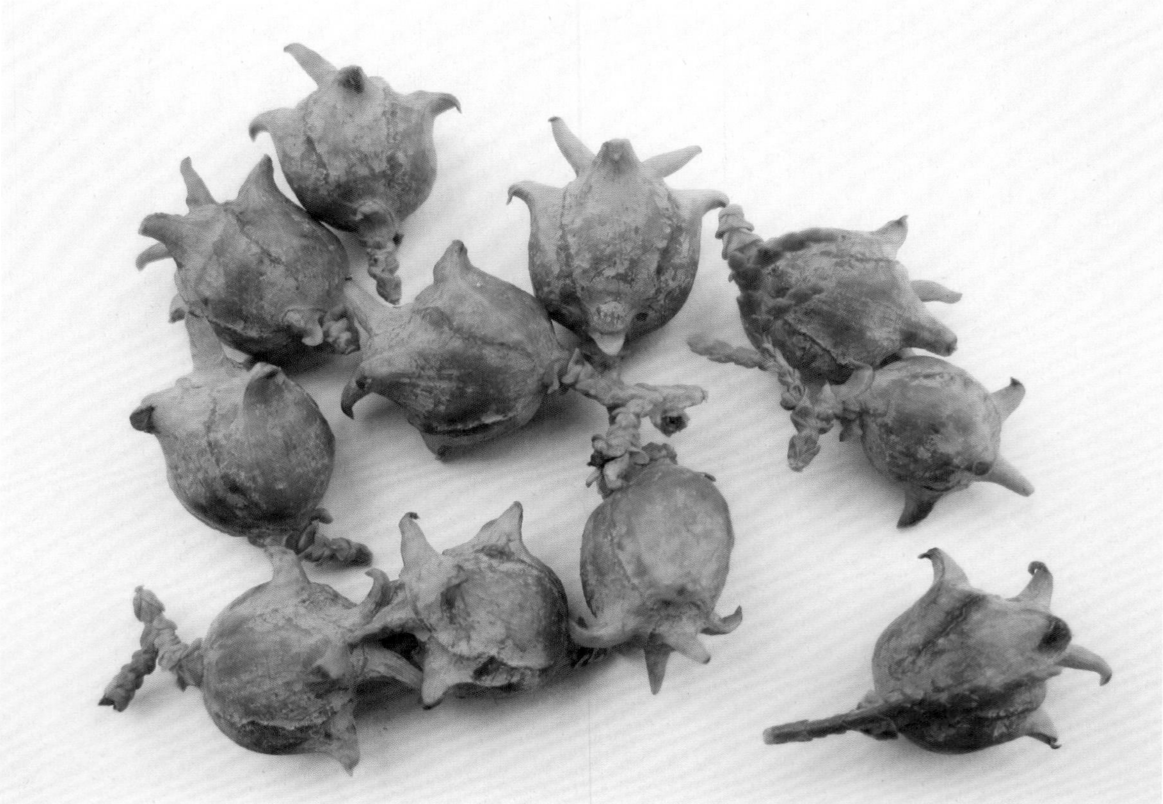

侧柏果实

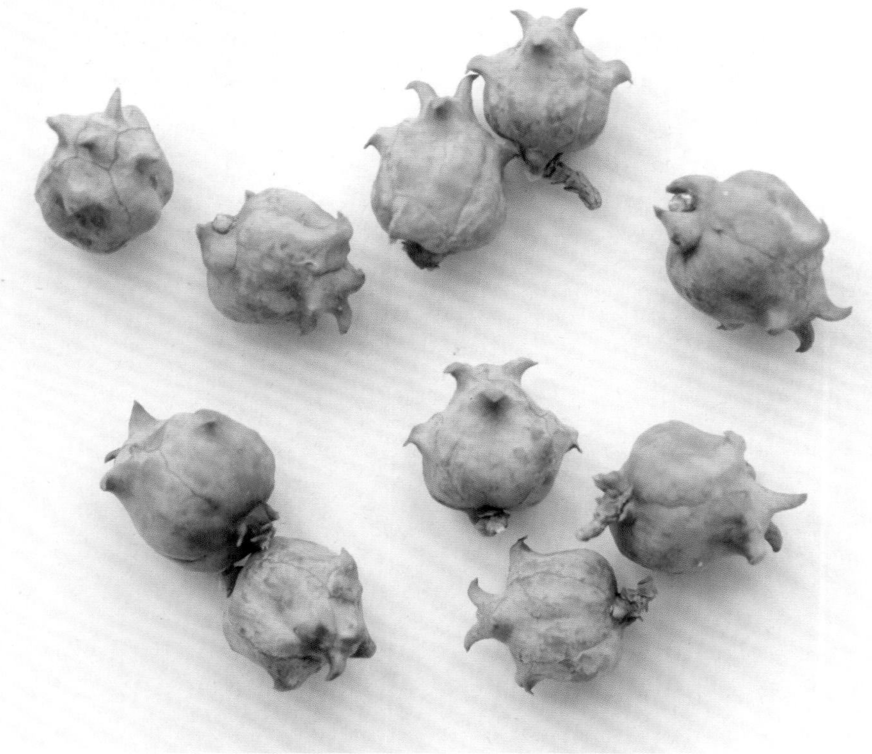

侧柏药材

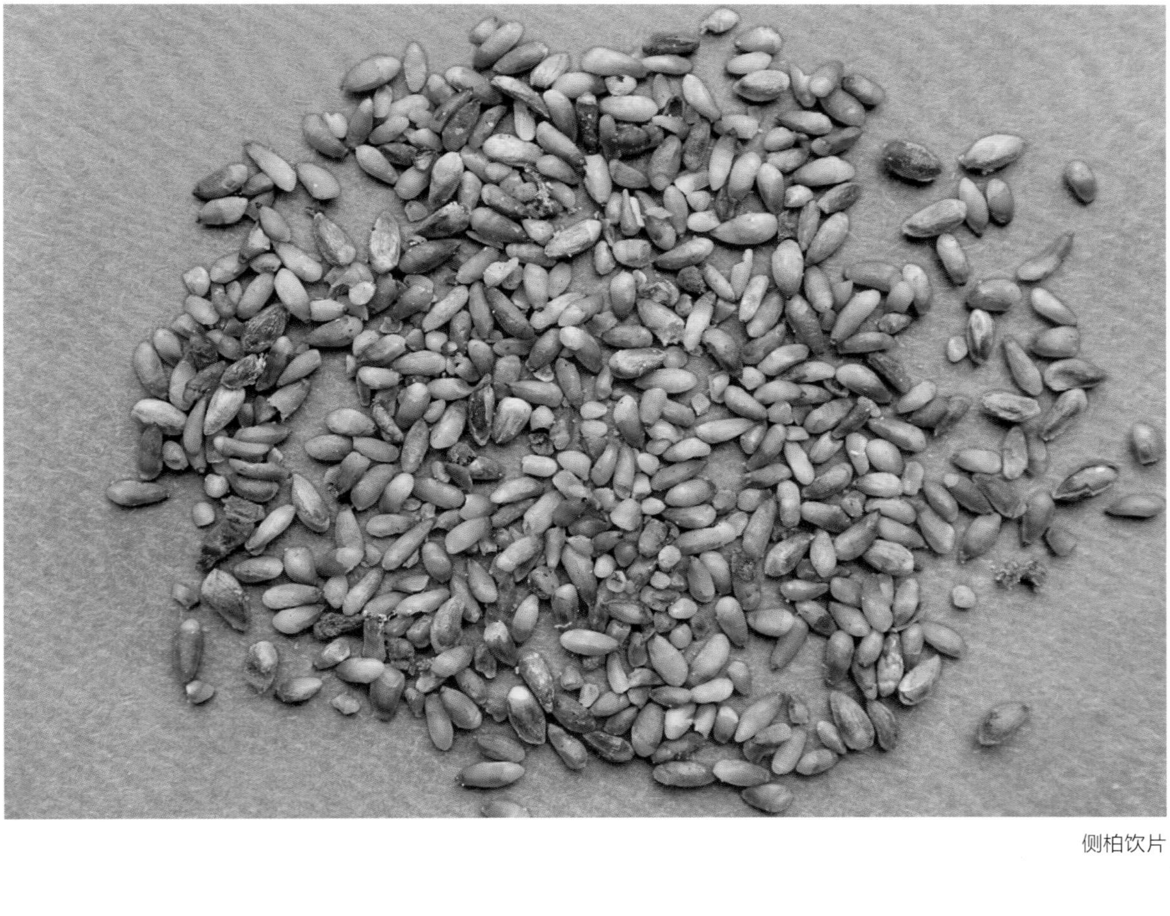

侧柏饮片

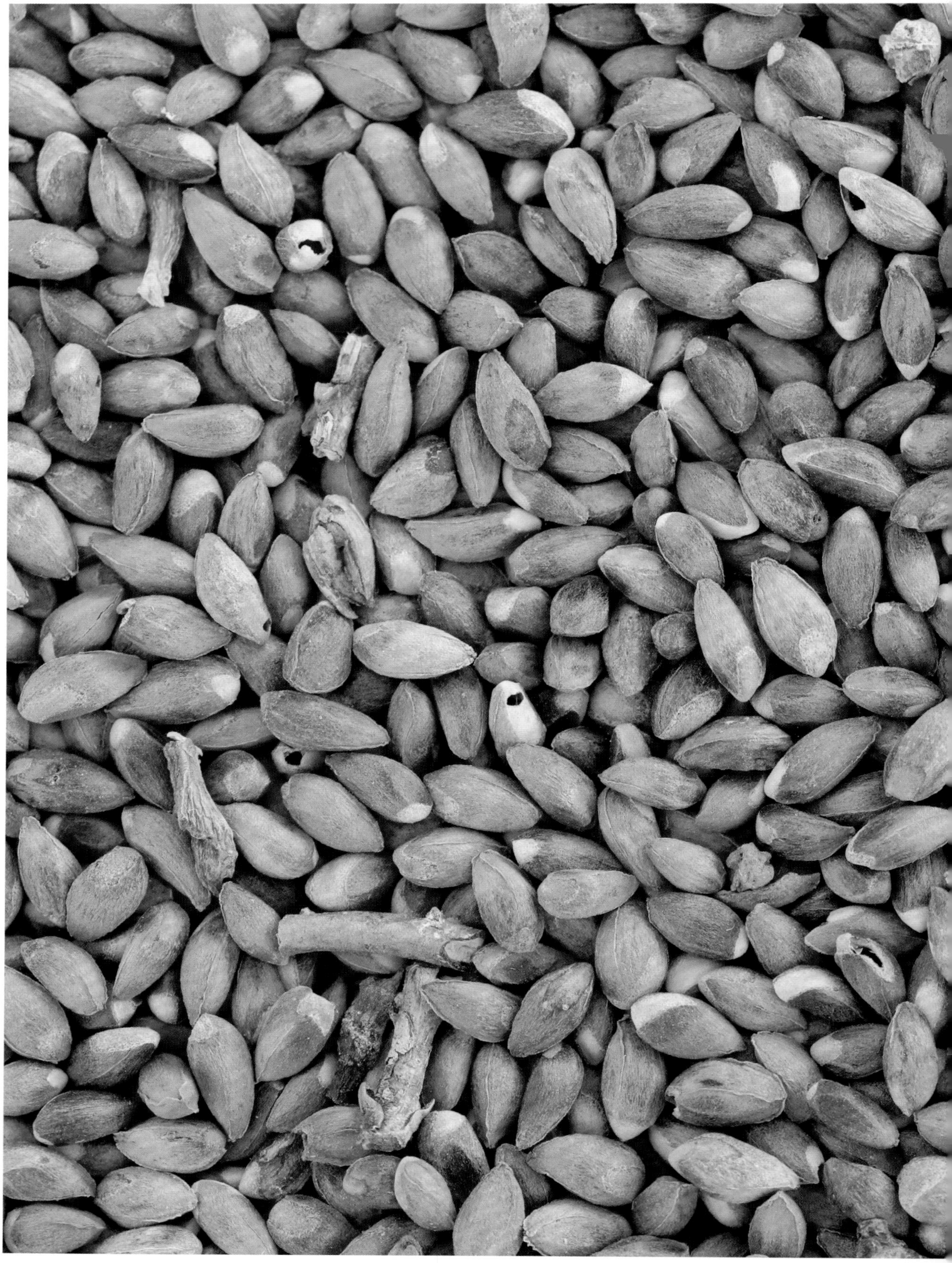

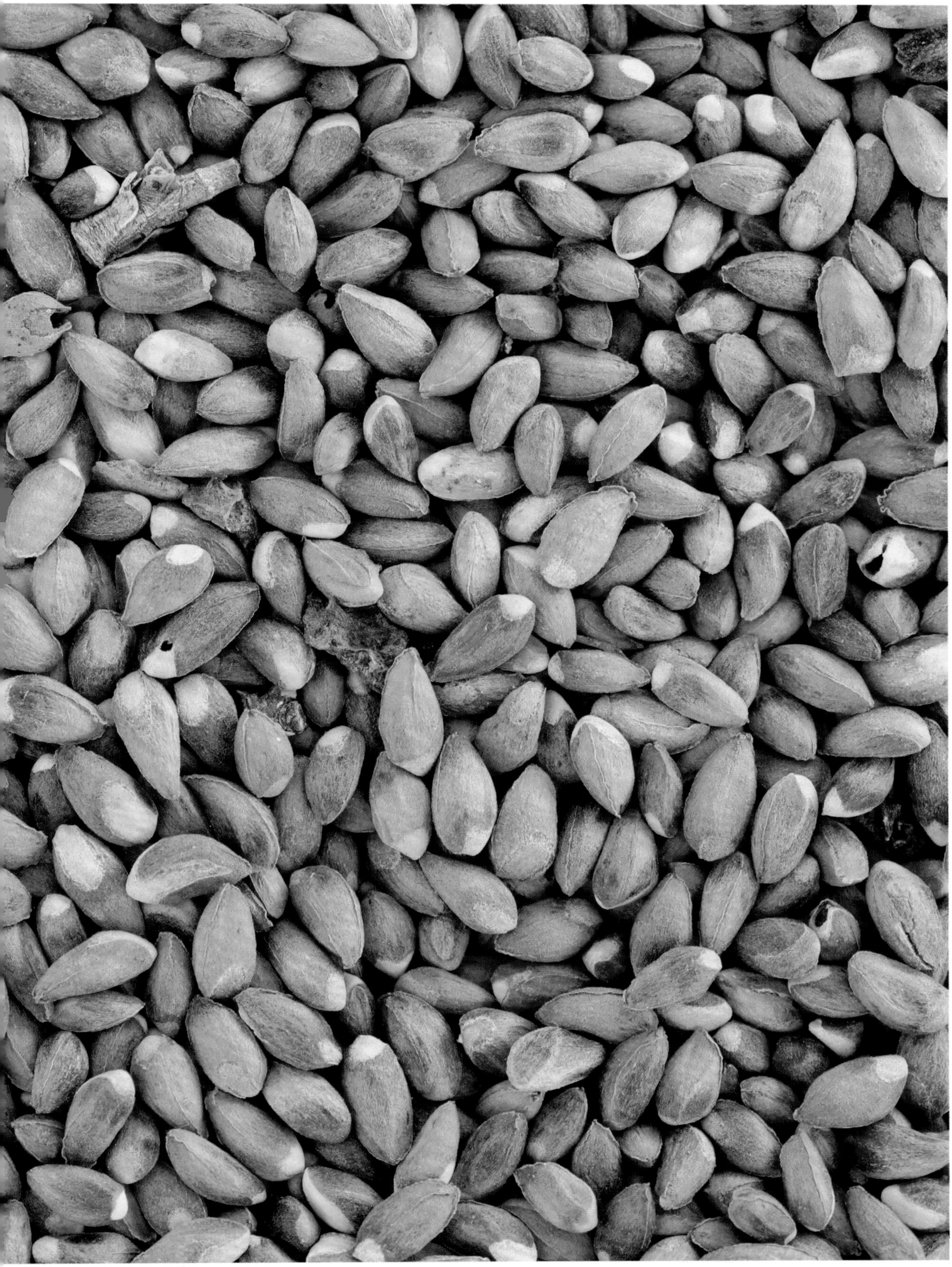

侧柏饮片

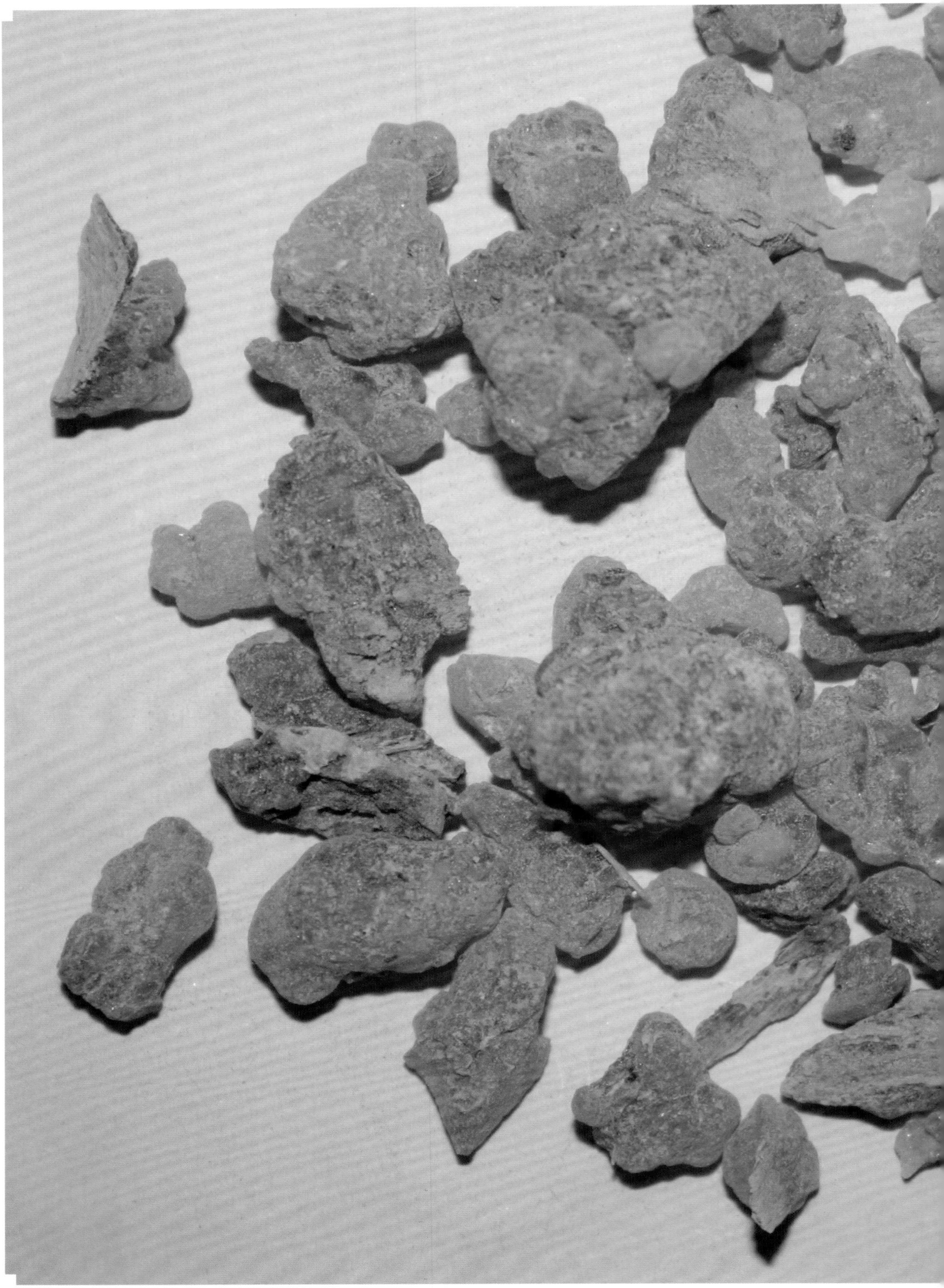

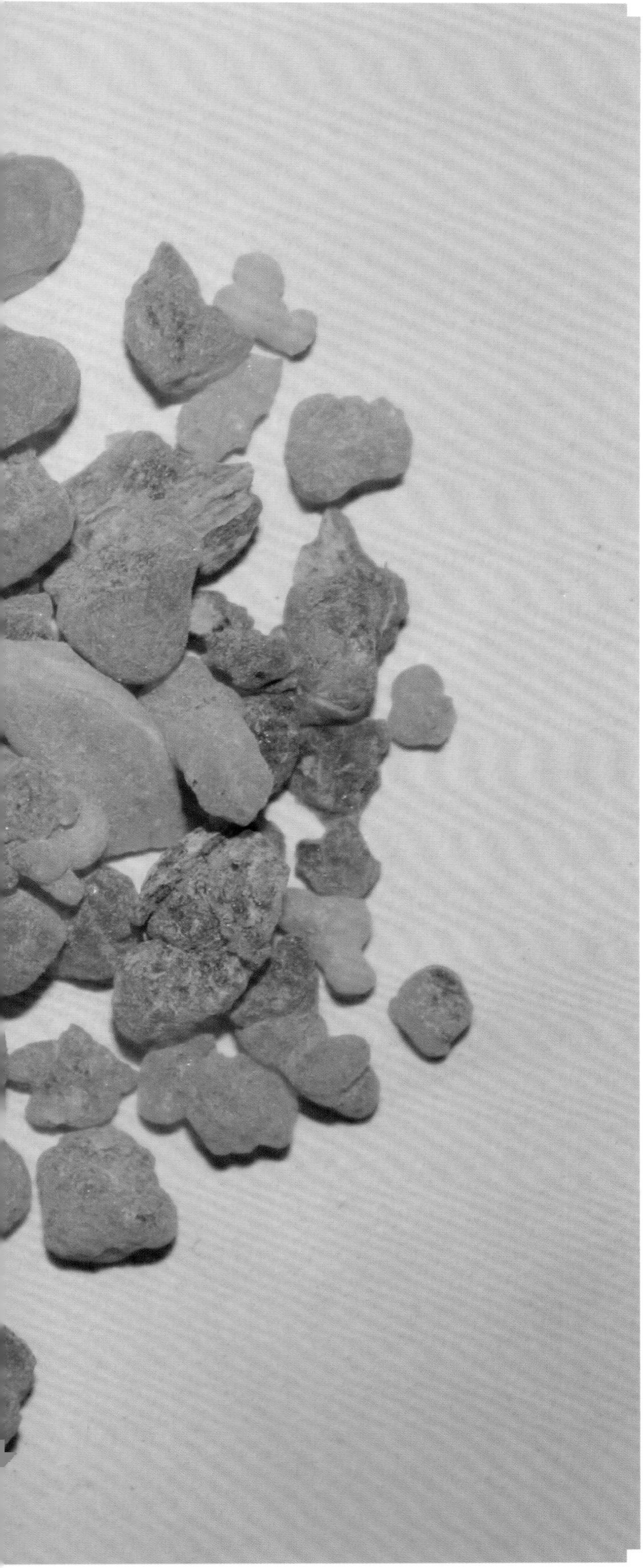

乳香

【藏药名】贝嘎。

【别　名】落贝、滴乳香、贡度久、醋制乳香、岗洁汤曲。

【来　源】本品为橄榄科小乔木卡氏乳香树 *Boswellia carterii* Birdw. 及其同属植物 *Boswellia bhaw-dajiana* Birdw. 皮部渗出的树脂。

【性味归经】辛、苦，温。归心、肝、脾经。

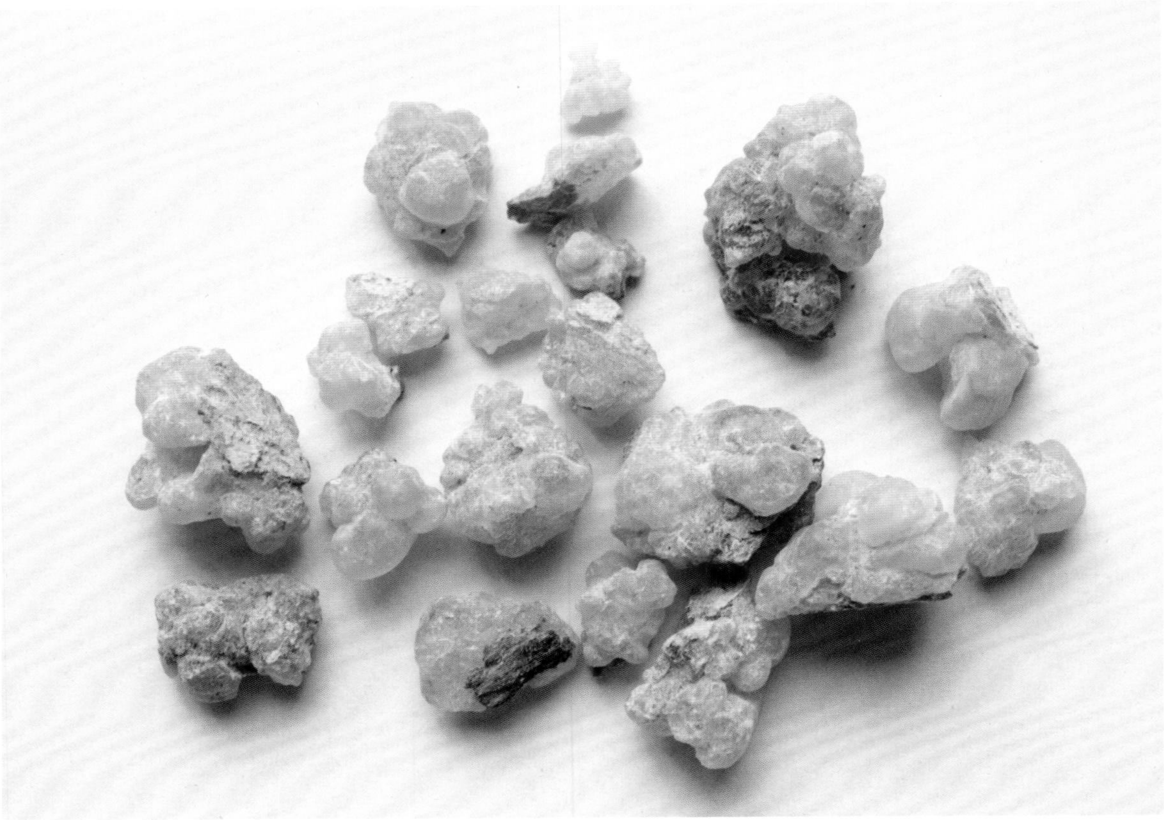

乳香

识别特征

矮小灌木，高 4 ~ 5 m，罕达 6 m。树干粗壮，树皮光滑，淡棕黄色，纸状，粗枝的树皮鳞片状，逐渐剥落。叶互生，密集或于上部疏生，单数羽状复叶，长 15 ~ 25 cm，叶柄被白毛；小叶 7 ~ 10 对，对生，无柄，基部者最小，向上渐大，小叶片长卵形，长达 3.5 cm，顶端者长达 7.5 cm，宽 1.5 cm，先端钝，基部圆形、近心形或截形，边缘有不规则的圆齿裂，或近全缘，两面均被白毛，或上面无毛。花小，排列成稀疏的总状花序；苞片卵形；花萼杯状，先端 5 裂，裂片三角状卵形；花瓣 5 片，淡黄色，卵形，长约为萼片的 2 倍，先端急尖；雄蕊 10，着生于花盘外侧，花丝短；子房上位，3 ~ 4 室，每室具 2 垂生胚珠，柱头头状，略 3 裂。核果倒卵形，长约 1 cm，有 3 棱，钝头，果皮肉质，肥厚，每室具种子 1 枚。

生境分布

生长于热带沿海山地。分布于非洲的索马里、埃塞俄比亚及阿拉伯半岛南部，土耳其、利比亚、苏丹、埃及也产。

采收加工

春、夏二季将树干的皮部由下而上用刀顺序切伤，使树脂由伤口渗出，数天后凝成硬块，收集即得。

药材鉴别

本品呈球形或泪滴状颗粒，或不规则小块状，长 0.5 ~ 2.0 cm；淡黄色，半透明。质坚脆，断面蜡样。气芳香，味微苦，嚼之软化成胶块。

功效主治

活血止痛，消肿生肌。本品辛散、苦泄、温通，归肝、脾经，走气、血分，故能宣通经络，活血行气散滞，瘀消血活则疼痛止、肿疡消、肌肉生长，故有活血止痛、消肿生肌之功。

用法用量

生用活血消肿力强，炒用祛瘀止痛作用为好。

内服：煎汤，生用 2 ~ 5 g，炒用 4 ~ 10 g；或入丸、散。外用：适量，研末调敷。

民族药方

1. 冠心病，心绞痛　乳香、没药各 9 g，降香 15 g，郁金、丹参、红花、瓜蒌各 9 g。水煎服。

2. 气滞胃痛，胃肠痉挛，胃肠积气胀痛，胃肠痉挛疼痛　乳香、五灵脂、高良姜、香附各适量。水煎服。

3. 痛经，闭经　乳香、当归、丹参、香附、延胡索各适量。水煎服。

4. 宫颈糜烂　乳香、儿茶、铜绿、没药各 25 g，轻粉 10 g，黄丹 15 g，冰片 5 g。共研细粉，用液状石蜡调成膏剂。用消毒干棉球拭净分泌物，将药膏用带线棉球涂塞患处，6 小时后牵出，每日 1 次。

使用注意

孕妇及血虚无瘀者禁服。本品味苦气浊，易致呕吐，故胃弱者不宜多服久服。

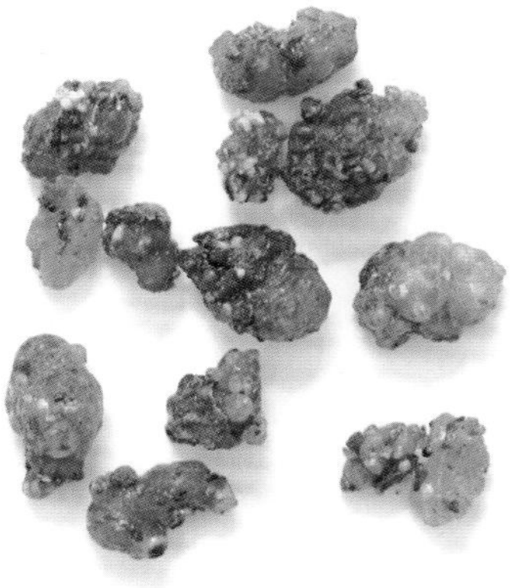

乳香

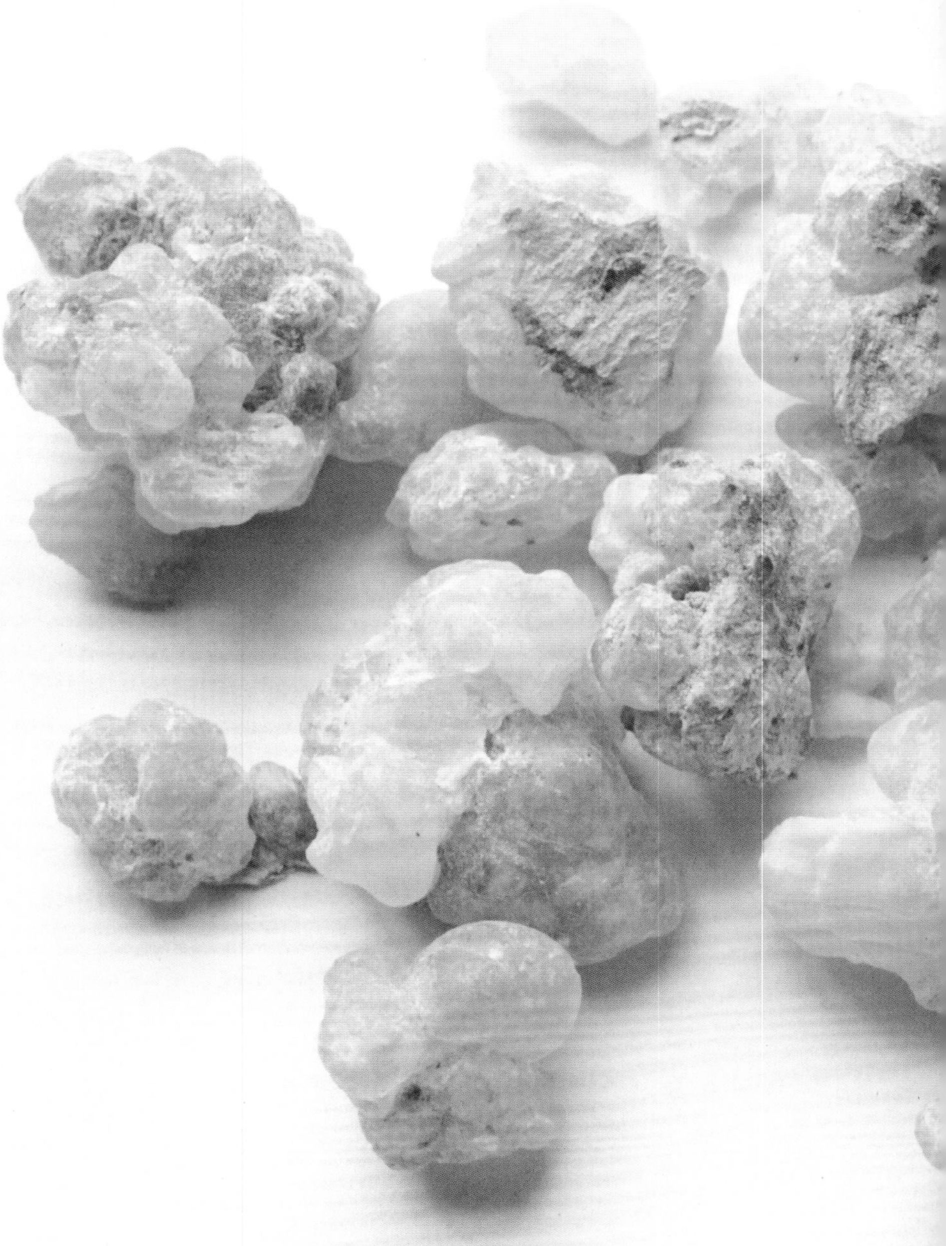

乳香

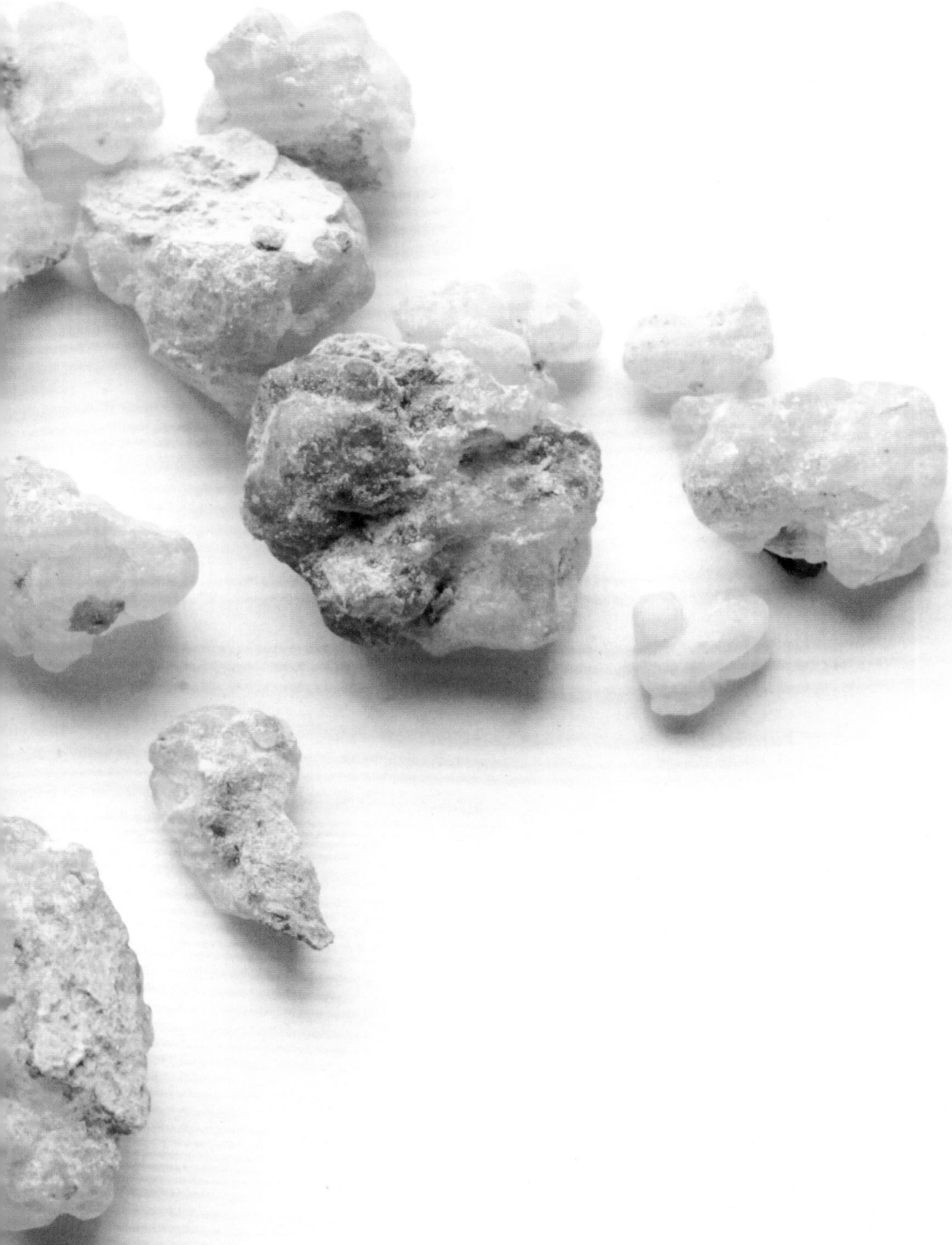

乳香饮片

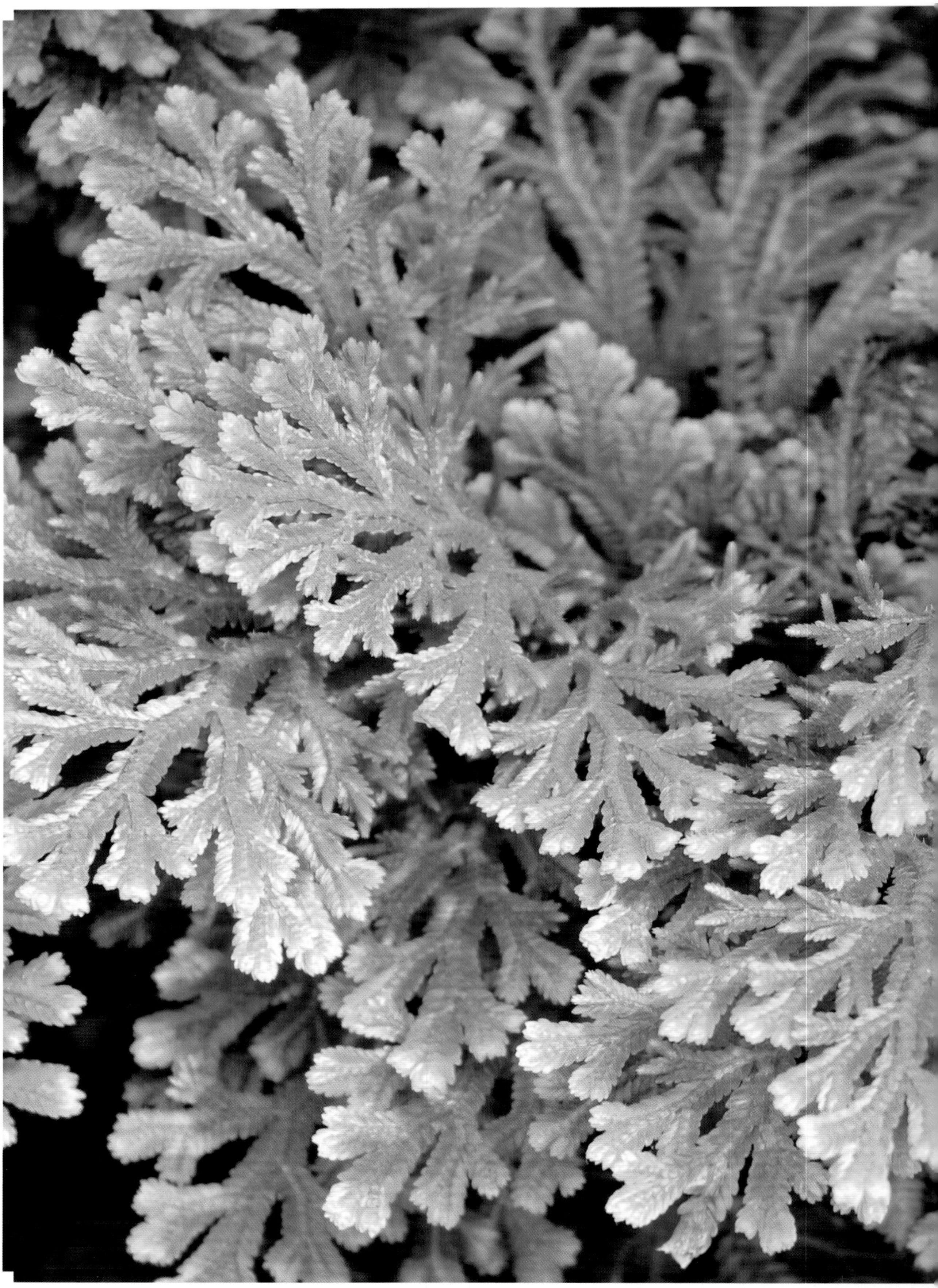

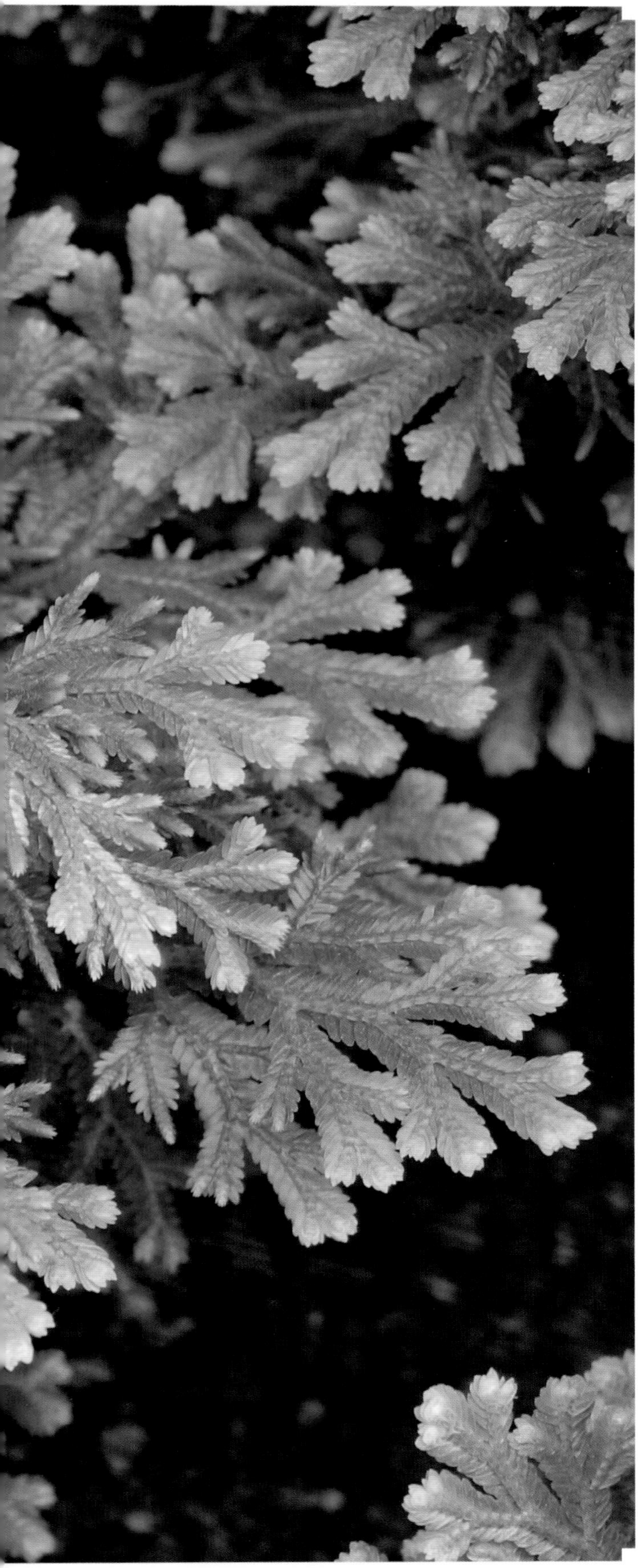

卷柏

【藏 药 名】莪区森得尔莫。

【别　　名】万年松、霹小聪、生卷柏、卷柏炭、巴哇拉巴。

【来　　源】本品为卷柏科植物卷柏 *Selaginella tamariscina* (Beauv.) Spring 或垫状卷柏 *Selaginella pulvinata* (Hook. et Grev.) Maxim. 的干燥全草。

【性味归经】辛，平。归肝、心经。

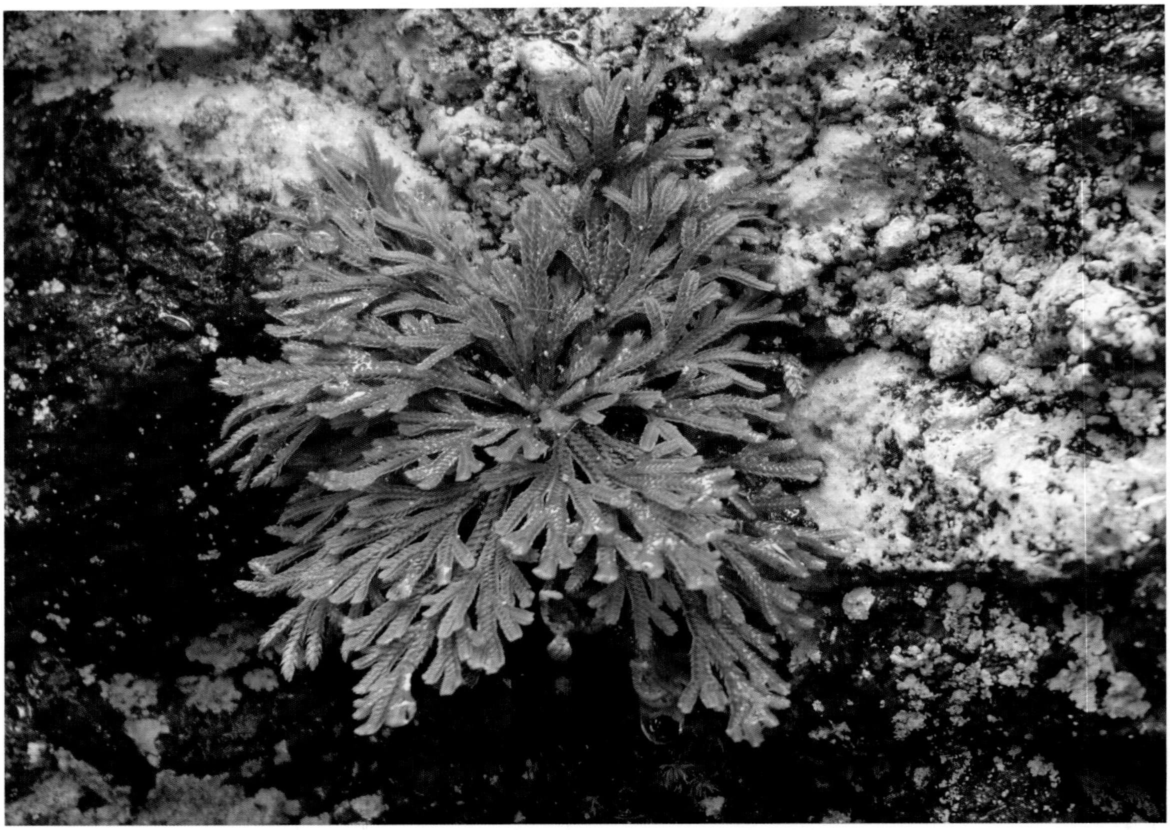

卷柏

识别特征

多年生隐花植物，常绿不凋。茎高 15 ~ 30 cm，枝多，叶如鳞状，略如扁柏之叶。此物遇干燥，则枝卷如拳状，遇湿润则开展。本植物生活力甚耐久，拔取置日光下，晒至干萎后，移置阴湿处，洒以水即活，故有“九死还魂草”之名。

生境分布

生长于山地岩壁上，分布于广东、广西、福建、江西、浙江、湖南、河北、辽宁等省区。

采收加工

春、秋二季均可采收，但以春季采者为佳。采后剪去须根，酌留少许根茎，去净泥土，晒干。

药材鉴别

本品卷缩似拳状。黄绿色或绿色，向内卷曲。枝丛生，形扁而有分枝，枝上密生鳞片状小叶。叶片近卵形。无叶柄。全草基部丛生很多须根，浅黄棕色至棕黑色。质脆易折。无臭，味淡。

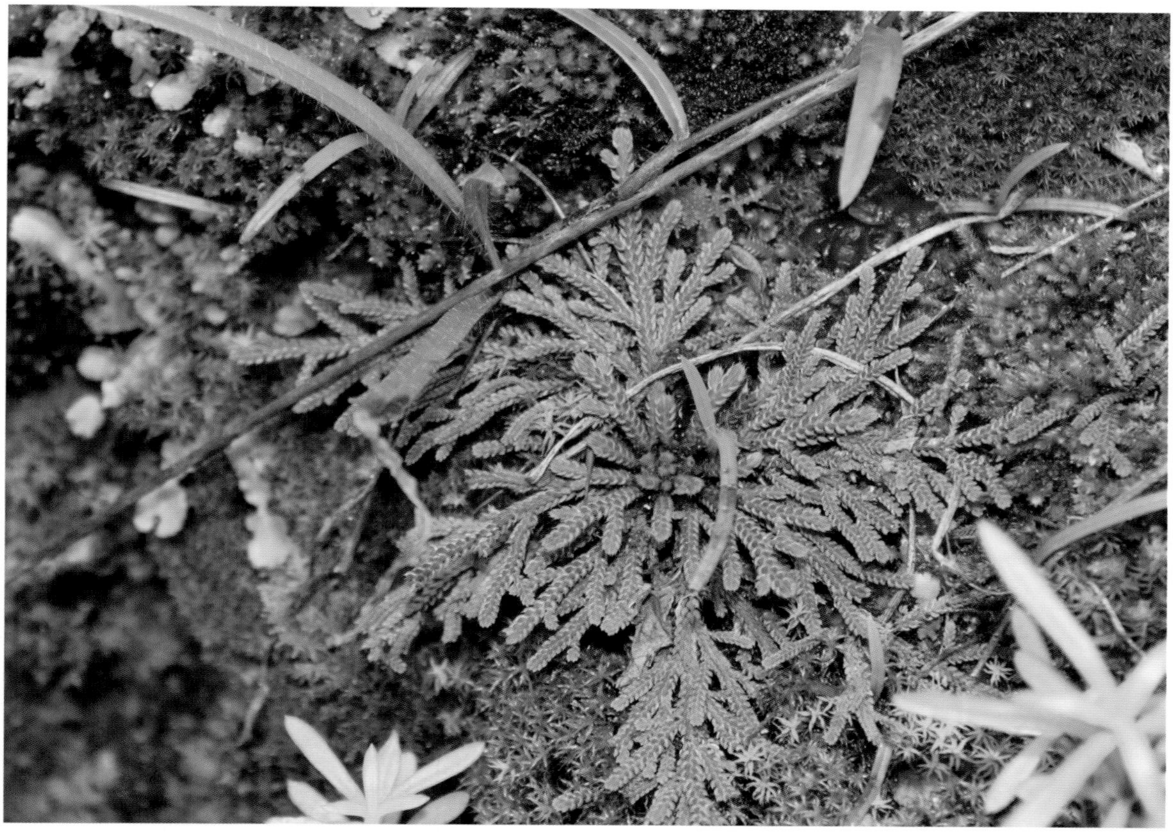

卷柏

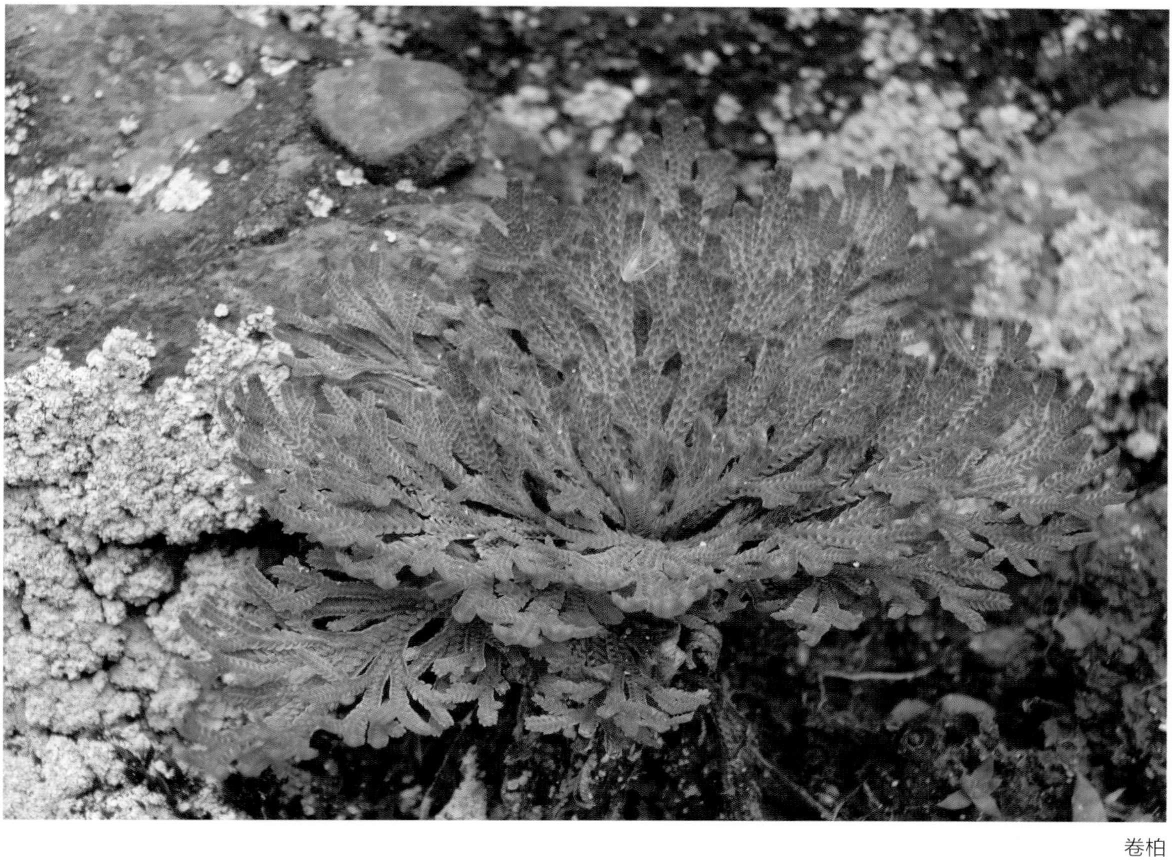

卷柏

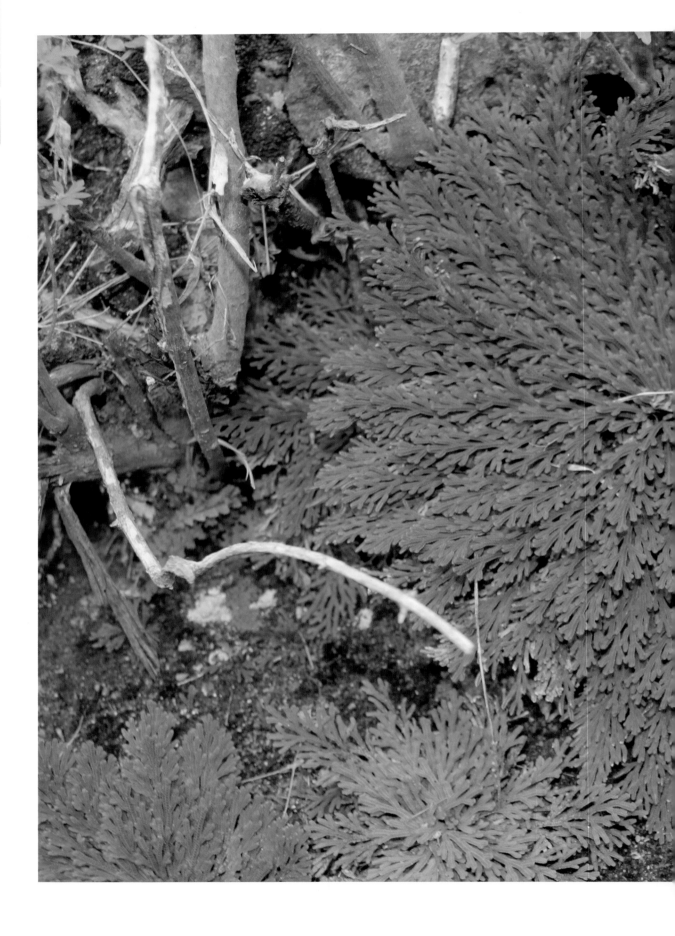

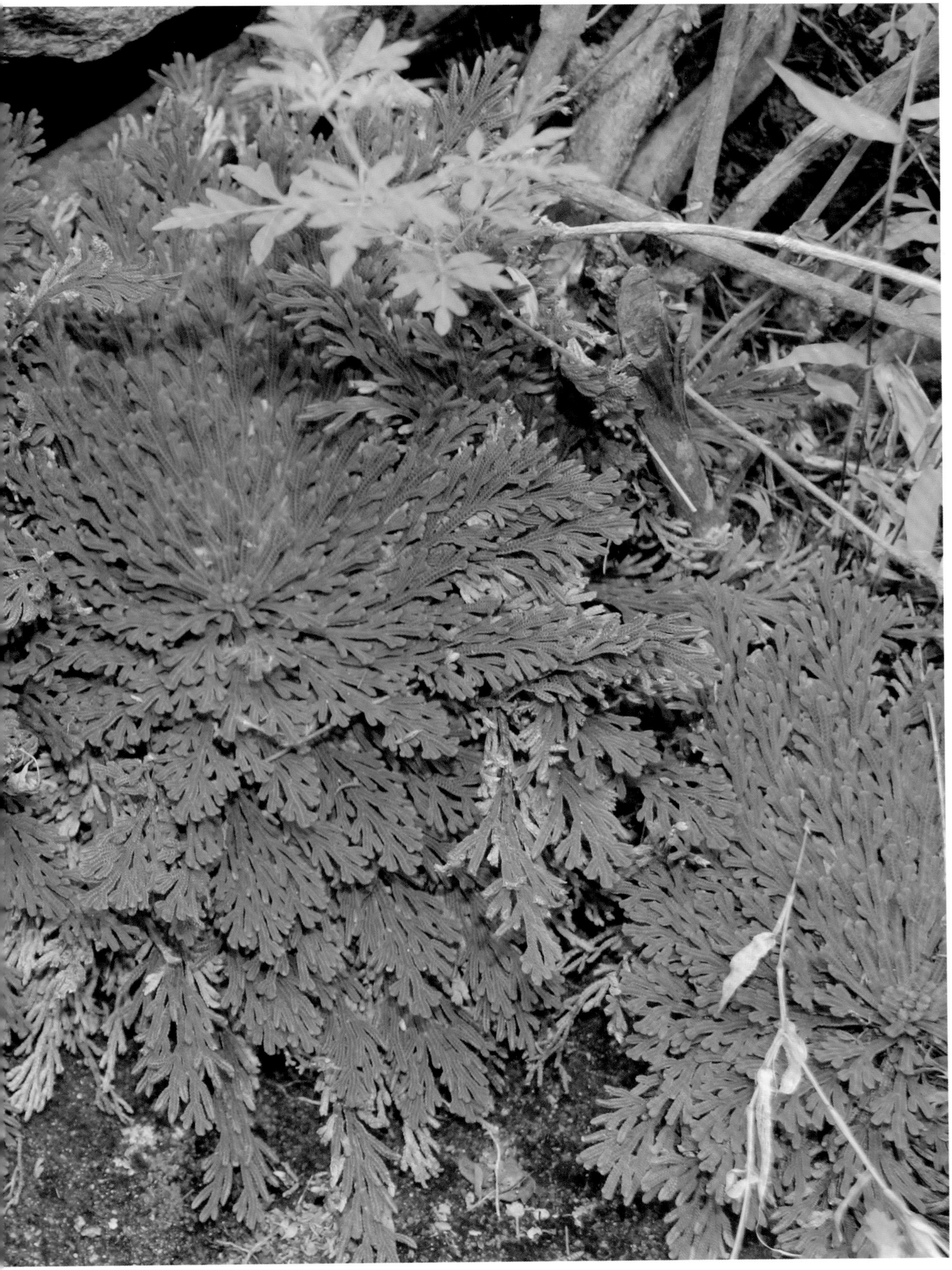

垫状卷柏

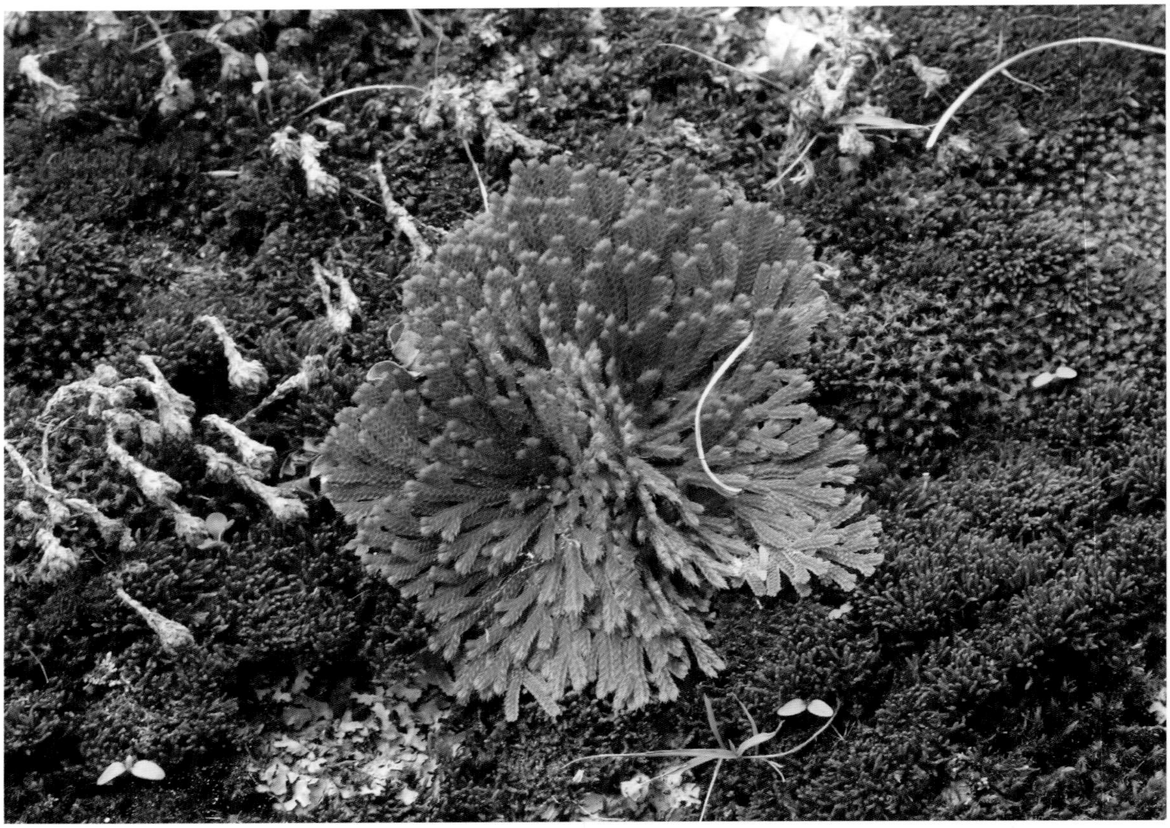

垫状卷柏

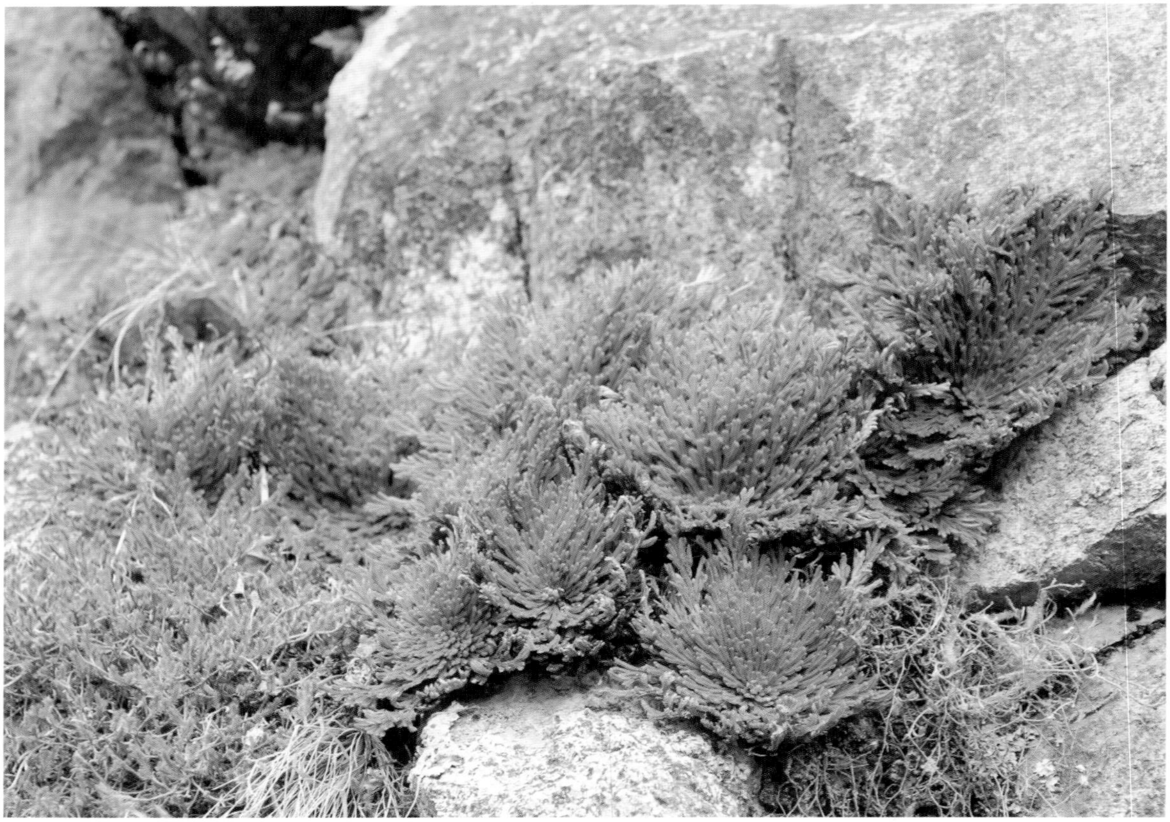

垫状卷柏

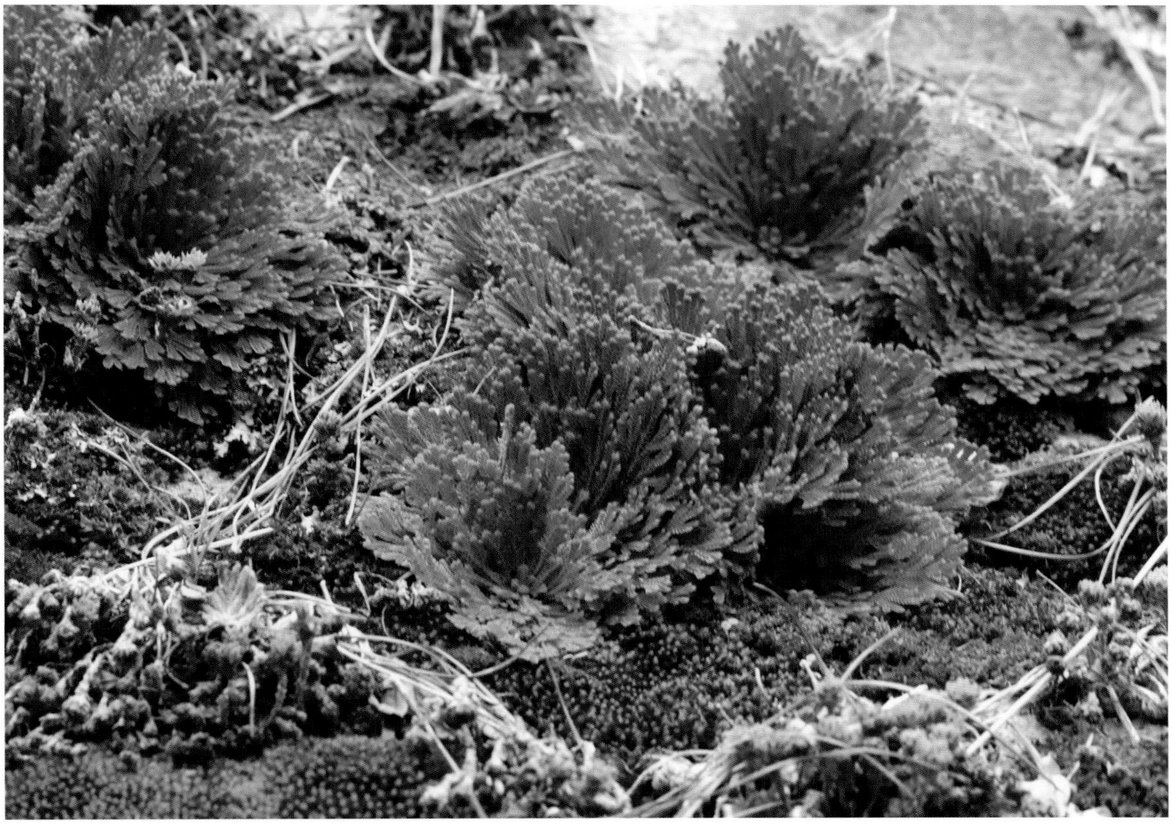

垫状卷柏

功效主治

化瘀止血。本品味辛行散，炒炭涩止，故生用偏于活血化瘀，炒炭后止血作用佳，有化瘀止血之效。

用法用量

内服：3 ~ 10 g，水煎服。外用：适量，捣敷或研末撒。

民族药方

1．消化性溃疡 卷柏 60 g，猪肚 1 个。先将卷柏切碎，共炖猪肚，煮熟备用。1 个猪肚分 3 次吃，每日 1 个，连用 2 ~ 3 日。

2．跌打损伤，局部疼痛 鲜卷柏适量。水煎服，每次 50 g（干品 25 g），每日 1 次。

3．婴儿断脐止血 卷柏叶适量。洗净，烘干研末，高压消毒后，贮瓶固封。在血管钳的帮助下断脐，断端撒上药粉 0.5 ~ 1.0 g，1 ~ 3 分钟后松开血管钳，即能达到止血的目的。

4. **宫缩无力，产后流血** 卷柏 15 g。开水浸泡后，去渣 1 次服。

5. **哮喘** 垫状卷柏、马鞭草各 25 g。水煎服，冰糖为引。

6. **癫痫** 垫状卷柏、冰糖各 100 g，淡竹叶卷心 50 g。水煎服。

7. **吐血，便血，尿血** 垫状卷柏（炒焦）、仙鹤草各 50 g。水煎服。

8. **汤火伤** 鲜卷柏适量。捣烂敷。

9. **肠毒下血** 卷柏、嫩黄芪各等份。为末，米饮调服，每次 15 g。

10. **血崩，白带** 卷柏 25 g。水煎服。

使用注意

孕妇忌服。

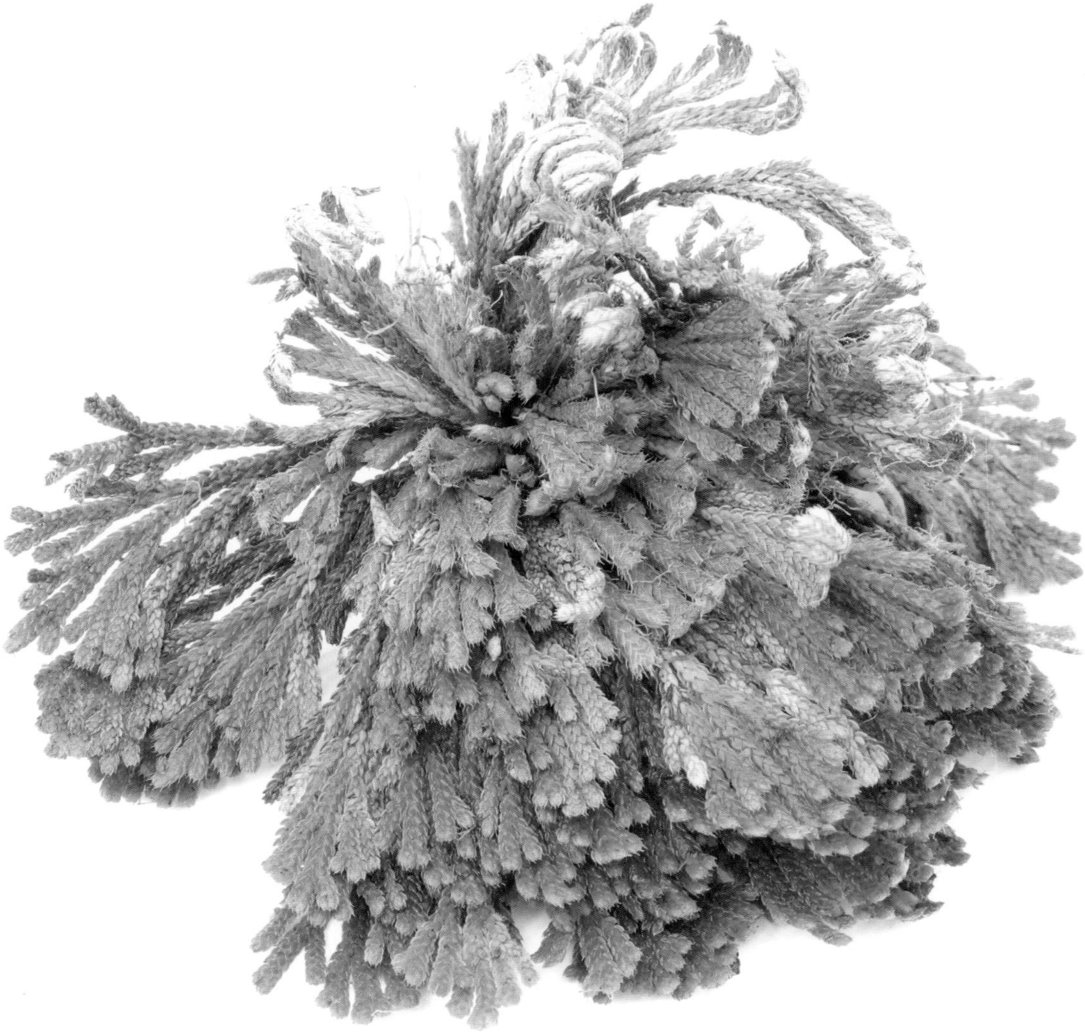

卷柏药材

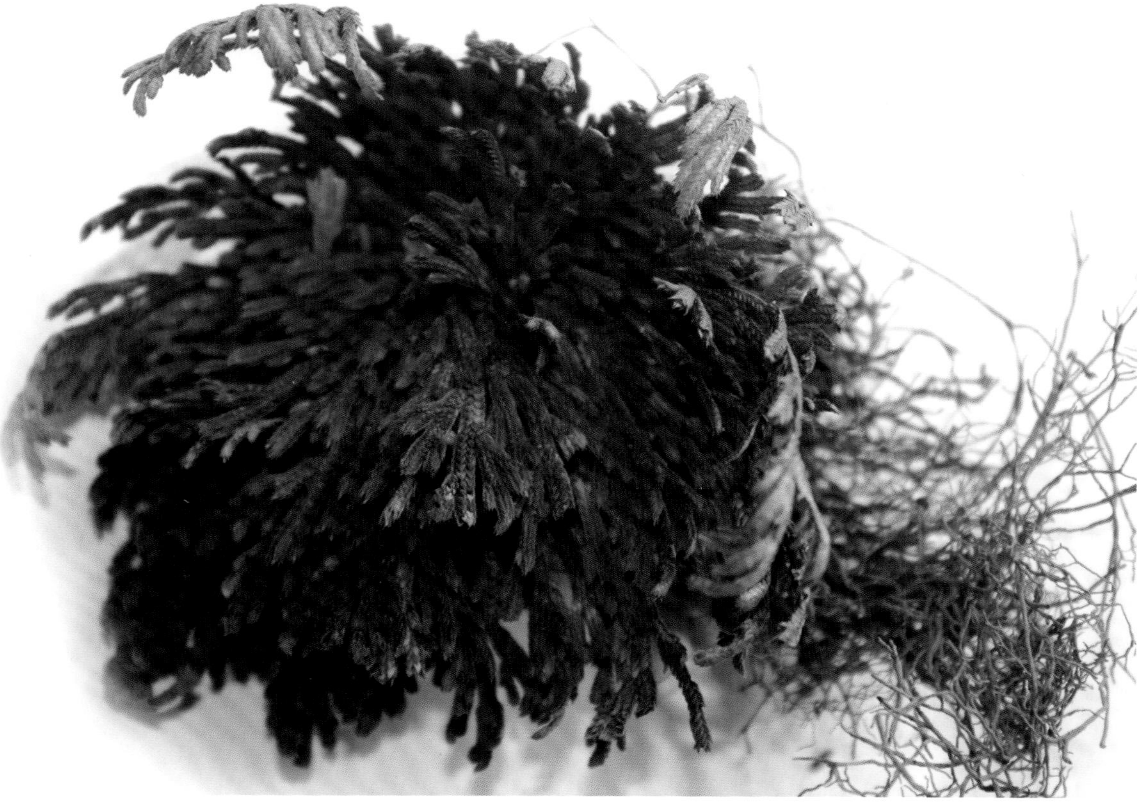

卷柏药材

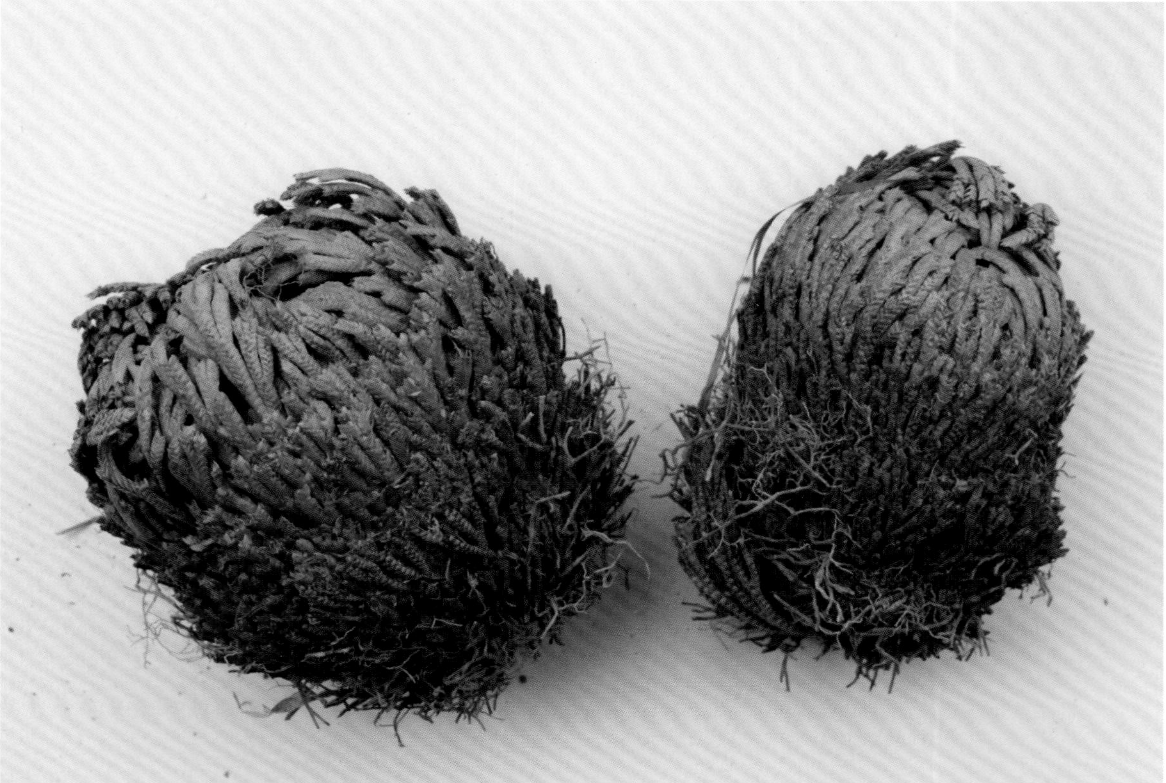

卷柏药材

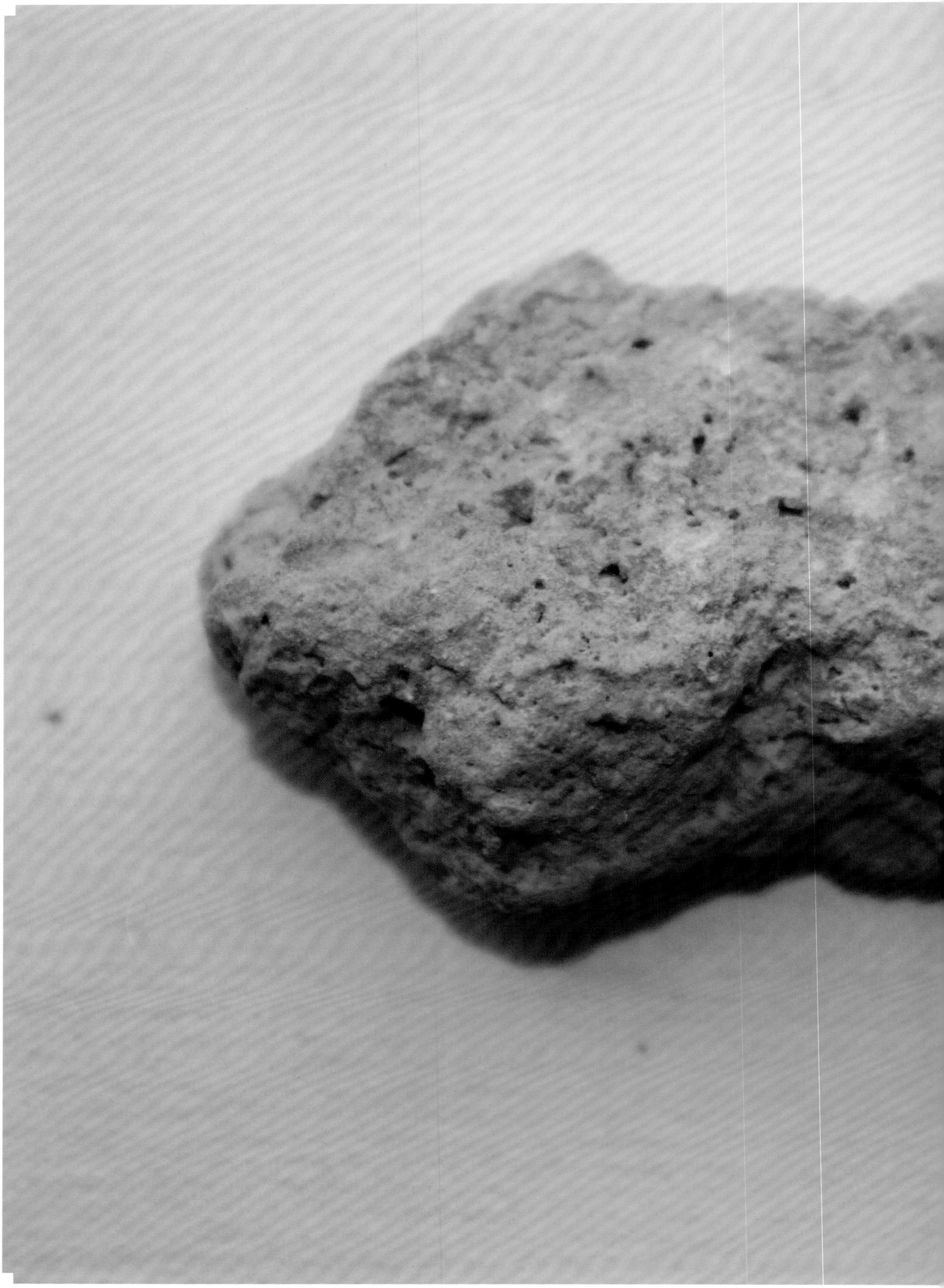

炉甘石

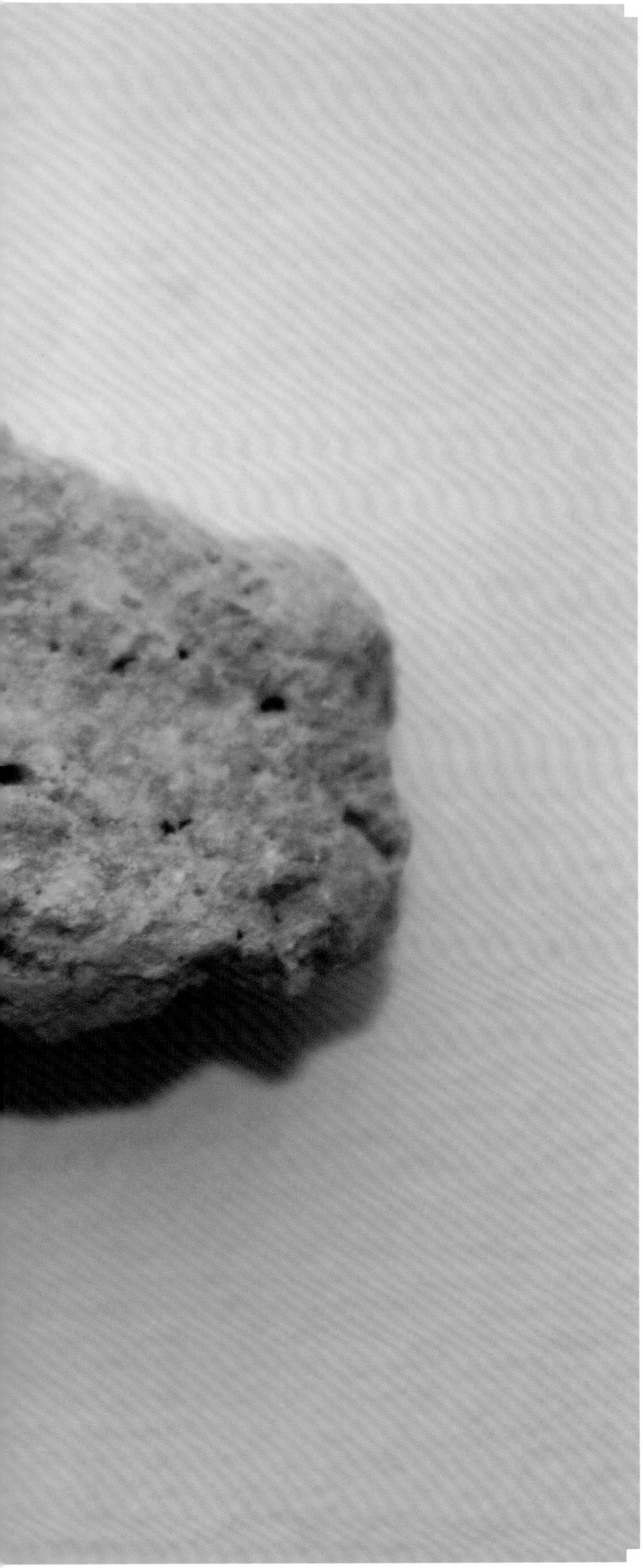

【藏 药 名】坑替。

【别　　名】拉肖、坑嘎切吧尔同布。

【来　　源】本品为碳酸盐类矿物方解石族菱锌矿 Calamina。

【性味归经】辛，平。归肝、心经。

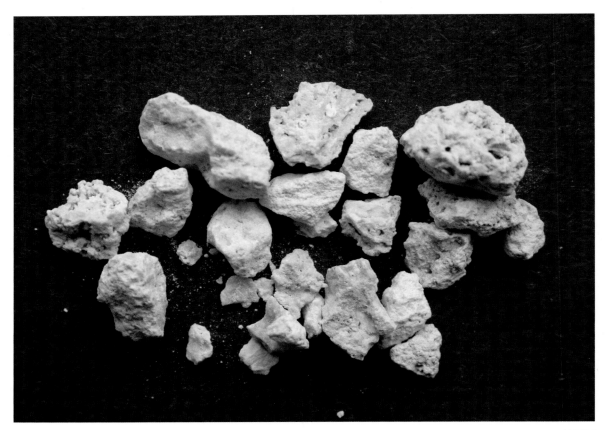

炉甘石

原矿物

本品为块状集合体，呈不规则块状，大小不一，表面白色、灰白色或淡红色，凹凸不平，多孔似蜂窝状，具玻璃光泽或暗淡无光泽，半透明。质脆，硬度 5，相对密度 4.1 ~ 4.5，条痕白色，断口不平，有吸湿性。

生境分布

分布于海拔较高的雪山上。主产于后藏拉长温泉、琼加汤肯普、康波瓦尔岩石、冈底斯雪山、珠穆朗玛峰等地。

采收加工

挖出后，去尽杂石、泥土即得。

药材鉴别

本品表面粉性，无光泽，凹凸不平，多孔，似蜂窝状。体轻，易碎。无臭，味微涩。

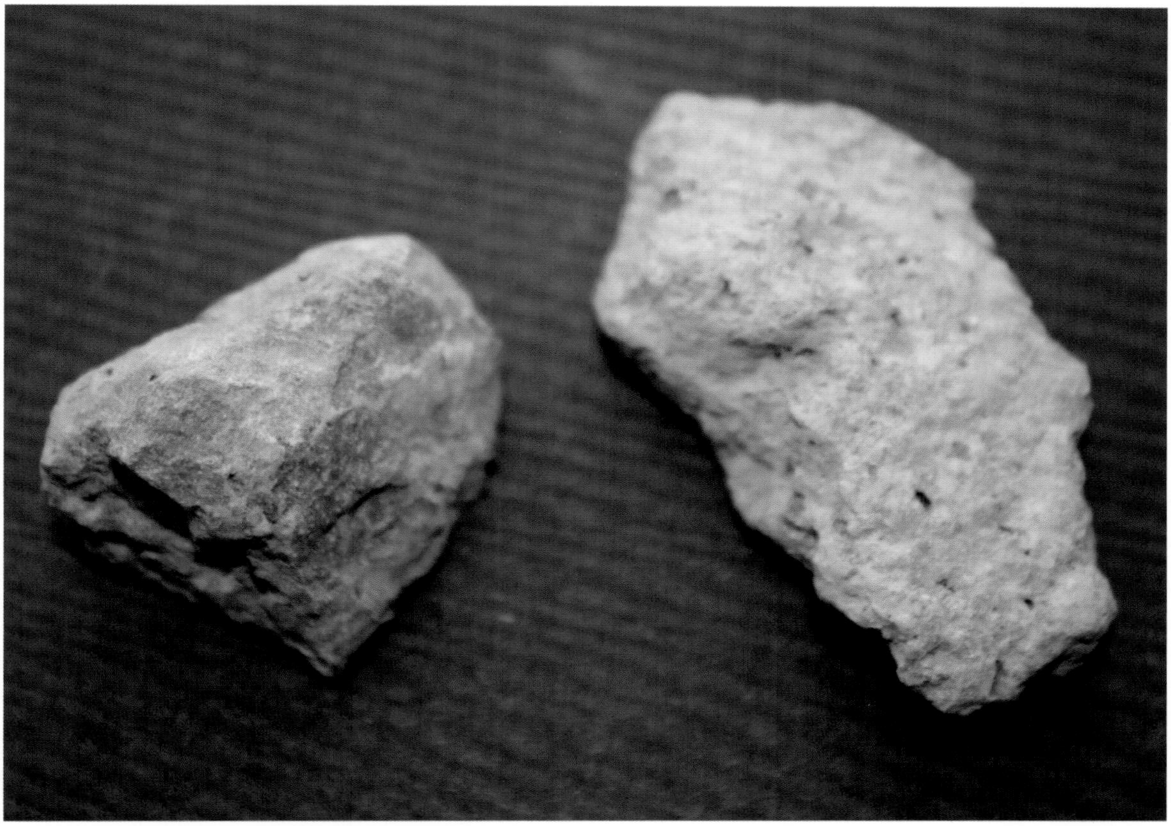

炉甘石

功效主治

清热，收湿止痒，敛疮。主治肝热，湿疹，皮肤瘙痒，溃疡不敛，目赤肿痛，骨折。

用法用量

内服：入丸、散，适量。

民族药方

1．旧热症 炉甘石 30 g，滑石、针铁矿、土黄赭石各 3 g，西藏猫乳、小檗皮、藏锦鸡儿各 2.4 g。以上 7 味研细，过筛，混匀制散，口服，早、晚各服 1.2 g。

2．逆食，腹鸣，肝痛，声哑，身虚，肤色呈铁青，视力减弱 炉甘石、西河柳膏各 25 g，日热、草莓、双花千里光、高山白花龙胆各 5 g。以上 6 味研细，过筛，混匀，制丸，内服，每次 1.5 g，每日 2 次。

3．脑伤，骨伤，湿疮，疮伤及腐烂 炉甘石 2.5 g，去水硼砂、黄花獐牙菜、船形乌头、菜嘎各 12.5 g。以上 5 味研细，过筛，混匀，制散，内服，每次 1.8 g，每日 2 次。

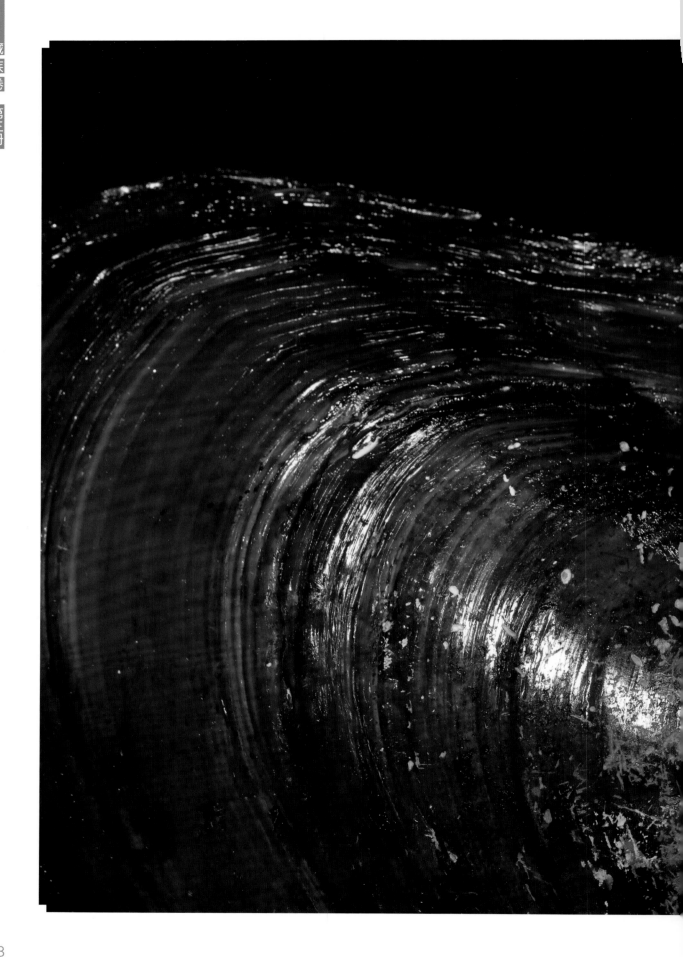

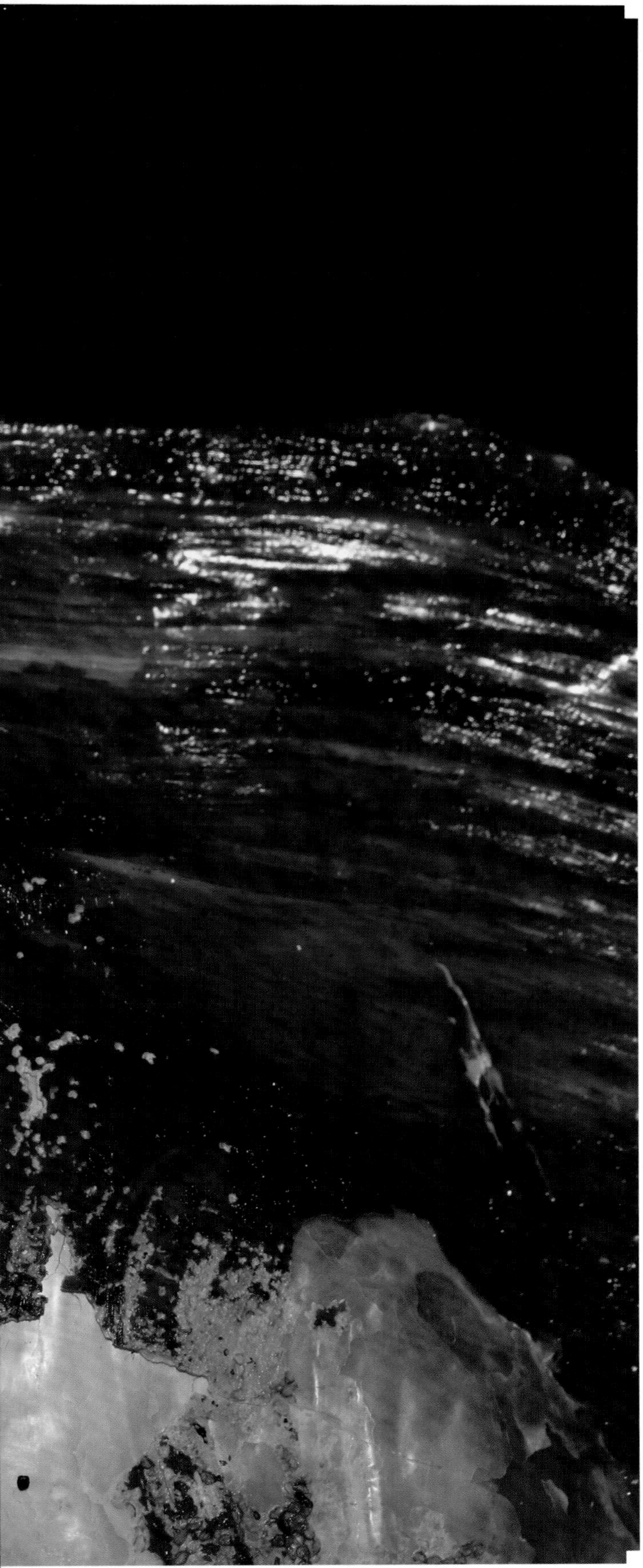

珍珠母

【藏药名】母滴。

【别　名】波洁、哇坚、曲瑞巴、珍珠母、巴尼帕拉、煅珍珠母、曲折布萨玛拉。

【来　源】本品为蚌科动物三角帆蚌 *Hyriopsis cumingii*（Lea）、褶纹冠蚌 *Cristaria plicata*（Leach）的蚌壳或珍珠贝科动物马氏珍珠贝 *Pteria martensii*（Dunker）的贝壳。

【性味归经】咸，寒。归肝、心经。

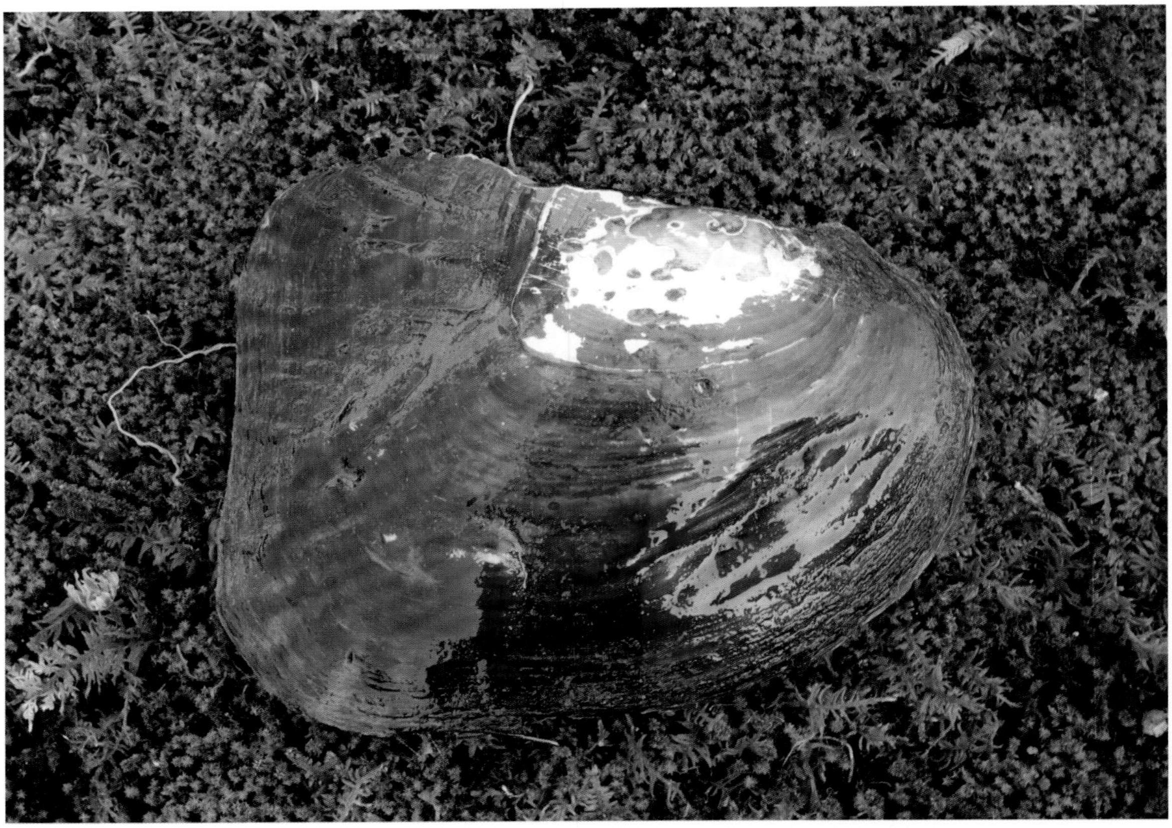

三角帆蚌

识别特征

1．三角帆蚌 贝壳略呈四角形。左右两壳顶紧接在一起，后背缘长，并向上突起形成大的三角形帆状后翼，帆状部脆弱易断。铰合齿发达，左壳有拟主齿和侧齿各 2 枚；右壳有拟主齿 2 枚，侧齿 1 枚。

2．褶纹冠蚌 贝壳略似不等边三角形。前部短而低，前背缘冠突不明显。后部长而高，后背缘向上斜出，伸展成为大型的冠。壳面深黄绿色至黑褐色。铰合部强大，左右两壳各有 1 高大的后侧齿，前侧齿细弱。

3．马氏珍珠贝 贝壳呈斜四方形，壳长 5 ~ 9 cm。壳顶位于前方，后耳大，前耳较小。背缘平直，腹缘圆。边缘鳞片层紧密，末端稍翘起，右壳前耳下方有 1 明显的足丝凹陷。壳面淡黄色，同心生长轮纹极细密，成片状，薄而脆，极易脱落，在贝壳中部常被磨损，在后缘部的排列极密，延伸成小舌状，末端翘起。贝壳内面珍珠层厚，光泽强，边缘淡黄色。闭壳肌痕长圆形。

生境分布

三角帆蚌和褶纹冠蚌在全国的江河湖沼中均产；马氏珍珠贝分布于海南、广东、广西沿海。

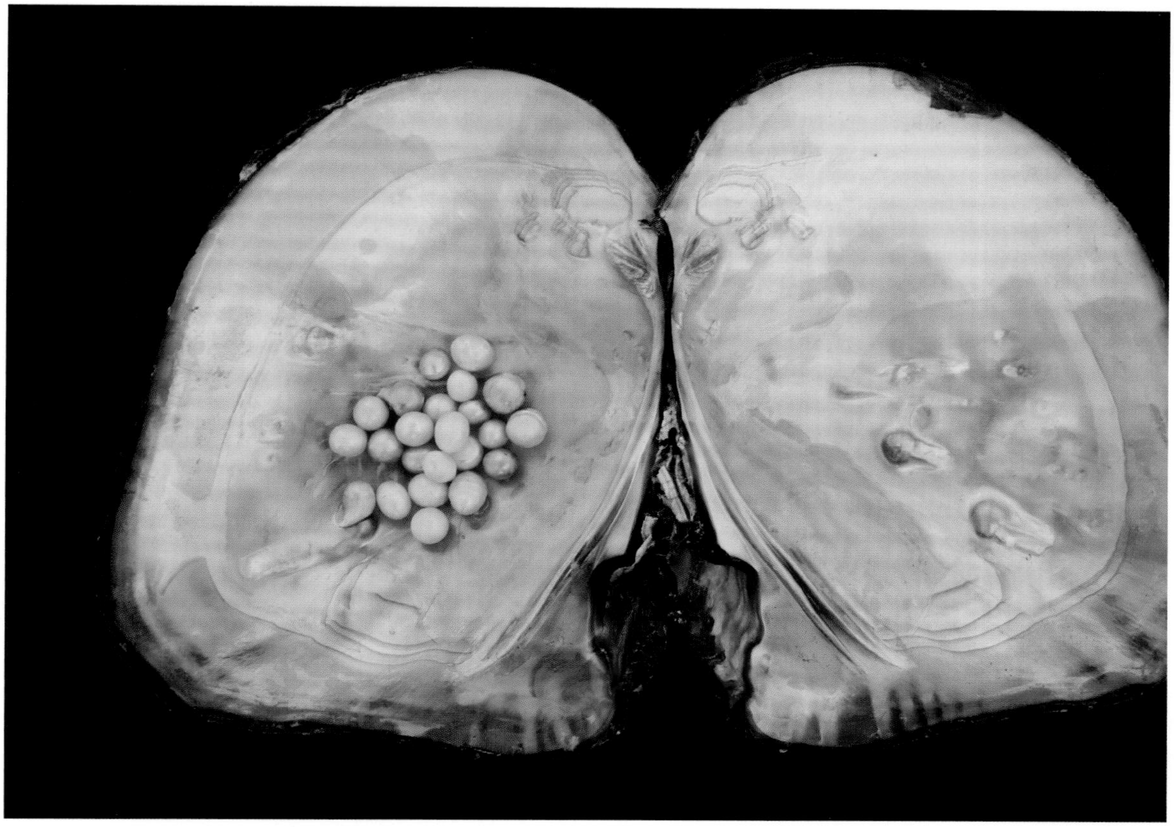

三角帆蚌药材

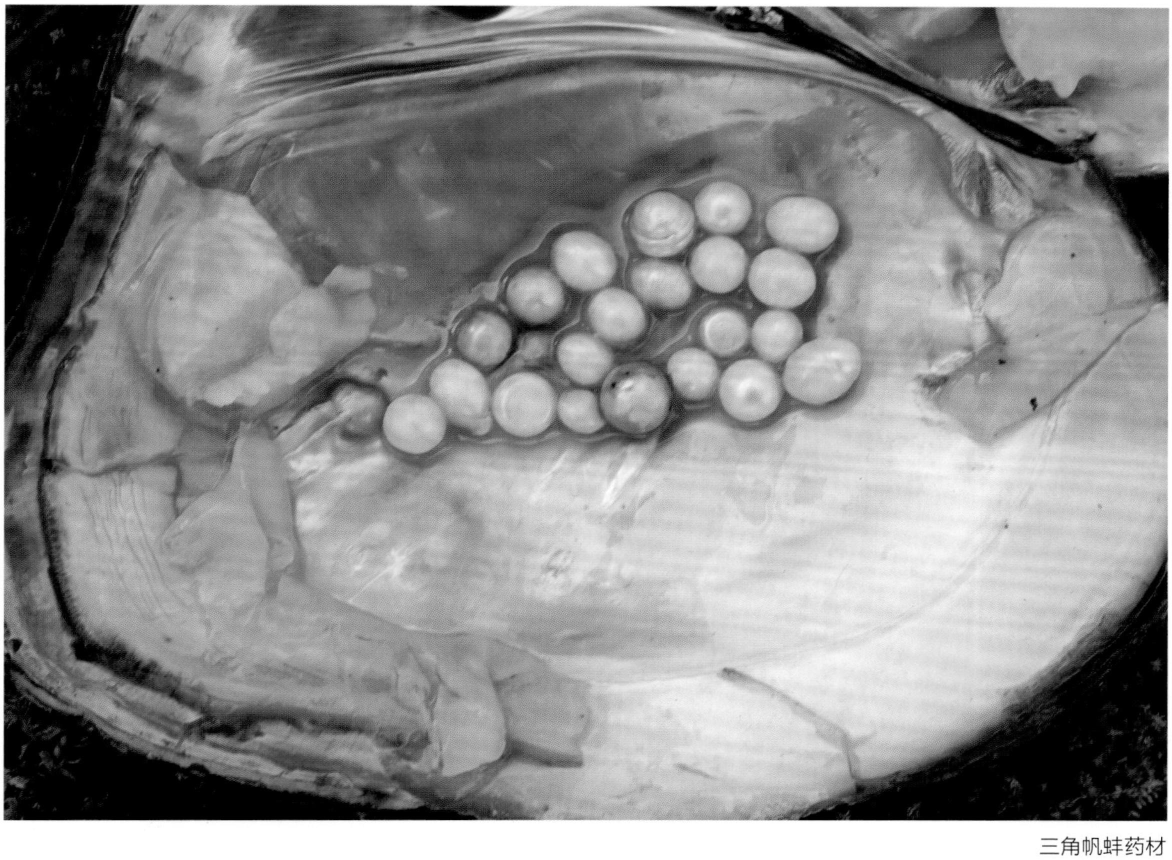

三角帆蚌药材

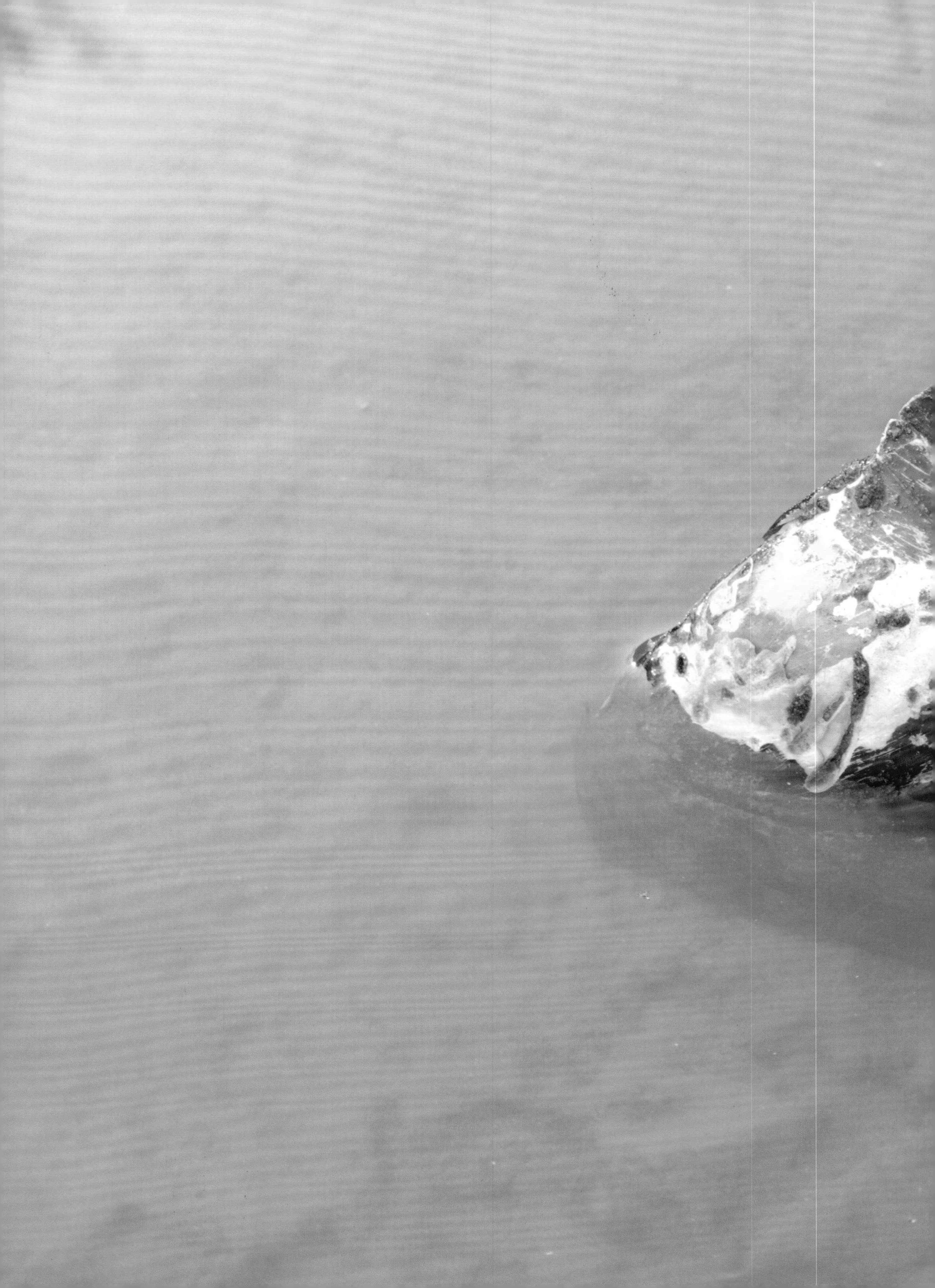

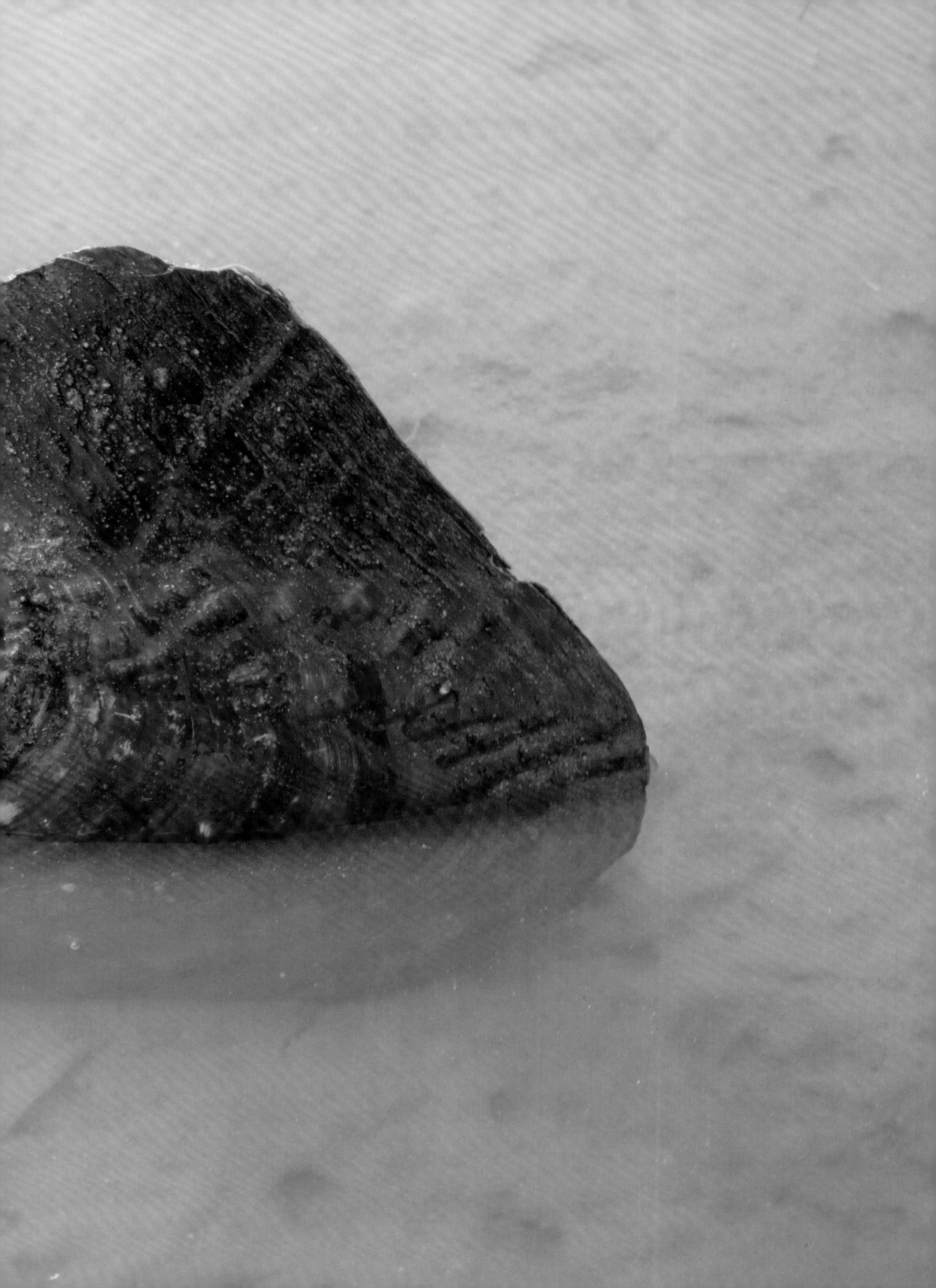

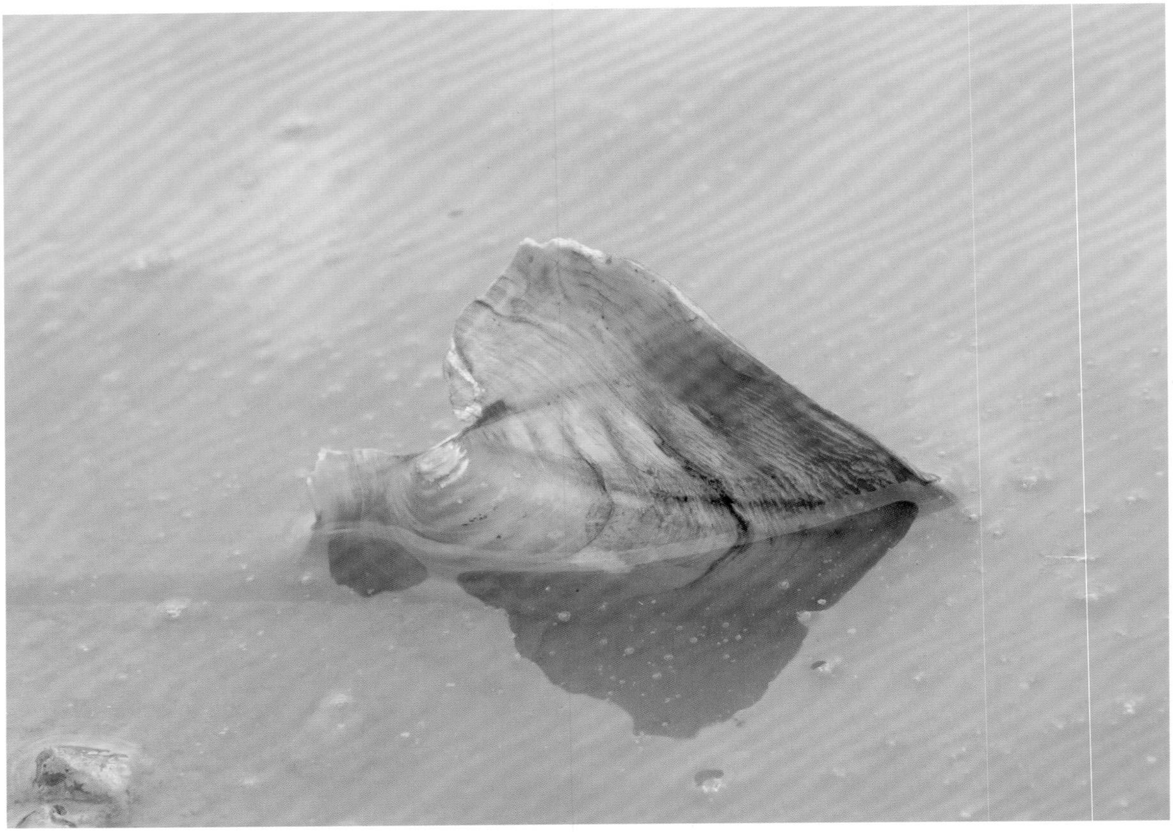

褶纹冠蚌

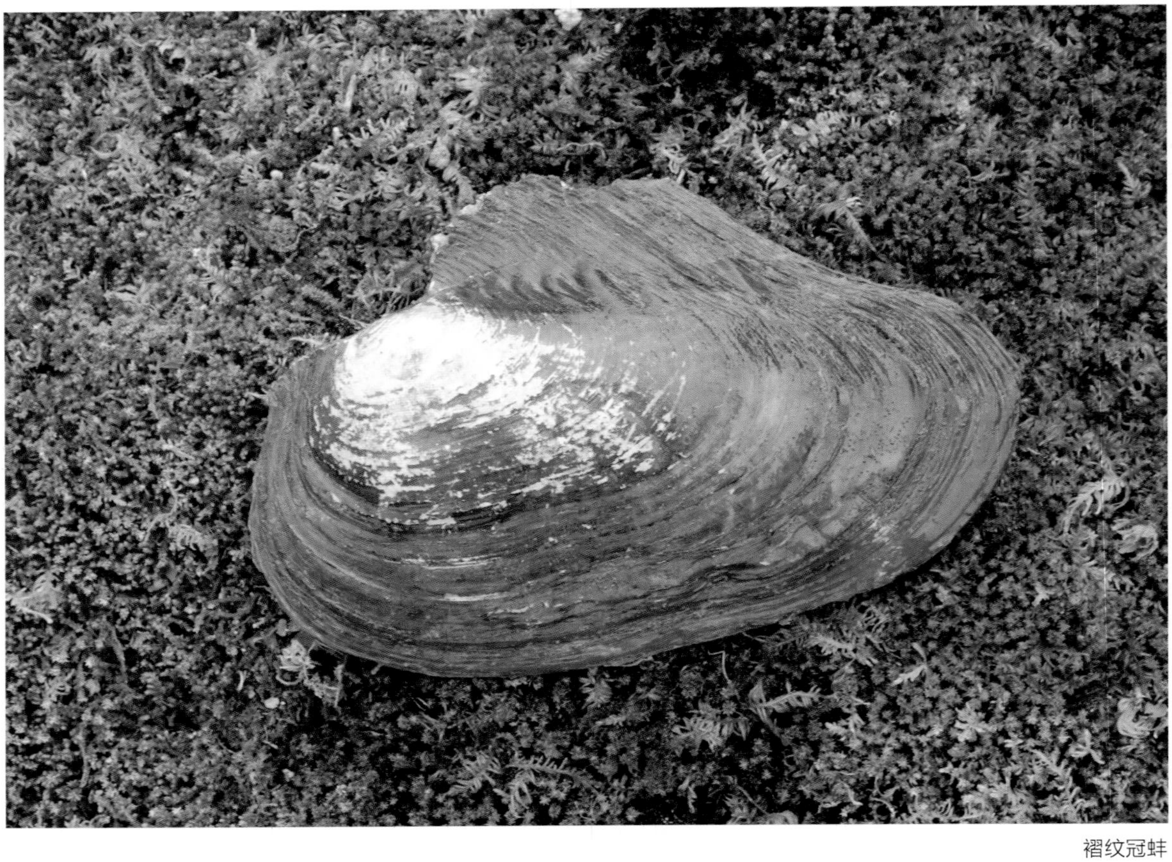

褶纹冠蚌

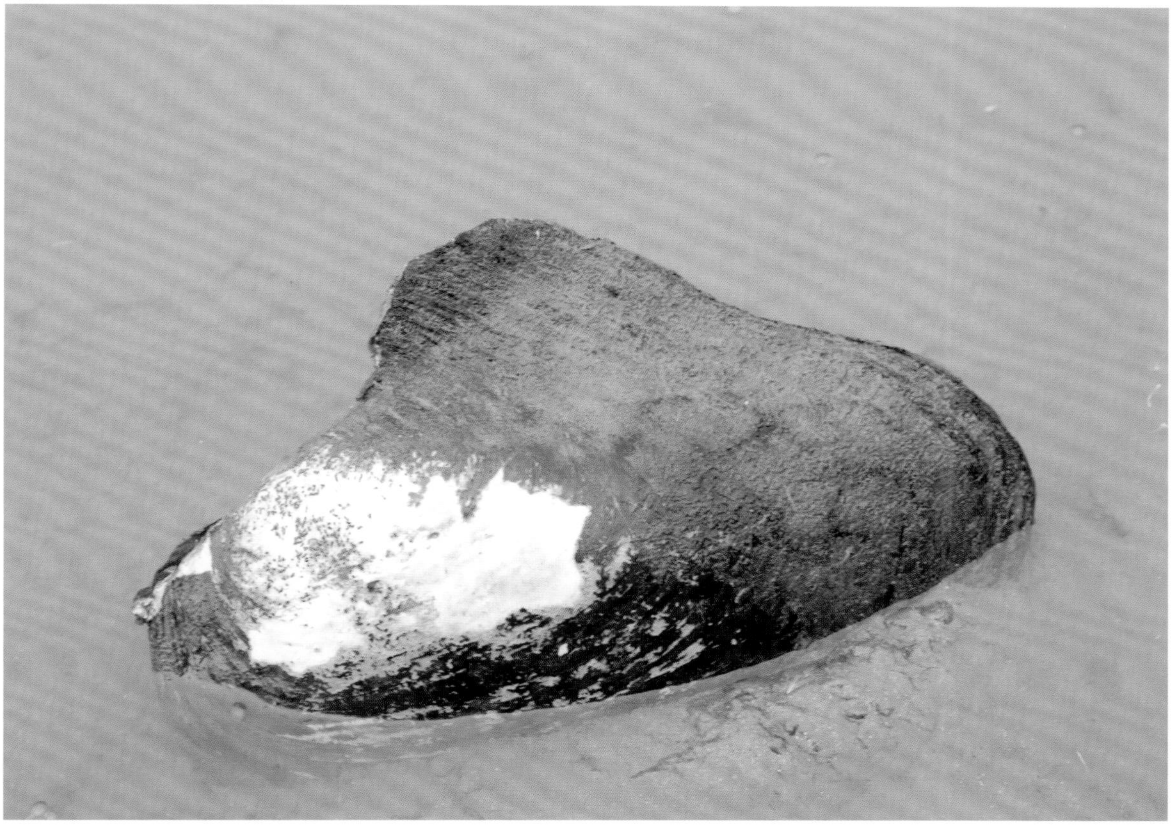

褶纹冠蚌

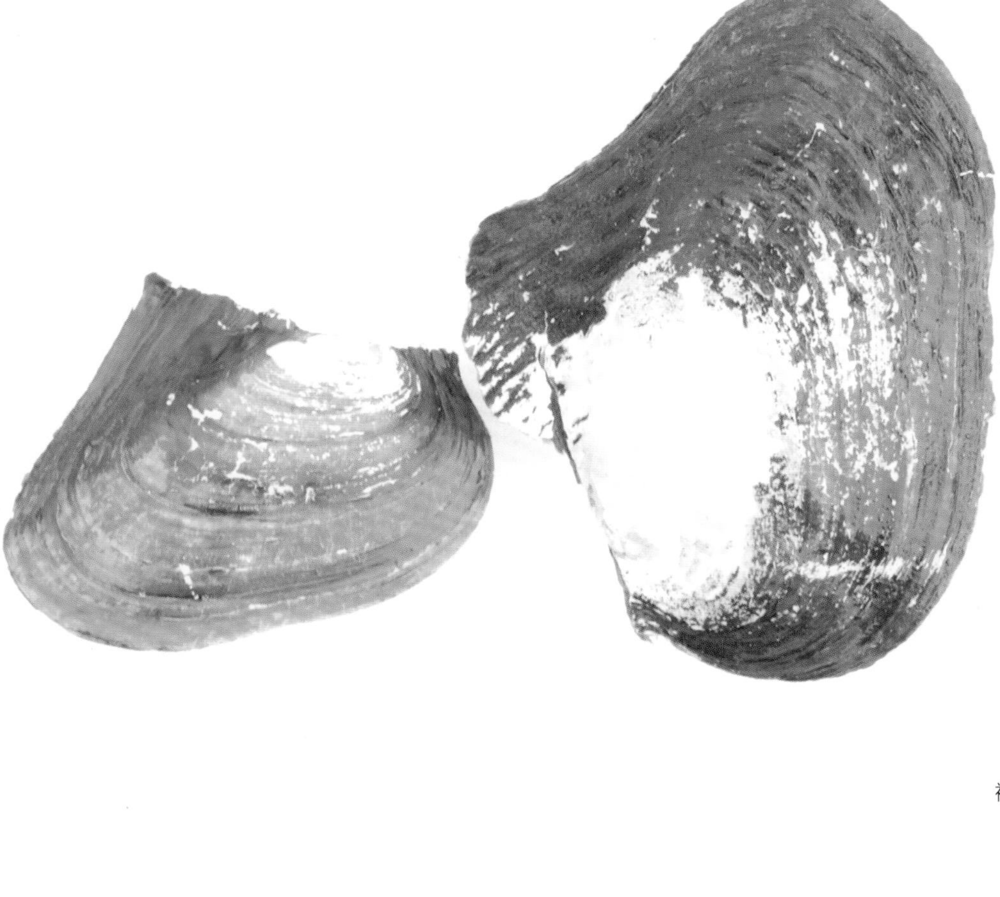

褶纹冠蚌

采收加工

全年均可采收。去肉后将贝壳用碱水煮过，漂净，刮去外层黑皮，晒干。

药材鉴别

本品为不规则碎块状。黄玉白色或银灰白色，有光泽，习称“珠光”，质硬而重。气微，味淡。

功效主治

平肝潜阳，定惊明目。主治头痛眩晕，烦躁失眠，肝热目赤，肝虚目昏。

用法用量

内服：煎服，15 ~ 30 g，宜打碎先煎。外用：适量。

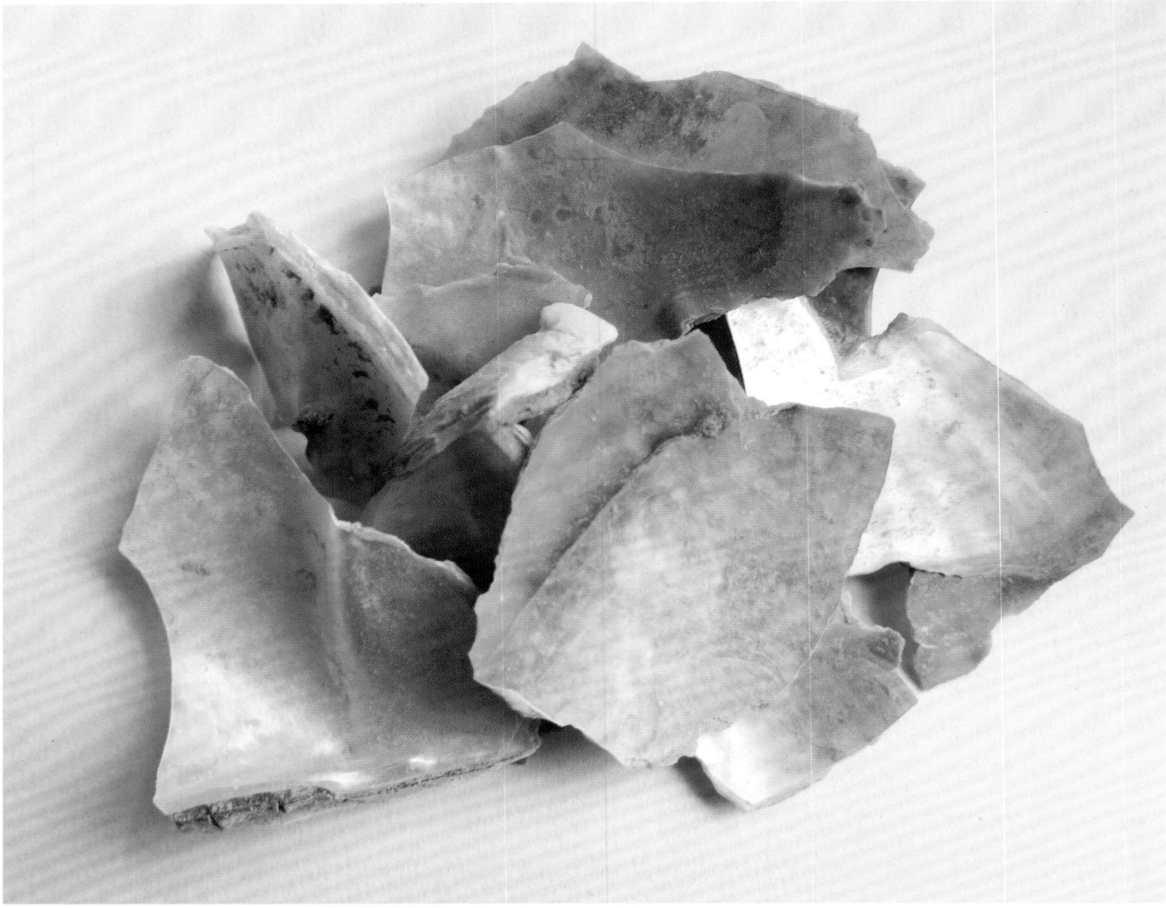

褶纹冠蚌药材

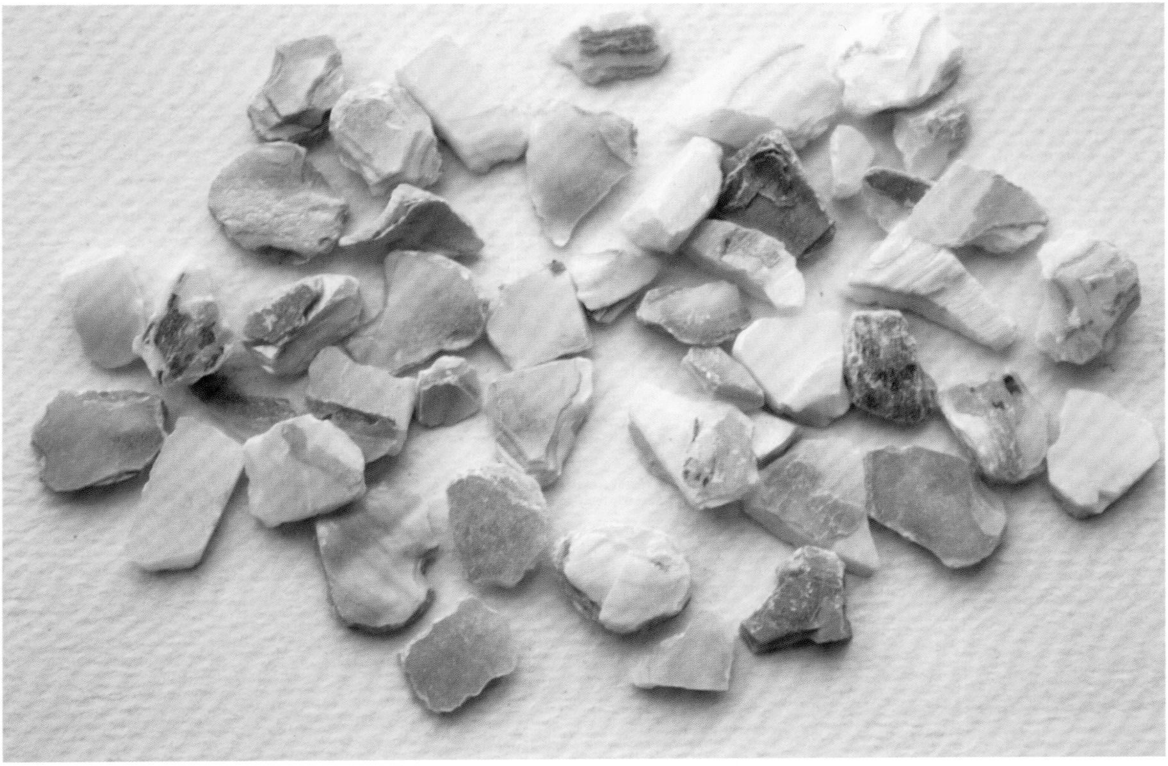

褶纹冠蚌饮片

民族药方

1．口唇白斑属于毒热明显而又夹湿者 珍珠母、蒲公英、生地榆各 60 g，土茯苓 120 g。水煎取药汁，每日1剂，煎液含于口内，每日含多次，每次含 10 分钟左右。

2．跖疣 珍珠母、生牡蛎各 30 g，桃仁、红花、郁金、牛膝、穿山甲各 9 g，透骨草 12 g。水煎取药汁，每服 1 剂。

3．心悸，失眠 珍珠母 25 g，酸枣仁 15 g，远志 5 g，炙甘草 7.5 g。水煎服。

4．高血压引起的头晕头痛、心烦易怒、手足麻木 珍珠母（先煎）、石决明（先煎）各 30 g，钩藤（后下）、夏枯草、赤芍各 15 g，川芎 10 g，山楂 20 g。加水煎 2 次，混合 2 次所煎取的药汁（约 300 ml），备用，每日 1 剂，分上、下午服用，15 日为 1 个疗程。

5．甲状腺功能亢进症 珍珠母、生牡蛎、瓜蒌各 30 g，柴胡、黄药子各 12 g，白梅花 6 g，昆布 15 g，夏枯草 24 g，山慈菇、鸡内金各 9 g。水煎取药汁，每日 1 剂，4 周为 1 个疗程，一般用药 2 个疗程。

使用注意

本品属镇降之品，故脾胃虚寒者、孕妇慎用。

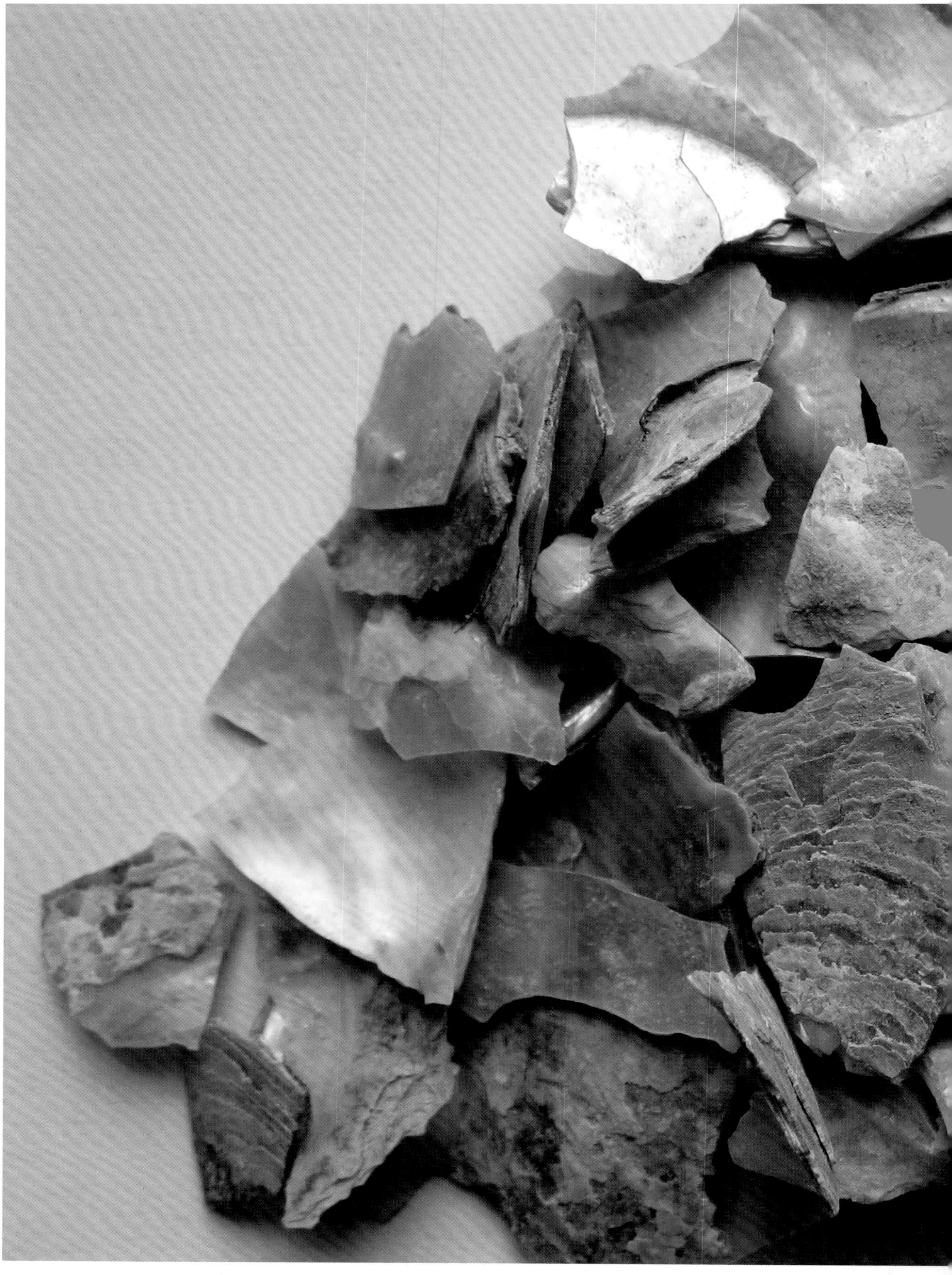

珍珠母

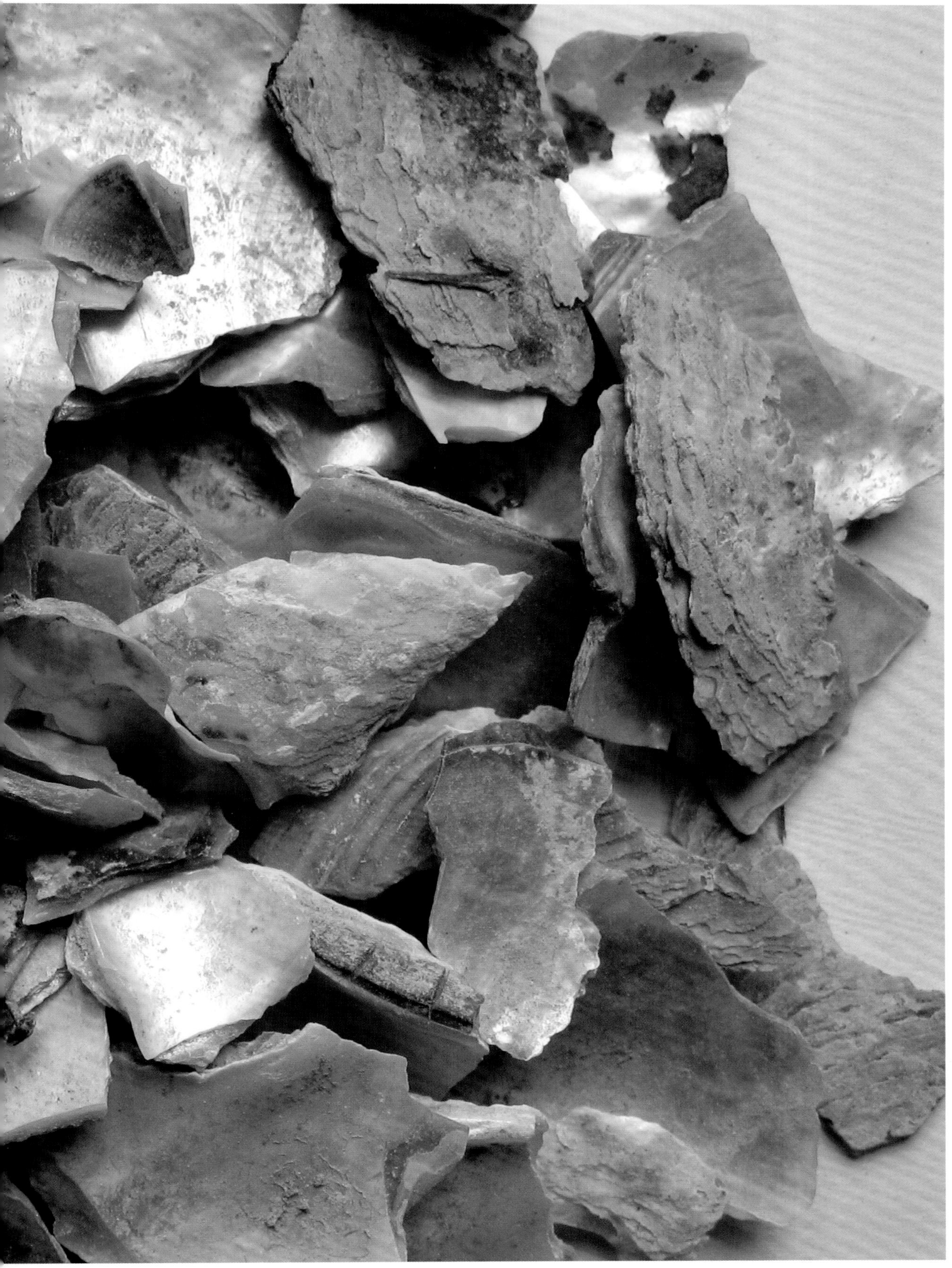

珍珠母饮片

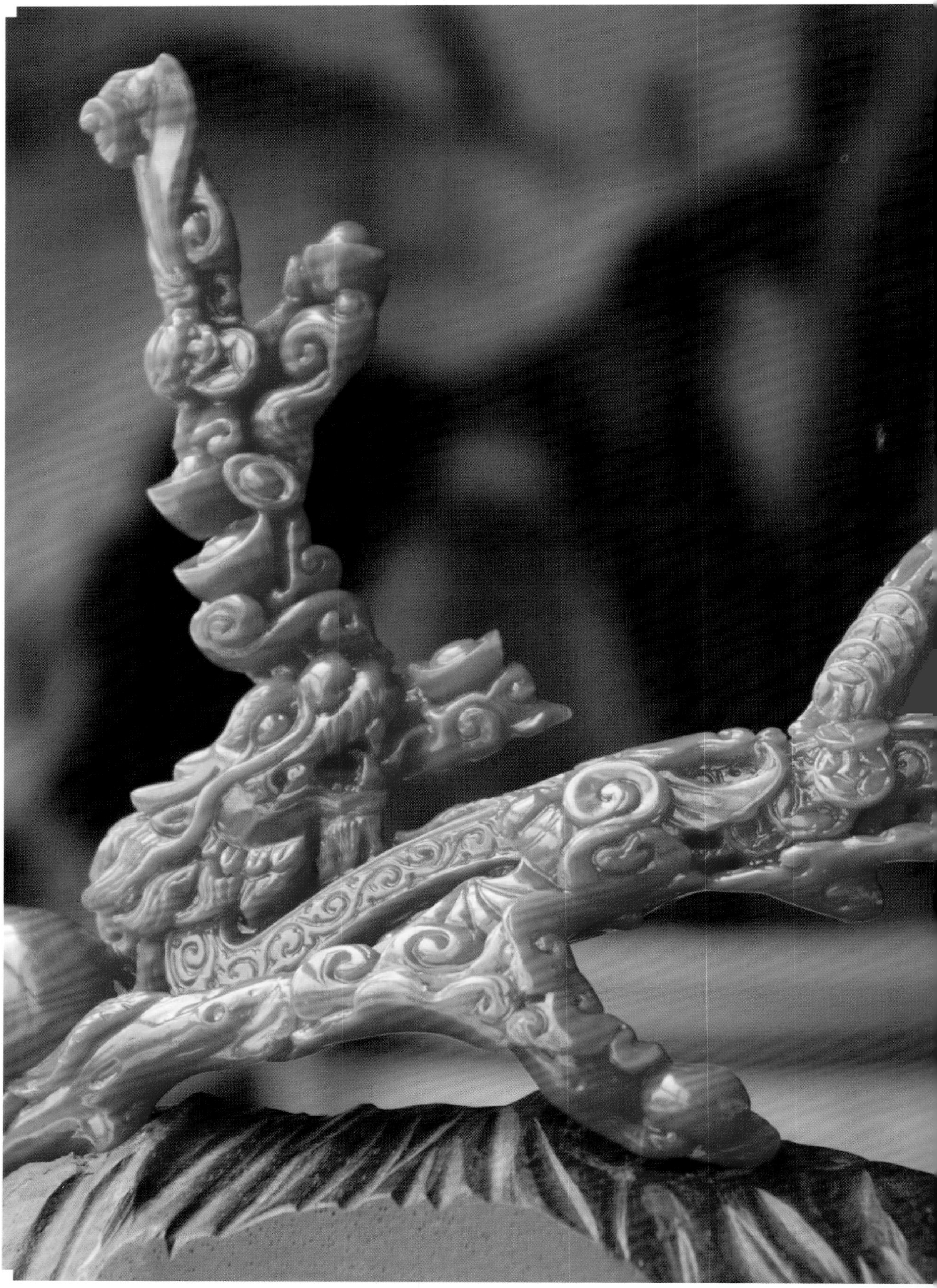

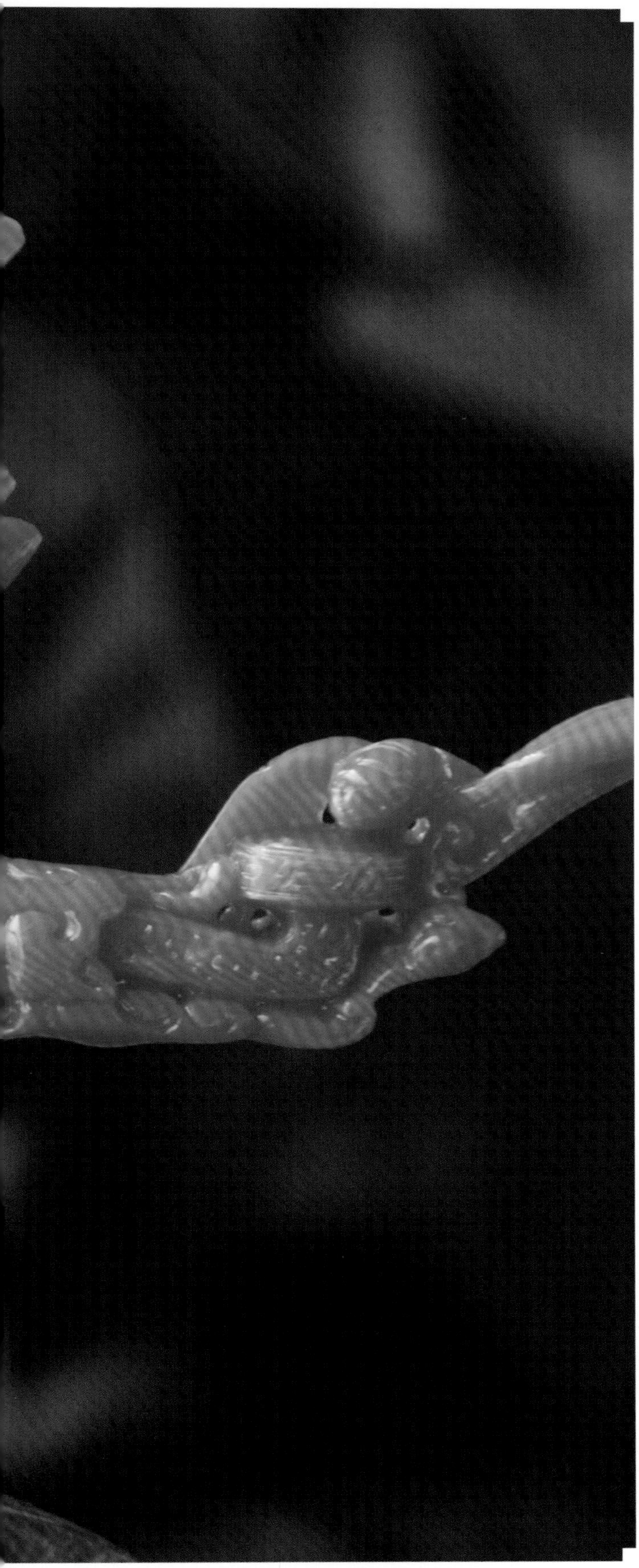

珊瑚

【藏药名】其乌如。

【别　名】火树、红珊、红珊瑚、多若卜、大红珊瑚、多木巴拉。

【来　源】本品为矶花科动物桃色珊瑚 *Corallium japonicum* Kishinouye 等珊瑚虫所分泌的石灰质骨骼。

【性味归经】甘，平。归心、肝经。

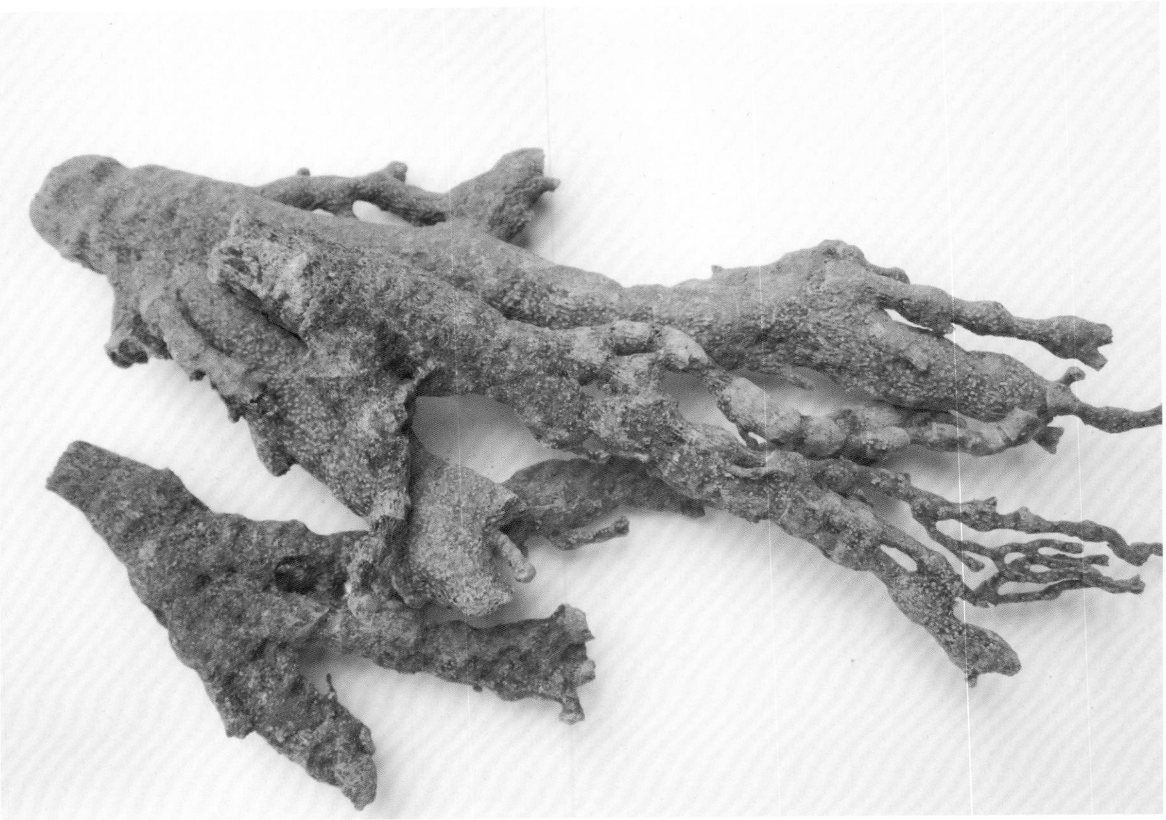

珊瑚

识别特征

桃色珊瑚为水生群栖腔肠动物，群体呈树枝状。分枝扩展如扇，分歧甚细，其表面生有多数水螅体，称珊瑚虫；虫体呈半球状，上有羽状的触手 8 条，触手中央有口，虫体能分泌石灰质而形成骨骼，即通常所称的“珊瑚”。骨骼的表面呈红色，莹润、中轴白色，质坚硬，很美观。

生境分布

着生于海底岩礁上。分布于福建、台湾、海南西沙群岛等地。

采收加工

用网垂入海底，将珊瑚拉入网内或挂网上，然后取出，拣净杂物即得。药用珊瑚多为工艺制品残余的碎块。研粉生用。

药材鉴别

本品为不规则的短棒状，长 2 ~ 3 cm，直径 3 ~ 5 mm。有分枝或小突起，周围有许多小孔，红色。质坚硬如瓷，不易折断。气味均无。

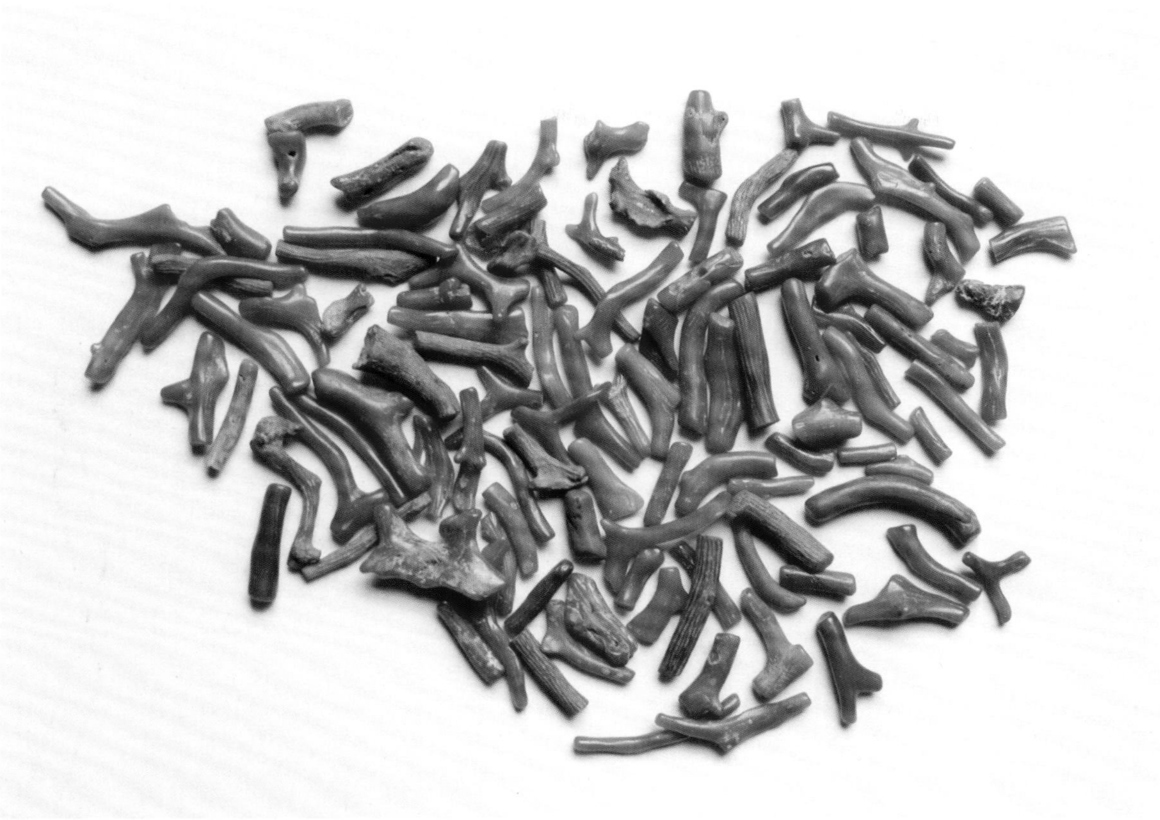

珊瑚饮片

功效主治

去翳明目，安神镇惊，敛疮止血。主治目生翳障，惊痫，吐衄，烧烫伤。

用法用量

内服：0.3 ~ 0.6 g，研粉内服，或入丸、散。外用：适量，研粉点眼，吹鼻。

民族药方

1．小儿眼有障翳 珊瑚适量。细研如粉，每点时，取如黍米大，纳在翳上，第 2 日再点之。

2．心神昏蒙、惊痫猝倒或怔忡烦乱 珊瑚、琥珀、珍珠（研极细）各 3 g，人参、白术、当归、胆南星各 9 g。共研末，每次 3 g，灯心汤调服。

3．心肺郁热、吐衄不止 珊瑚适量。徐徐研极细如粉，每服 1 g，百合煮成糊，调服。

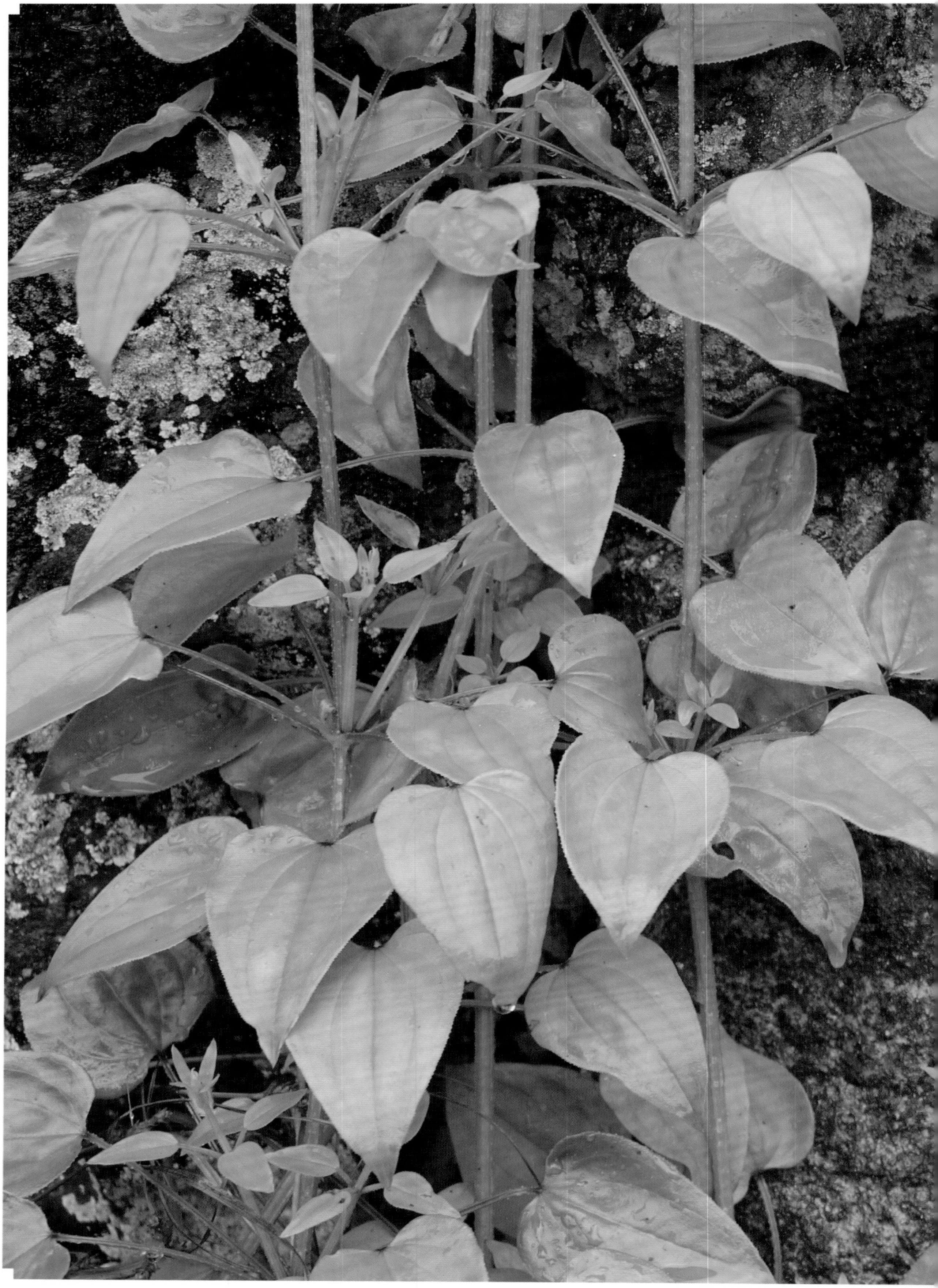

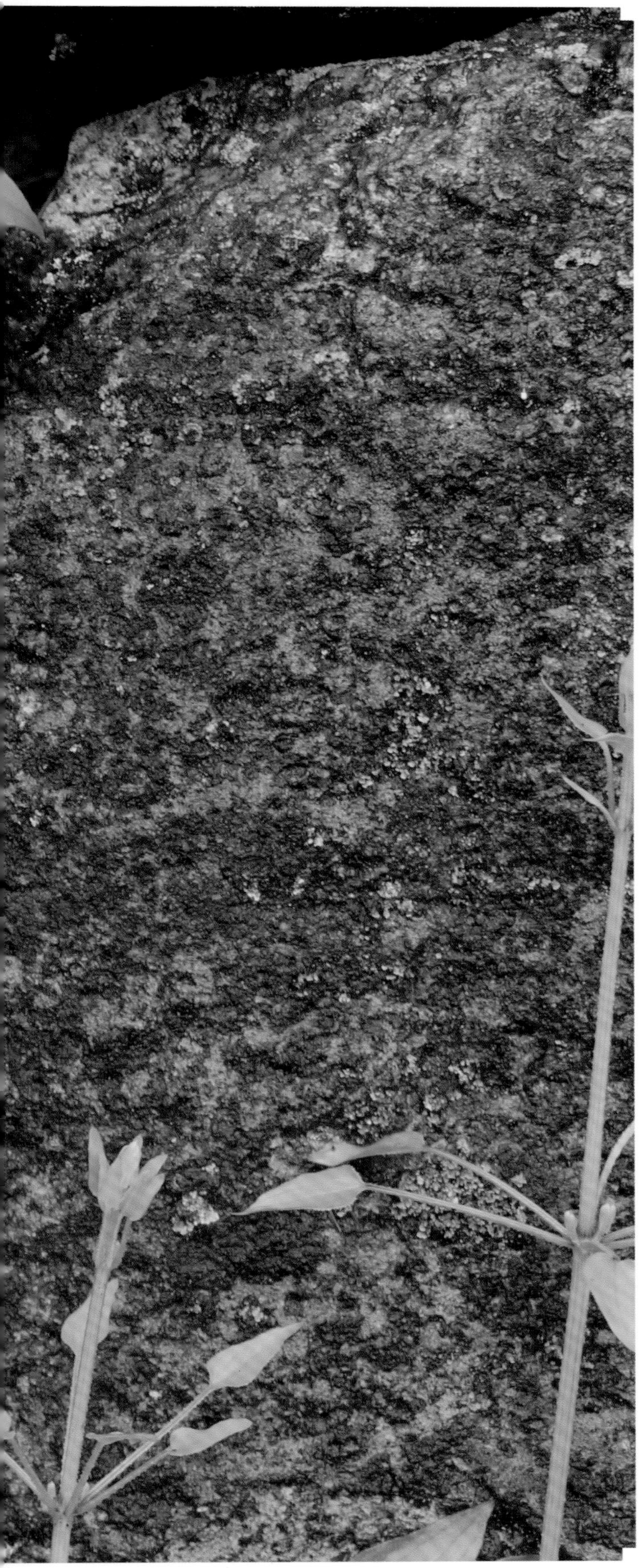

茜草

【藏药名】佐。

【别　名】哈那、茜根、娘其夏、茜草根、茜草炭、若合达。

【来　源】本品为茜草科植物茜草 *Rubia cordifolia* L. 的干燥根及根茎。

【性味归经】苦，寒。归肝经。

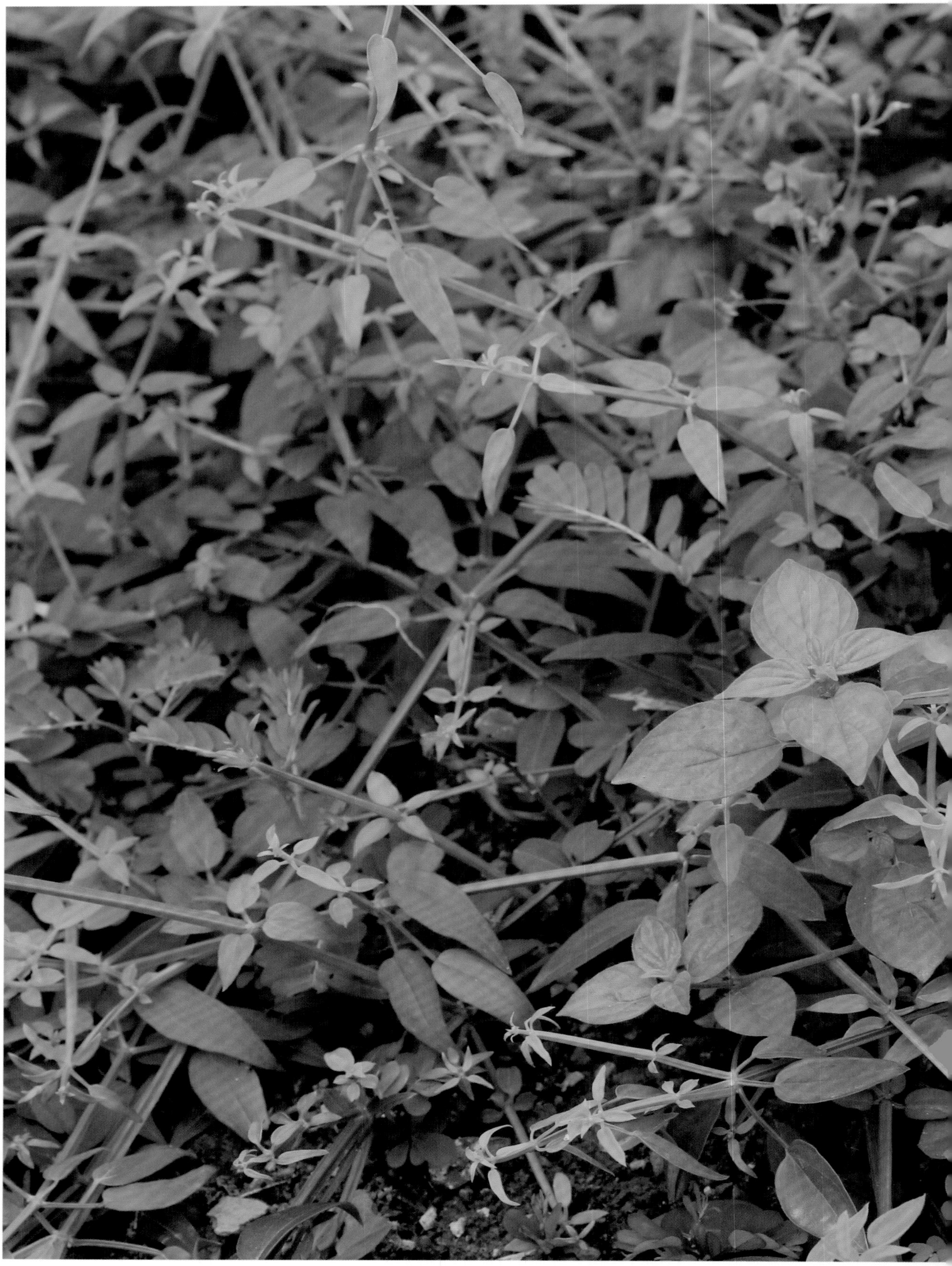

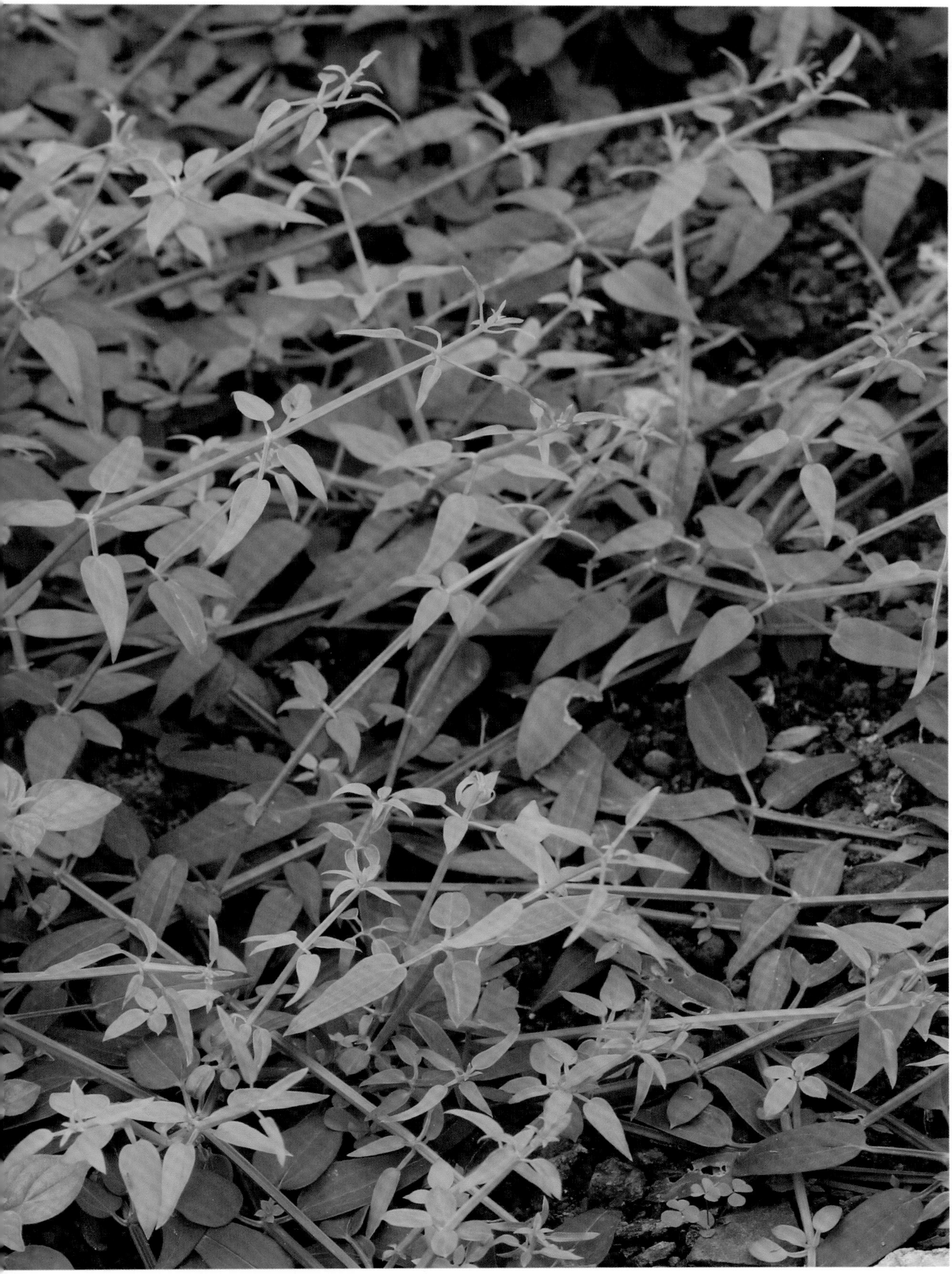

茜草

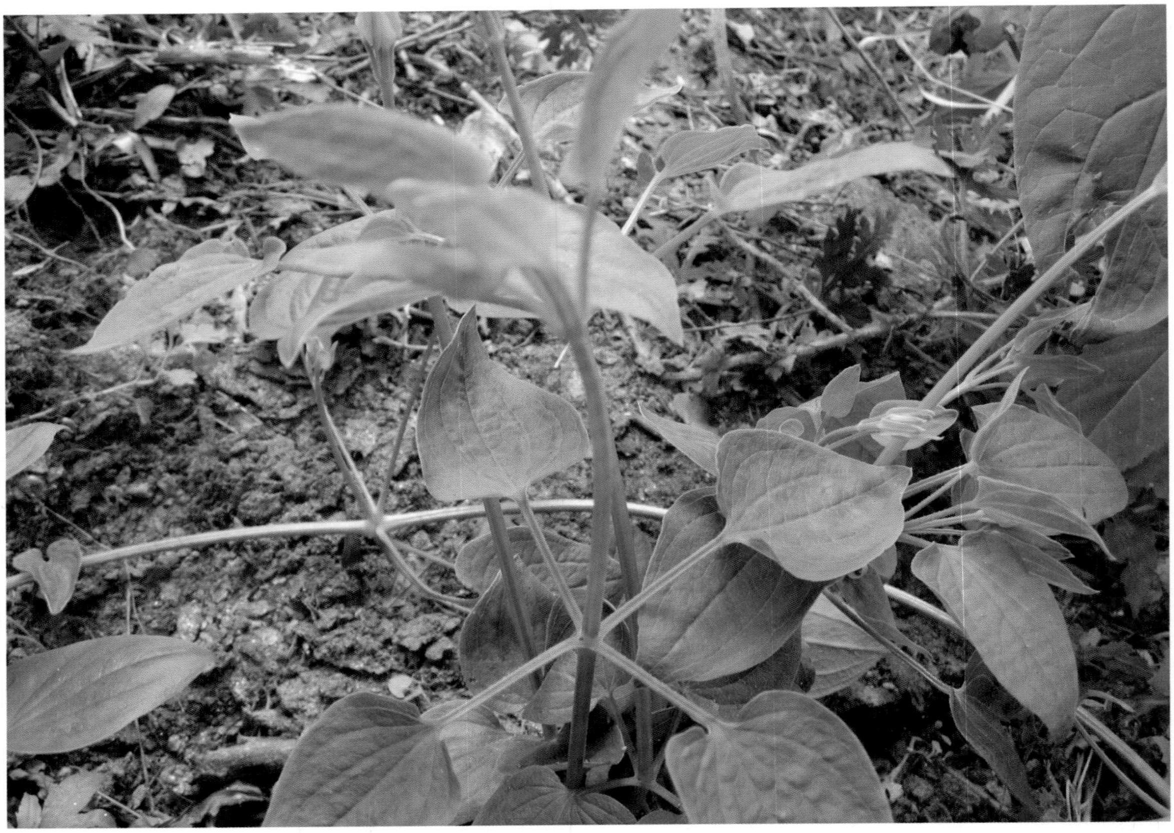

茜草

识别特征

多年生攀缘草本。根细长，丛生于根茎上；茎四棱形，棱及叶柄上有倒刺。叶 4 片轮生，叶片卵形或卵状披针形。聚伞花序顶生或腋生，排成圆锥状，花冠辐射状。浆果球形，熟时紫黑色。花期 8—9 月，果期 10—11 月。

生境分布

生长于山坡岩石旁或沟边草丛中。分布于安徽、江苏、山东、河南、陕西等省区。

采收加工

春、秋二季采挖，除去茎叶，洗净，晒干。

药材鉴别

本品为不规则的短段。外皮红棕色或暗棕色，外皮脱落处呈黄红色。切面皮部紫红色，木部粉红色，有多数散在的小孔。无臭，味微苦，久嚼刺舌。

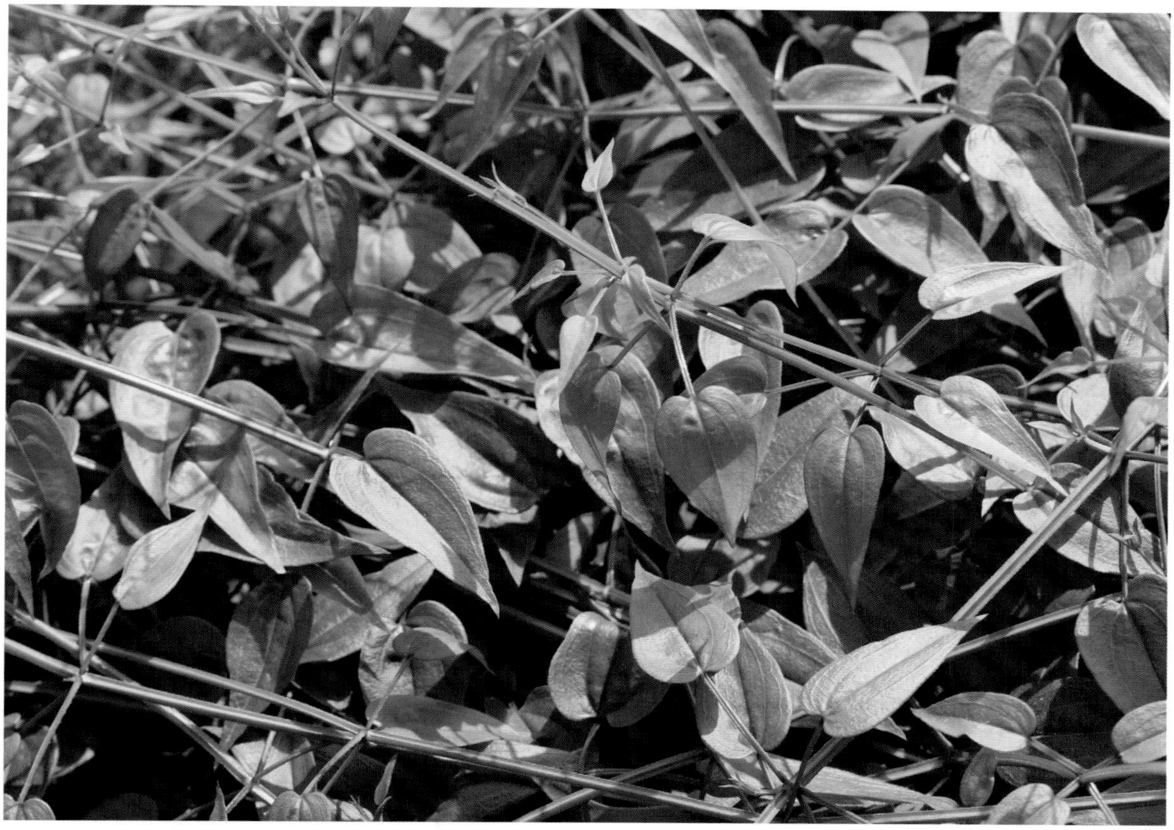

茜草

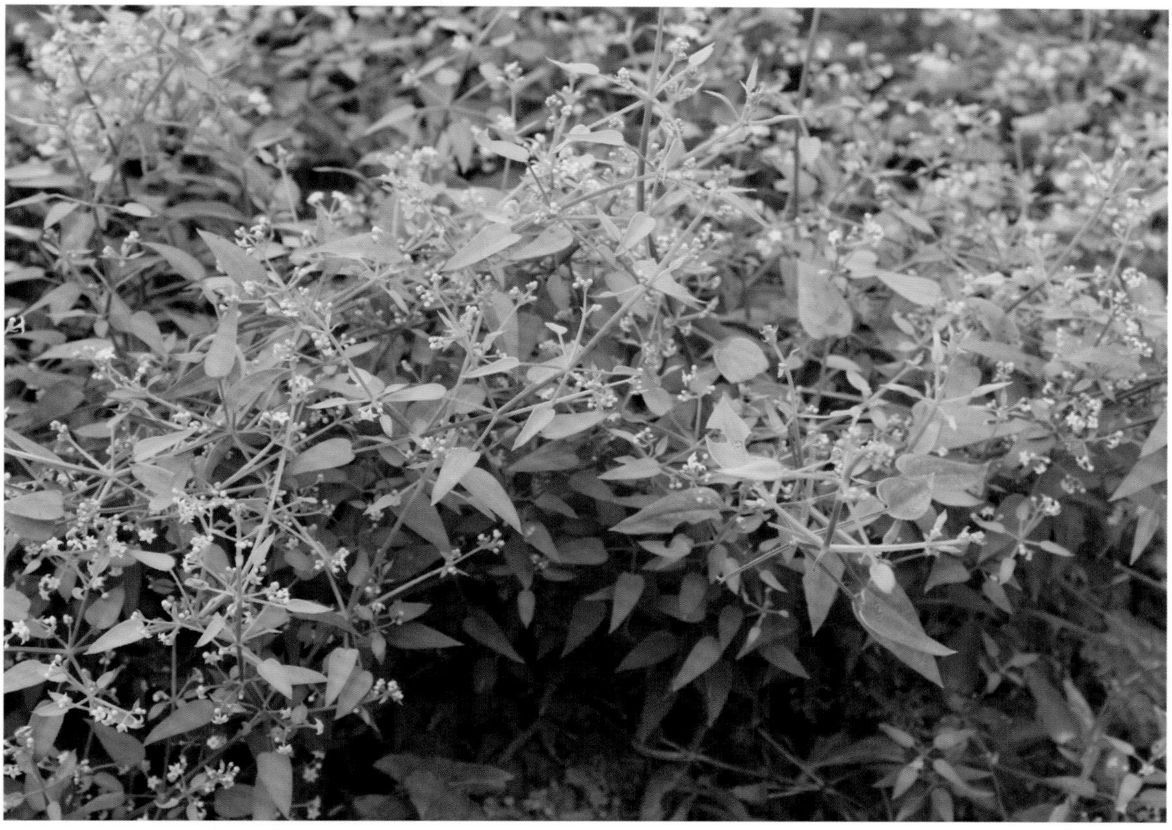

茜草

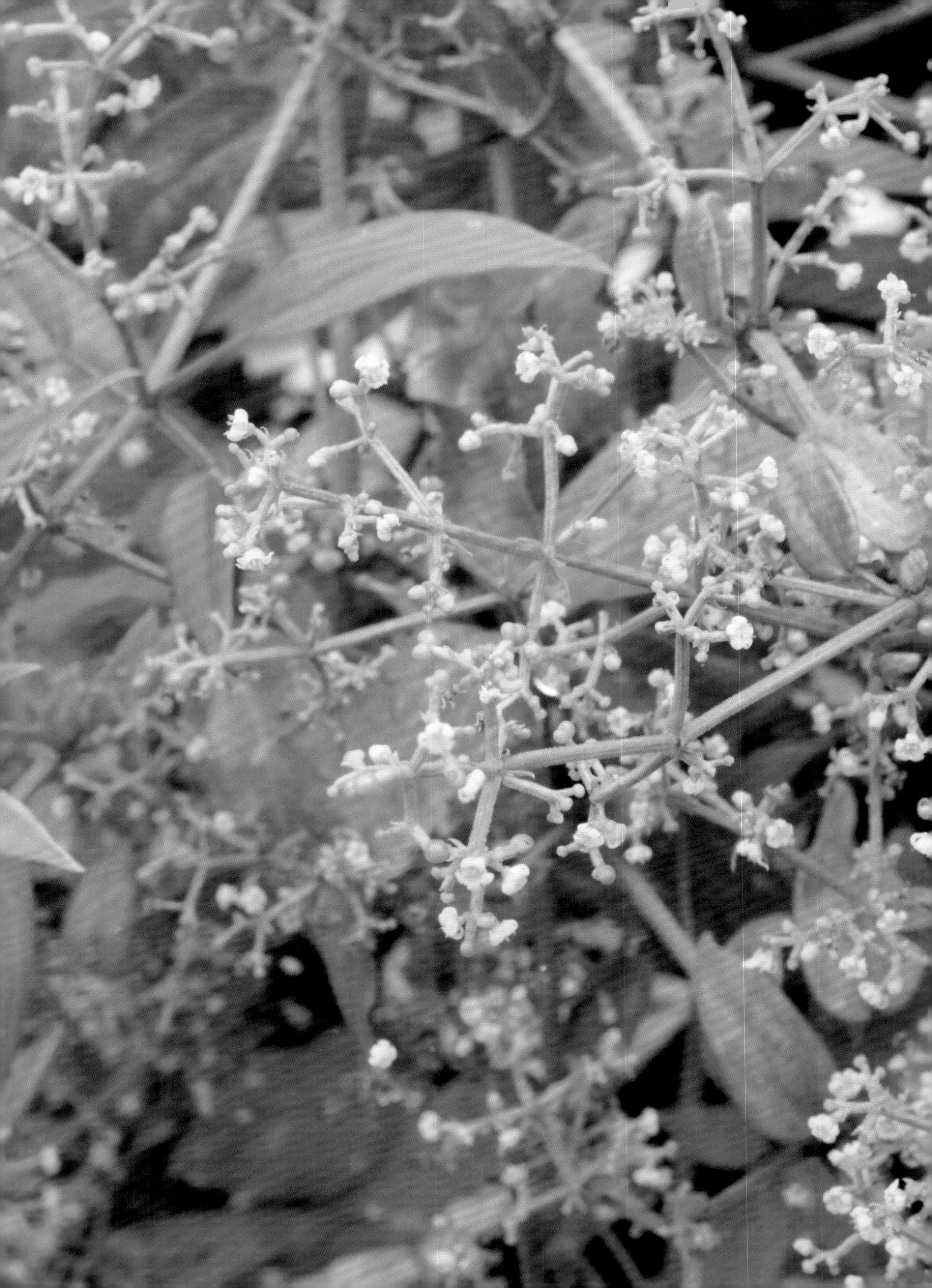

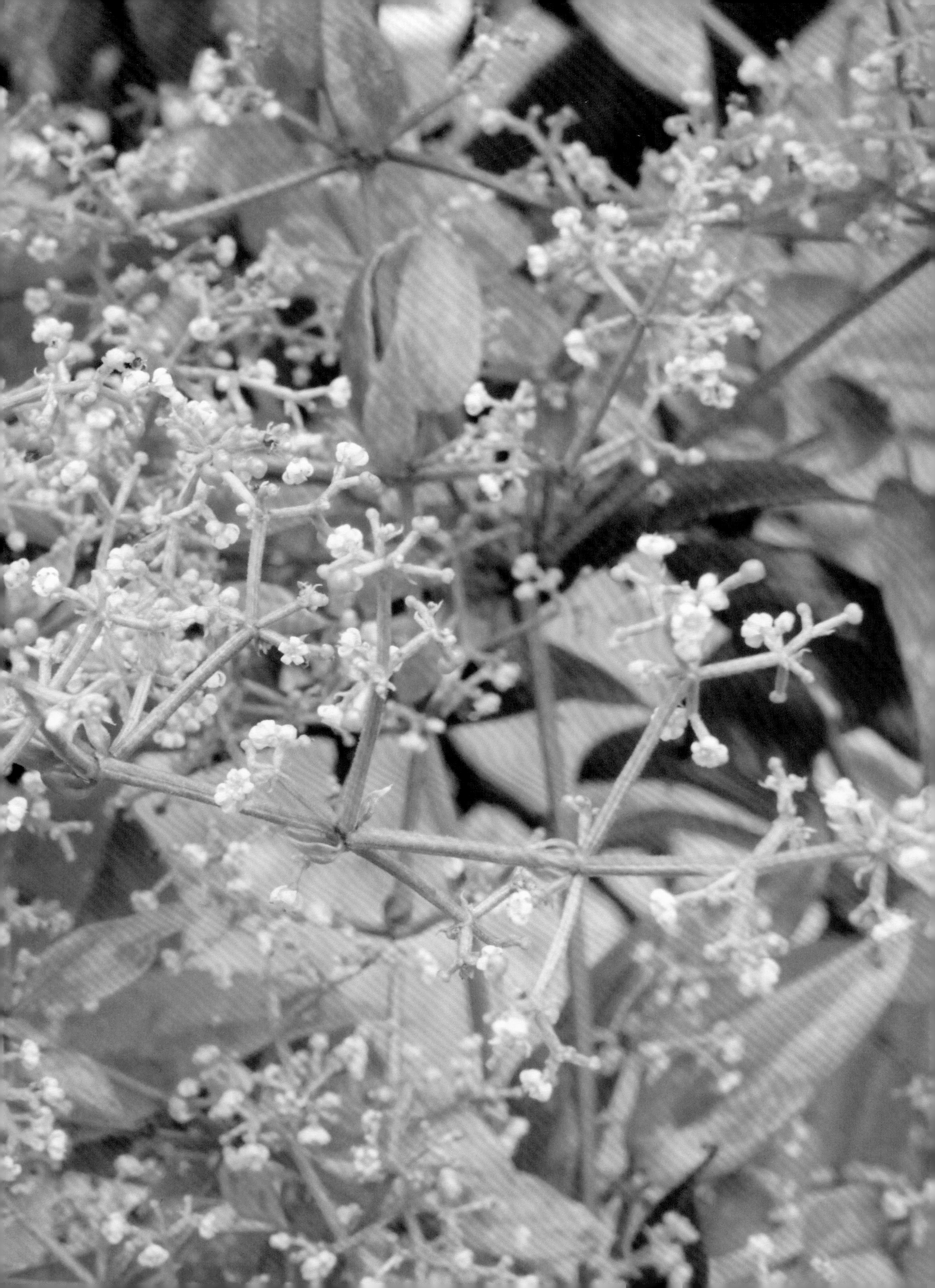

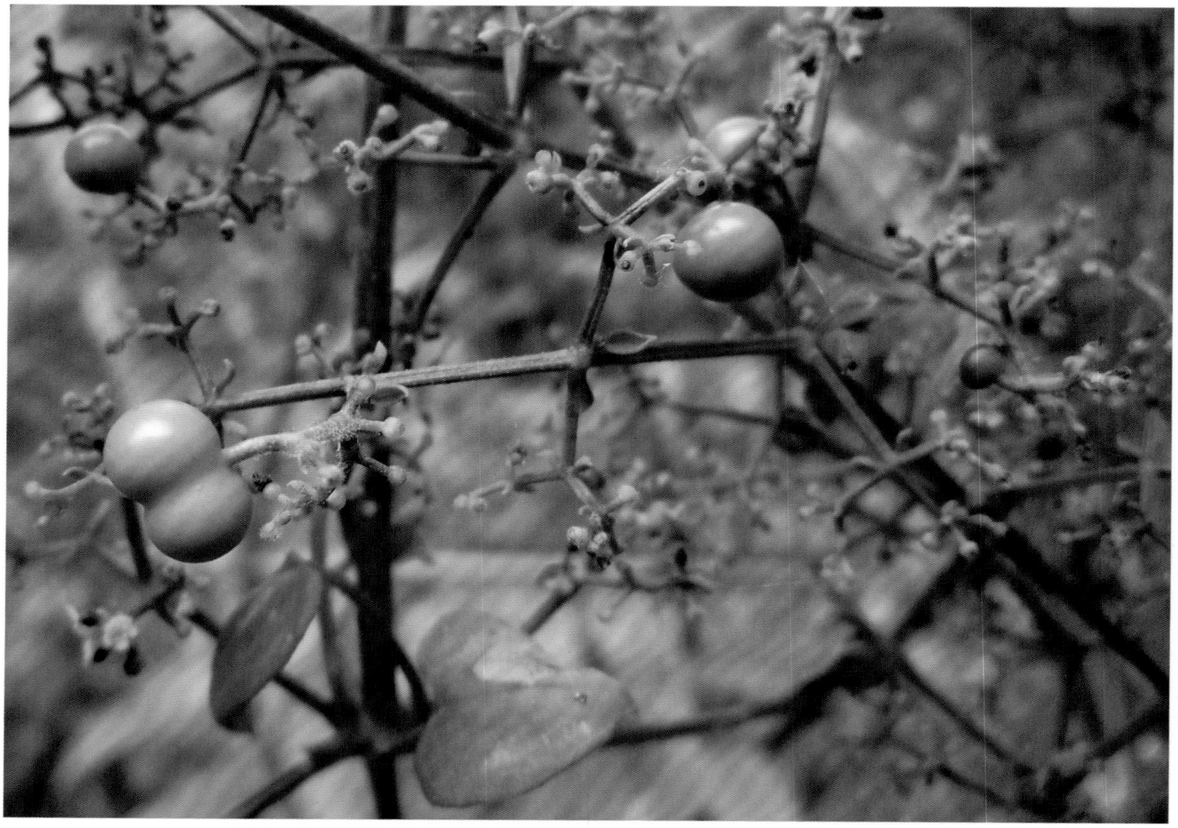

茜草

功效主治

凉血化瘀，止血，通经。本品苦寒清泻，入肝经血分，故有凉血、化瘀、止血、通经之功。

用法用量

内服：10 ~ 15 g，煎服。止血炒炭用，活血通经生用或酒炒用。

民族药方

1．荨麻疹　茜草 25 g，阴地蕨 15 g。水煎，加黄酒 100 g 冲服。

2．经痛，经期不准　茜草 15 g。另配益母草和大枣各适量，水煎服。

3．软组织损伤　茜草 200 g，虎杖 120 g。用白布包煮 20 分钟，先浸洗，温后敷局部，冷后再加热使用，连续用药 5 ~ 7 日。

4．外伤出血　茜草适量。研细末，外敷伤处。

5．跌打损伤　茜草 120 g，白酒 750 ml。将茜草置白酒中浸泡 7 日，每次服 30 ml，每日 2 次。

6．关节痛　茜草 60 g，猪脚 1 只。水和黄酒各半，炖 2 小时，吃猪脚喝汤。

7．阴虚之经期延长　茜草、墨旱莲各 30 g，大枣 10 枚。水煎取药汁。代茶饮。

8．吐血　茜草 50 g。捣成末，每服 10 g，水煎，冷服，用水调末 10 g 服亦可。

9．妇女经闭　茜草 50 g。煎酒服。

10．蛊毒（吐血、下血如猪肝）　茜草、蘘荷叶各 1.5 g。加水 4 L，煮成 2 L 服。

11．脱肛　茜草、石榴皮各 1 把。加酒 1 碗，煎至七成，温服。

使用注意

脾胃虚寒、无瘀滞者禁用。

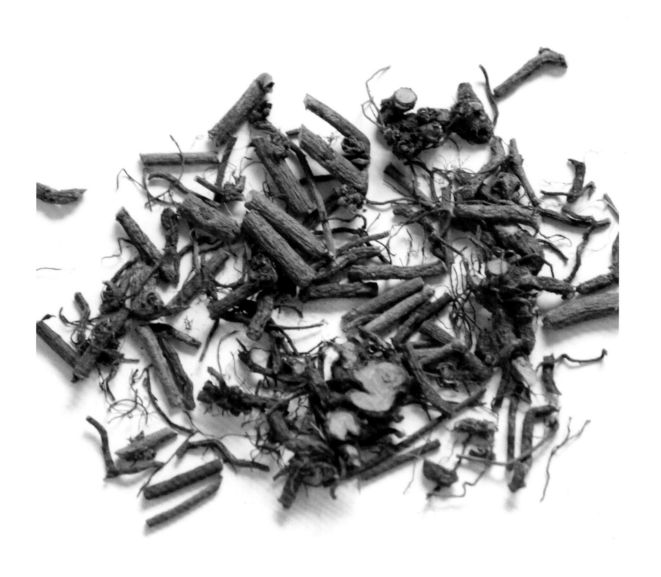

茜草饮片

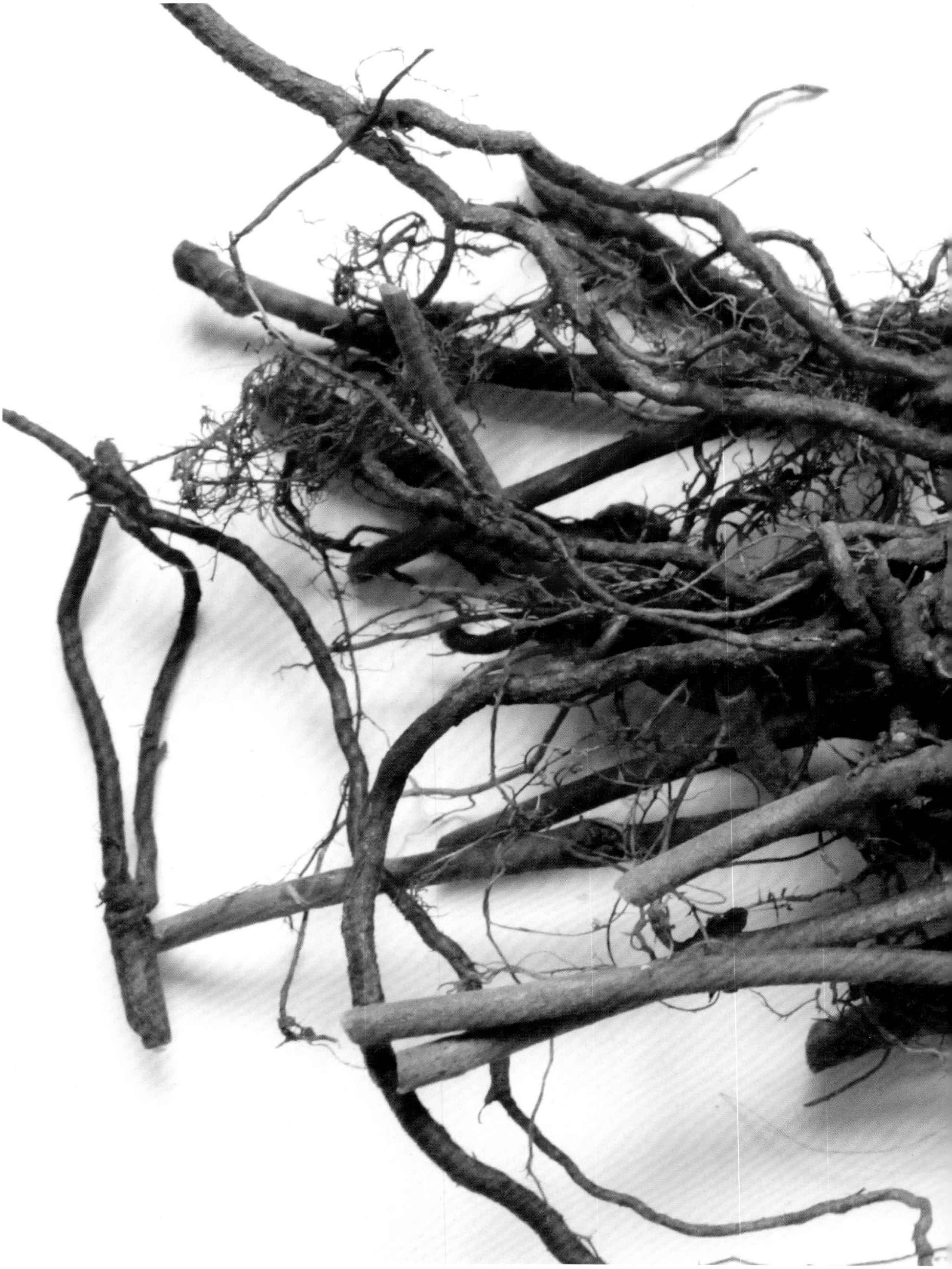

茜草

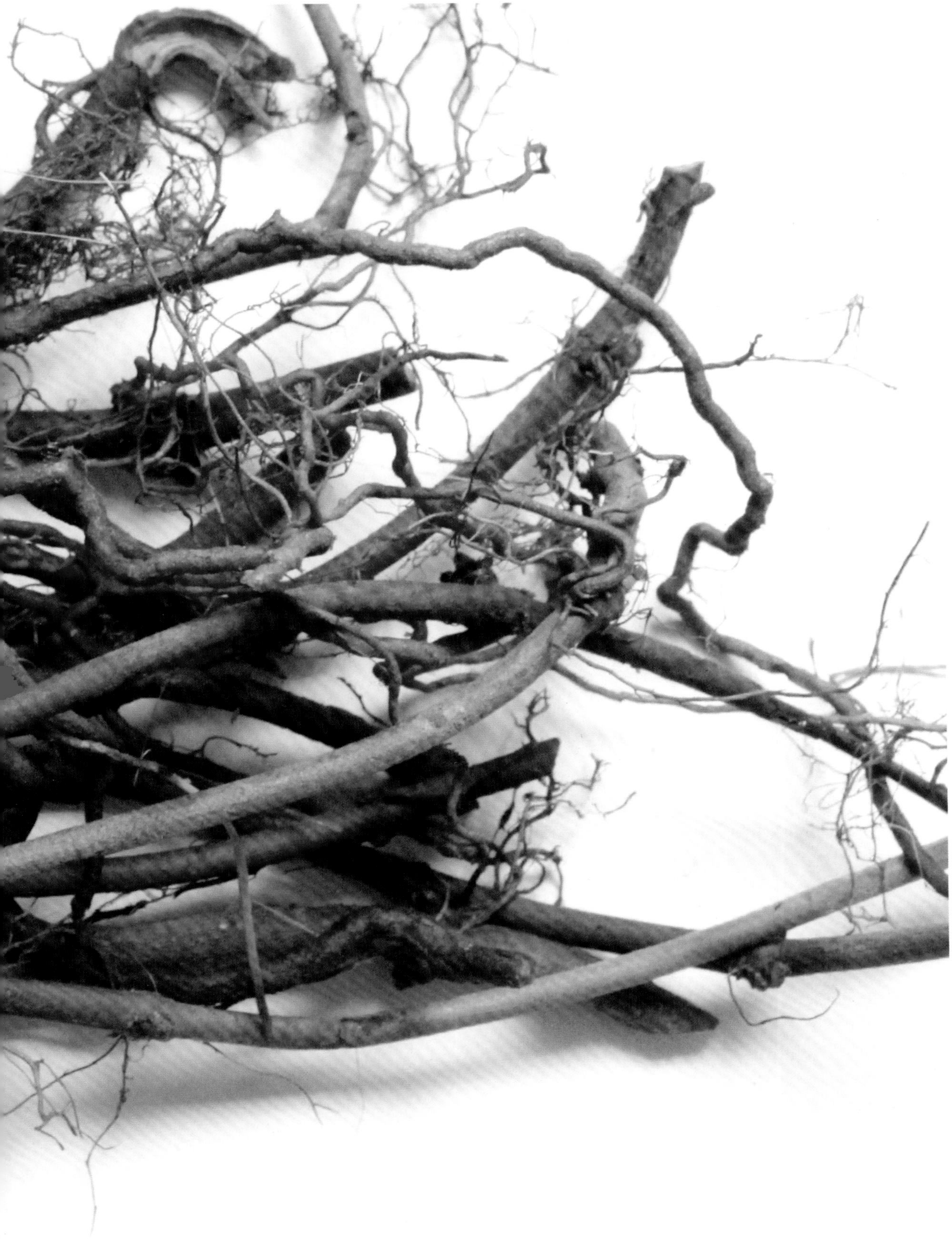

茜草药材

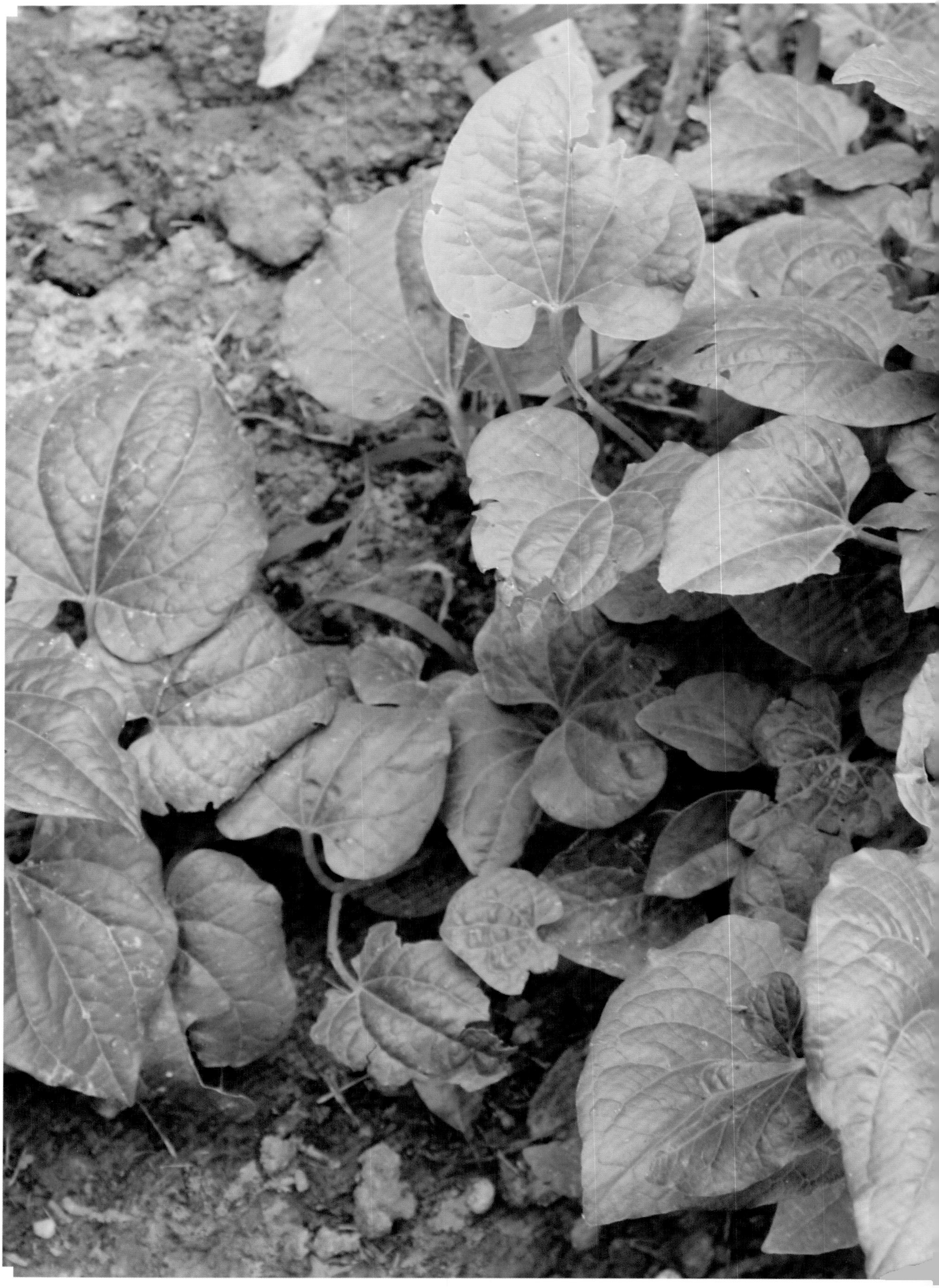

荜茇

【藏药名】毕毕林。

【别名】处门、荜拨、玉威吉、强球军行、那布参敌、垂门那梅。

【来源】本品为胡椒科植物荜茇 *Piper longum* L. 的干燥近成熟或成熟果穗。

【性味归经】辛，热。归胃、大肠经。

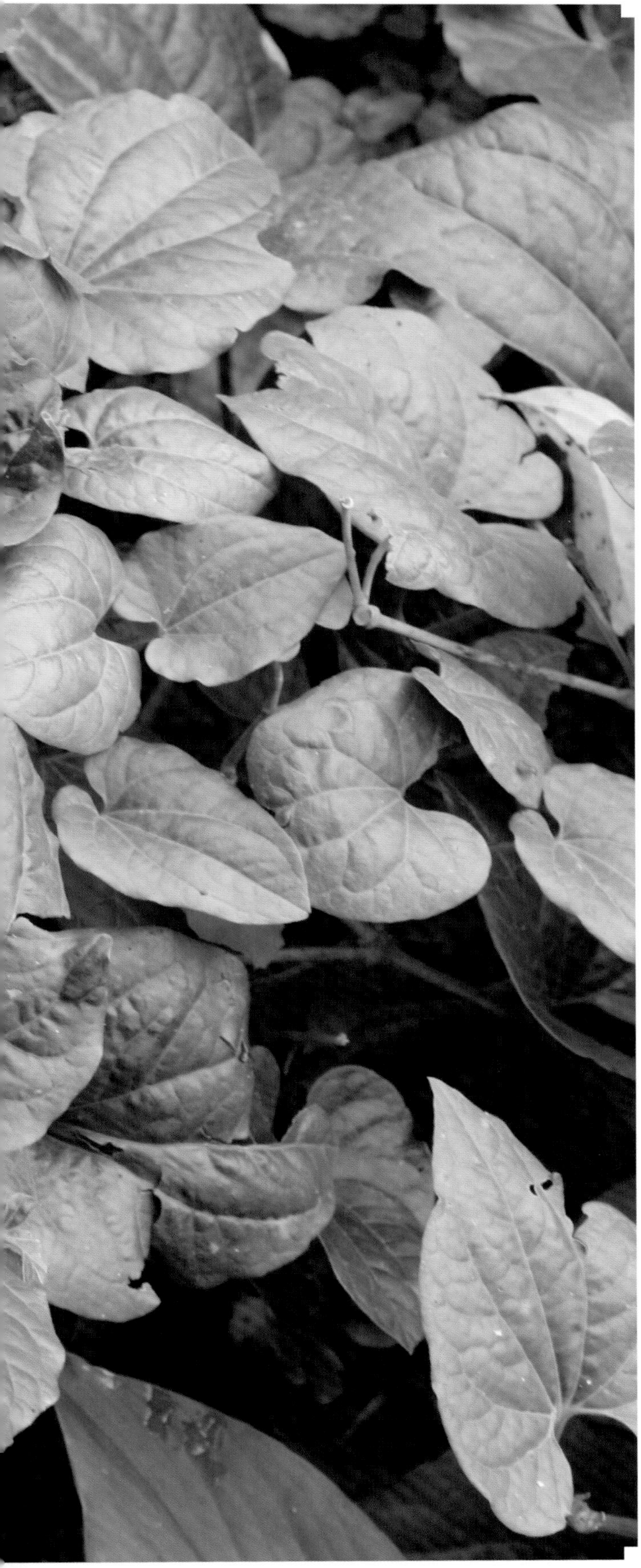

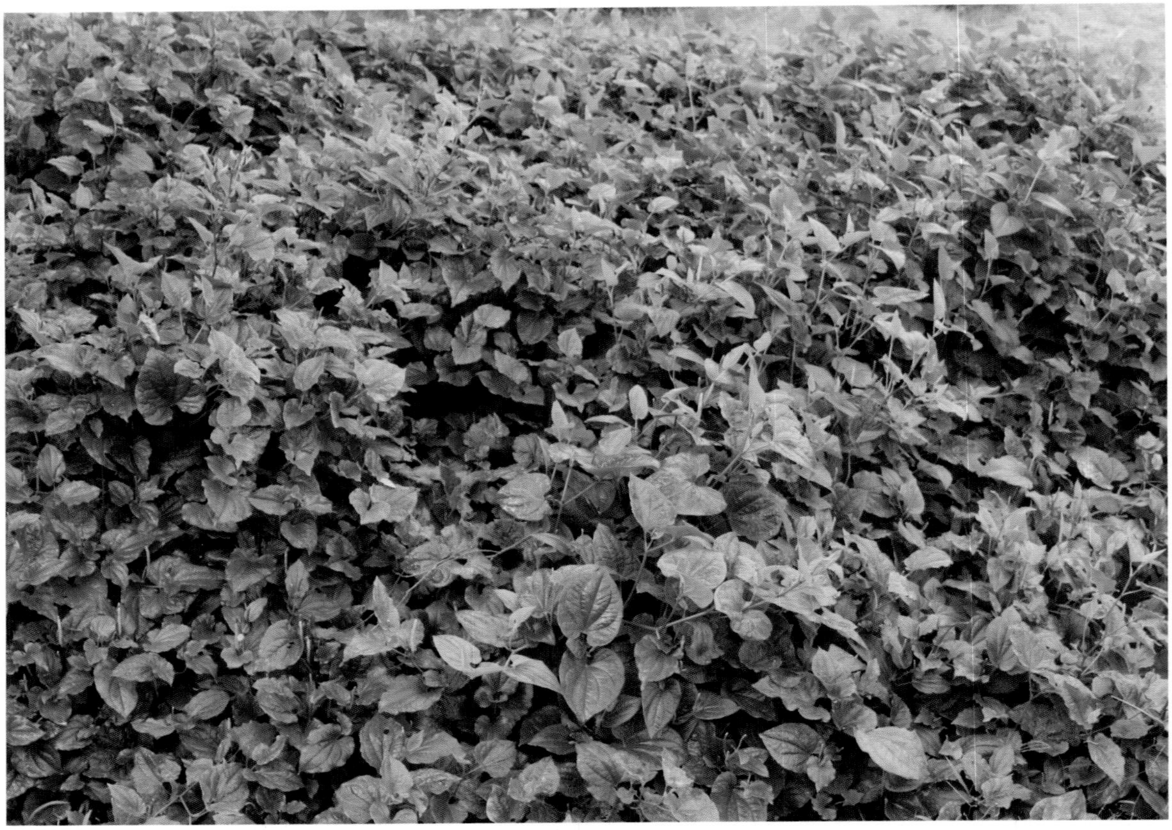

荜茇

识别特征

多年生攀缘藤本，茎下部匍匐，枝有粗纵棱，幼时密被粉状短柔毛。单叶互生，叶柄长短不等，下部叶柄最长，顶端近无柄，中部长 1 ~ 2 cm，密被毛；叶片卵圆形或卵状长圆形，长 5 ~ 10 cm，基部心形，全缘，脉 5 ~ 7 条，两面脉上被短柔毛，下面密而显著。花单性异株，穗状花序与叶对生，无花被；雄花序长约 5 cm，直径约 3 mm，花小，苞片 1，雄蕊 2；雌花序长约 2 cm，于果期延长，花的直径不及 1 mm，子房上位，下部与花序轴合生，无花柱，柱头 3。浆果卵形，基部嵌于花序轴并与之结合，顶端有脐状突起。果穗圆柱状，有的略弯曲，长 2.0 ~ 4.5 cm，直径 5 ~ 8 mm。果穗柄长 1.0 ~ 1.5 cm，多已脱落。果穗表面黄褐色，由多数细小浆果紧密交错排列聚集而成。小果部分陷于花序轴并与之结合，上端钝圆，顶部残存柱头呈脐状突起，小果略呈球形，被苞片，直径 1 ~ 2 mm。质坚硬，破开后胚乳白色，有胡椒样香气，味辛辣。花期 5—8 月，果期 7—10 月。

生境分布

生长于海拔约 600 m 的疏林中。分布于海南、云南、广东等省区。

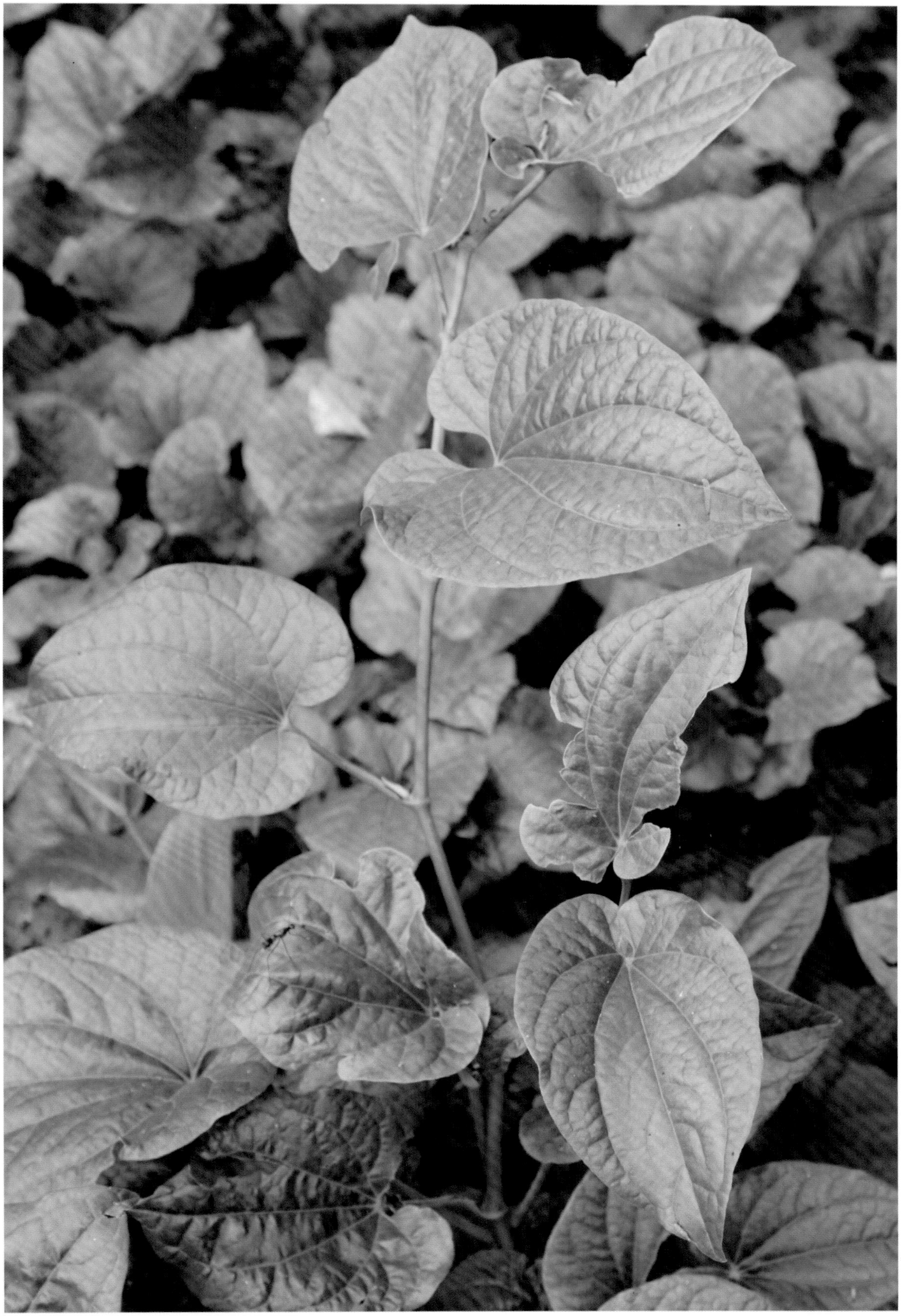

萆菝

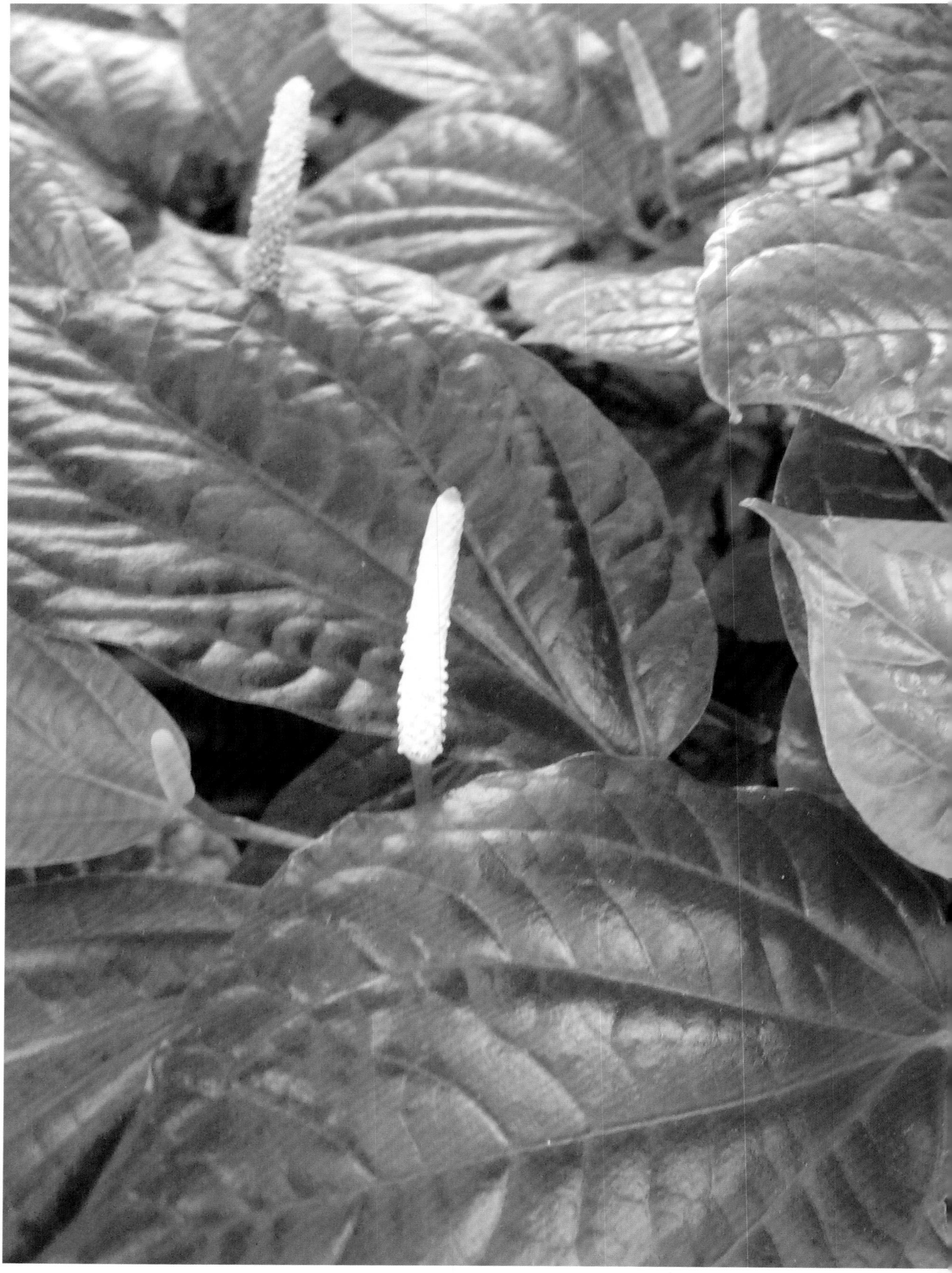

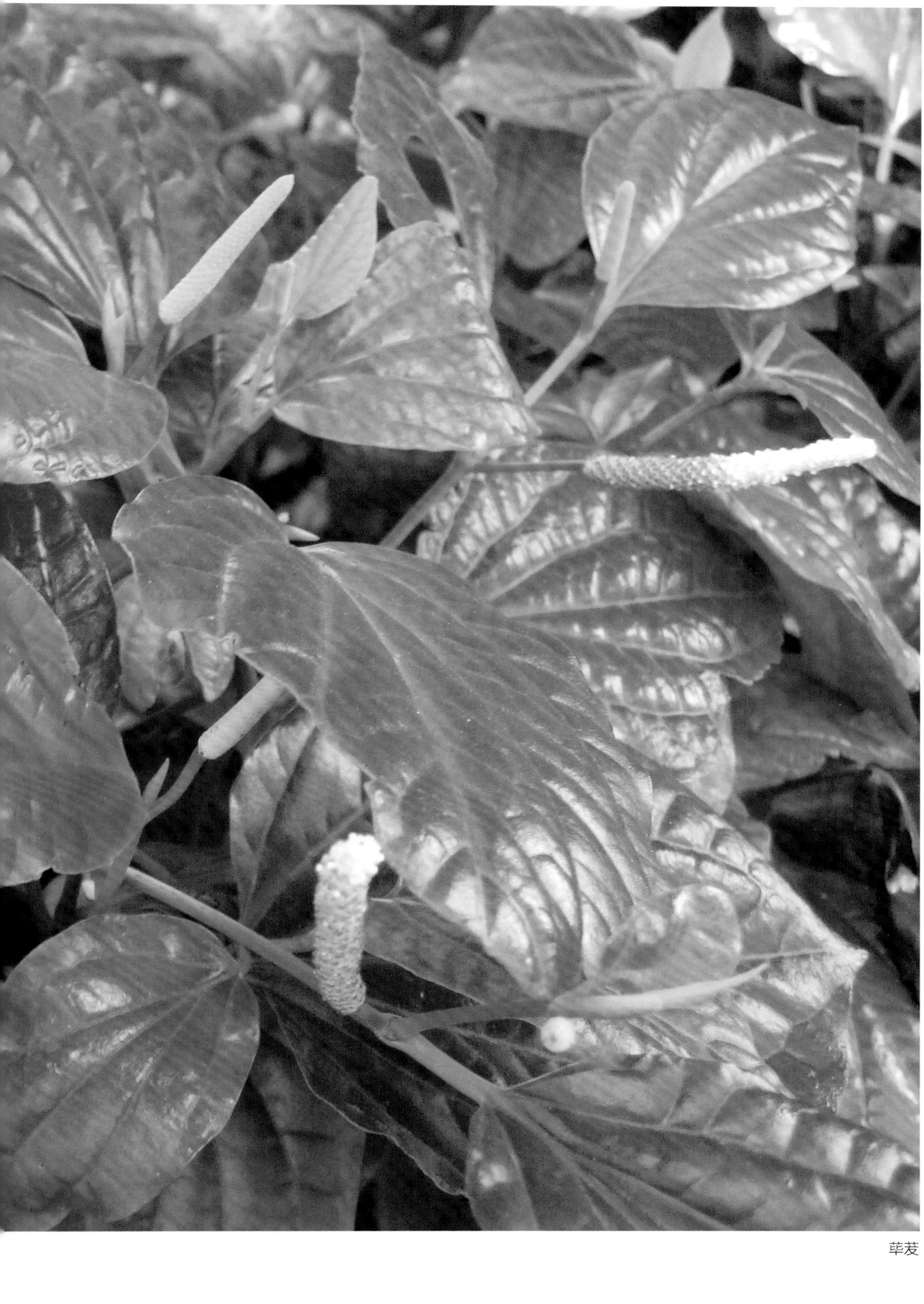

荜茇

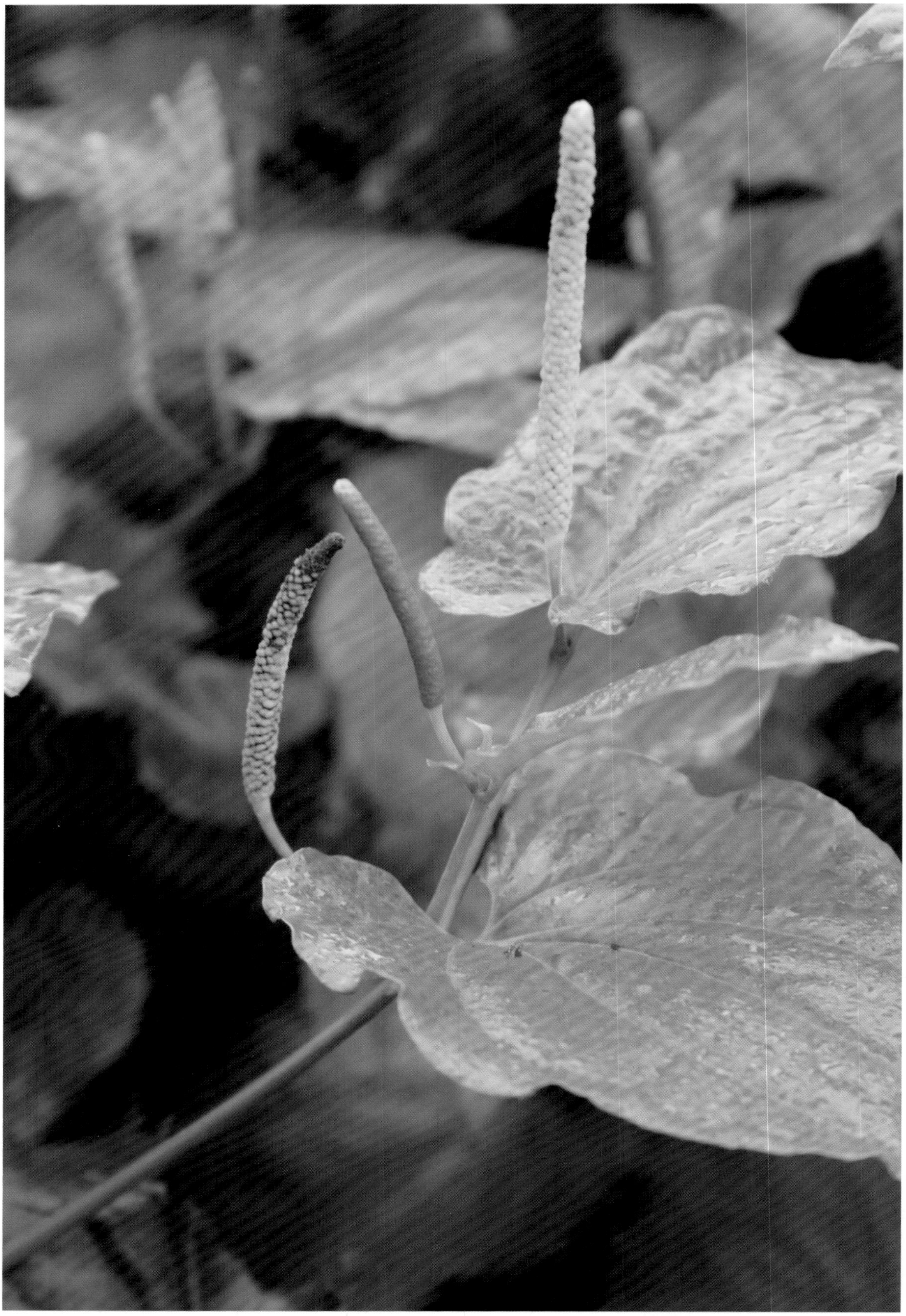

苹茇

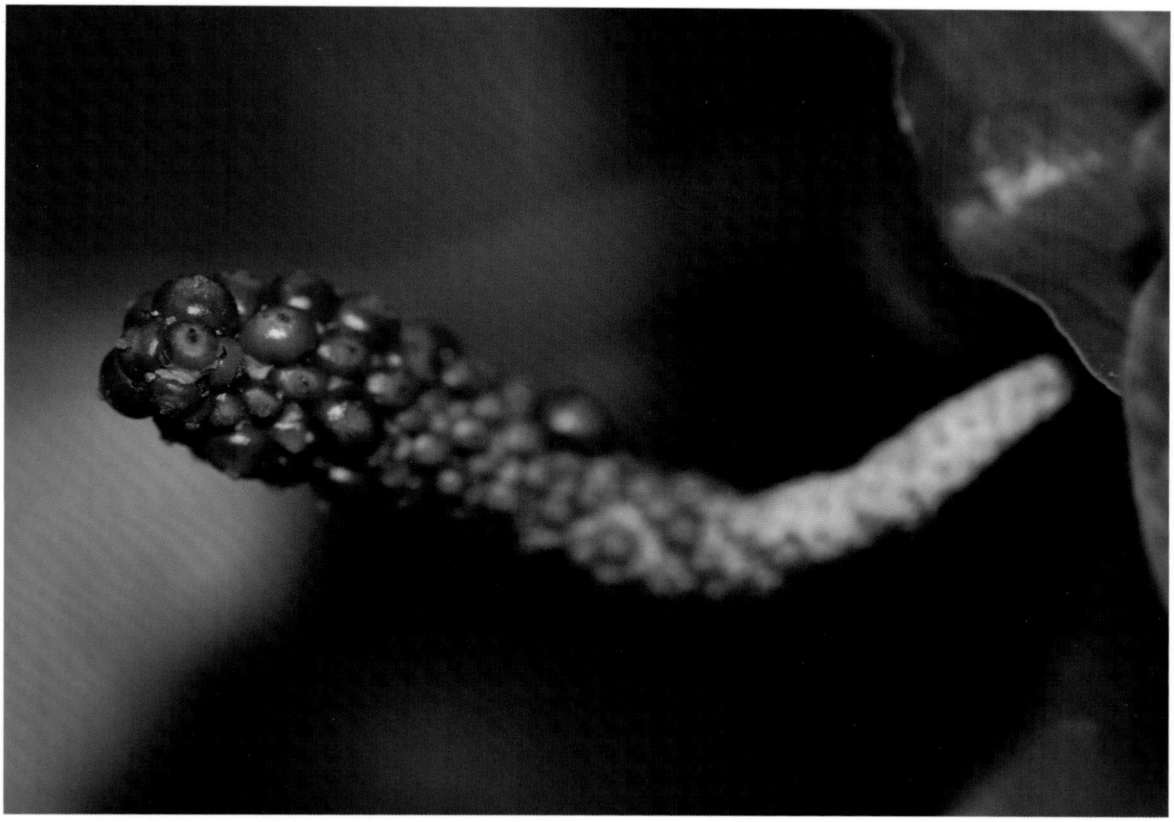

荜茇

采收加工

9—10 月果穗由绿变黑时采收，除去杂质，晒干。

药材鉴别

本品呈圆柱状，稍弯曲，由多数小浆果集合而成。表面黑褐色或棕褐色，基部有果穗柄脱落的痕迹。质硬而脆，易折断。有特异香气，味辛辣。

功效主治

温中散寒。本品辛热，专温散胃肠寒邪，故有温中散寒之效。

用法用量

内服：3 ~ 6 g，煎汤。外用：适量。

民族药方

1．头痛，鼻渊，流清涕　荜茇适量。研细末吹鼻。

2．三叉神经痛　荜茇配伍川芎治疗三叉神经痛有增效协同作用。水煎服，每日1剂。

3．牙痛　荜茇10 g，细辛6 g。每日1剂，水煎漱口，每次漱口10 ~ 20分钟，每日漱3 ~ 5次，不宜内服。

4．妇女血气不和、疼痛不止及下血无时、月经不调　荜茇（盐炒）、蒲黄（炒）各等份。共研为细末，炼蜜为丸，如梧桐子大，每次30丸，空心温酒吞下，如不能饮，米汤下。

5．痰饮恶心　荜茇适量。捣细罗为散，每次2 g，饭前清粥饮下。

6．偏头痛　荜茇适量。研为末，令患者口中含温水，左边痛令左鼻吸0.4 g，右边痛令右鼻吸0.4 g。

7．牙痛　荜茇适量。研为细末，外搽痛牙处，每日数次。

使用注意

阴虚火旺者忌内服。

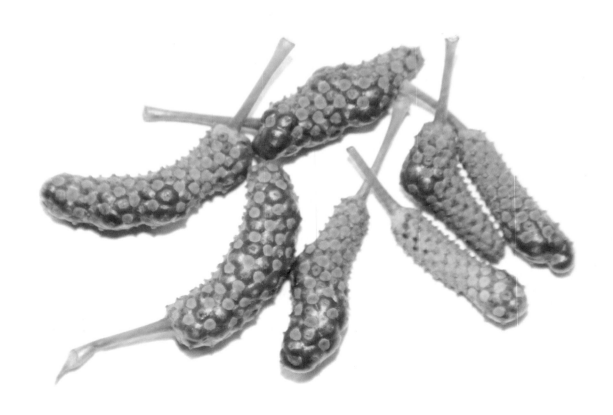

荜茇药材

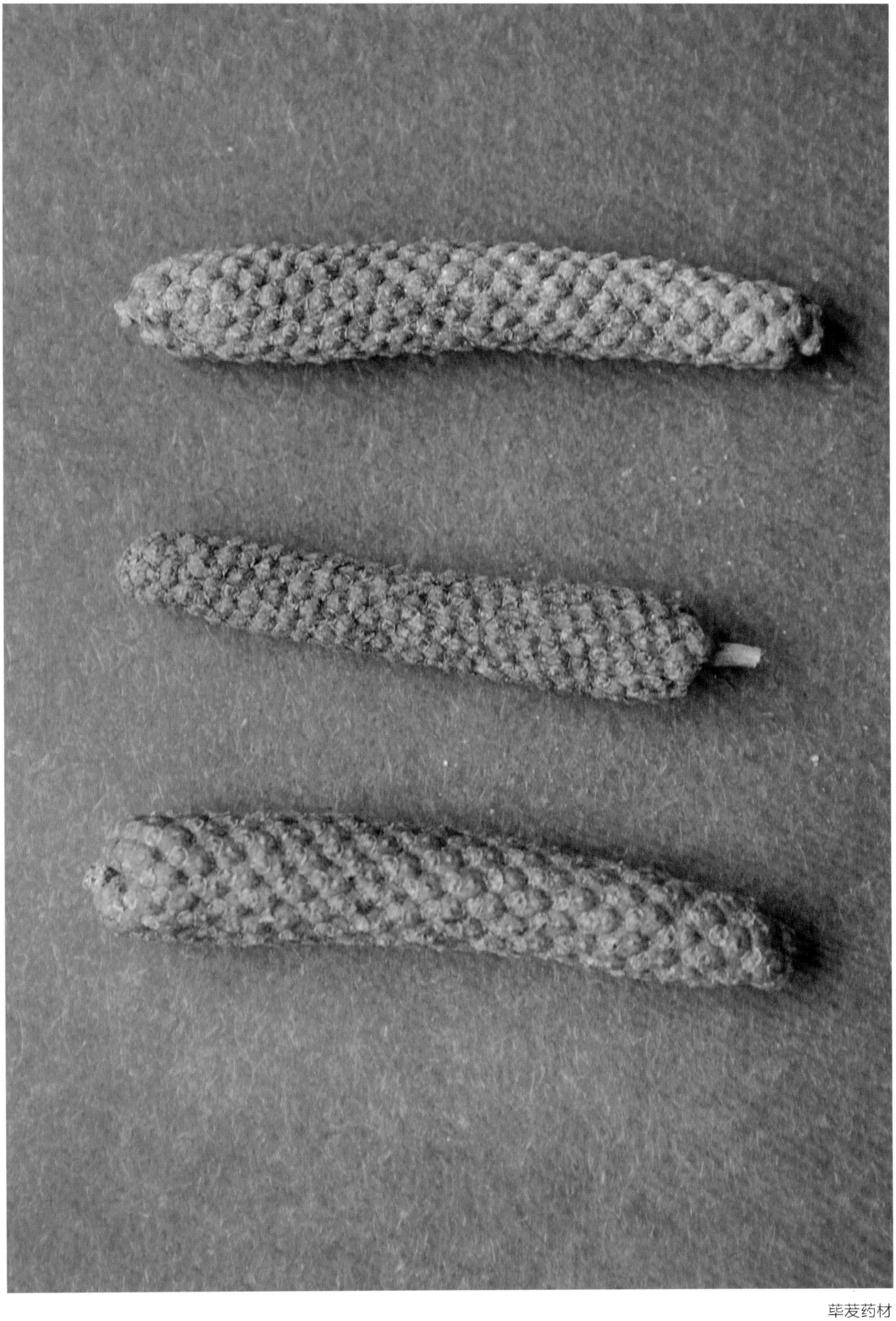

荜茇药材

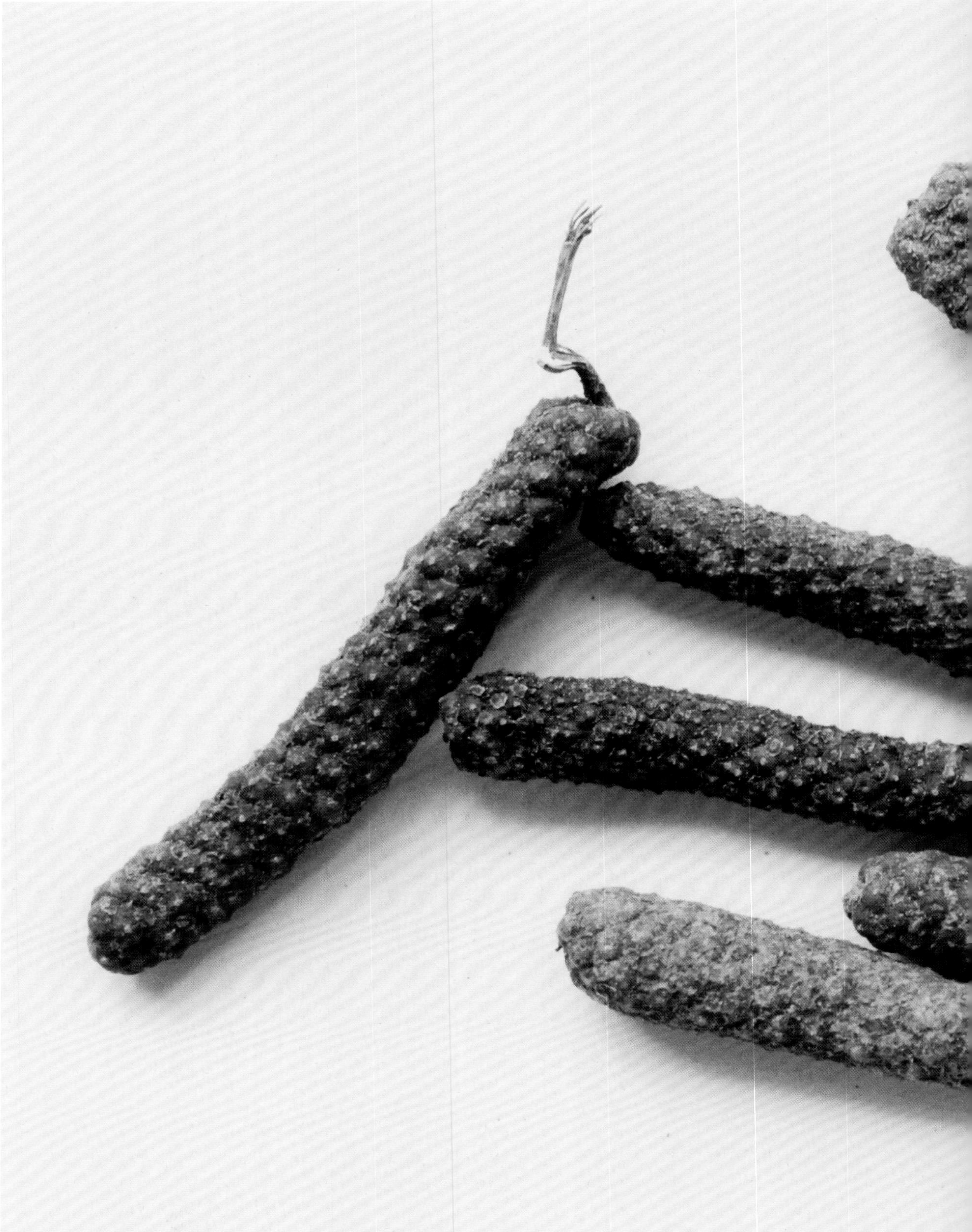

荜茇

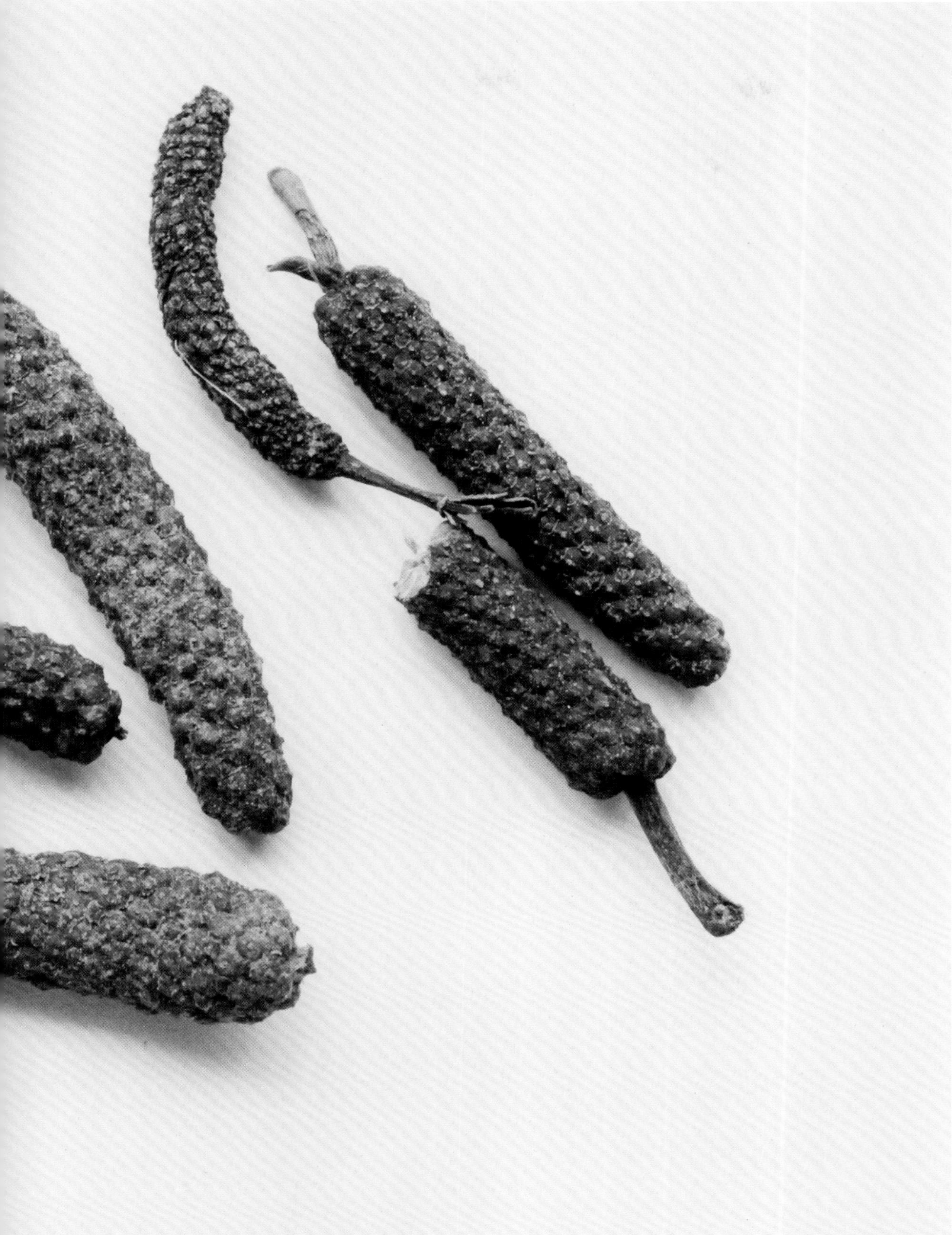

荜茇饮片

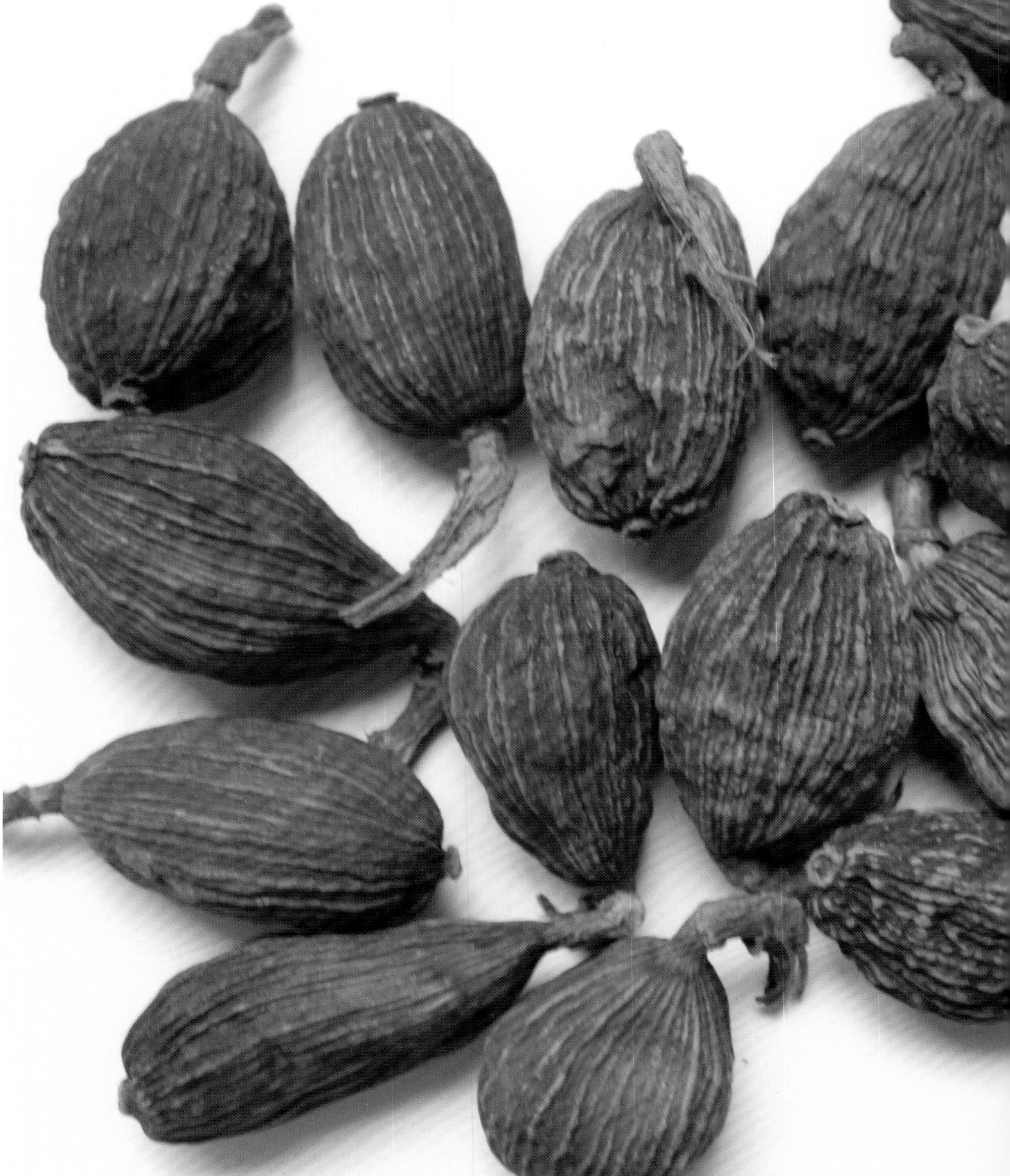

草果

【藏药名】嘎高拉。

【别　名】民玛、故利拉、意拉玻布、炒草果仁、杂董宅布、姜炒草果。

【来　源】本品为姜科多年生草本植物草果 *Amomum tsao-ko* Crevost et Lemaire 的干燥成熟果实。

【性味归经】辛，温。归脾、胃经。

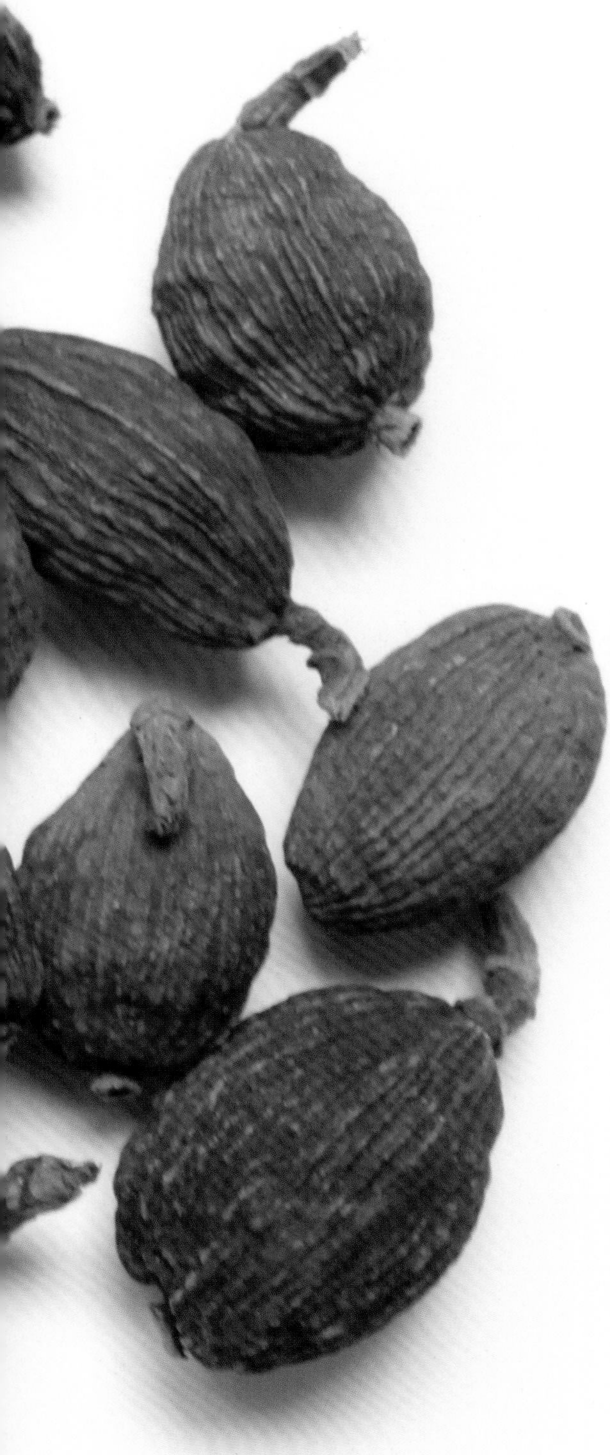

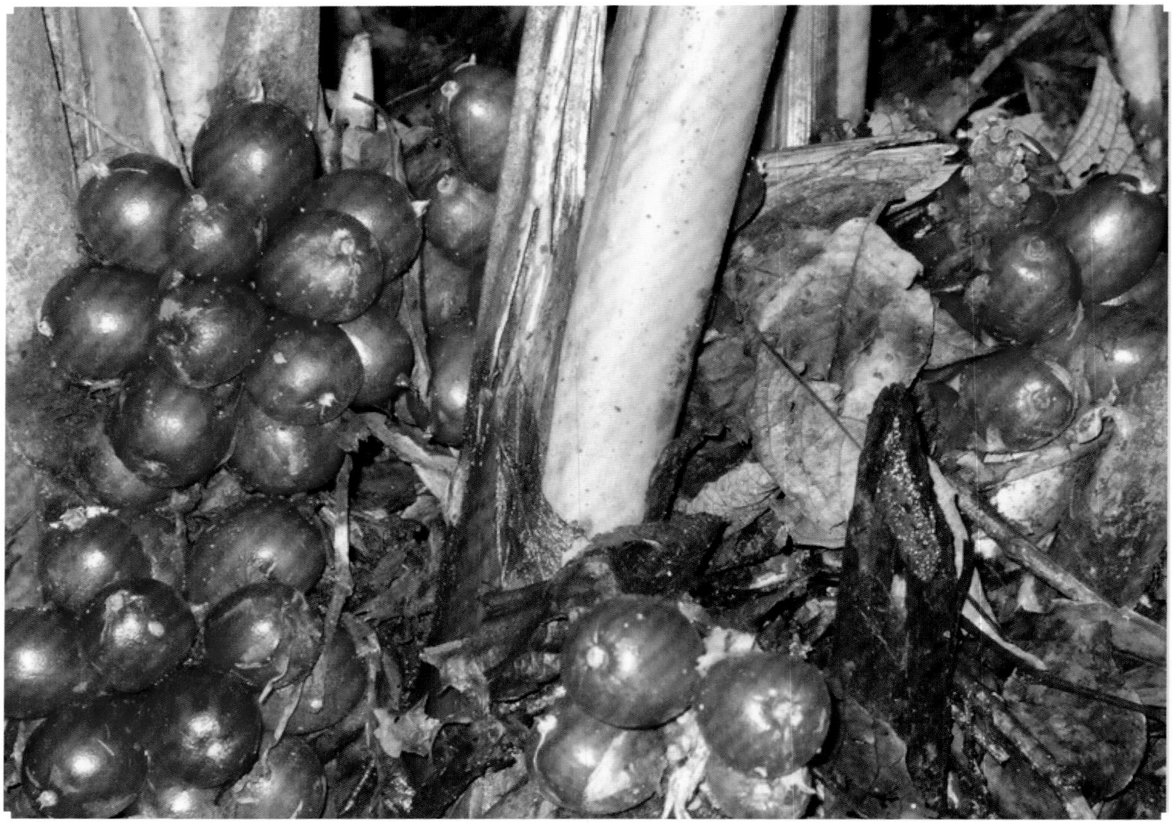

草果

识别特征

多年生草本，丛生，高达 2.5 m。根茎横走，粗壮有节，茎圆柱状，直立或稍倾斜。叶 2 列，具短柄或无柄，叶片长椭圆形或狭长圆形，先端渐尖，基部渐狭，全缘，边缘干膜质，叶两面均光滑无毛，叶鞘开放，包茎。穗状花序从根茎生出。蒴果密集，长圆形或卵状椭圆形，顶端具宿存的花柱，呈短圆状突起，熟时红色，外表面呈不规则的纵皱纹。花期 4—6 月，果期 9—12 月。

生境分布

生长于山谷坡地、溪边或疏林下。分布于云南、广西、贵州等省区。

采收加工

秋季果实成熟时采收，晒干或低温干燥。将原药炒至焦黄色并微鼓起，捣碎取仁用；或将净草果仁用姜汁微炒。

药材鉴别

本品呈长椭圆形，具 3 钝棱，长 2 ~ 4 cm，直径 1.0 ~ 2.5 cm。表面灰棕色至红棕色，具纵沟及棱线，顶端有圆形突起的柱基，基部有果梗或果梗痕。果皮质坚韧，易纵向撕裂。剥去外皮，中间有黄棕色隔膜，将种子团分成 3 瓣，每瓣有种子 8 ~ 11 粒。种子呈圆锥状多面体，直径约 5 mm；表面红棕色，外被灰白色膜质的假种皮，种脊为一条纵沟，尖端有凹状的种脐；质硬，胚乳灰白色。有特异香气，味辛、微苦。

功效主治

燥湿温中，除痰截疟。主治寒湿内阻，脘腹胀痛，痞满呕吐，疟疾寒热。

用法用量

内服：3 ~ 6 g，煎服。去壳取仁捣碎用。

民族药方

1．乙型病毒性肝炎 草果 40 g，人中黄 50 g，地骨皮 60 g。水煎服。

2．斑秃 药用草果 15 g，诃子、山柰、肉桂、樟脑各 5 g。共为细末，用香油 125 ml 调成油浸剂，每次用手蘸擦患处 1 ~ 2 分钟，早、晚各 1 次。

3．脾胃虚寒、反胃呕吐 草果仁 7.5 g，熟附子、生姜各 10 g，大枣 20 g。水煎服。

4．食积、腹痛胀满 草果 10 g，青皮、山楂、麦芽各 15 g。水煎服。

使用注意

体弱者慎用。

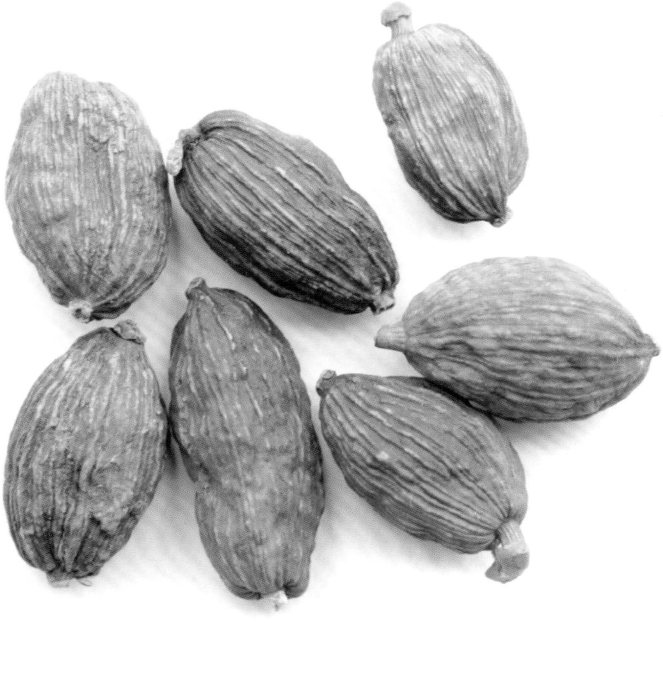

草果药材

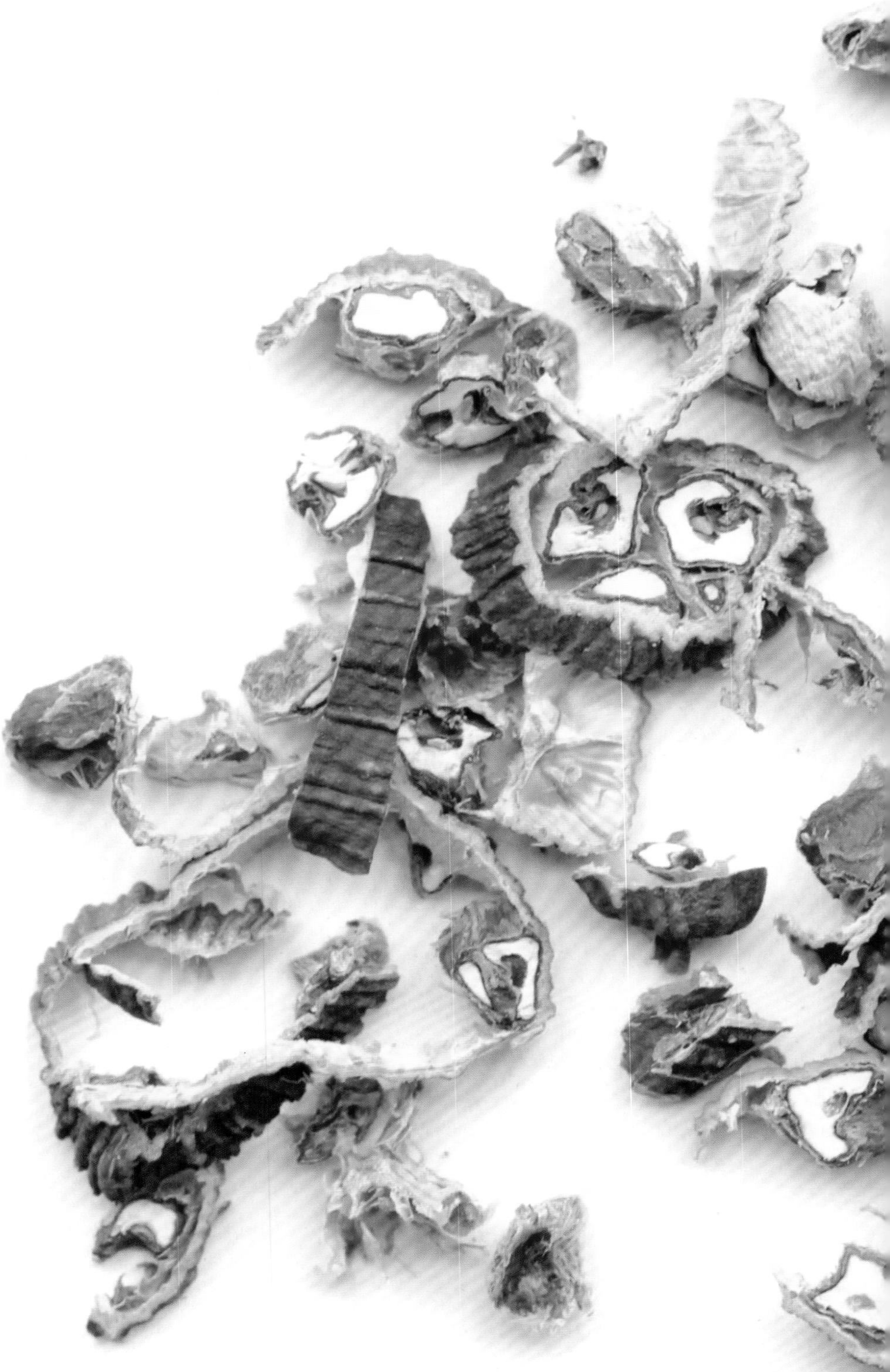

草果

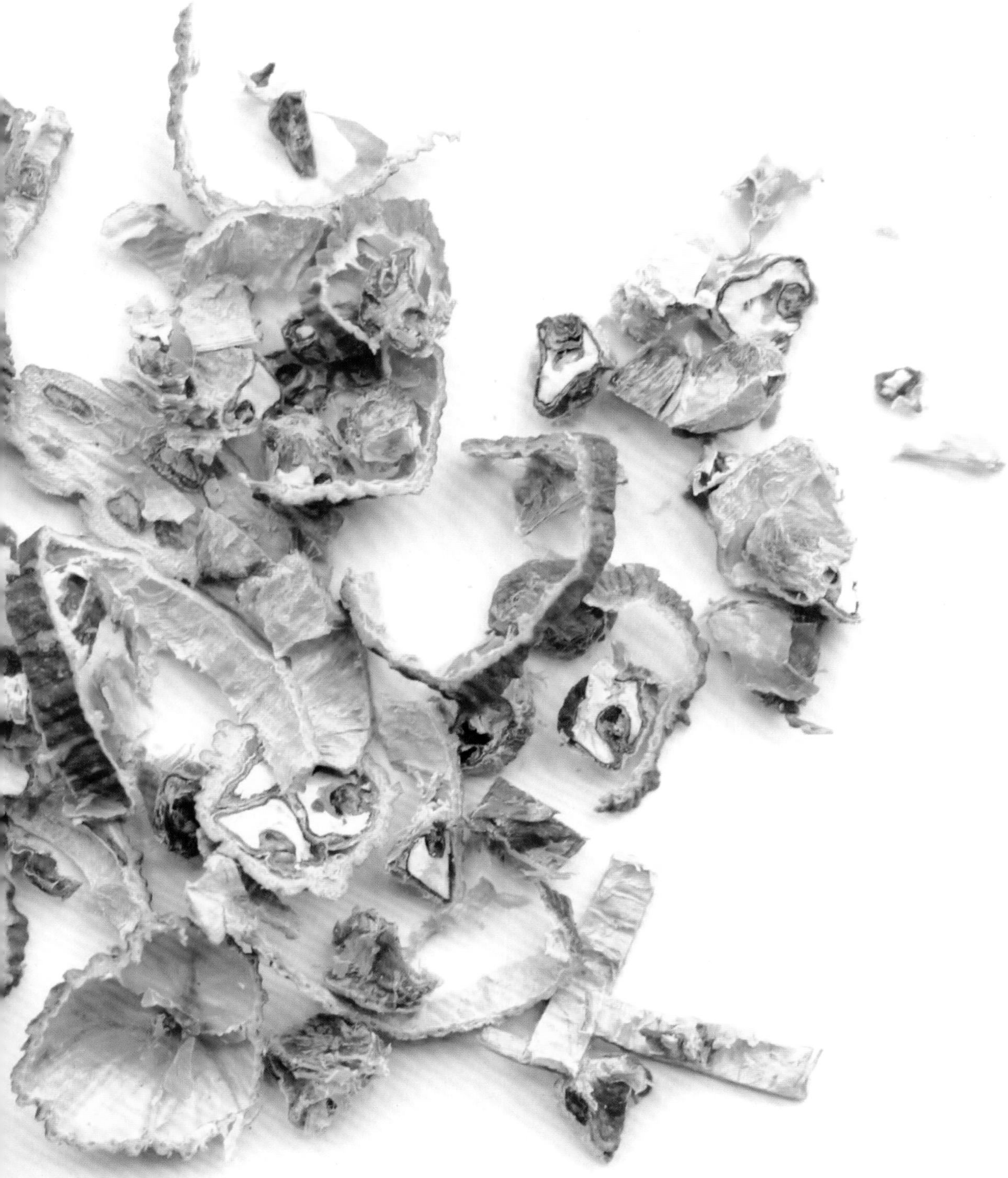

草果饮片

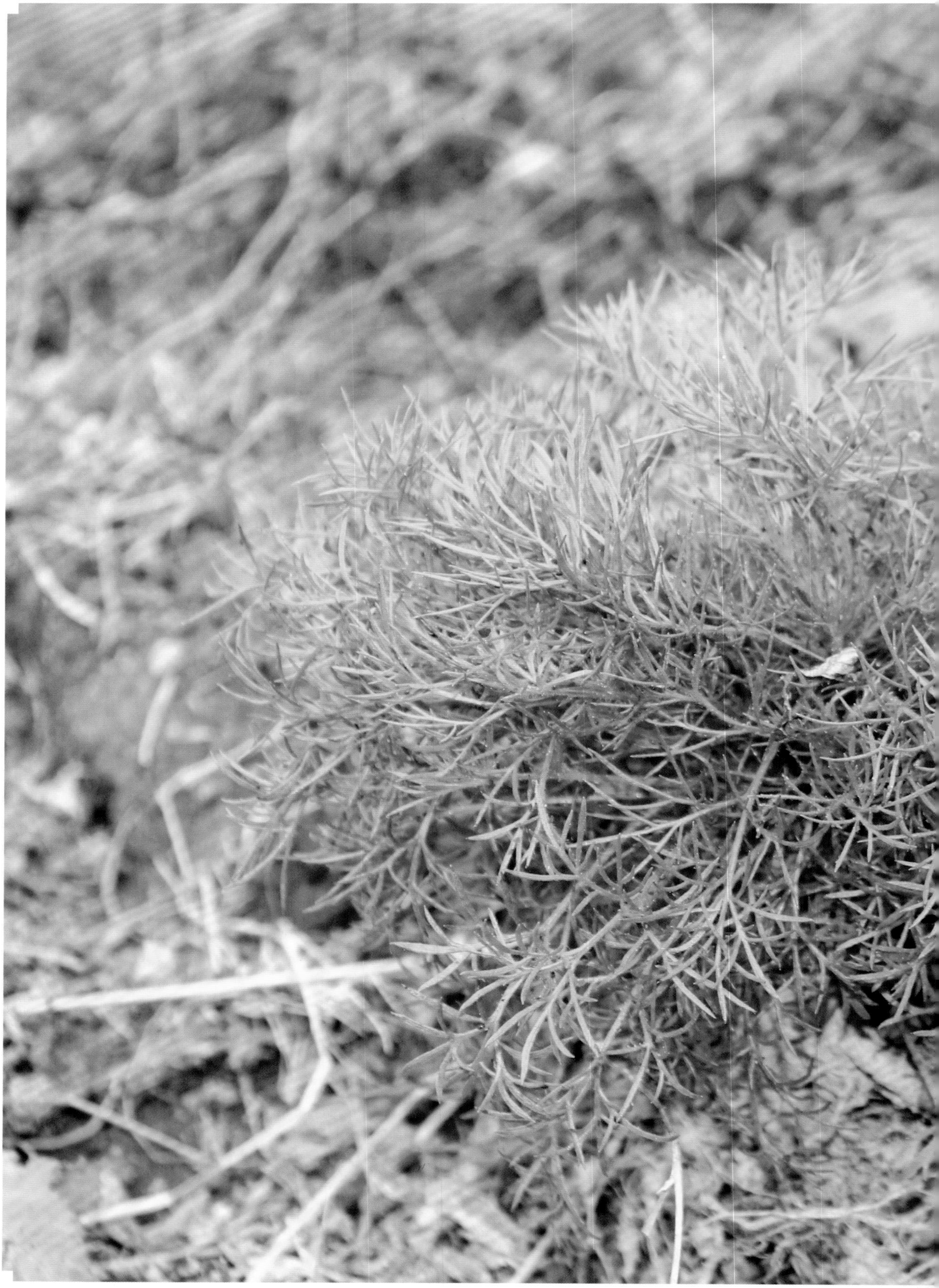

茵陈蒿

【藏药名】摇嫫。

【别　名】摇庆、茵陈、摇琼、绵茵陈。

【来　源】本品为菊科多年生草本植物茵陈蒿 *Artemisia capillaris* Thunb. 或滨蒿 *Artemisia scoparia* Waldst. et Kit. 的干燥地上部分。

【性味归经】苦，微寒。归脾、胃、肝、胆经。

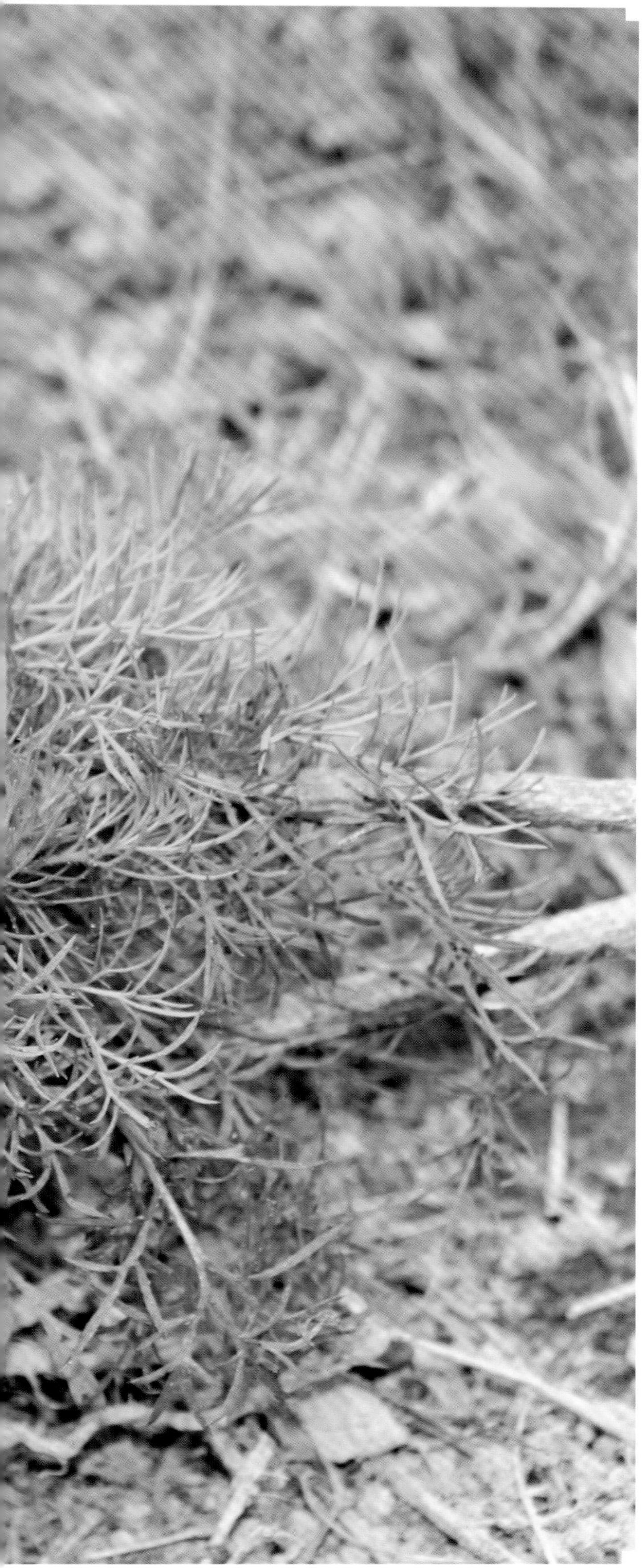

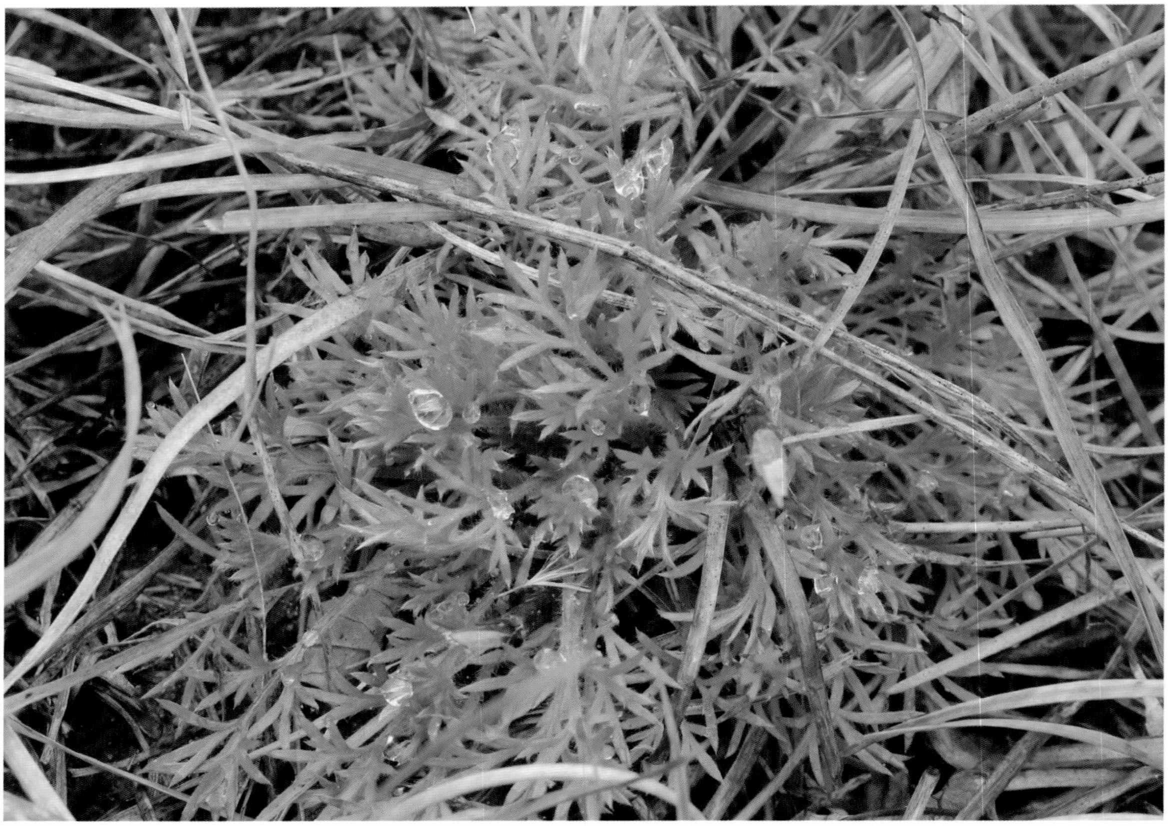

茵陈

识别特征

1．茵陈　多年生草本，幼苗密被灰白色细柔毛，成长后全株光滑无毛。基生叶有柄，2 ~ 3 回羽状全裂或掌状分裂，最终裂片线形；花枝的叶无柄，羽状全裂成丝状。头状花序圆锥状，花序直径 1.5 ~ 2.0 mm；总苞球形，总苞片 3 ~ 4 层；花杂性，每一花托上着生两性花和雌花各约 5 朵，均为淡紫色管状花；雌花较两性花稍长，中央仅有 1 雌蕊，伸出花冠外，两性花聚药，柱头头状，不分裂。瘦果长圆形，无毛。

2．滨蒿　与茵陈不同点为，一年生或二年生草本，基生叶有长柄，较窄，叶片宽卵形，裂片稍卵形，疏离，茎生叶线形，头状花序直径约 1 mm，外层雌花 5 ~ 7 朵，中部两性花约 4 朵。幼苗多收缩卷曲成团块，灰绿色，全株密被灰白色茸毛，绵软如绒。茎上或由基部着生多数具叶柄的叶，长 0.5 ~ 2.0 cm，叶柔软，皱缩并卷曲，多为 2 ~ 3 回羽状深裂，裂片线形，全缘。茎短细，一般长 3 ~ 8 cm，直径 1.5 ~ 3.0 mm。花、果期 7—10 月。

生境分布

生长于路边或山坡。分布于陕西、山西、安徽等省区。

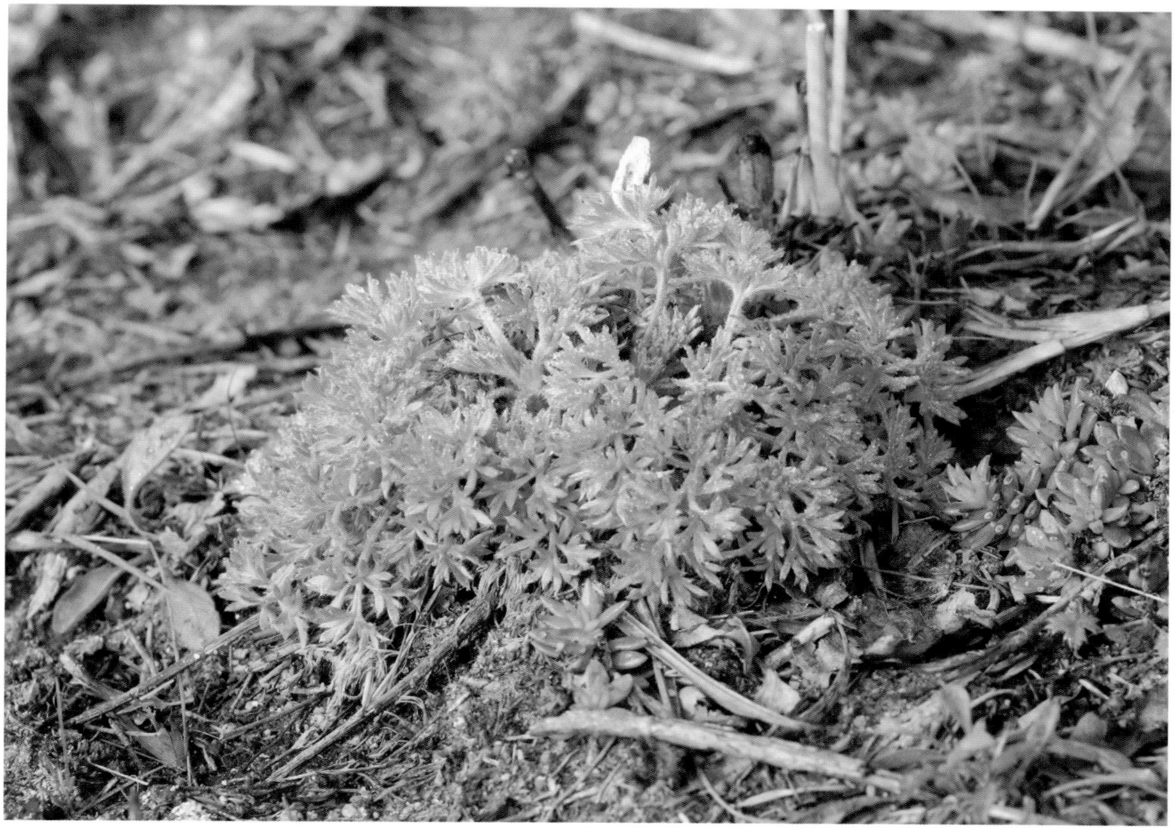

茵陈

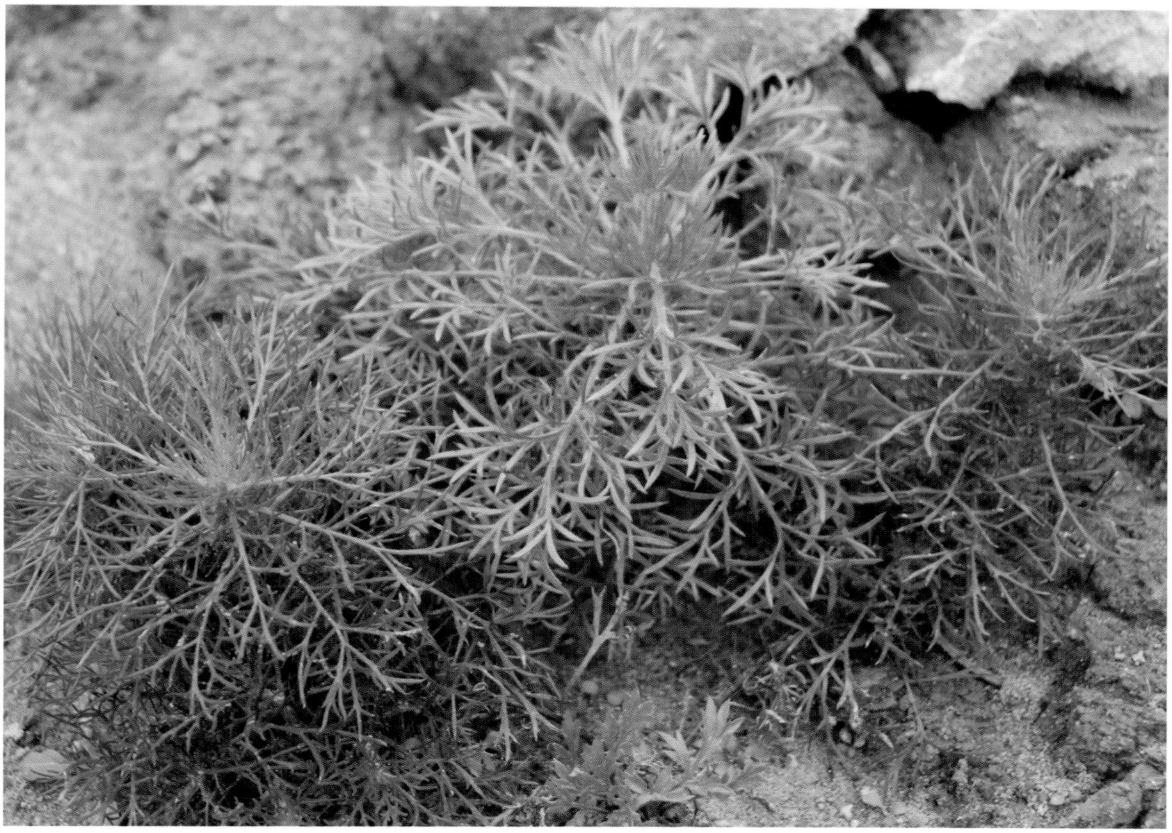

茵陈

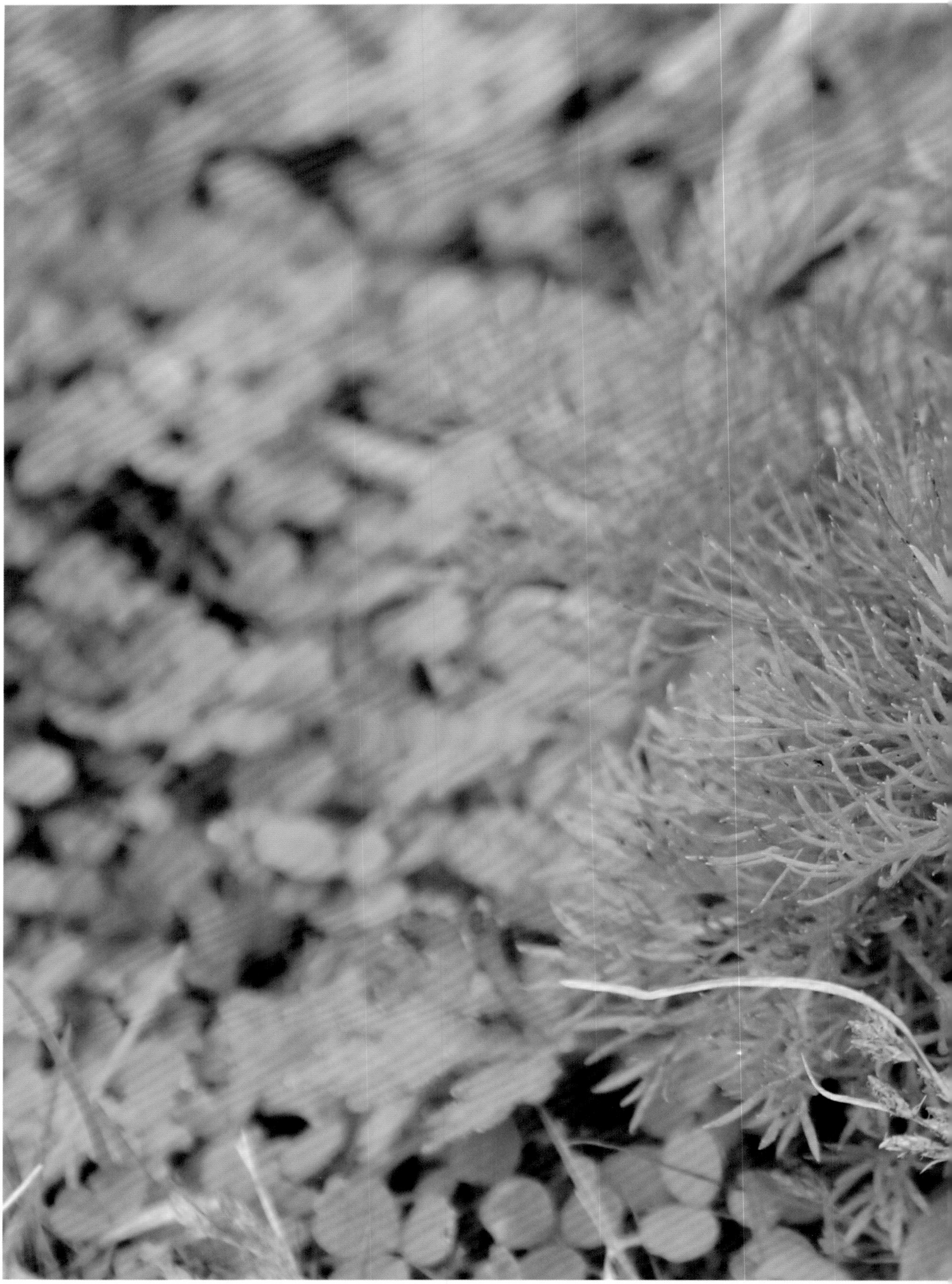

茵陈蒿

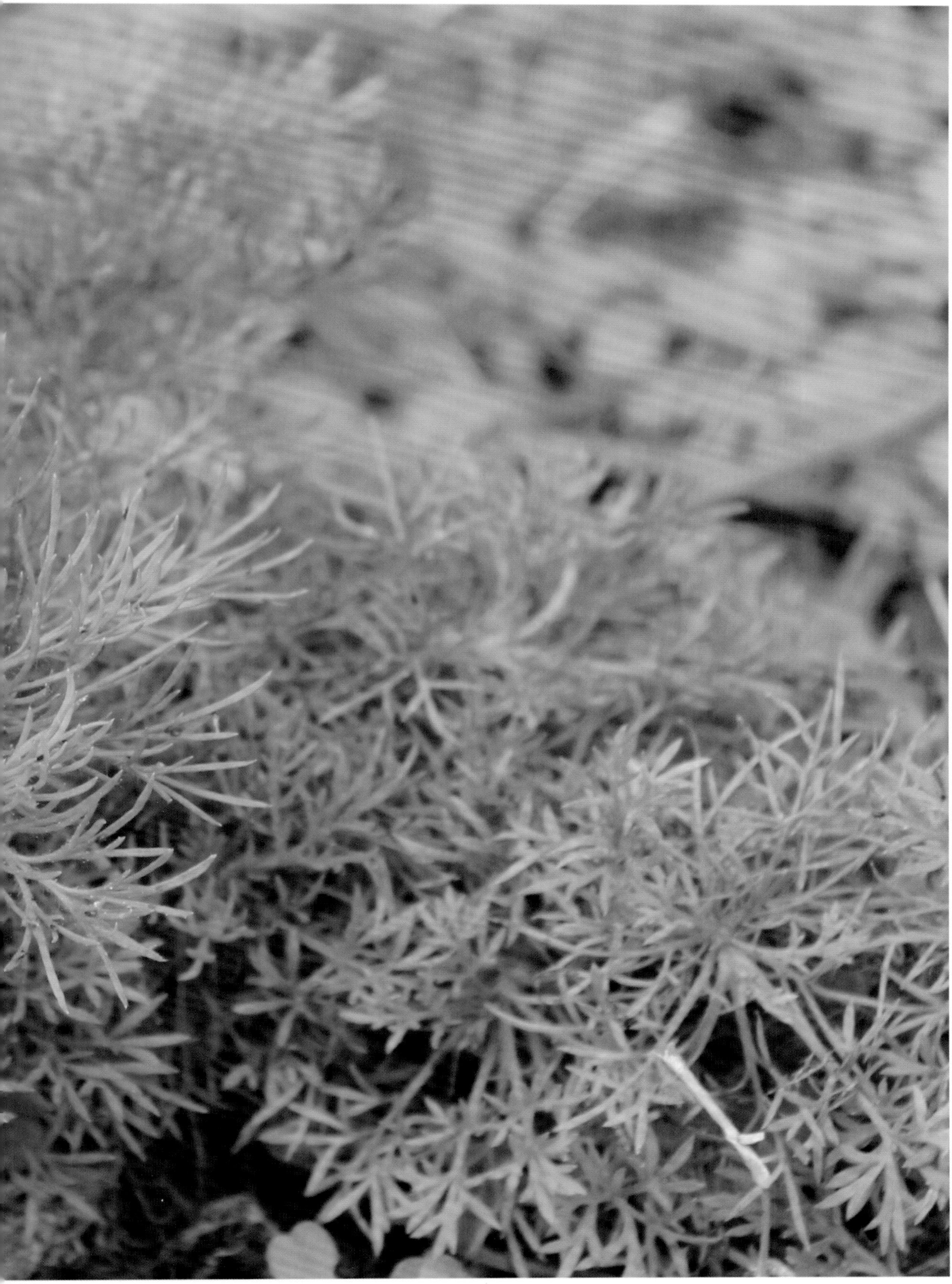

茵陈

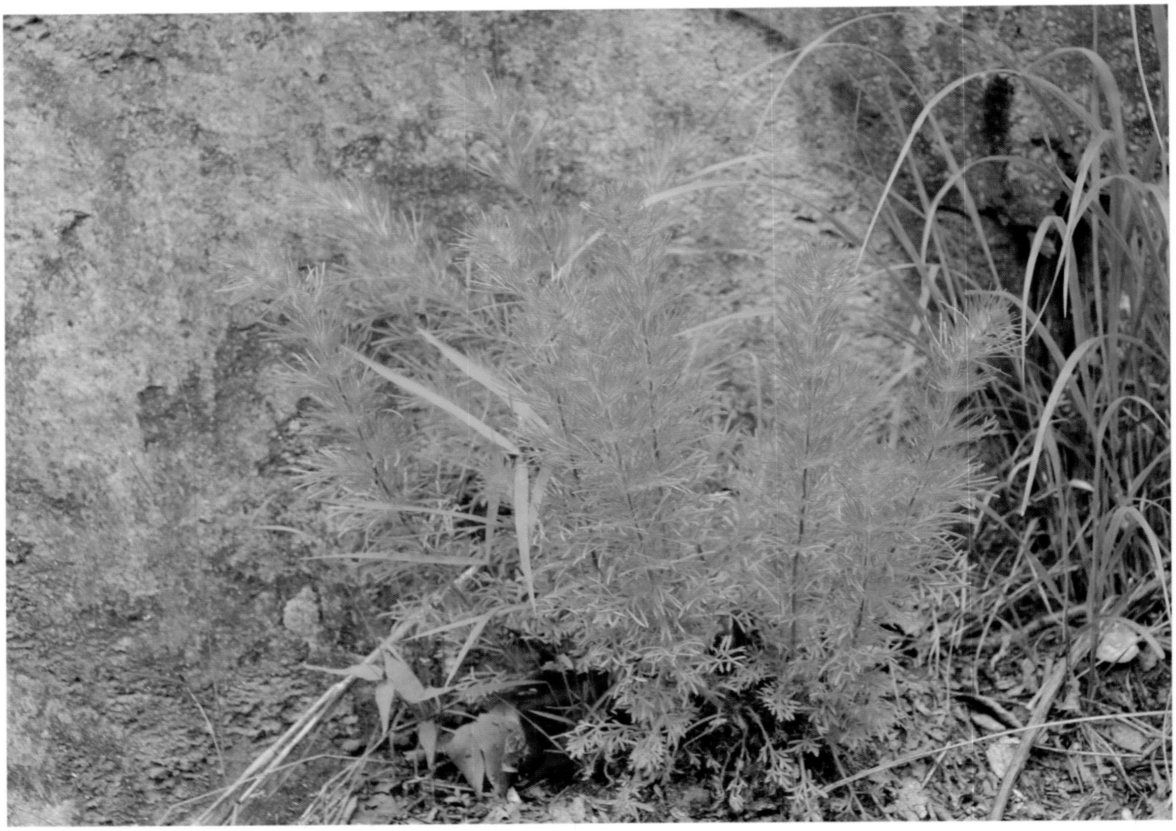

茵陈

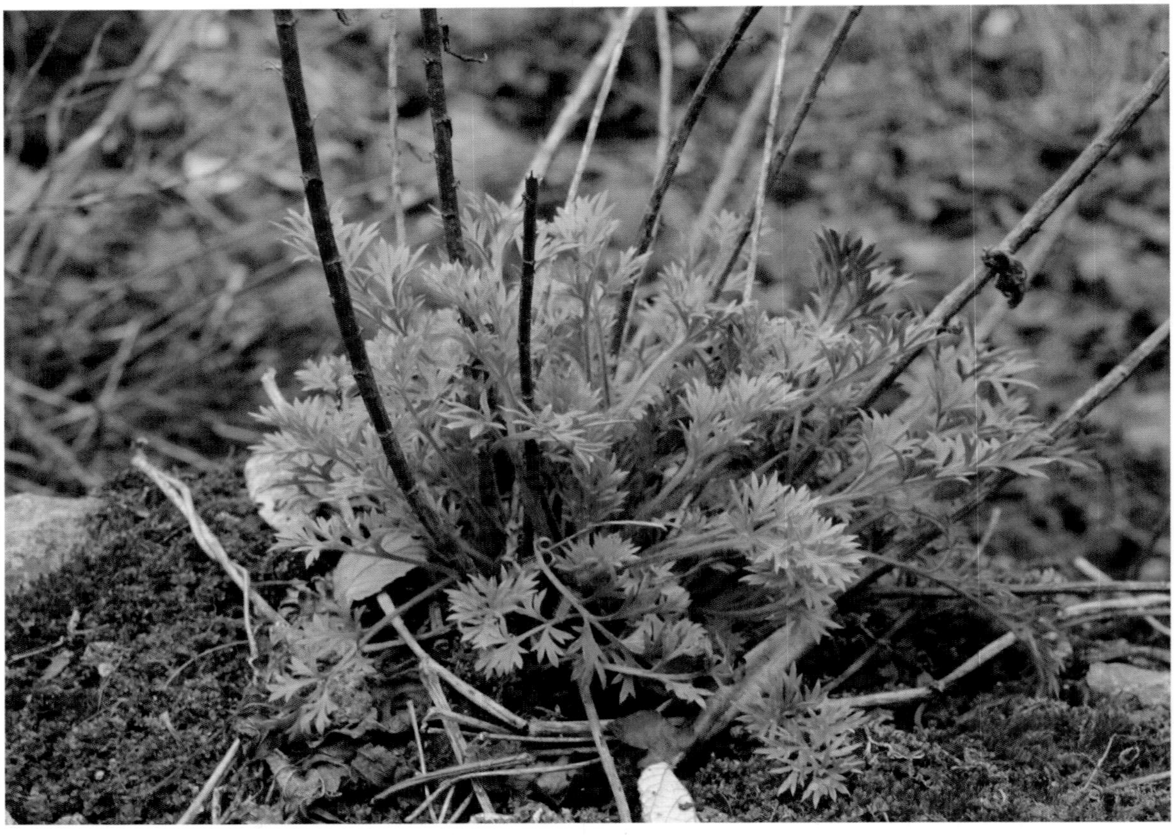

茵陈

采收加工

春季幼苗高 6 ~ 10 cm 时采收或秋季花蕾长成时采割，除去杂质及老茎，晒干。春季采收的习称“绵茵陈”，秋季采割的习称“茵陈蒿”。

药材鉴别

本品多收缩卷曲成团状，灰白色或灰绿色。叶柔软，具柄，皱缩并卷曲；展平后叶片呈 1 ~ 3 回羽状分裂；小裂片卵形或稍呈倒披针形、条形，先端锐尖。气清香，味微苦。

功效主治

清利湿热，利胆退黄。本品苦泄寒清，能清利肝胆湿热而利胆退黄。

用法用量

内服：10 ~ 30 g，煎服。外用：适量。

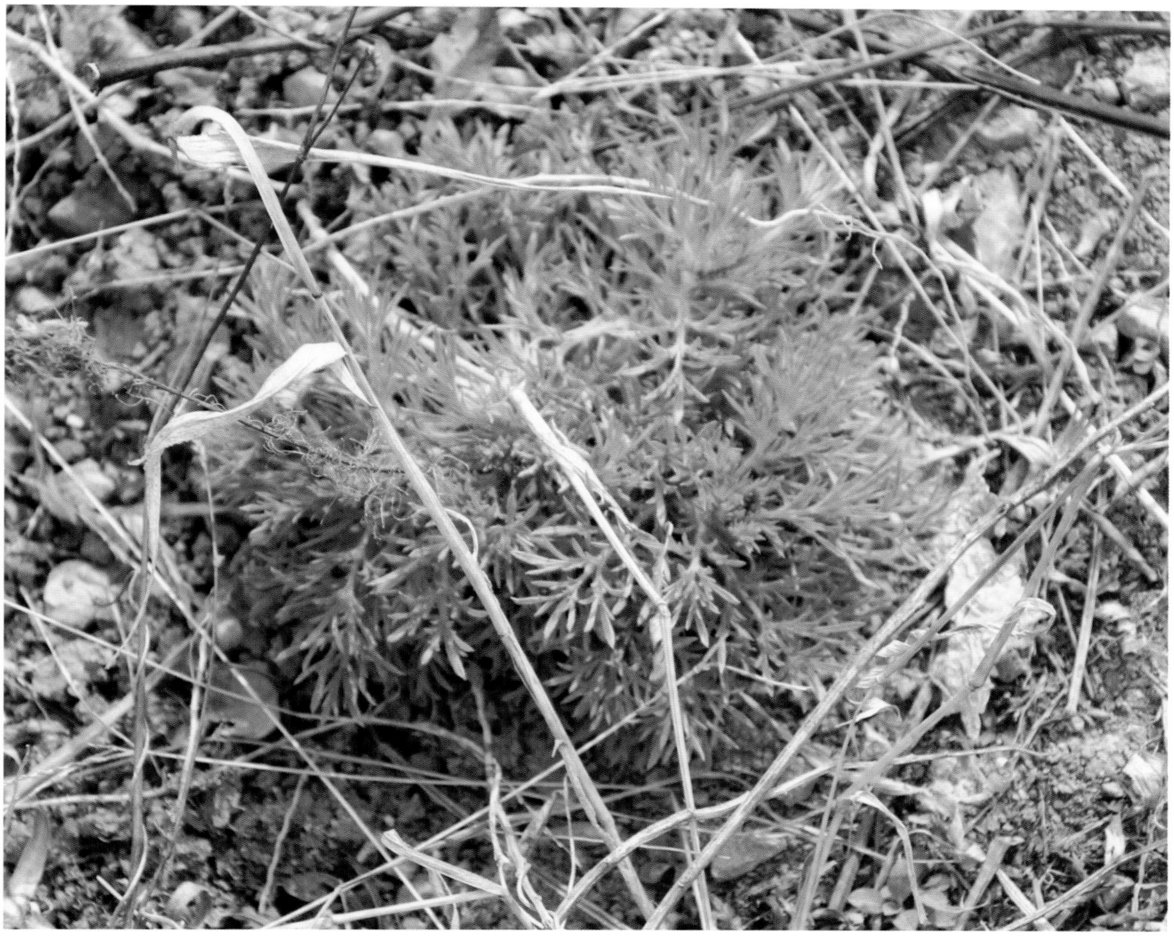

滨蒿

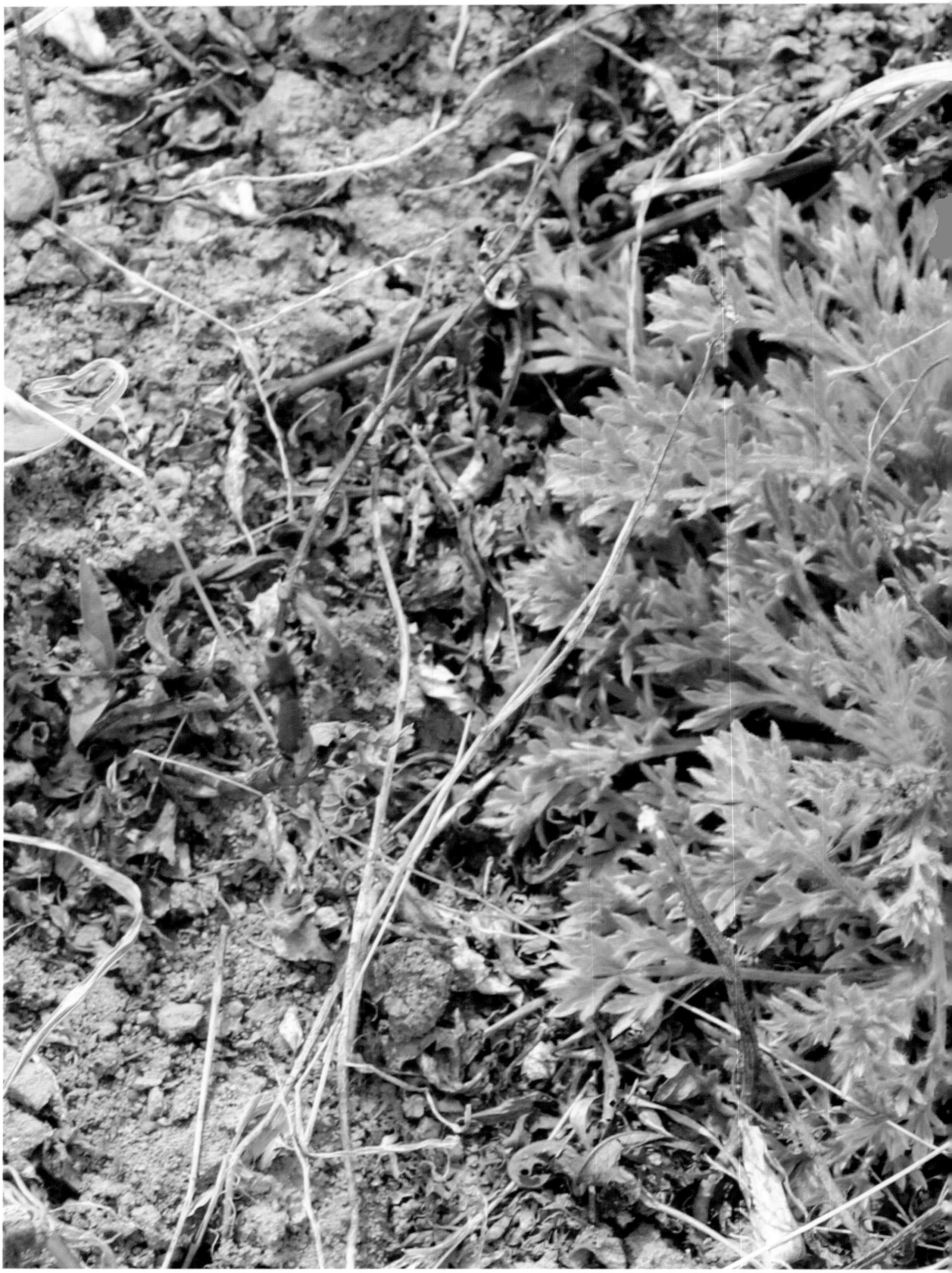

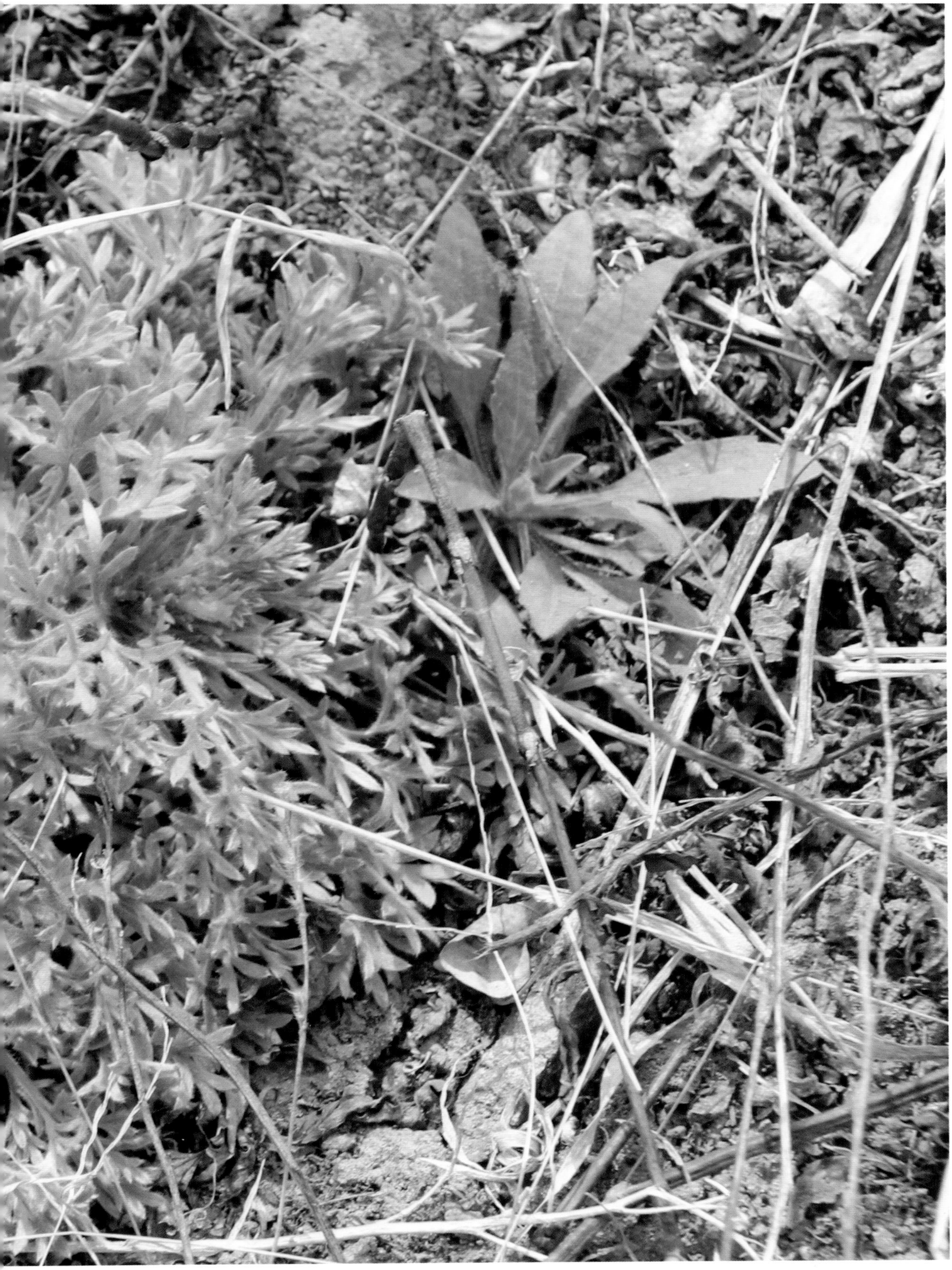

滨蒿

民族药方

1．黄疸性肝炎 可用茵陈蒿汤，再配白茅根 30 g。水煎服。

2．病毒性肝炎 茵陈蒿 30 g，丹参 60 g。水煎加红糖 15 g，浓缩为 200 ml，分 2 次服。

3．预防和治疗感冒 茵陈蒿 6 ~ 10 g。水煎服，每日 1 次，连服 3 ~ 5 日；或用醇浸剂。

4．慢性胆囊炎急性发作 茵陈蒿、蒲公英各 50 g，黄芩、栀子、生大黄、枳壳、海金沙、泽泻各 15 g，郁金 20 g，玄明粉 10 g。水煎服。

5．胆囊炎 茵陈蒿、蒲公英、郁金各 30 g，姜黄 12 g。水煎服。

6．胆道蛔虫病 茵陈蒿适量。煎服，配合针刺内关穴止痛；或再配合其他驱蛔措施。

7．带状疱疹 茵陈蒿、猪苓、鲜仙人掌各 10 g，败酱草、马齿苋各 15 g，金银花、紫草、大黄、木通各 5 g。加水煎 2 次，混合两煎所得药汁，每日 1 剂，分早、晚服。

8．预防肝炎 茵陈蒿 500 g。加水煎煮 3 次，过滤，3 次滤液合并，浓煎成 500 ml，每次 16 ml，每日 2 次，连服 3 日。

使用注意

蓄血发黄及血虚萎黄者慎用。

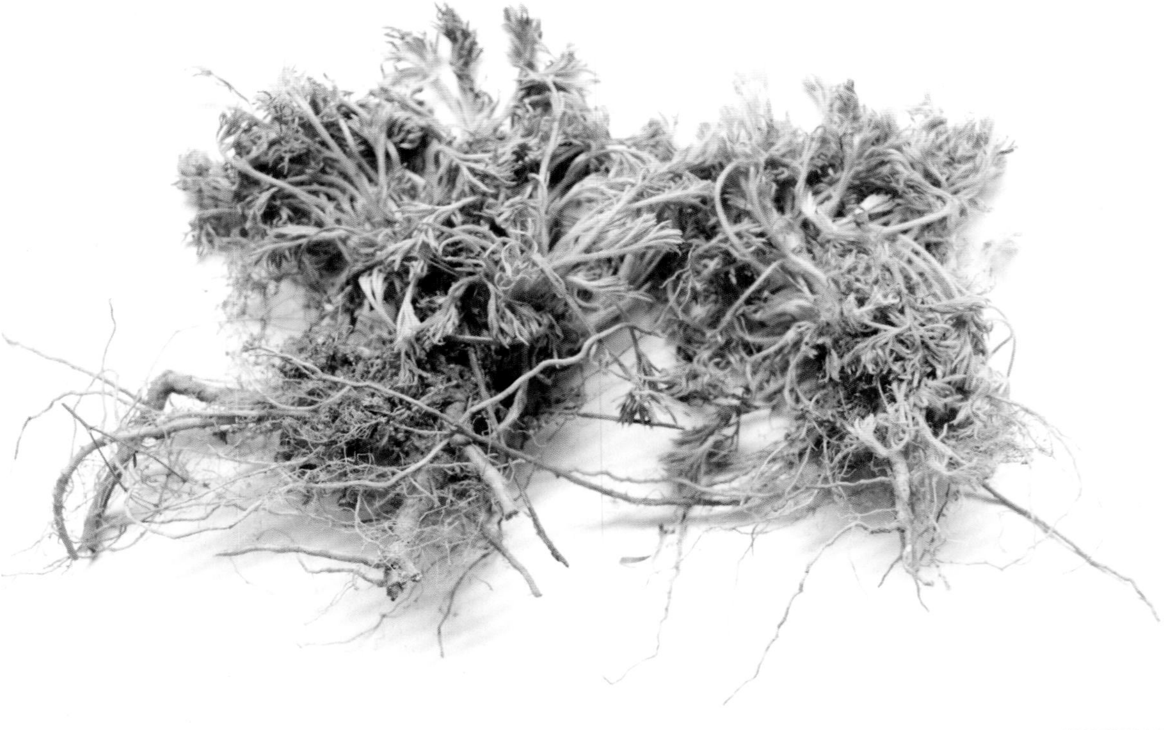

茵陈蒿药材

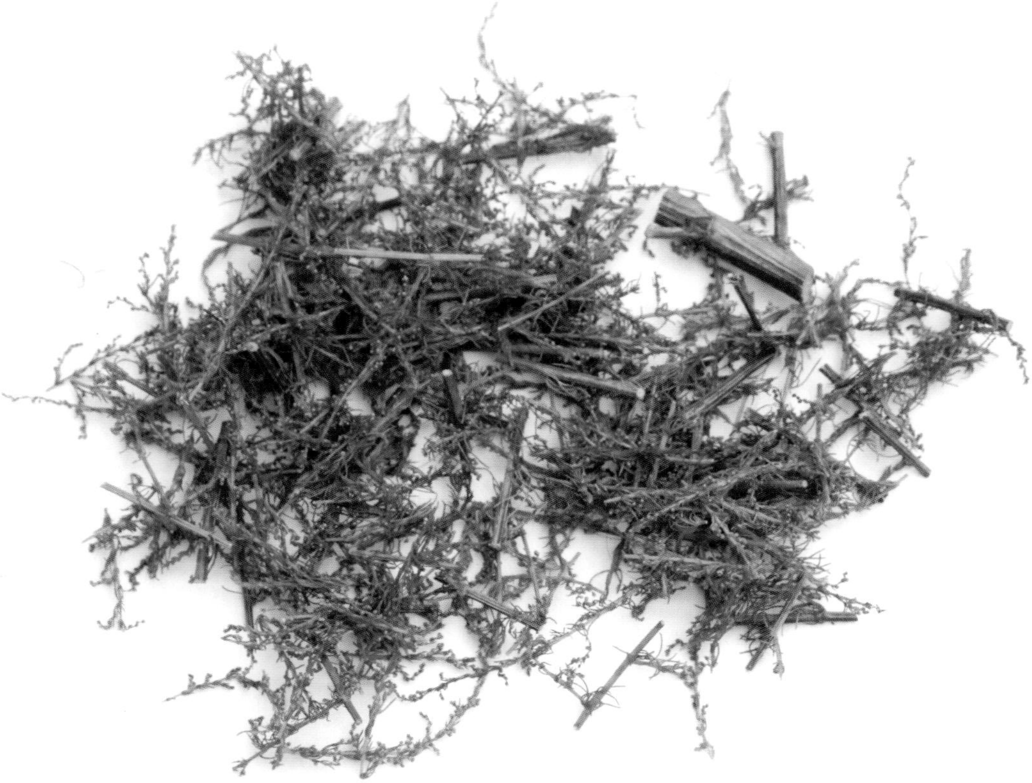

茵陈蒿药材

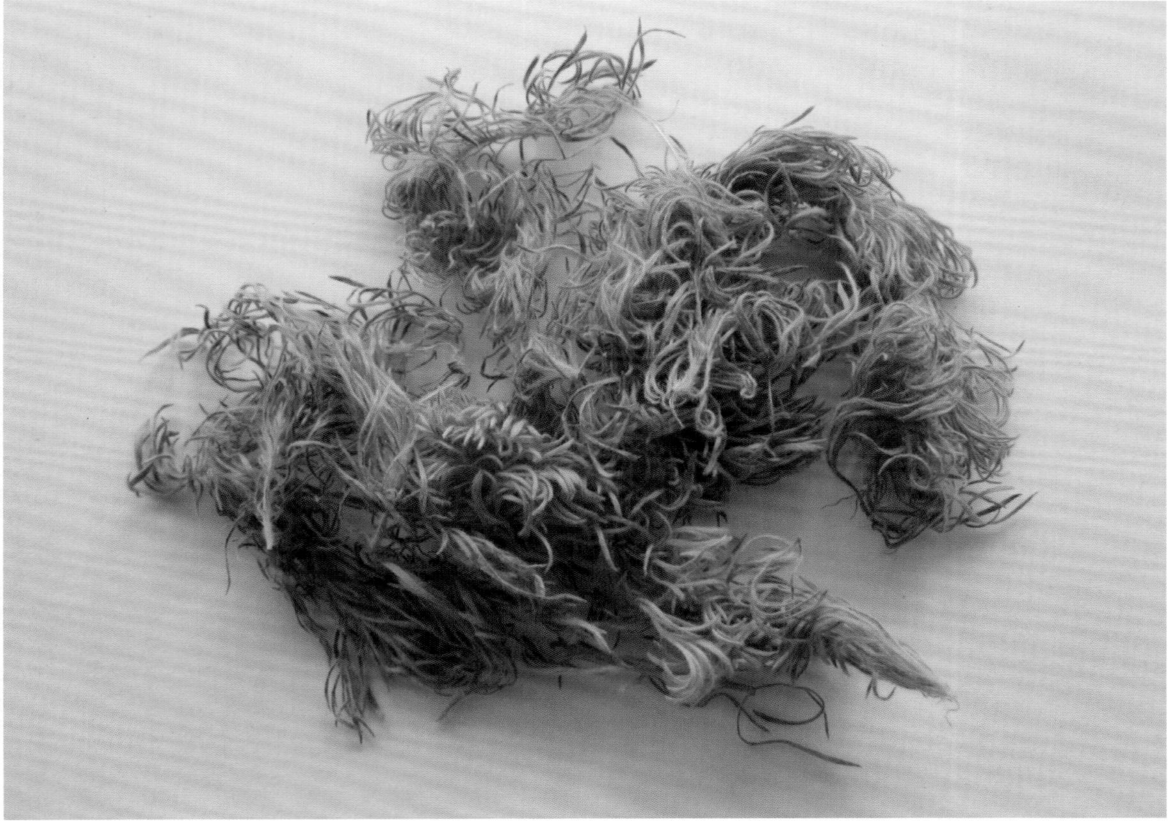

茵陈蒿药材

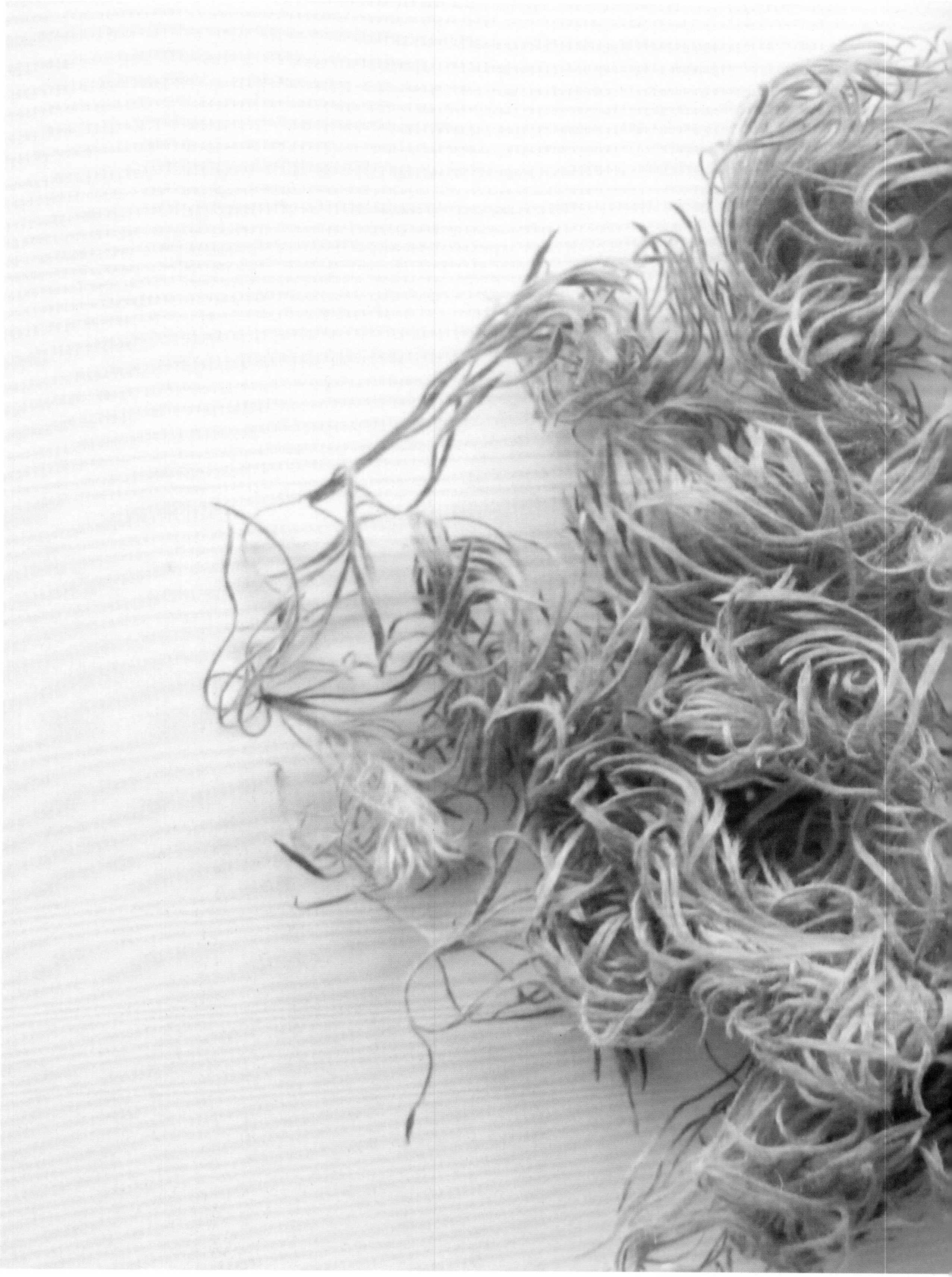

茵陈蒿

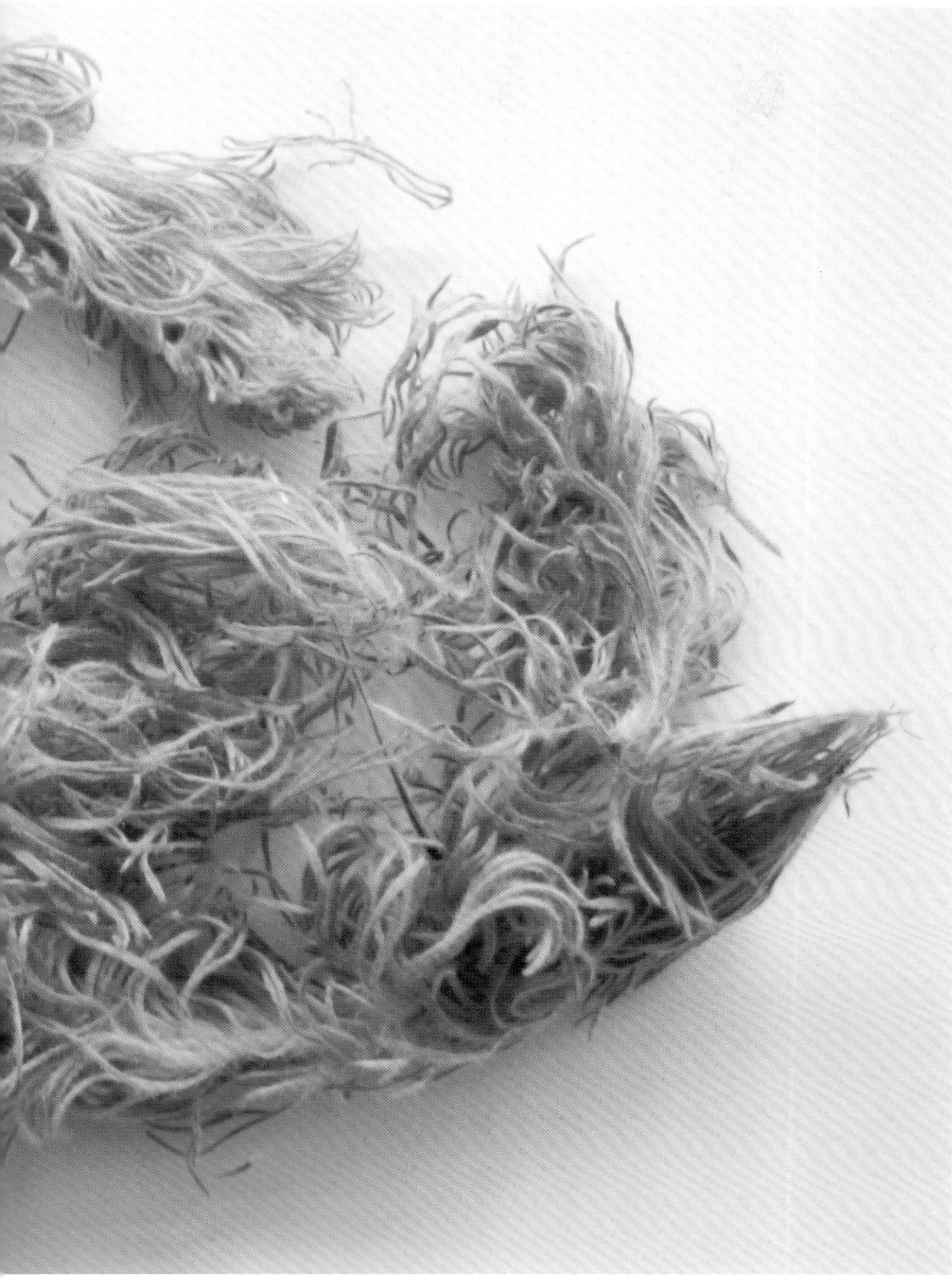

茵陈蒿饮片

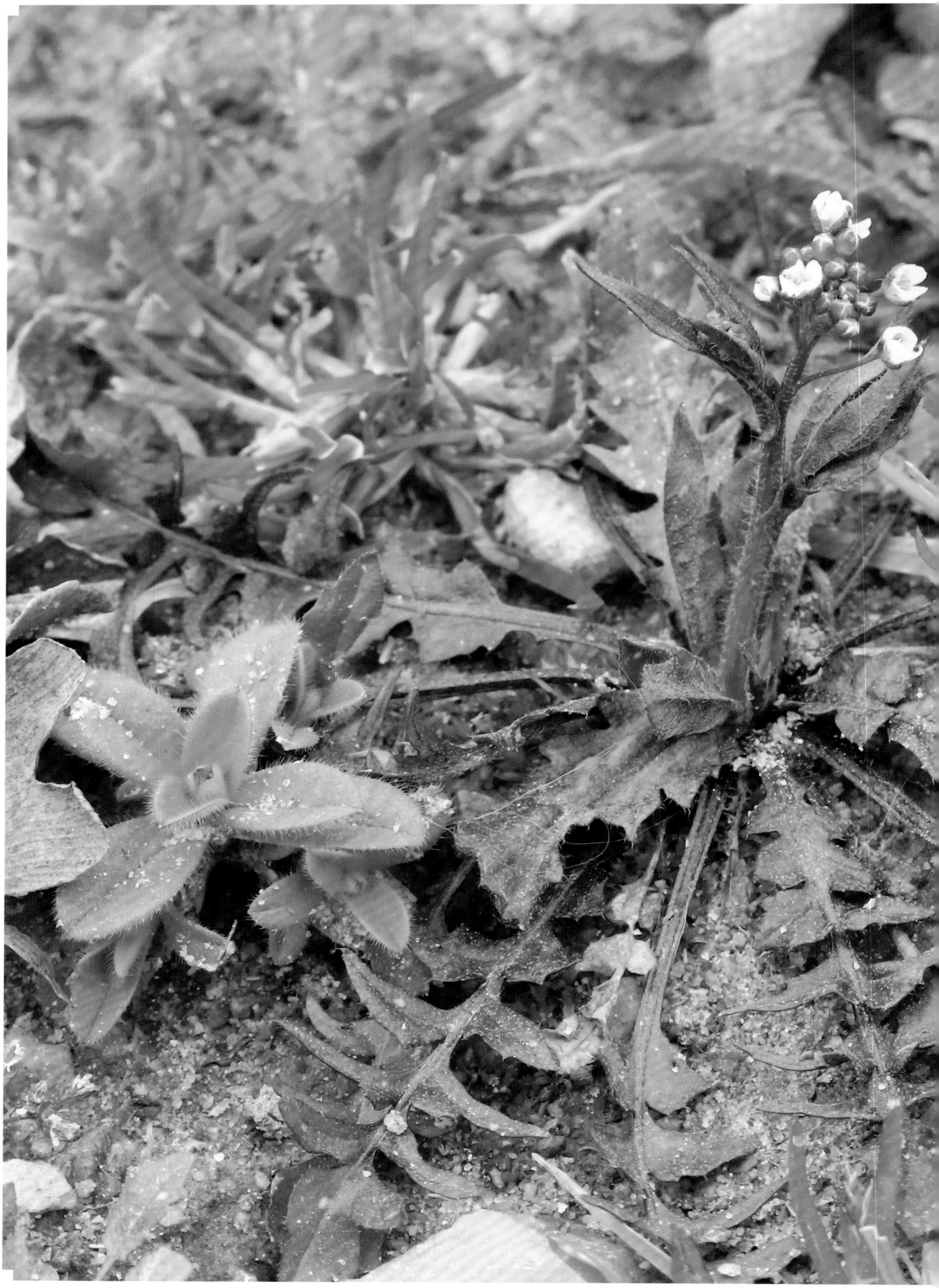

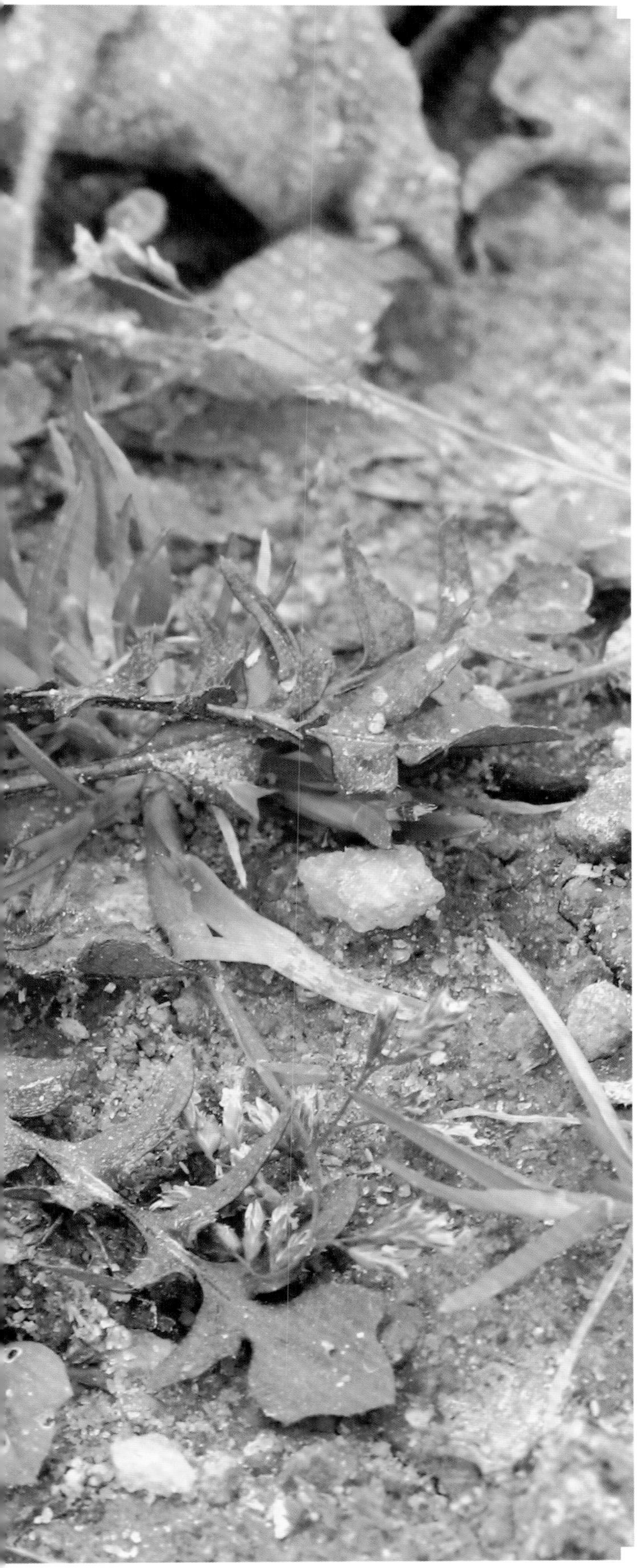

荠菜

【藏药名】索嘎哇。

【别　名】荠、曲森玛、护生草、清明菜、查尔摸。

【来　源】本品为十字花科植物荠菜 *Capsella bursa-pastoris*（L.）Medic. 的全草。

【性味归经】味甜、淡，性微冷。归热经。

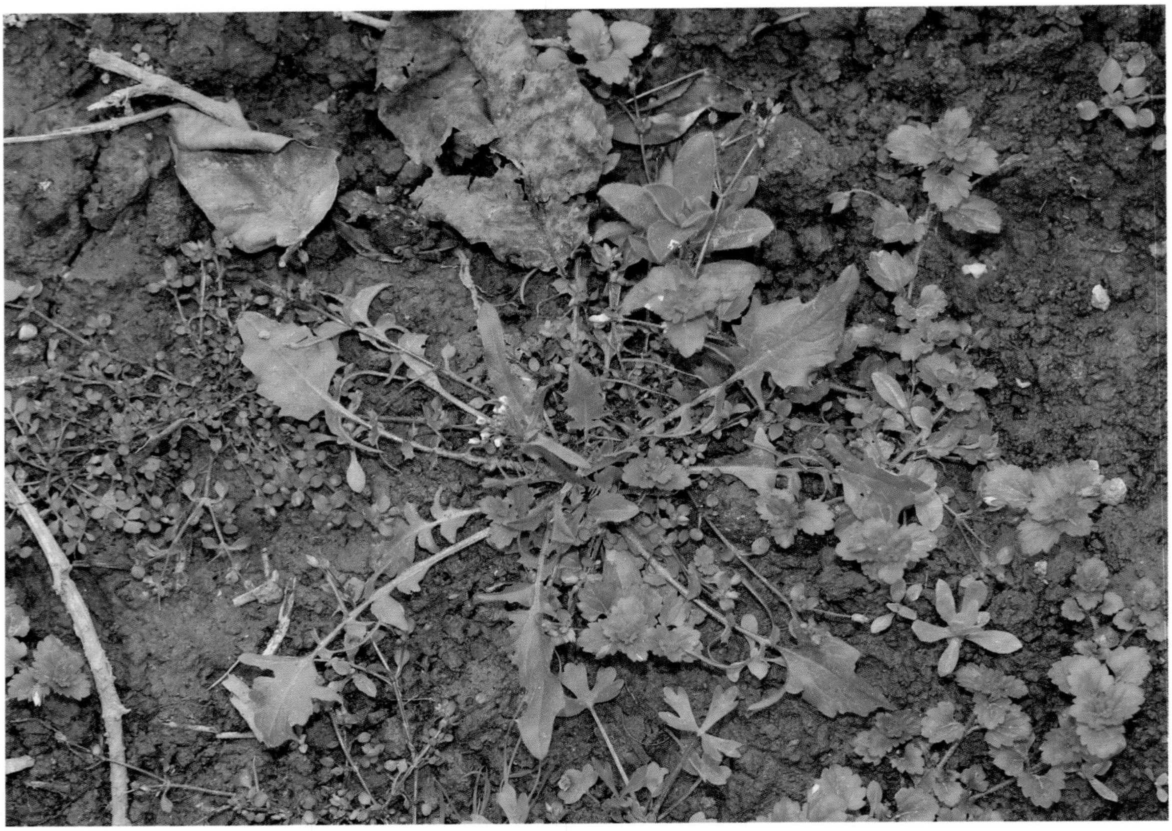

荠菜

识别特征

一年或二年生草本植物，高 20 ~ 50 cm。茎直立，有分枝，稍有分枝毛或单毛。基生叶丛生，呈莲座状，具长叶柄，达 5 ~ 40 mm；叶片大头羽状分裂，长可达 12 cm，宽可达 2.5 cm。顶生裂片较大，卵形至长卵形，长 5 ~ 30 mm，侧生者宽 2 ~ 20 mm，裂片 3 ~ 8 对，较小，狭长，呈圆形至卵形，先端渐尖，浅裂或具有不规则锯齿；茎生叶狭披针形，长 1 ~ 2 cm，宽 2 ~ 15 mm，基部箭形抱茎，边缘有缺刻或锯齿，两面有细毛或无毛。总状花序顶生或叶生，果期延长达 20 cm；萼片长圆形；花瓣白色，匙形或卵形，长 2 ~ 3 mm，有短爪。短角果倒卵状三角形或倒心状三角形，长 5 ~ 8 mm，宽 4 ~ 7 mm，扁平，无毛，先端稍凹，裂片具网脉，花柱长约 0.5 mm。种子 2 行，呈椭圆形，浅褐色。花、果期 4 月。

生境分布

生长于田边、路旁。全国各地均有分布或栽培。

采收加工

3—5 月采收，除去枯叶、杂质，洗净，晒干。

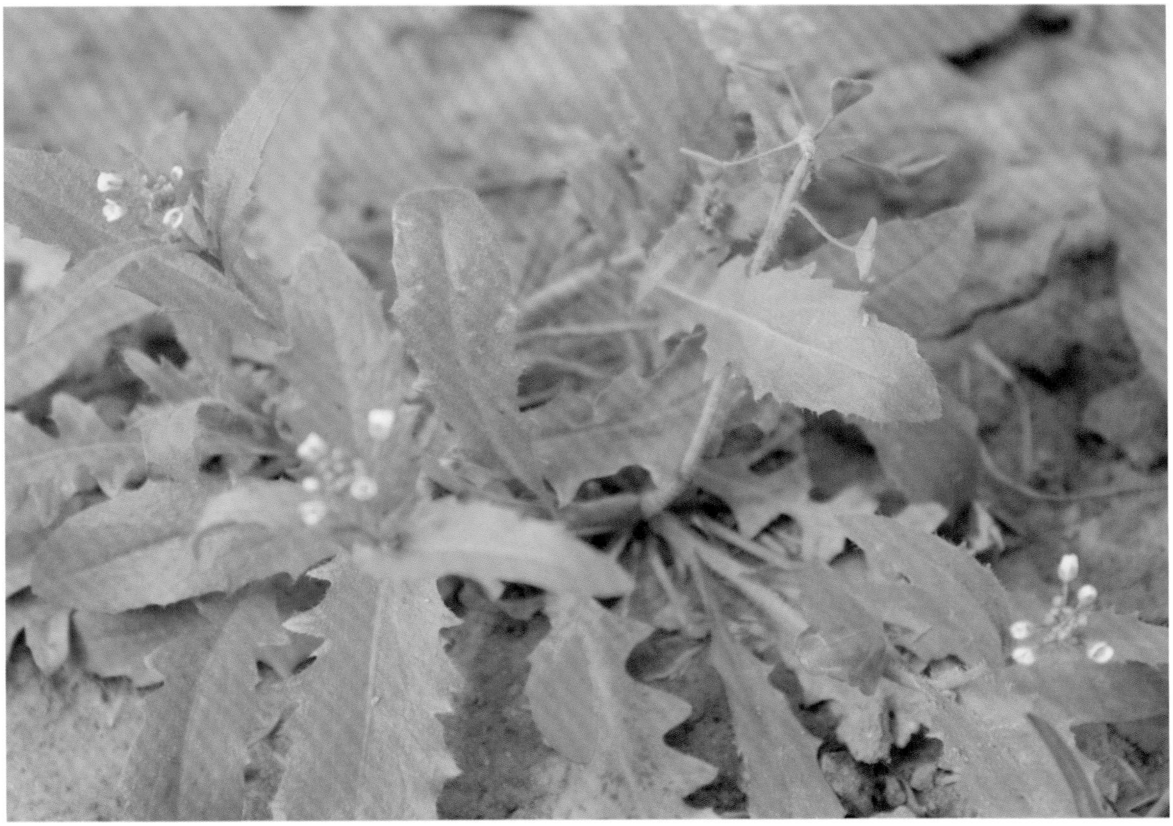

荠菜

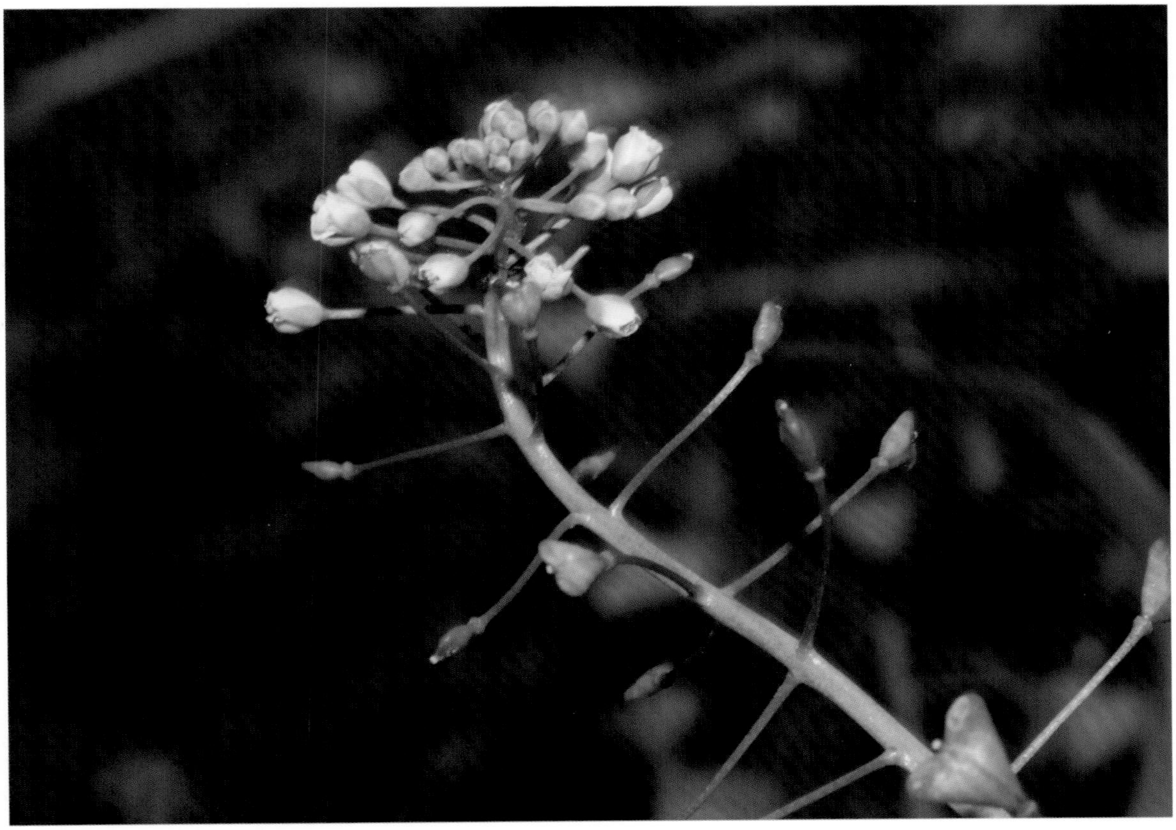

荠菜

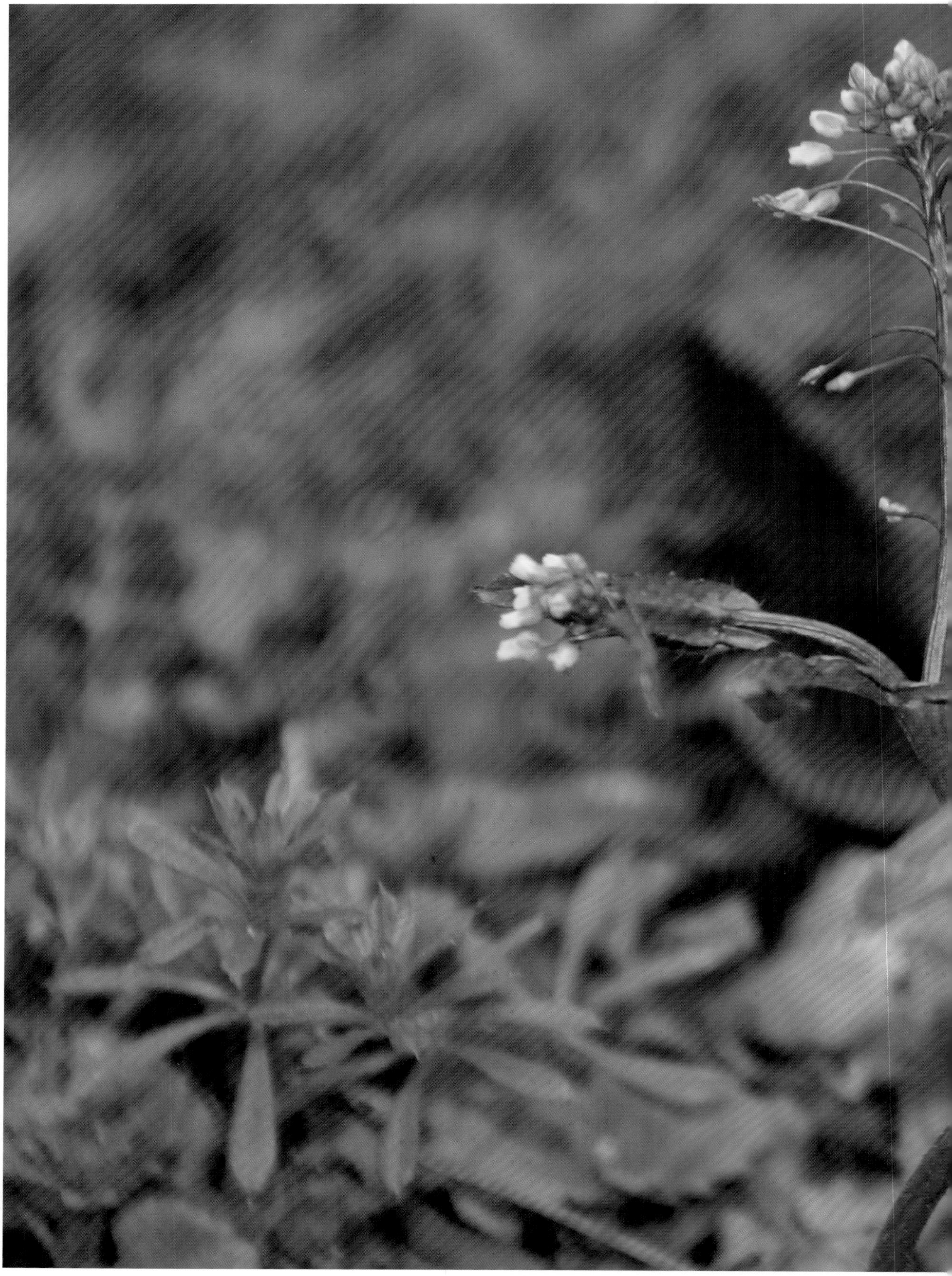

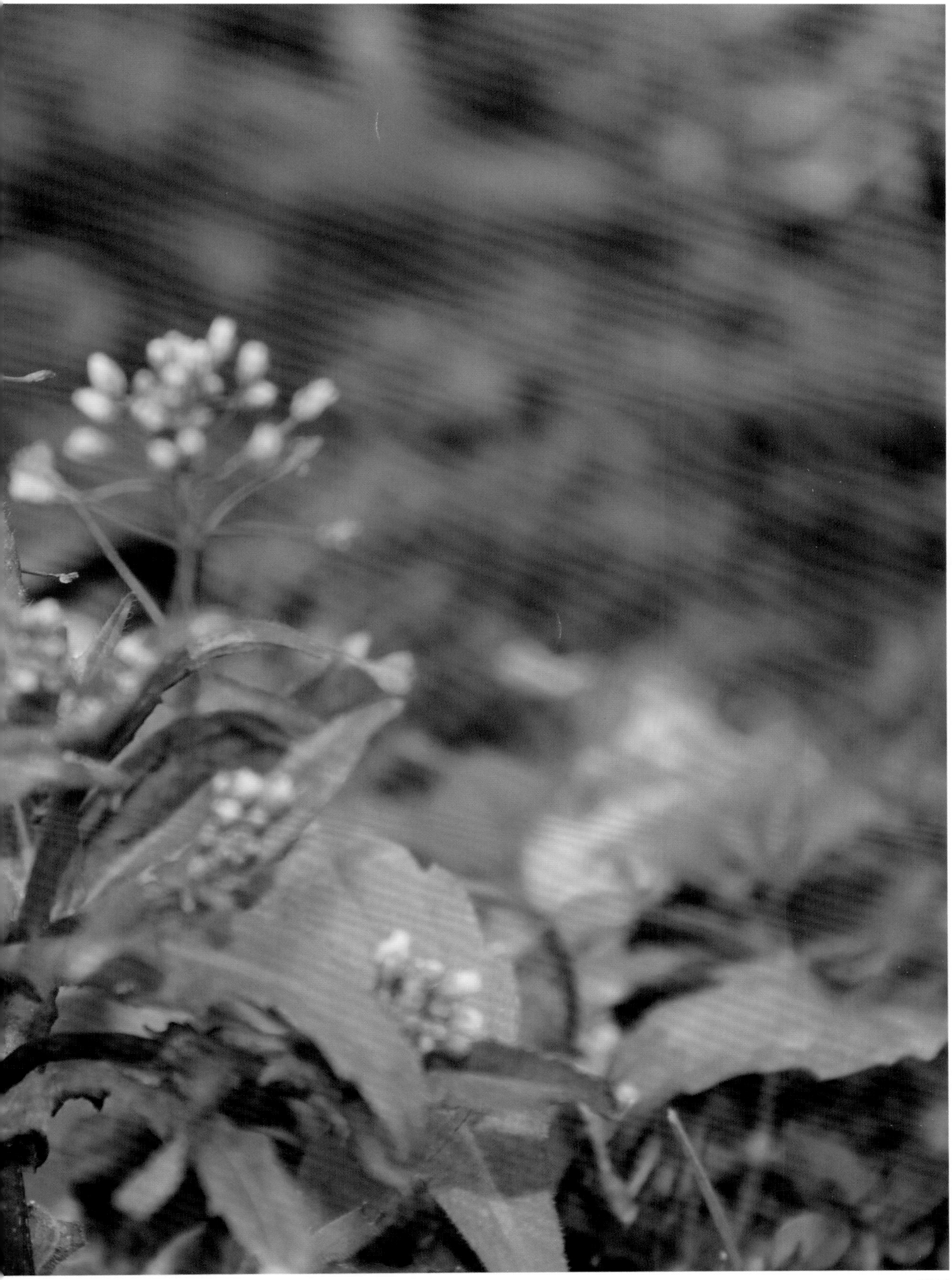

荠菜

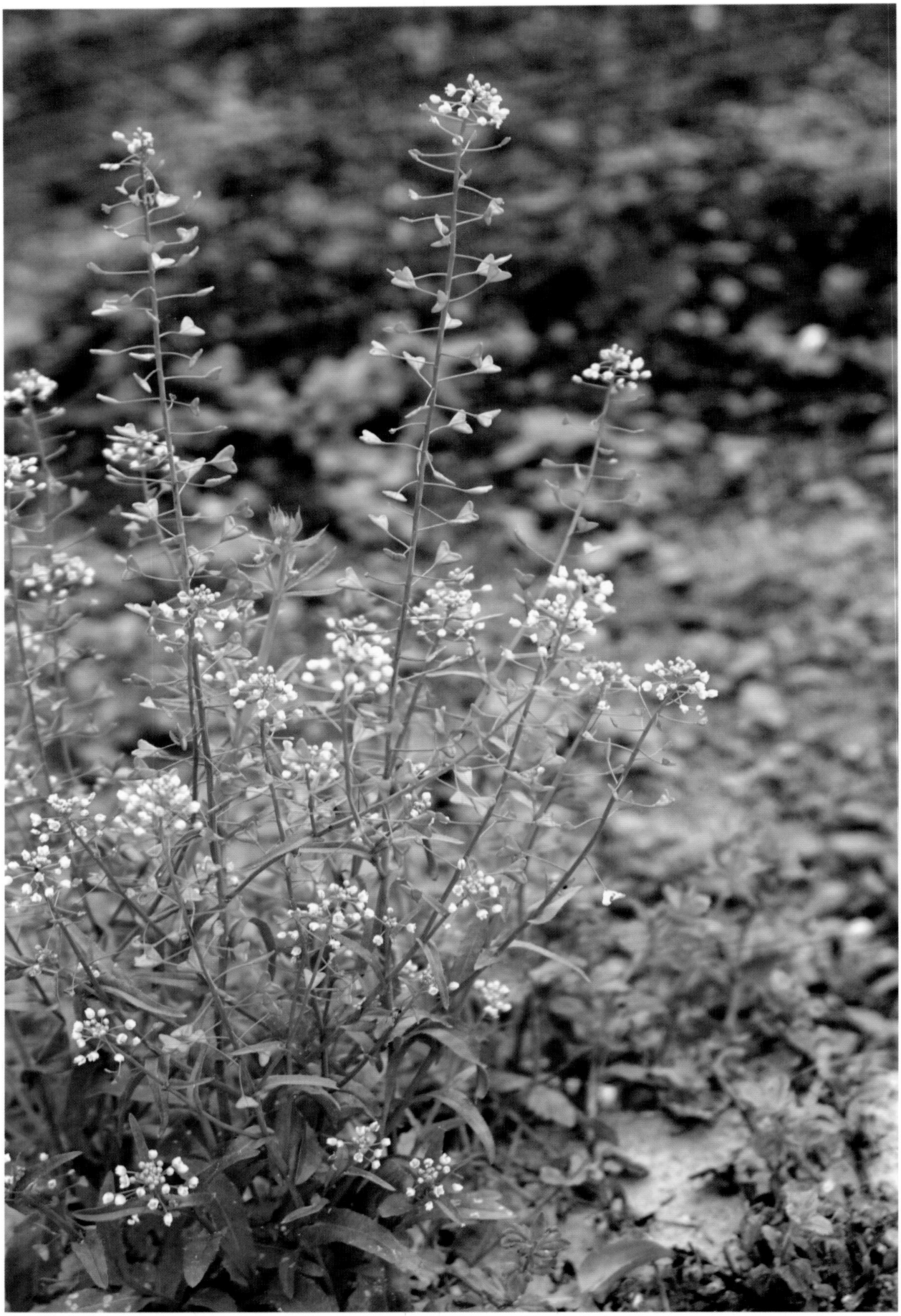

荠菜

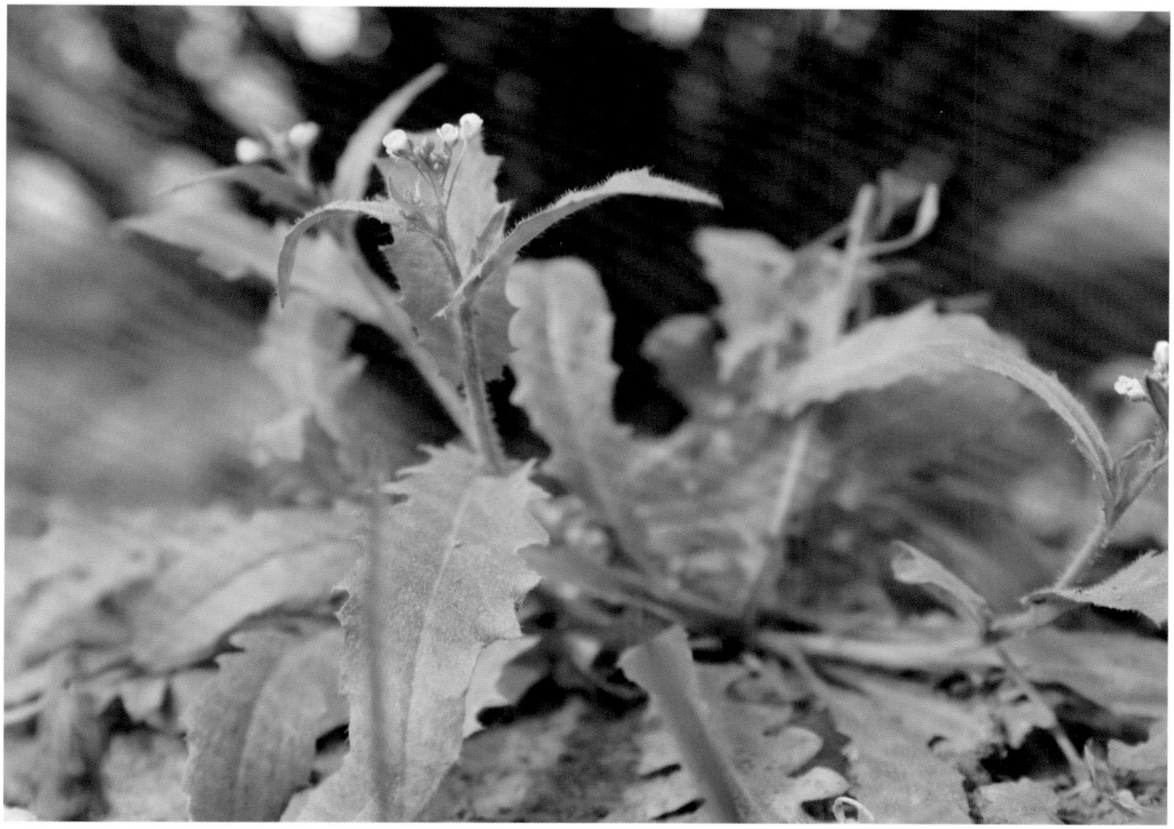

荠菜

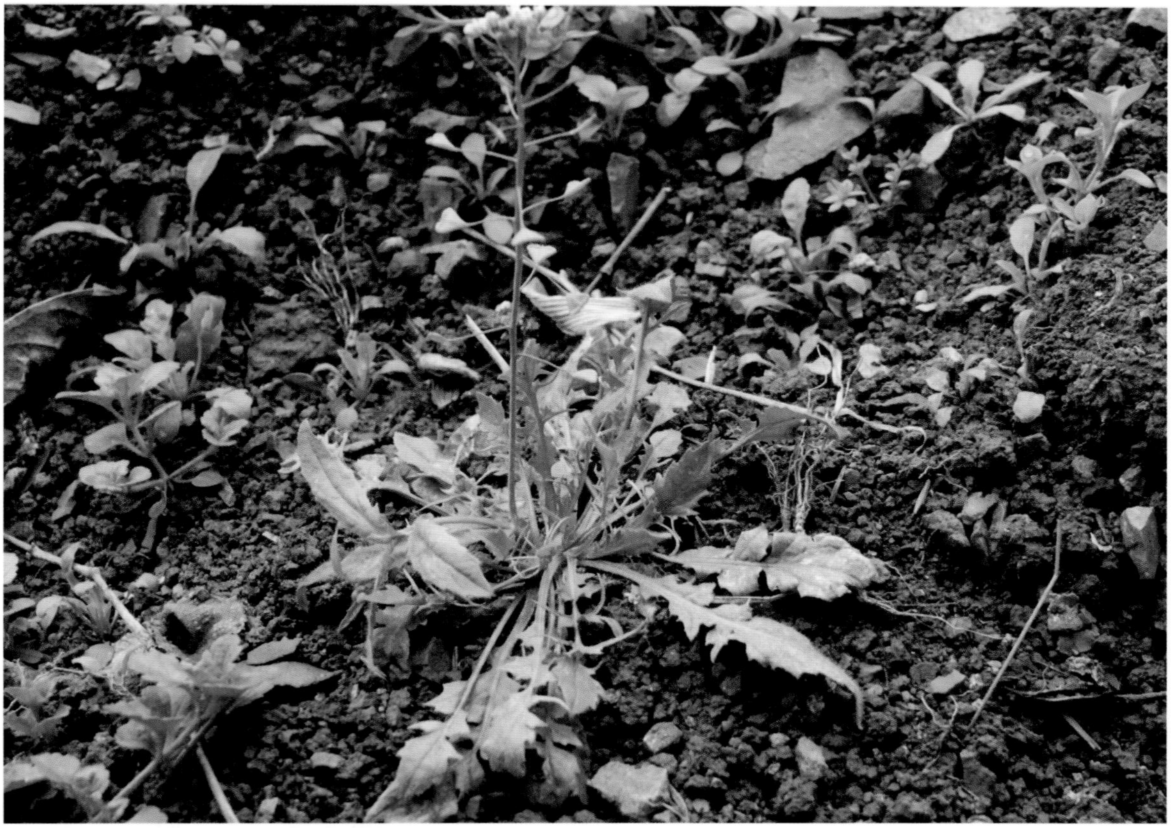

荠菜

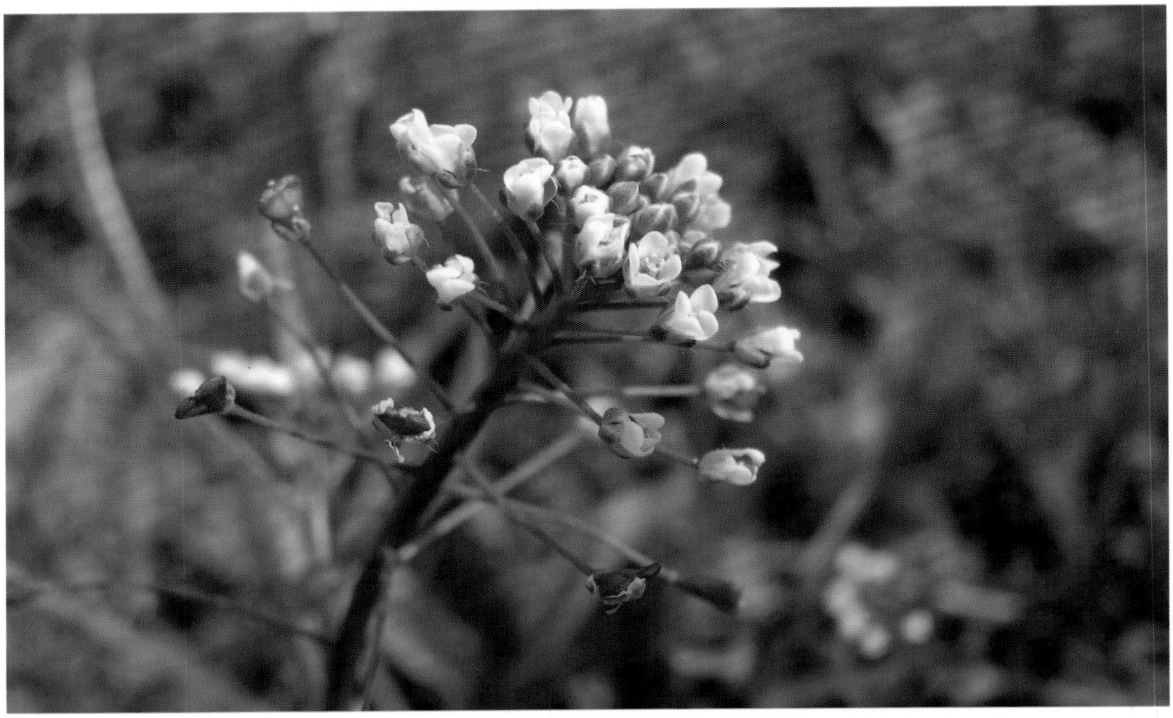

荠菜

药材鉴别

主根圆柱形或圆锥形，有的有分枝，长 4 ~ 10 cm。表面类白色或淡褐色，有众多须状侧根。茎纤细，黄绿色，易折断。根出叶羽状裂，多蜷缩，展平后呈披针形，顶端裂片较大，边缘具粗齿；表面灰绿色或枯黄色，有的棕褐色，纸质，易碎；茎生叶长圆形或线状披针形，基部耳状抱茎。果实倒三角形，扁平，顶端微凹，具残存短花柱。种子细小，倒卵圆形，着生在假隔膜上，成 2 行排列。搓之有清香气，味淡。

功效主治

凉肝止血，平肝明目，清热利湿。主治吐血，衄血，咯血，尿血，崩漏，目赤疼痛，眼底出血，原发性高血压，赤白痢疾，肾炎性水肿，乳糜尿。

用法用量

内服：煎汤，15 ~ 30 g，鲜品 60 ~ 120 g；或入丸、散。外用：适量，捣汁点眼。

民族药方

1．**内伤吐血** 荠菜、大枣各 30 g。水煎服。

2．**崩漏，月经过多** 荠菜、龙牙草各 30 g。水煎服。

3．**肺热咳嗽** 荠菜全草适量。同鸡蛋煮吃。

4．**肝阳头昏目痛** 荠菜 9 g，菊花、桑叶、草决明各 6 g。水煎服。

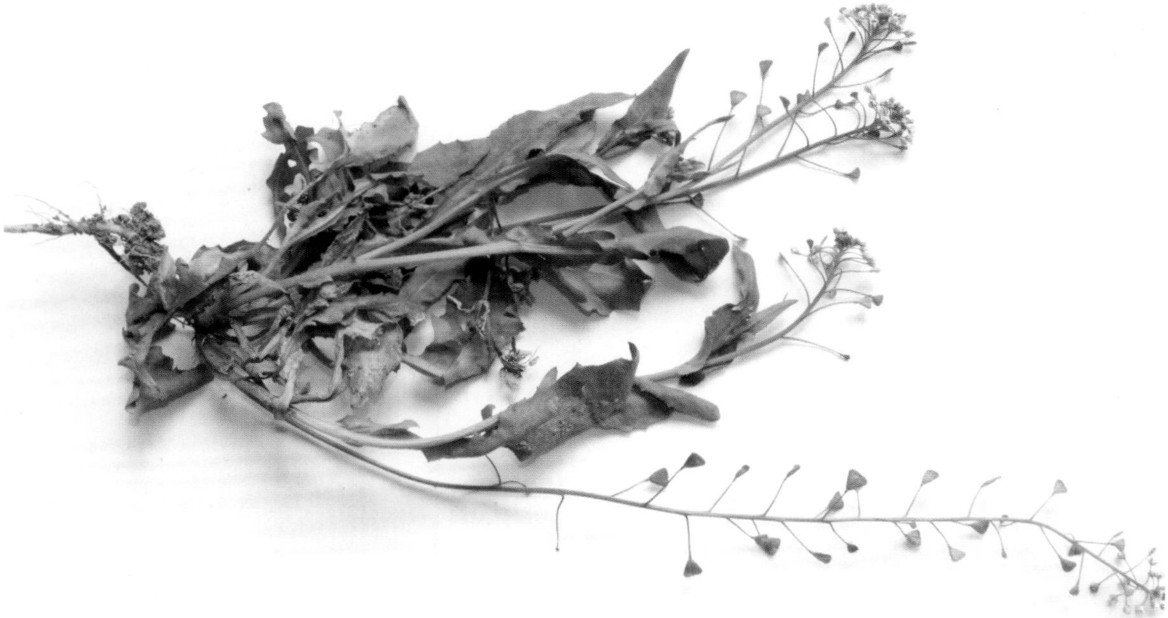

荠菜药材

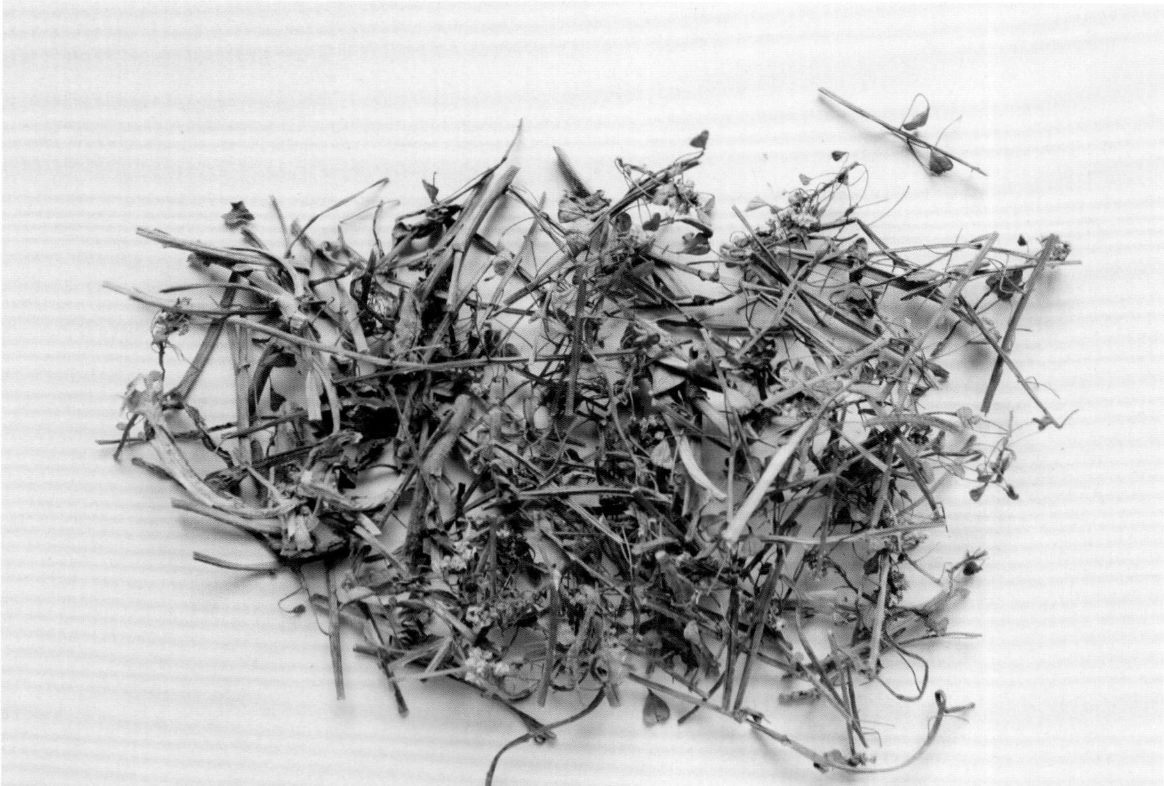

荠菜饮片

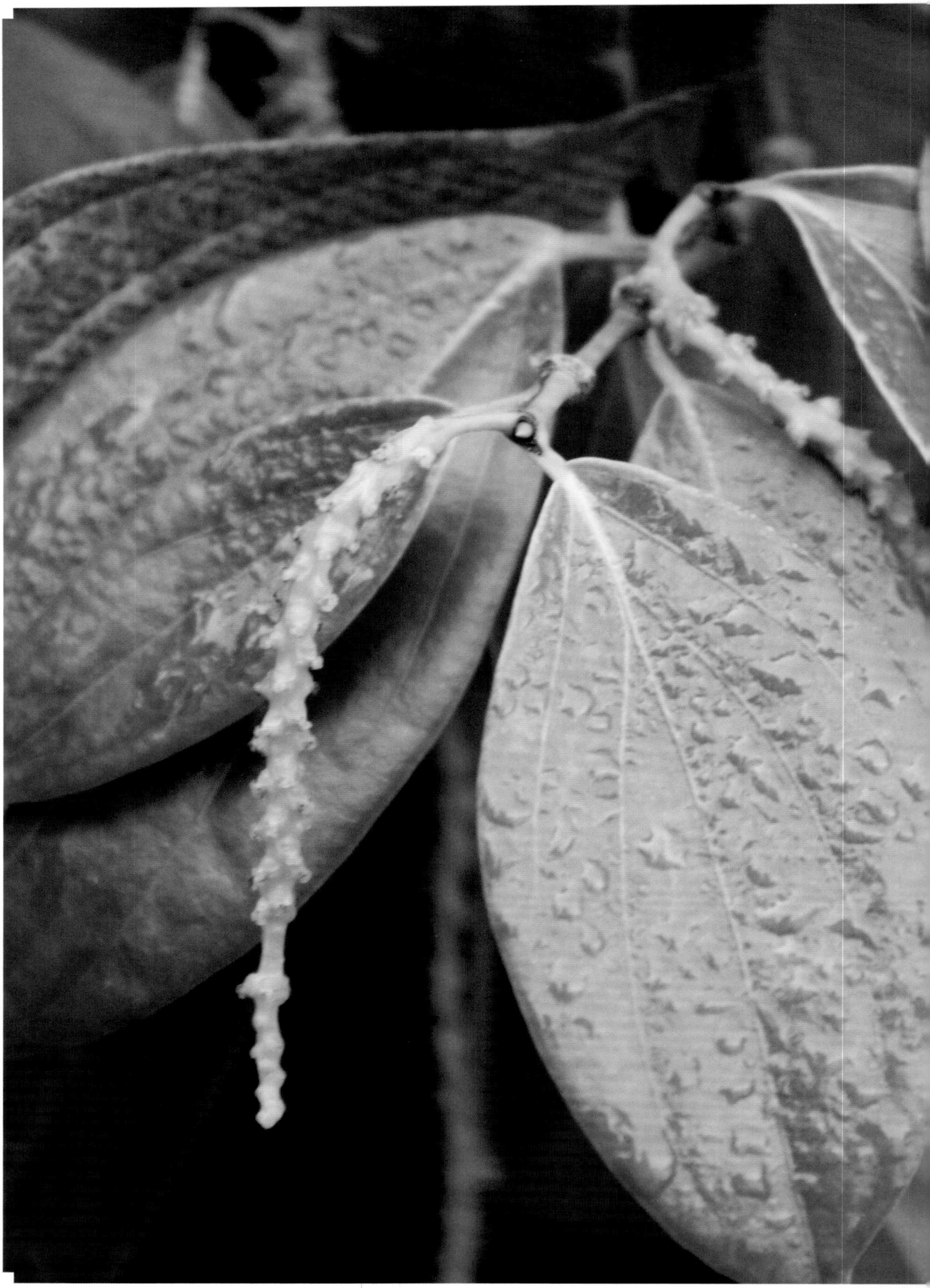

胡椒

【藏药名】颇瓦日。

【别　名】玛日杂、浮椒、那勒完、玉椒、朱门日布。

【来　源】本品为胡椒科植物胡椒 *Piper nigrum L.* 的干燥近成熟果实或成熟果实。

【性味归经】辛，热。归胃、大肠经。

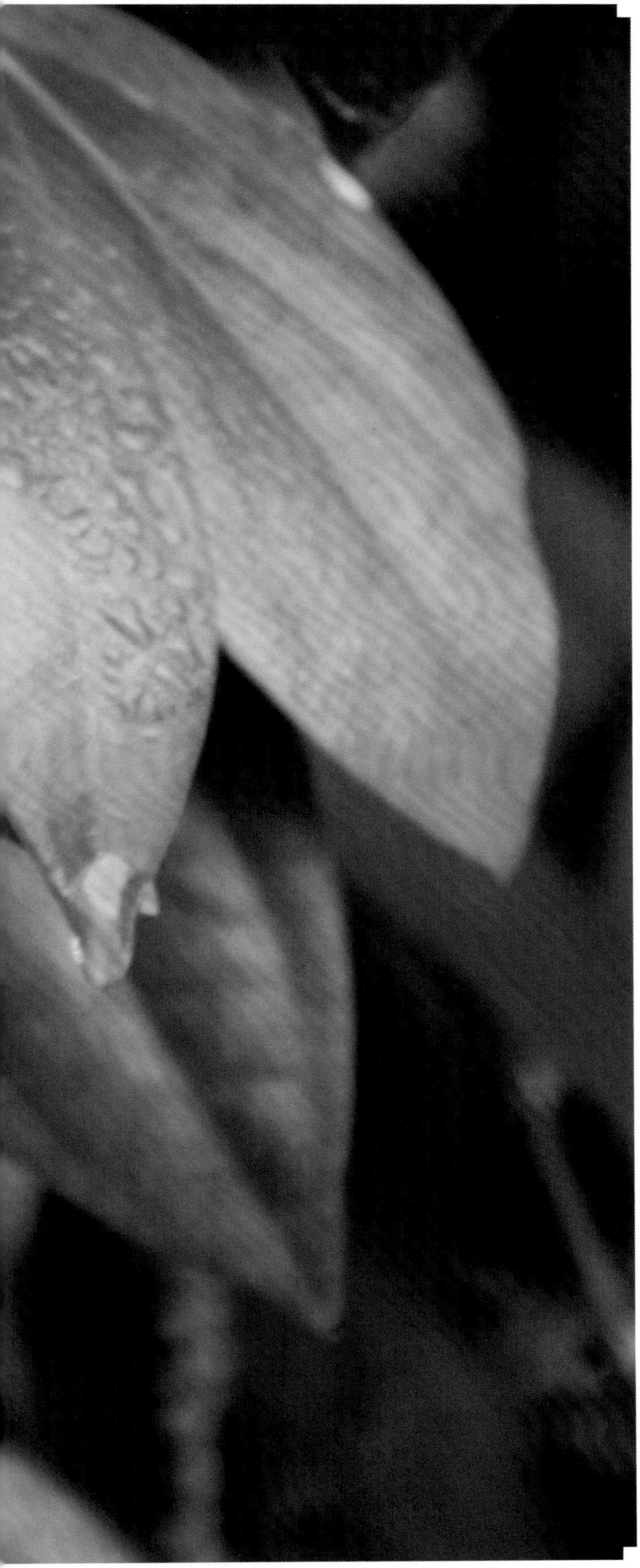

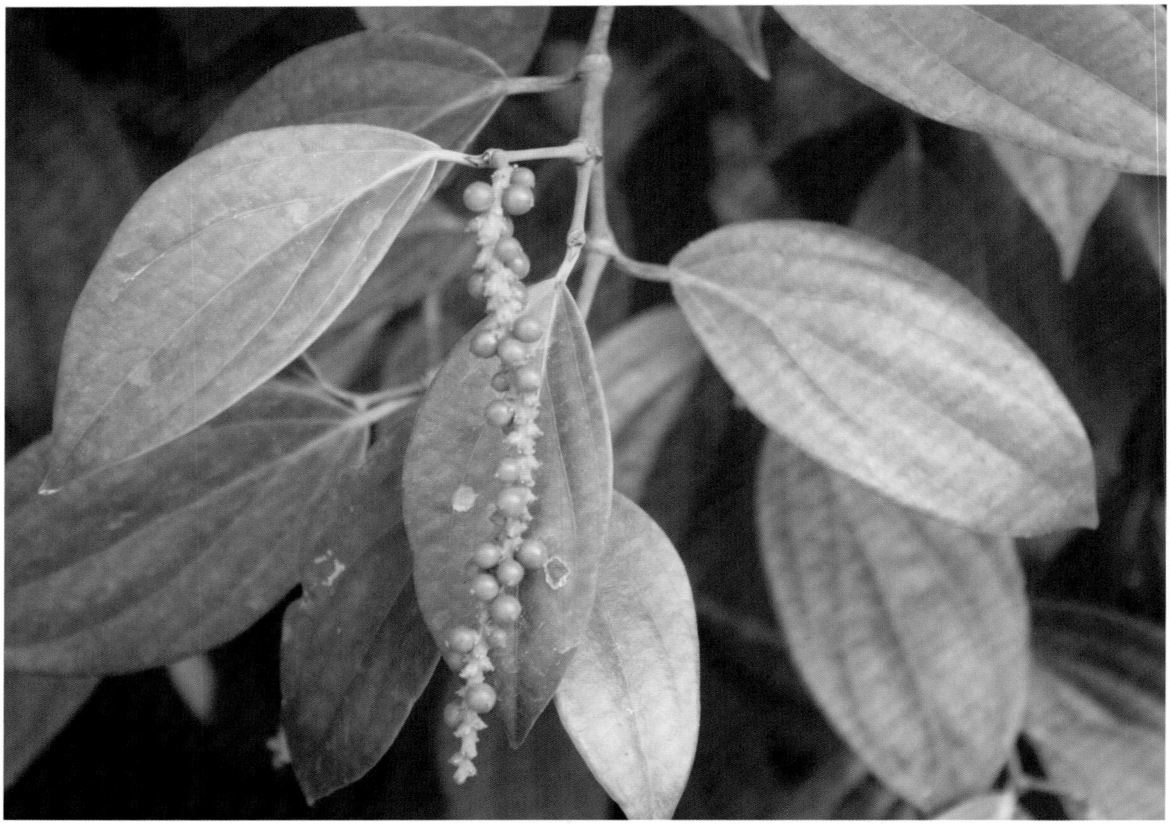

胡椒

识别特征

常绿藤本。茎长达 5 m 多，多节，节处略膨大，幼枝略带肉质。叶互生，叶柄长 1.5 ~ 3 cm，上面有浅槽；叶革质，阔卵形或卵状长椭圆形，长 8 ~ 16 cm，宽 4 ~ 7 cm，先端尖，基部近圆形，全缘，上面深绿色，下面苍绿色，基出脉 5 ~ 7 条，在下面隆起。花单性，雌雄异株，成为杂性，成穗状花序，侧生茎节上；总花梗与叶柄等长，花穗长约 10 cm；每花有一盾状或杯状苞片，陷入花轴内，通常具侧生的小苞片；无花被；雄蕊 2，花丝短，花药 2 室；雌蕊子房圆形，1 室，无花柱，柱头 3 ~ 5 枚，有毛。浆果球形，直径 4 ~ 5 mm，稠密排列，果穗圆柱状，幼时绿色，熟时红黄色。种子小。花期 4—10 月，果期 10 月至翌年 4 月。

生境分布

生长于荫蔽的树林中。分布于海南、广东、广西、云南等省区。

采收加工

秋末至次春果实呈暗绿色时采收，晒干，为黑胡椒；果实变红时采收，水浸，擦去果肉，晒干，为白胡椒。

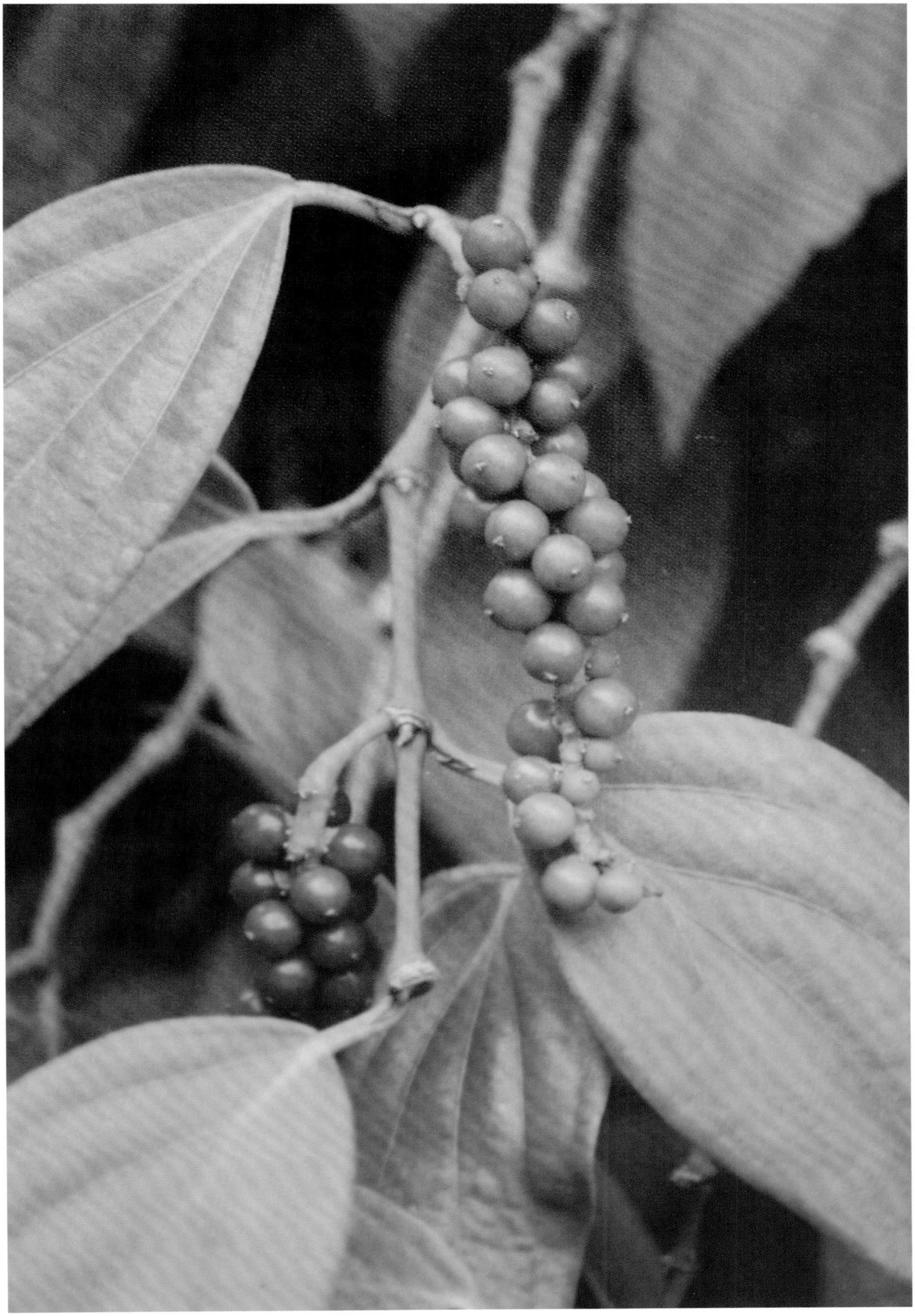

胡椒

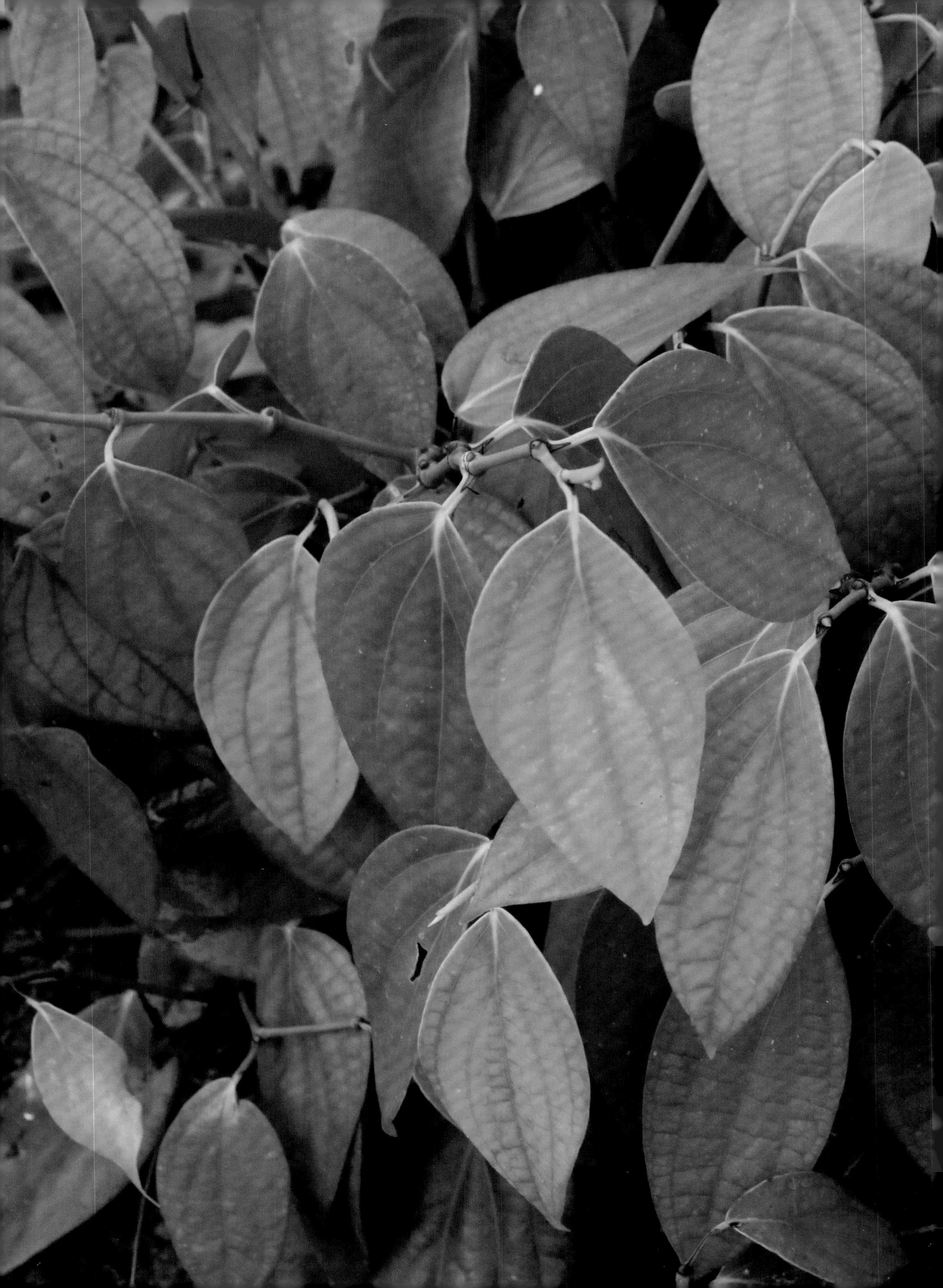

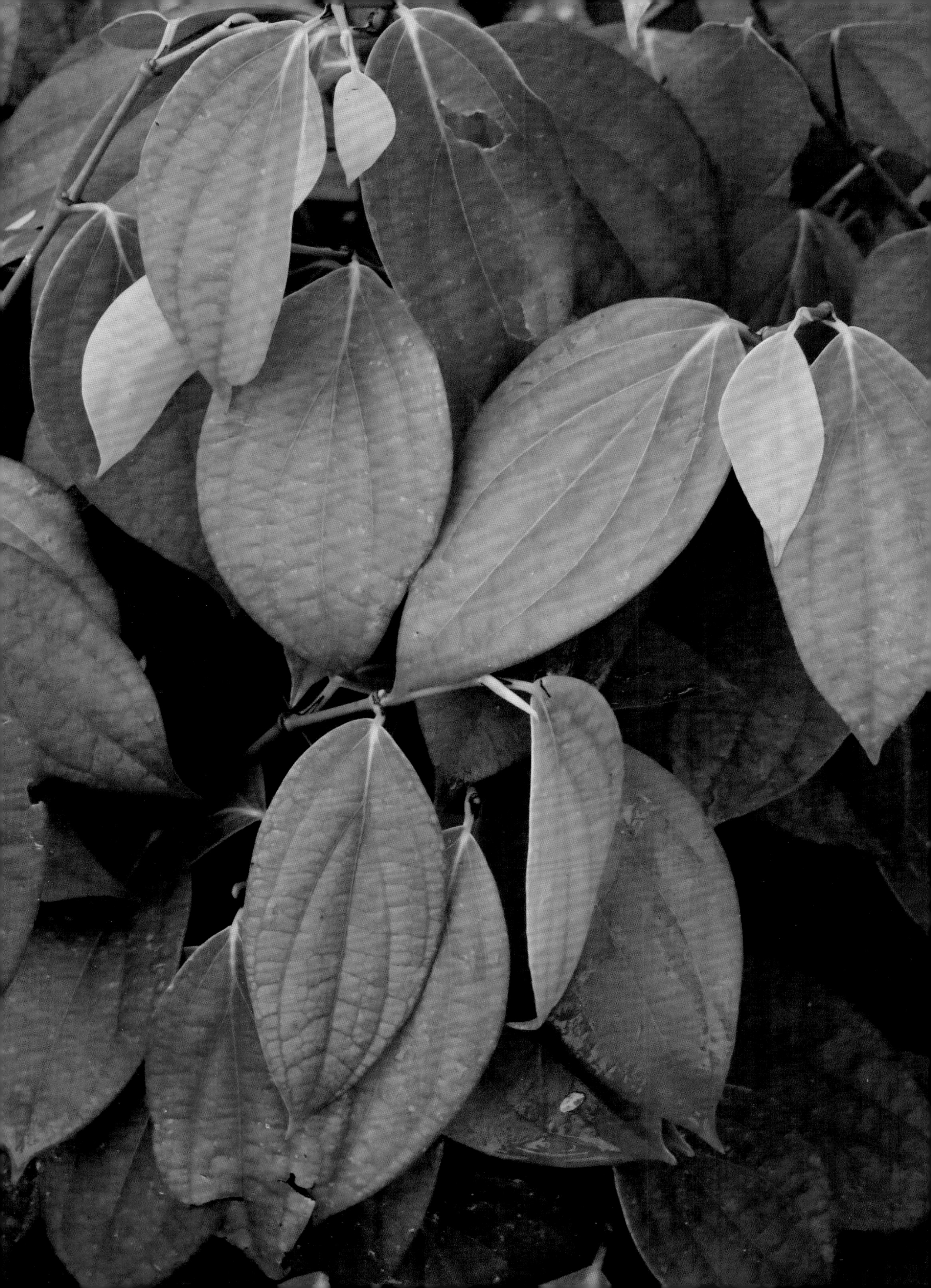

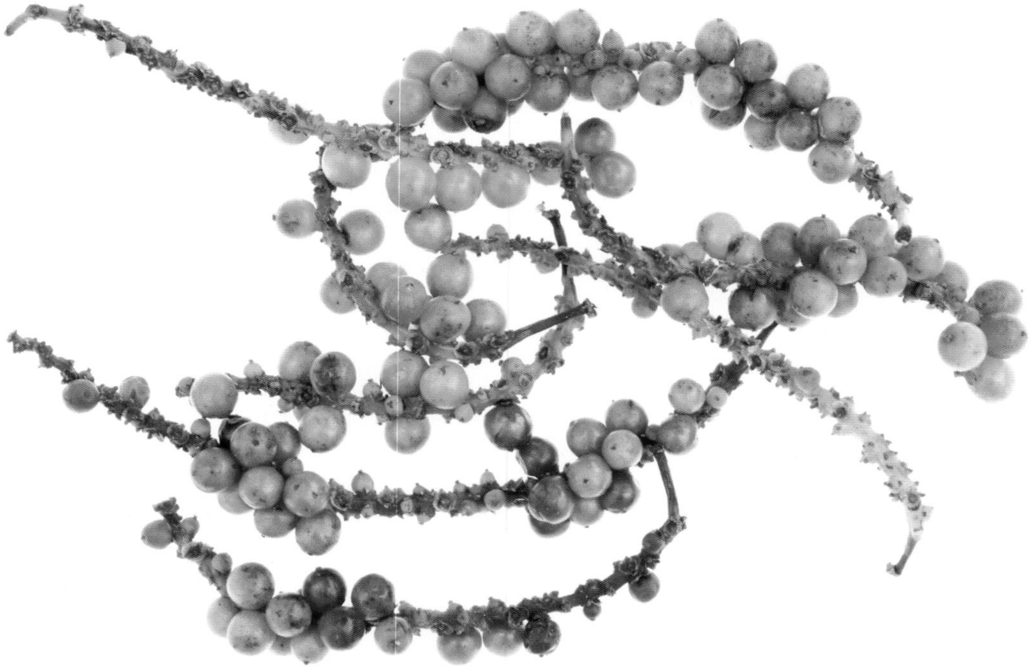

胡椒药材

药材鉴别

本品呈圆球形。表面灰白色，平滑，一端有一小突起，另一端有一微凹陷的圆脐，表面有浅色脉纹。质硬而脆。破开面微有粉性，黄白色，外皮薄，中间有细小空心。气芳香，味辛辣。

功效主治

温中止痛，下气消痰。本品辛热，温中散寒以止痛，中焦无寒则升降有序而气下痰消，故有此功。

用法用量

内服：2 ~ 4 g，煎服；0.5 ~ 1.0 g，研末服。外用：适量。

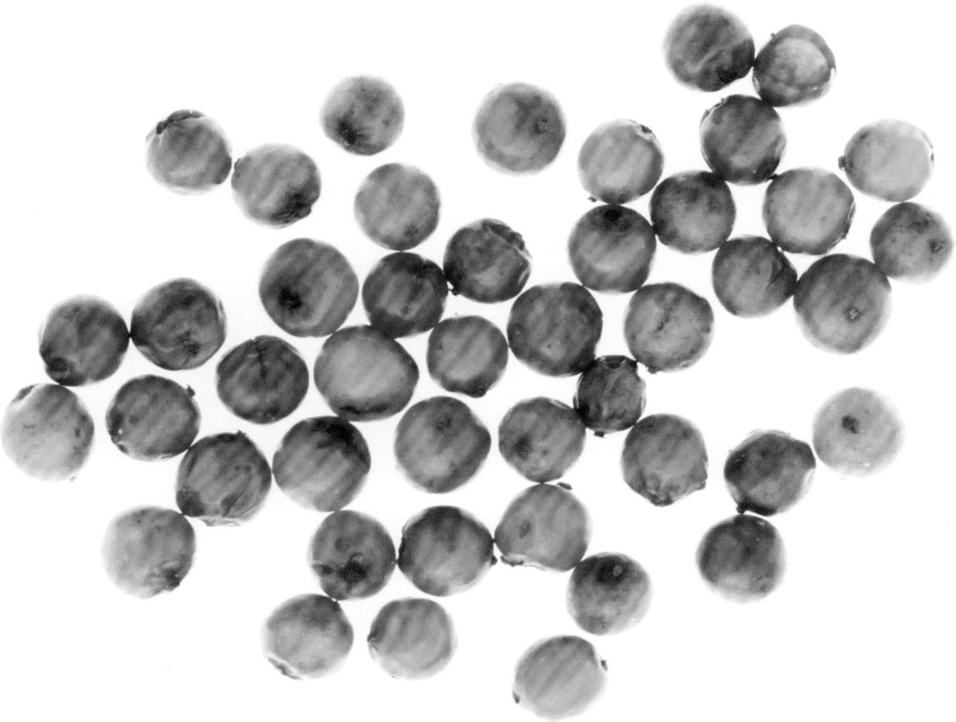

胡椒药材

民族药方

1．婴幼儿腹泻 吴茱萸 6 g，苍术 7 g，白胡椒 2 g，肉桂、枯矾各 3 g。共为细末，分 3 等份，每次取 1 份，以醋适量调匀，置于神阙穴（脐孔），外用麝香止痛膏或胶布固定，每日换药 1 次。

2．子宫脱垂 白胡椒、附片、肉桂、白芍、党参各 20 g。研末加红糖 60 g，和匀分 30 包，每日早、晚各服 1 包（服药前先饮少量酒），15 日为 1 个疗程。

3．小儿消化不良性腹泻 白胡椒、葡萄糖粉各 1 g。研粉混匀，1 岁以下每次服 0.3 ~ 0.5 g；3 岁以上每次服 0.5 ~ 1.5 g，一般不超过 2 g，每日 3 次。连服 1 ~ 3 日为 1 个疗程。

4．慢性气管炎 将白胡椒放入 75% 乙醇溶液中泡 30 分钟，取出切成 2 瓣或 4 瓣，用于穴位埋藏。

5．感冒咳嗽 胡椒 8 粒，暖脐膏 1 张。将胡椒研碎，放在暖脐膏中央，贴于第 2 胸椎和第 3 胸椎之间，贴后局部发痒，为药物反应，不要剥去。

使用注意

胃热或胃阴虚者忌用。

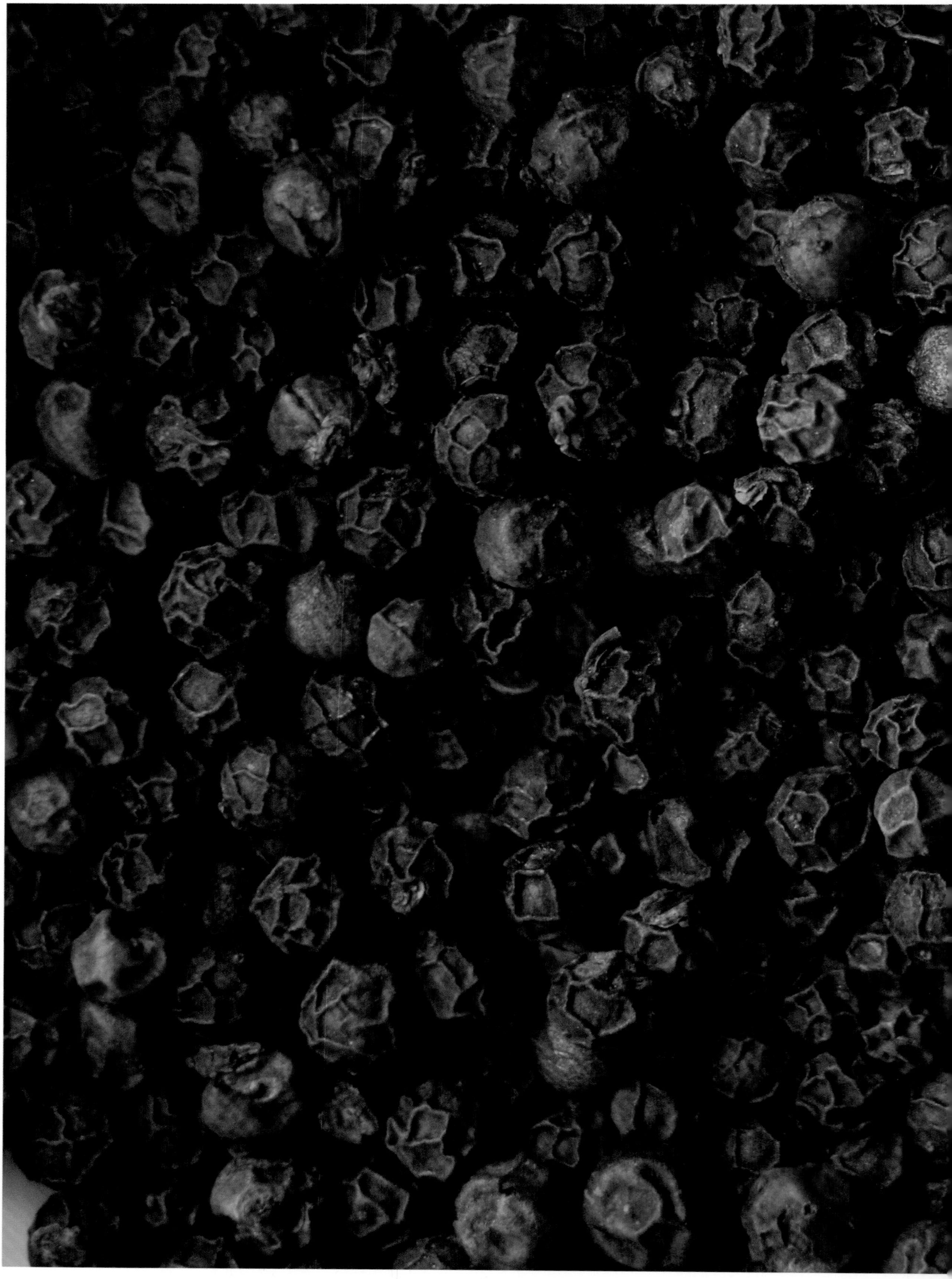

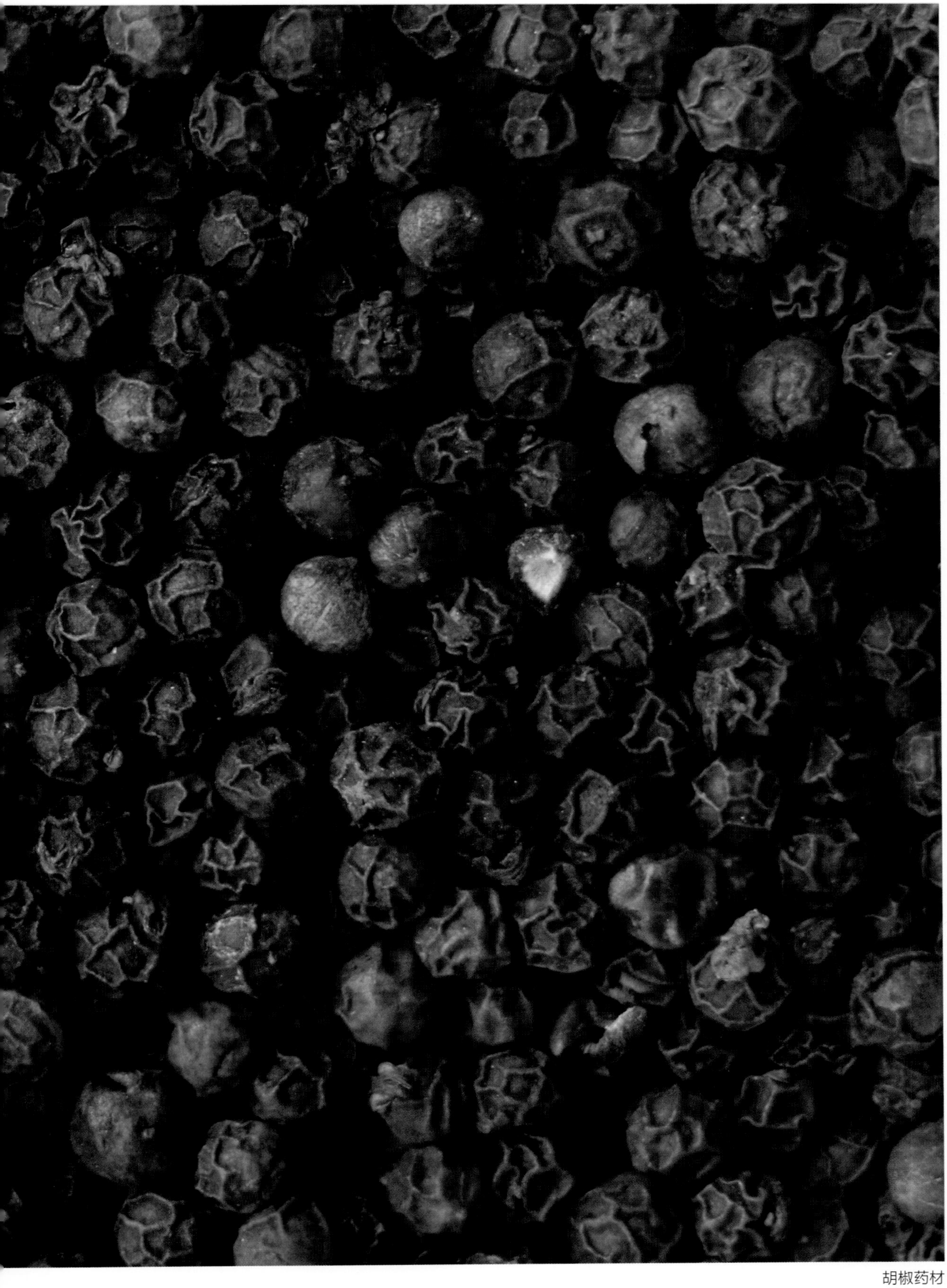

胡椒药材

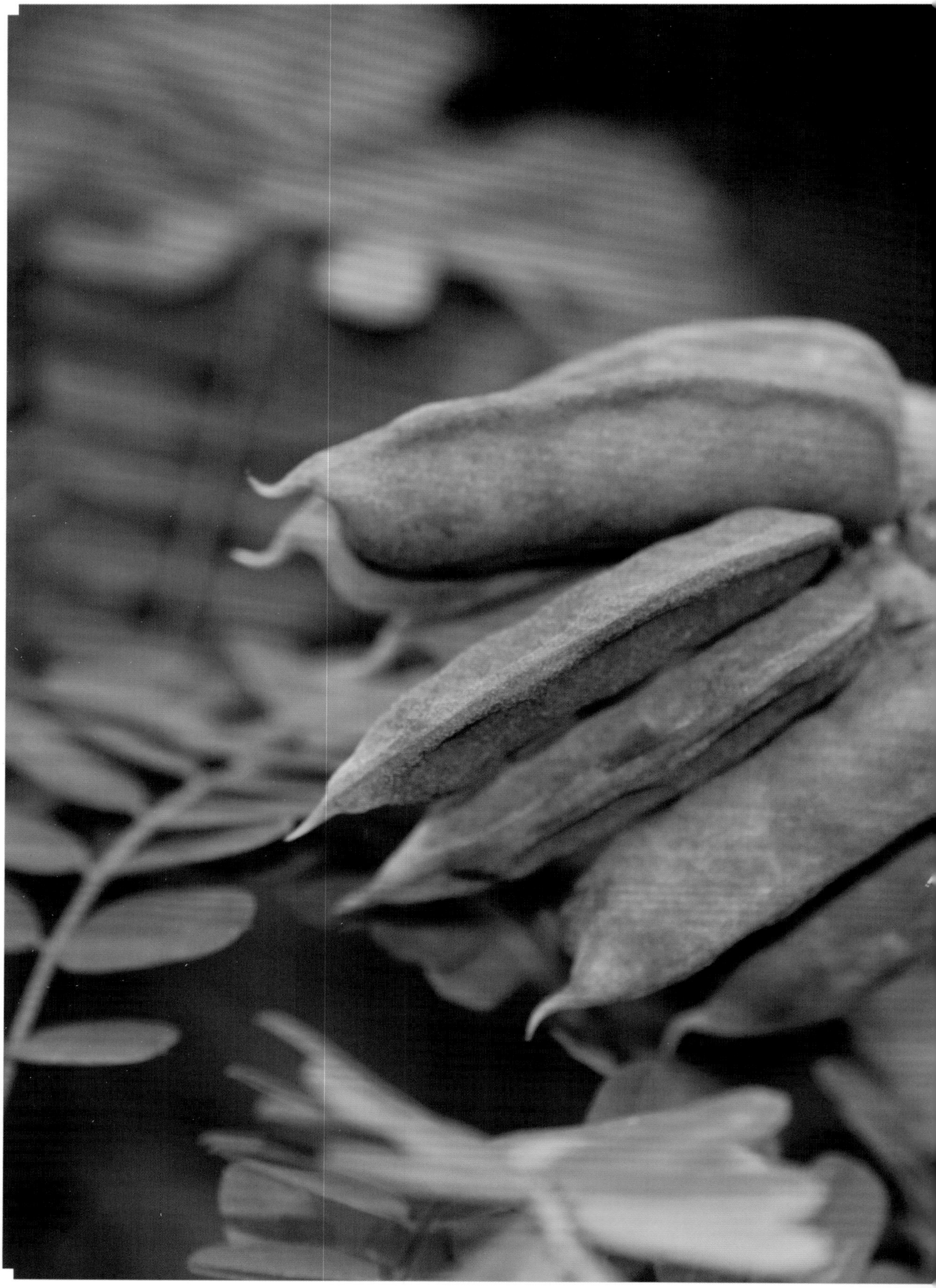

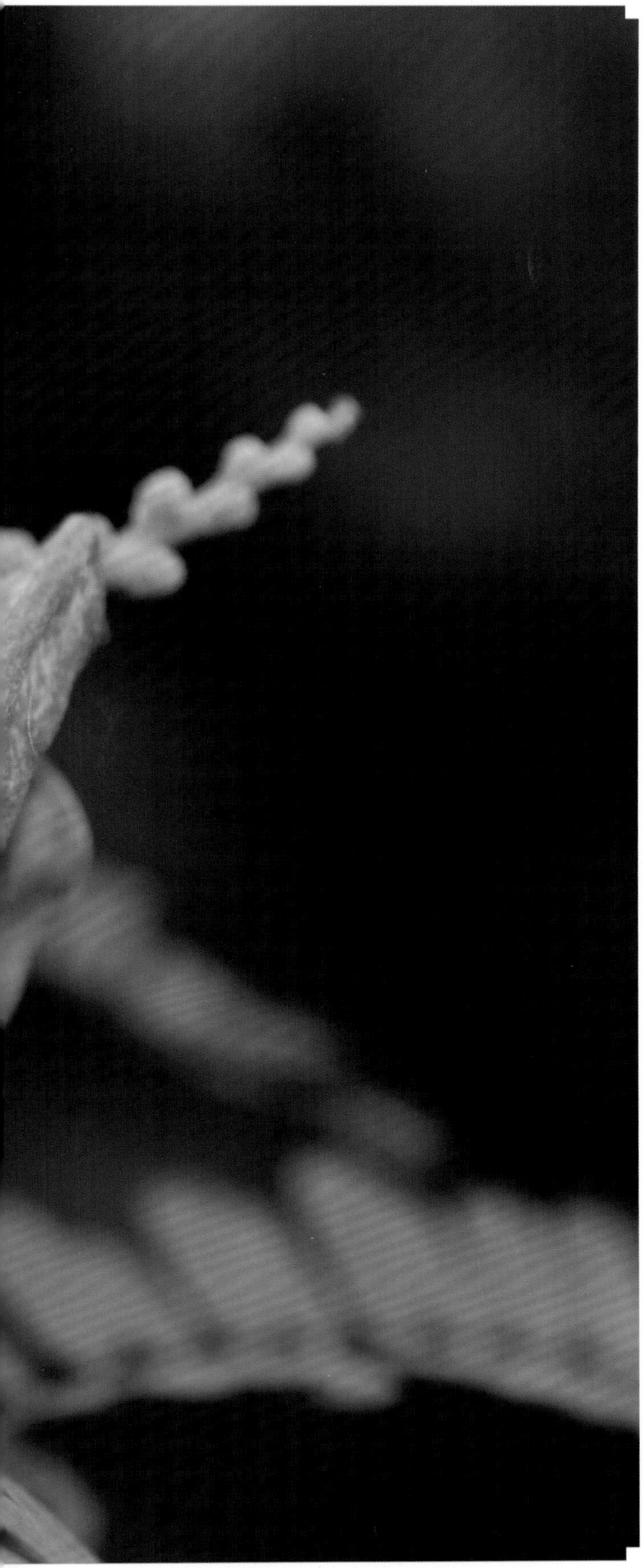

相思子

【藏药名】达据。

【别　名】玛如高纳。

【来　源】本品为豆科植物相思子 *Abrus precatorius* L. 的种子。

【性味归经】味辛、苦。归心、肺经。

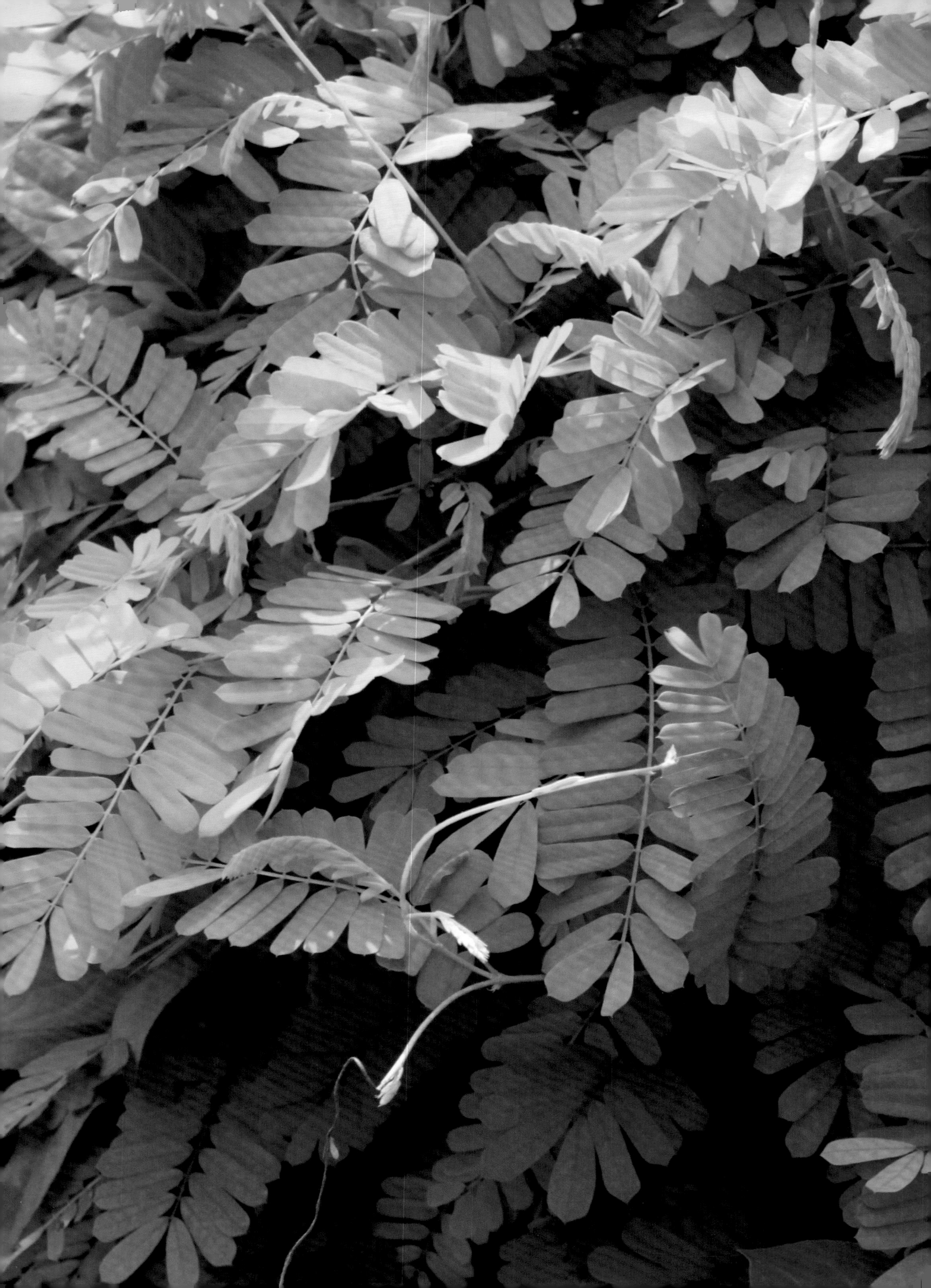

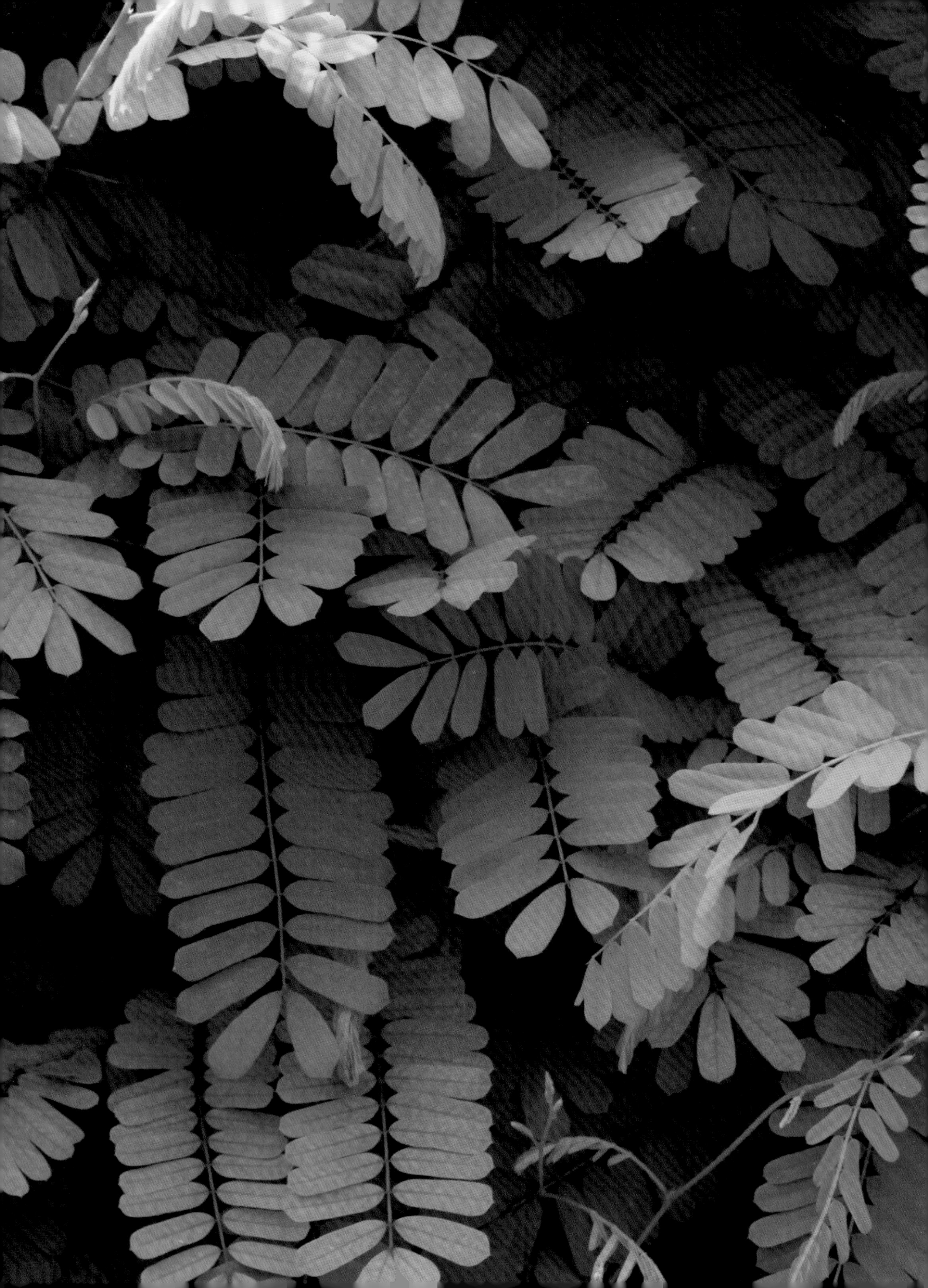

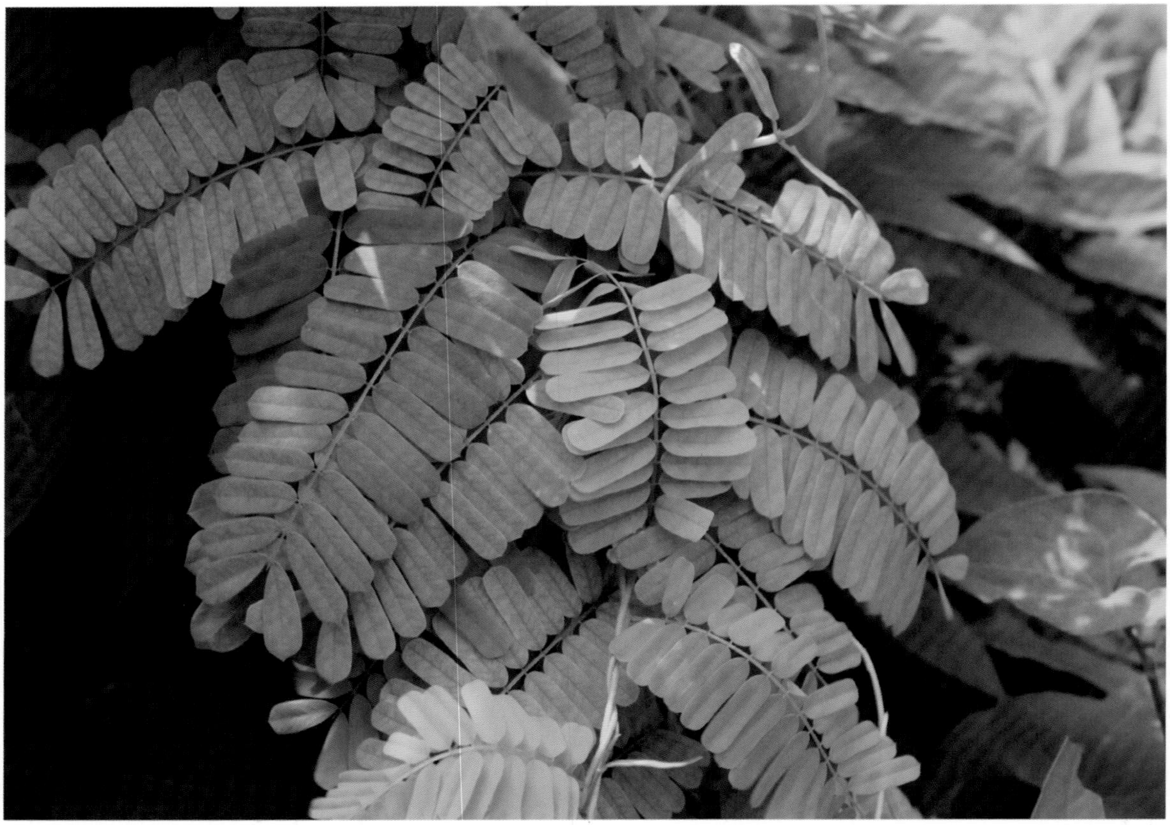

相思子

识别特征

缠绕藤本。枝柔细，被平伏短柔毛。小叶 16 ~ 40，膜质，长椭圆形或长椭圆状倒卵形，长 9 ~ 22 mm，宽 3.5 ~ 8.0 mm，先端圆形或截形，具细尖，基部近圆形或宽楔形，上面无毛，下部疏生平伏短柔毛，总状花序密集头状，生于短枝上；花序轴短而粗，肉质；花小，紫色，长约 8 mm；萼钟状，被平伏短柔毛，萼齿短，牙齿状；旗瓣卵形，基部近心形，具窄三角形爪，翼瓣与龙骨瓣狭窄，子房被毛，花柱无毛。荚果矩形，长 2 ~ 3 cm，宽 1.1 ~ 1.3 mm，稍膨胀，密被平伏状短柔毛，先端具弯曲的喙，含 1 ~ 6 粒种子，种子椭圆形，长约 6.5 mm，在脐的一端黑色，上端朱红色。花期 3—5 月，果期 5—6 月。

生境分布

生长于疏林中或灌木丛中。分布于西藏、云南、广东、广西、台湾等省区。

采收加工

夏、秋二季分批采收成熟果荚，晾干，打出种子。

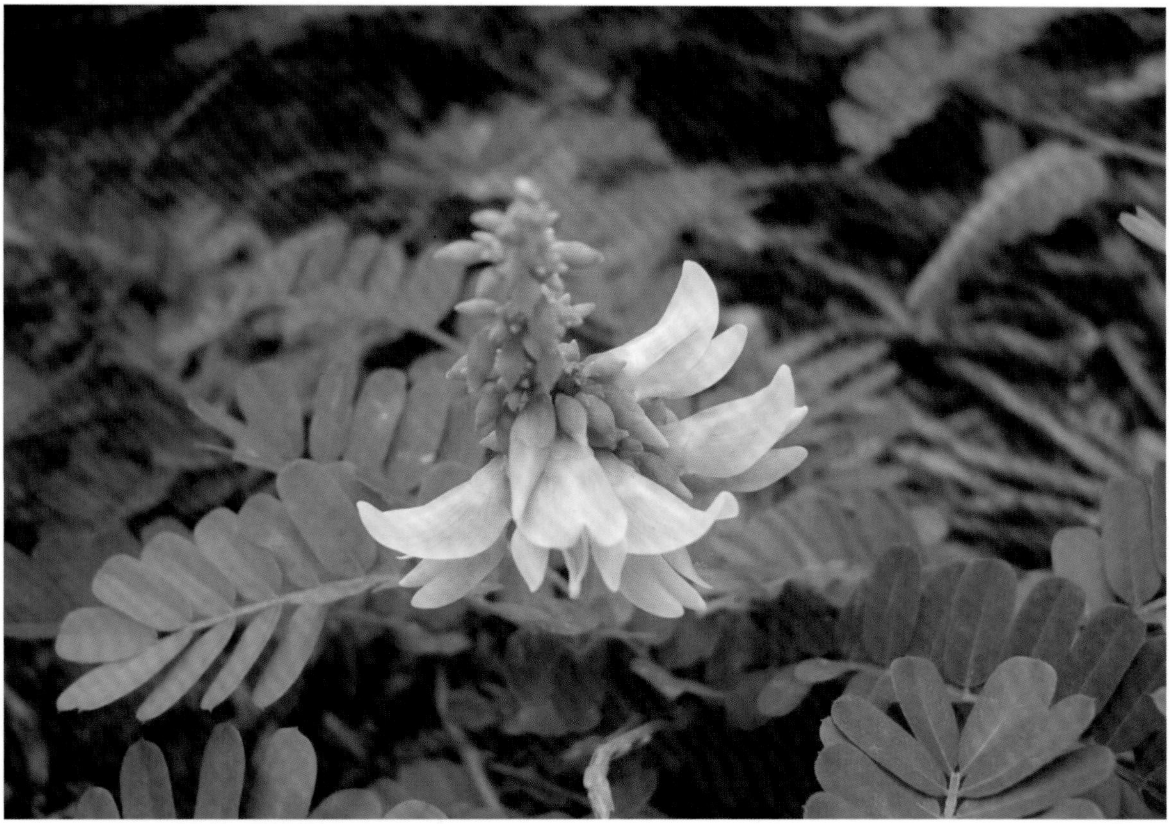

相思子

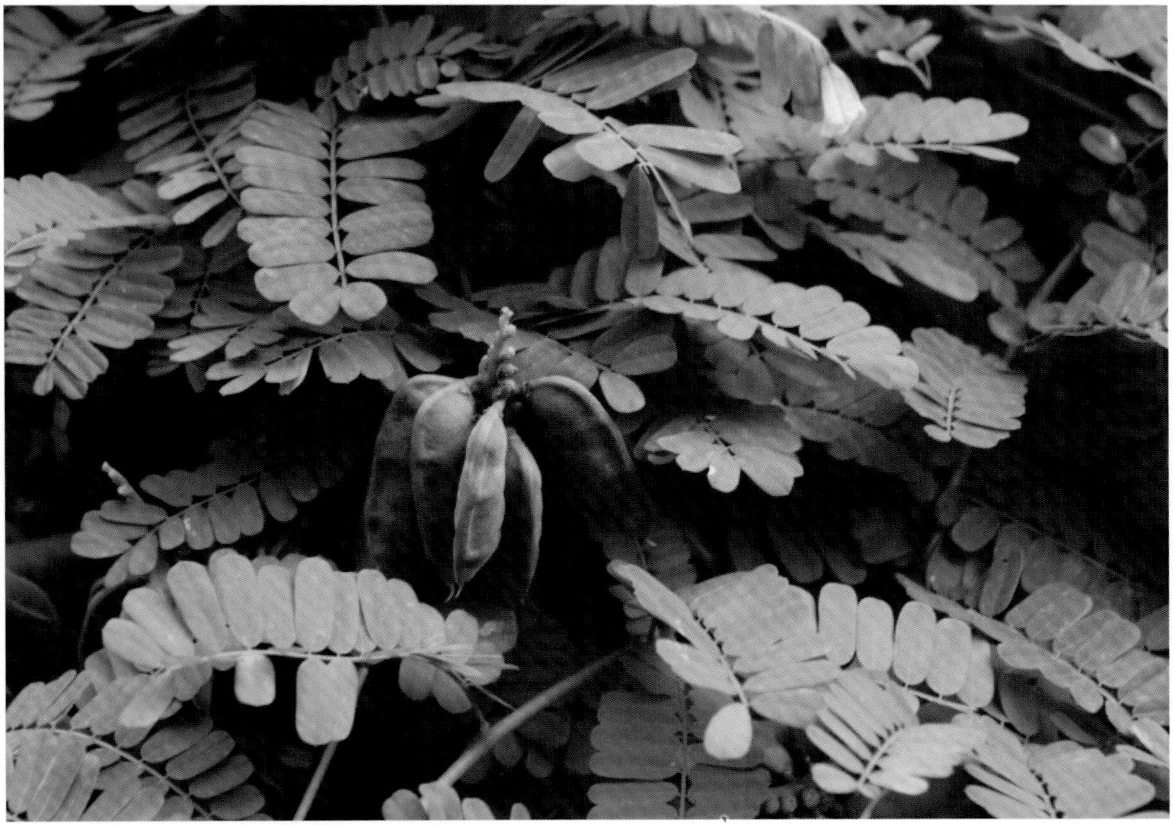

相思子

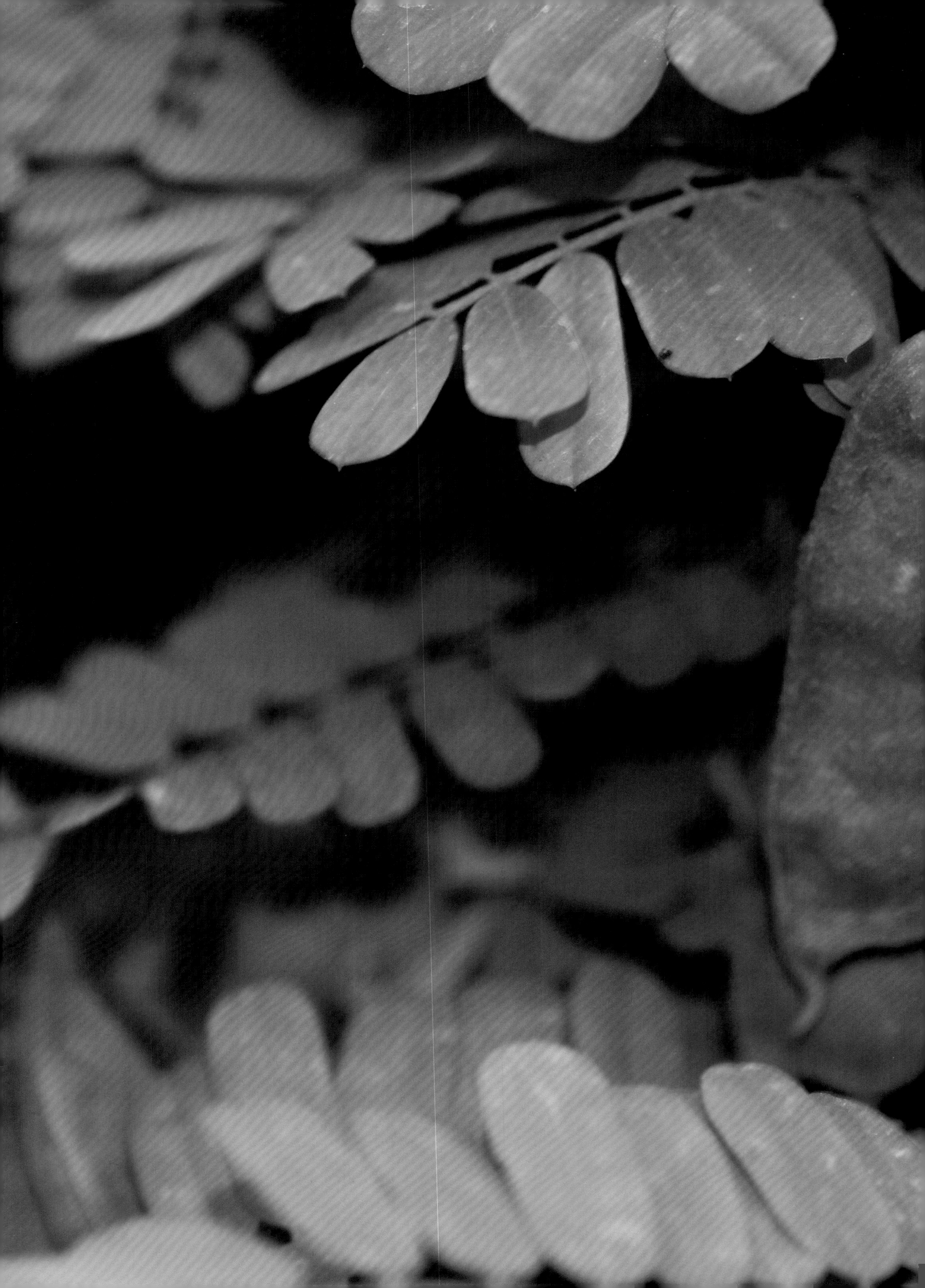

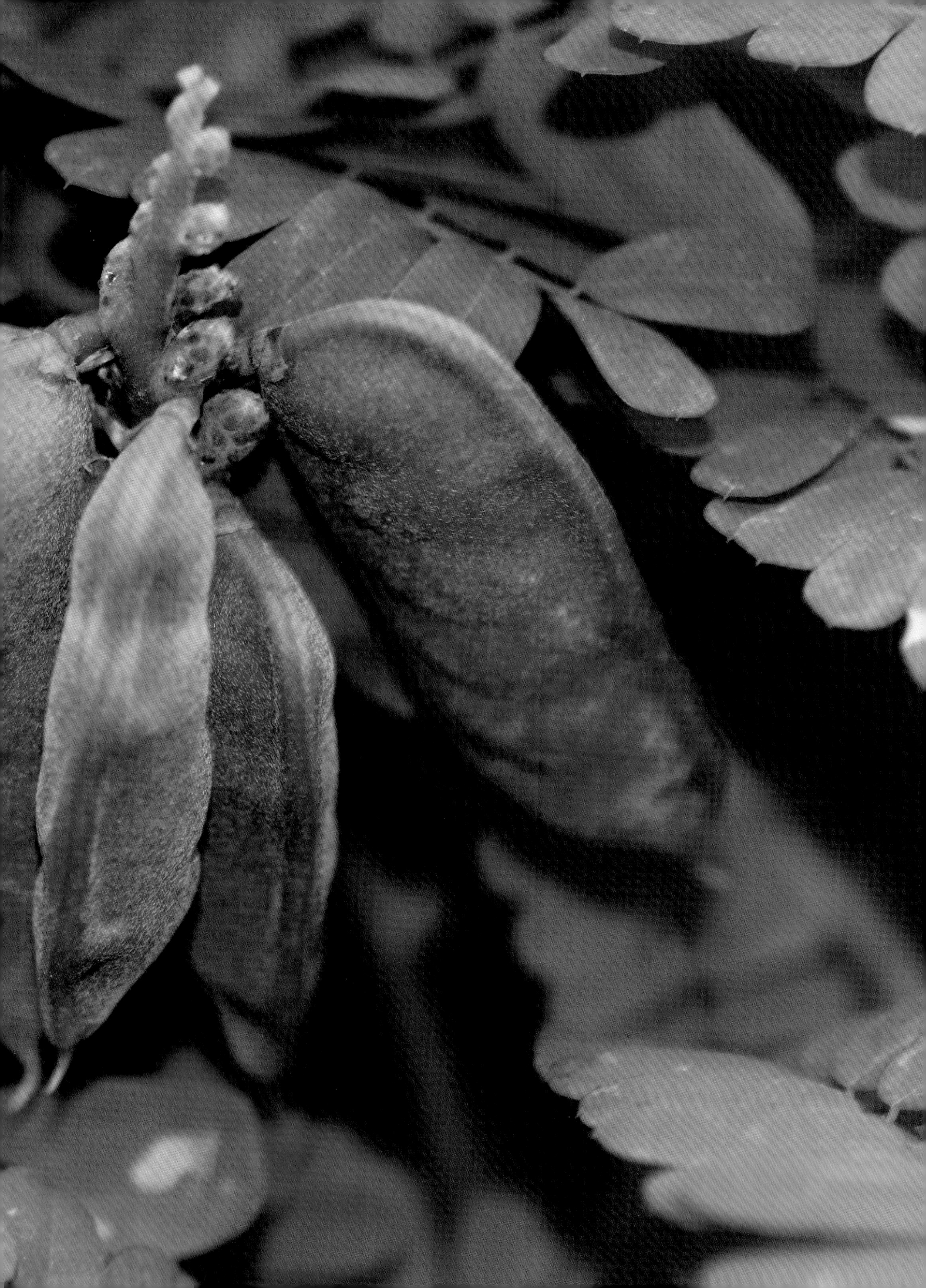

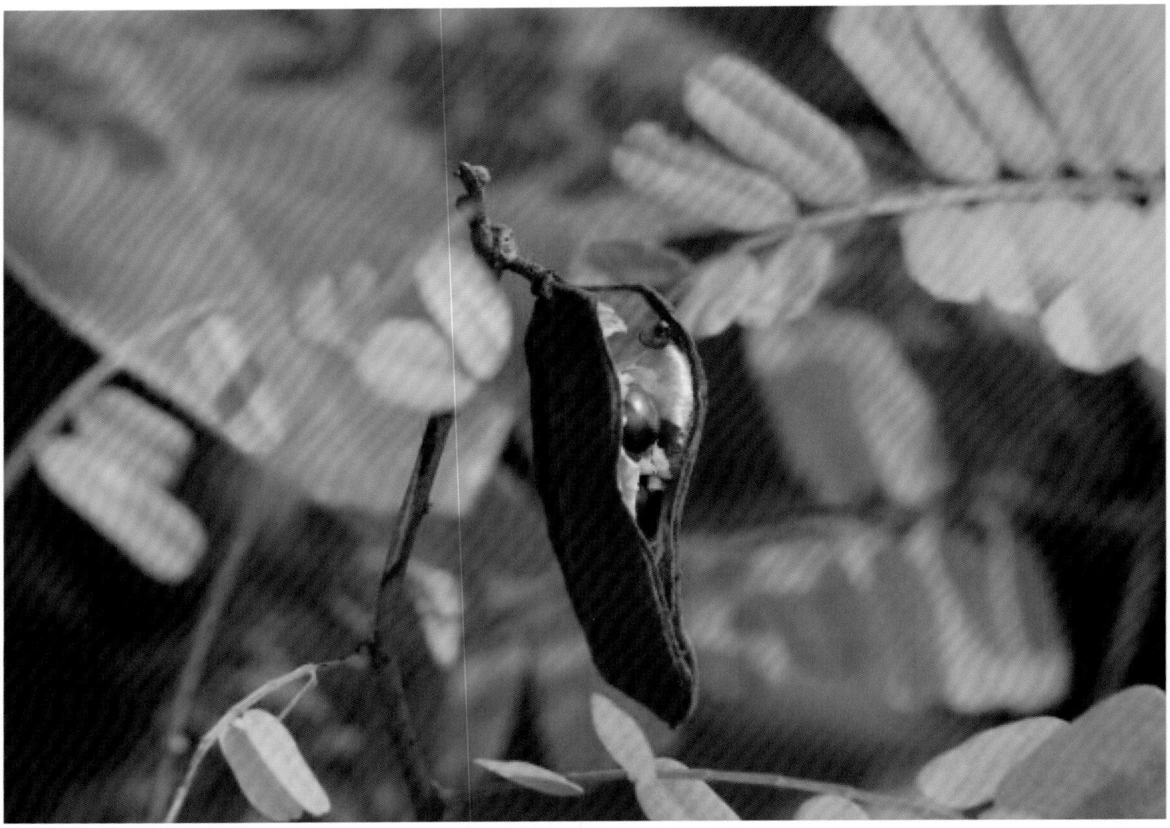

相思子

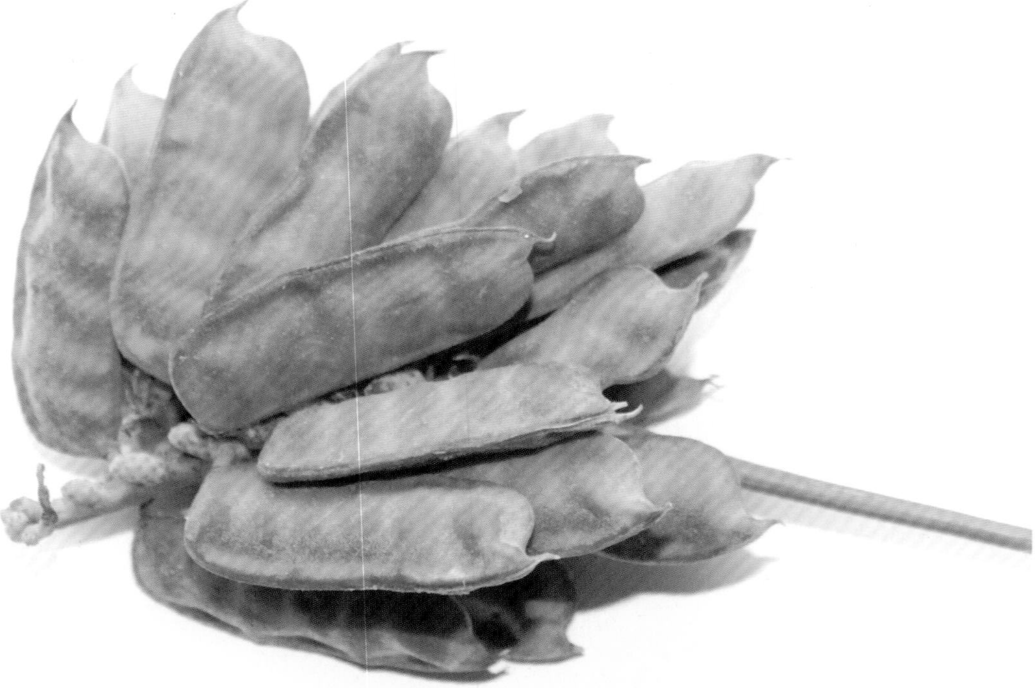

相思子药材

药材鉴别

种子为卵形，少数为球形，长 5 ~ 7　mm，直径 3 ~ 5　mm。表面具光泽，一端（约 2/3）朱红色，另一端（1/3）黑色。种脐凹陷，椭圆形类白色，位于黑色处的侧面，有时残存短小种柄。质坚硬。浸泡后剥去种皮，可见黄白色子叶 2 枚，肥厚，胚根明显。具青草气，味微苦、涩。

功效主治

解石，通脉，催产。主治妇科病，胆结石，难产等。

用法用量

内服：研粉，1.5 ~ 2.0　g；或入丸、散。

民族药方

1．催产或利于胎位异常　相思子 20　g，假楼斗菜 25　g，羚羊角（煅）10　g。同研成细粉，过筛，内服，每次 3　g，每日 1 次。

2．难产　相思子、鬣羚角（煅）各 250　g，光明盐 50　g，藏羚羊角 150　g。共研成细粉，过筛，用青稞酒作药引，每日服 2.5　g。

3．月经滴沥不尽、积聚或积血化脓等血潮症　五味肉果草散：相思豆 20　g，肉果草 25　g，光明盐 10　g，硇砂 5　g，红糖 15　g。混合研成细粉，过筛，制成散，口服，每次 1 ~ 2　g，每日 1 ~ 2 次。

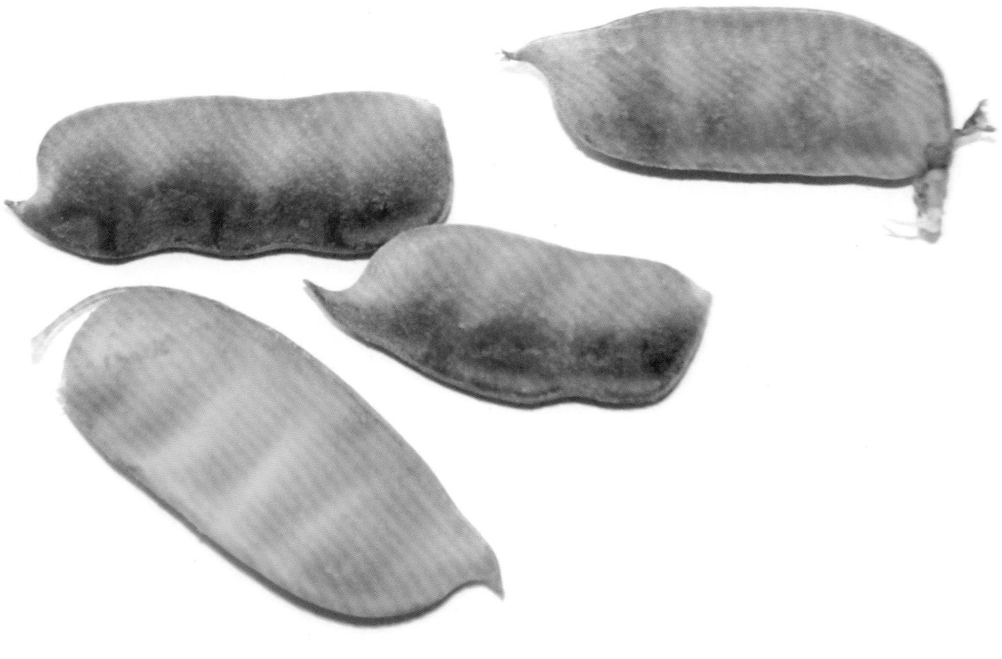

相思子药材

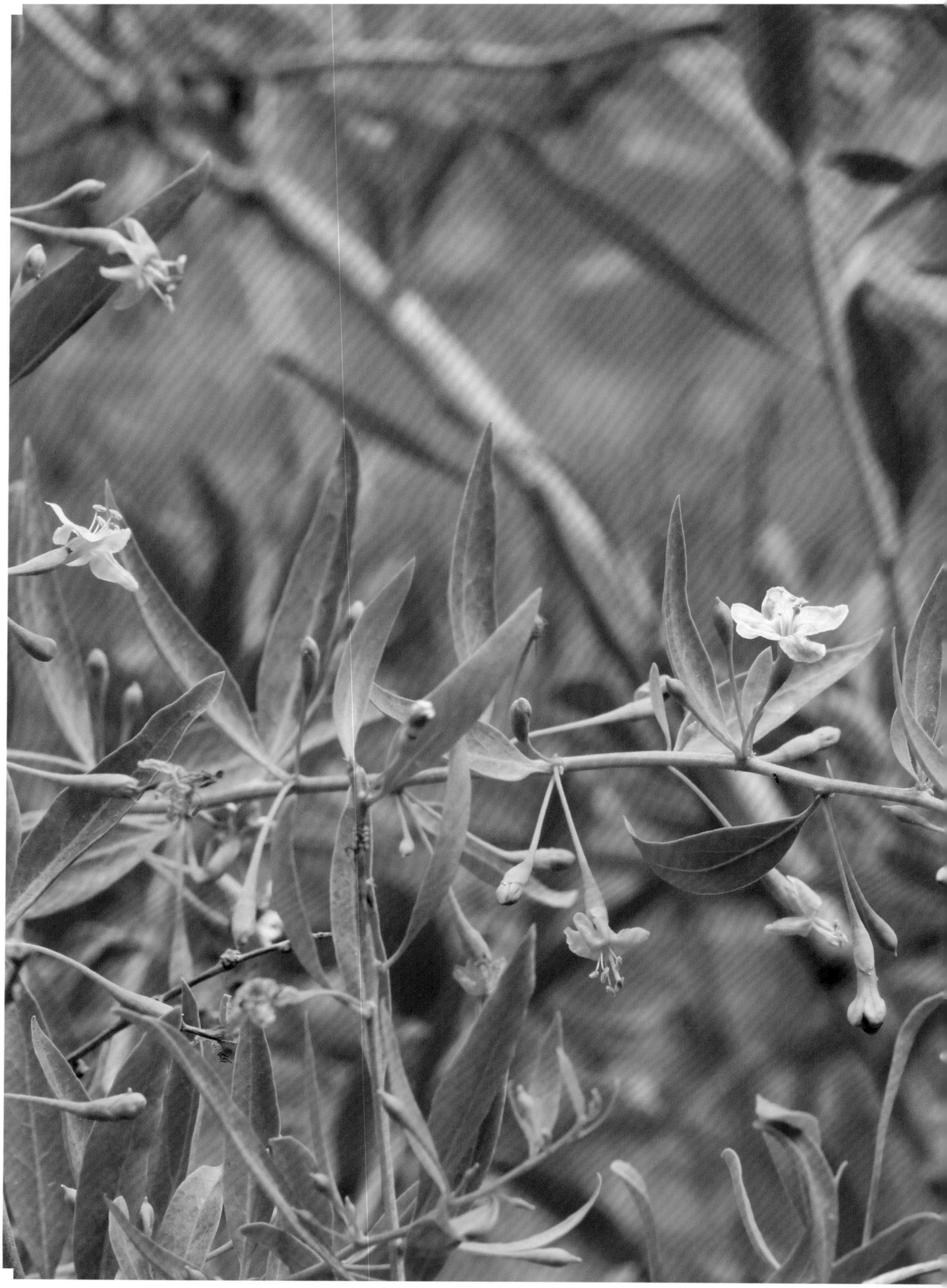

枸杞子

【藏药名】扎才玛。

【别　名】扎才、杞子、杞果、止才玛、西杞果、甘枸杞、枸杞豆。

【来　源】本品为茄科植物宁夏枸杞 *Lycium barbarum* L. 的干燥成熟果实。

【性味归经】甘，平。归肝、肾、肺经。

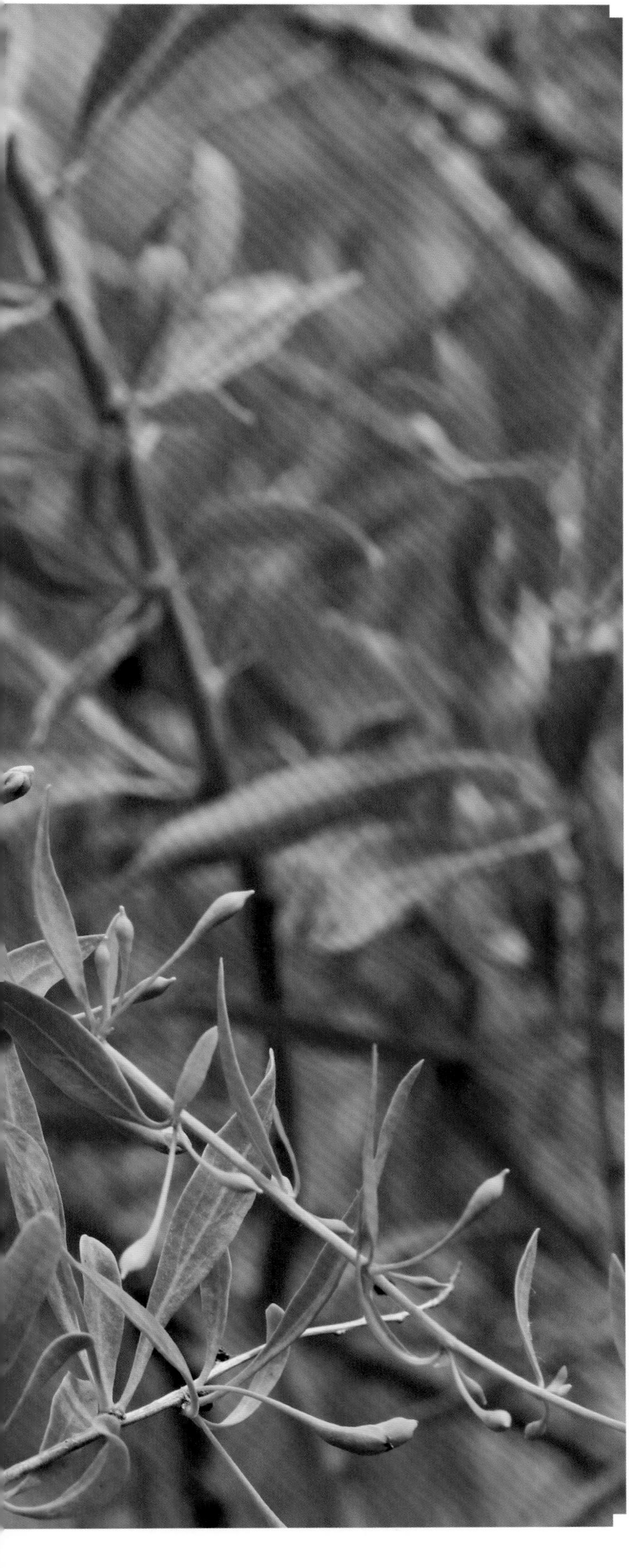

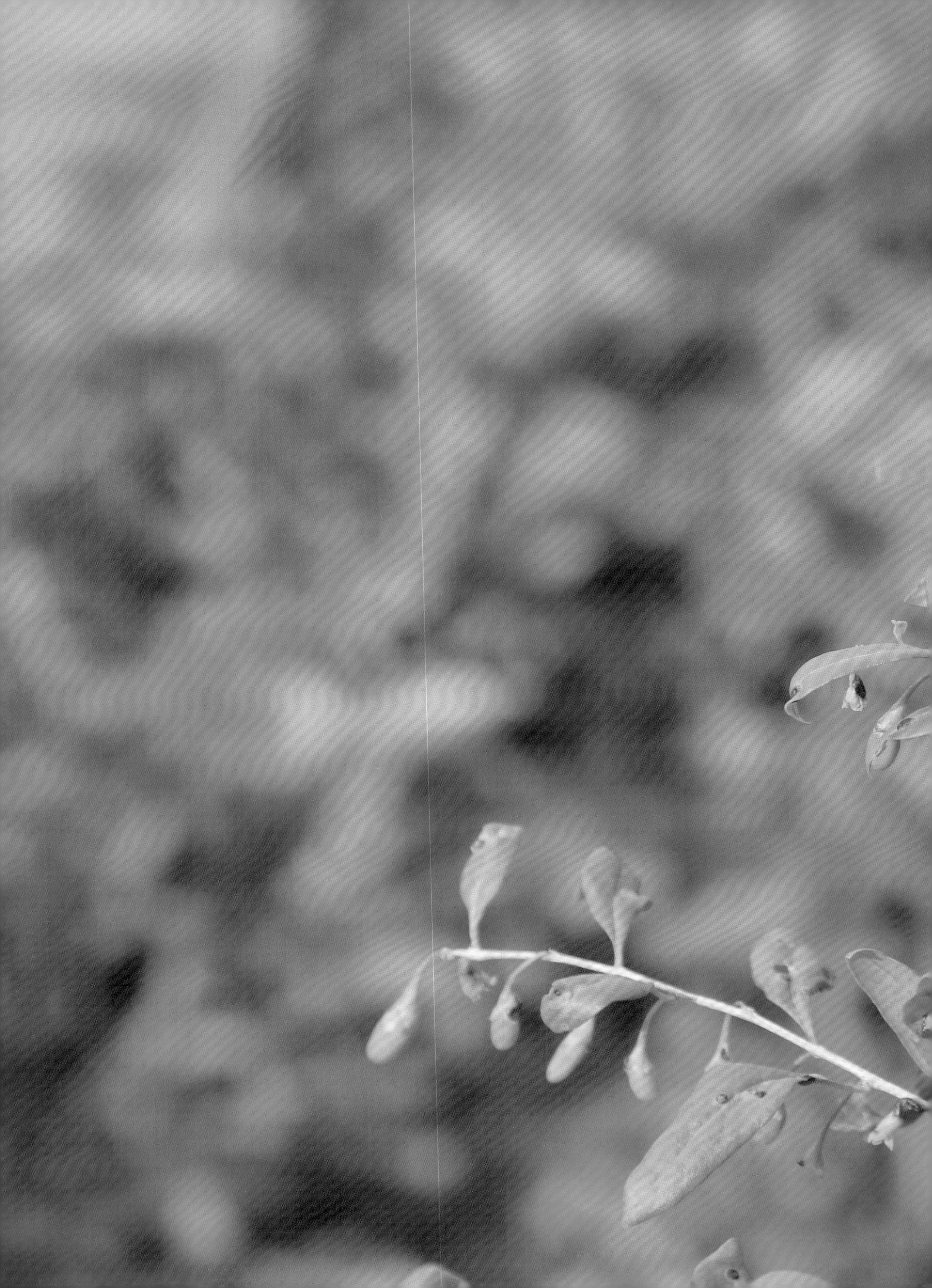

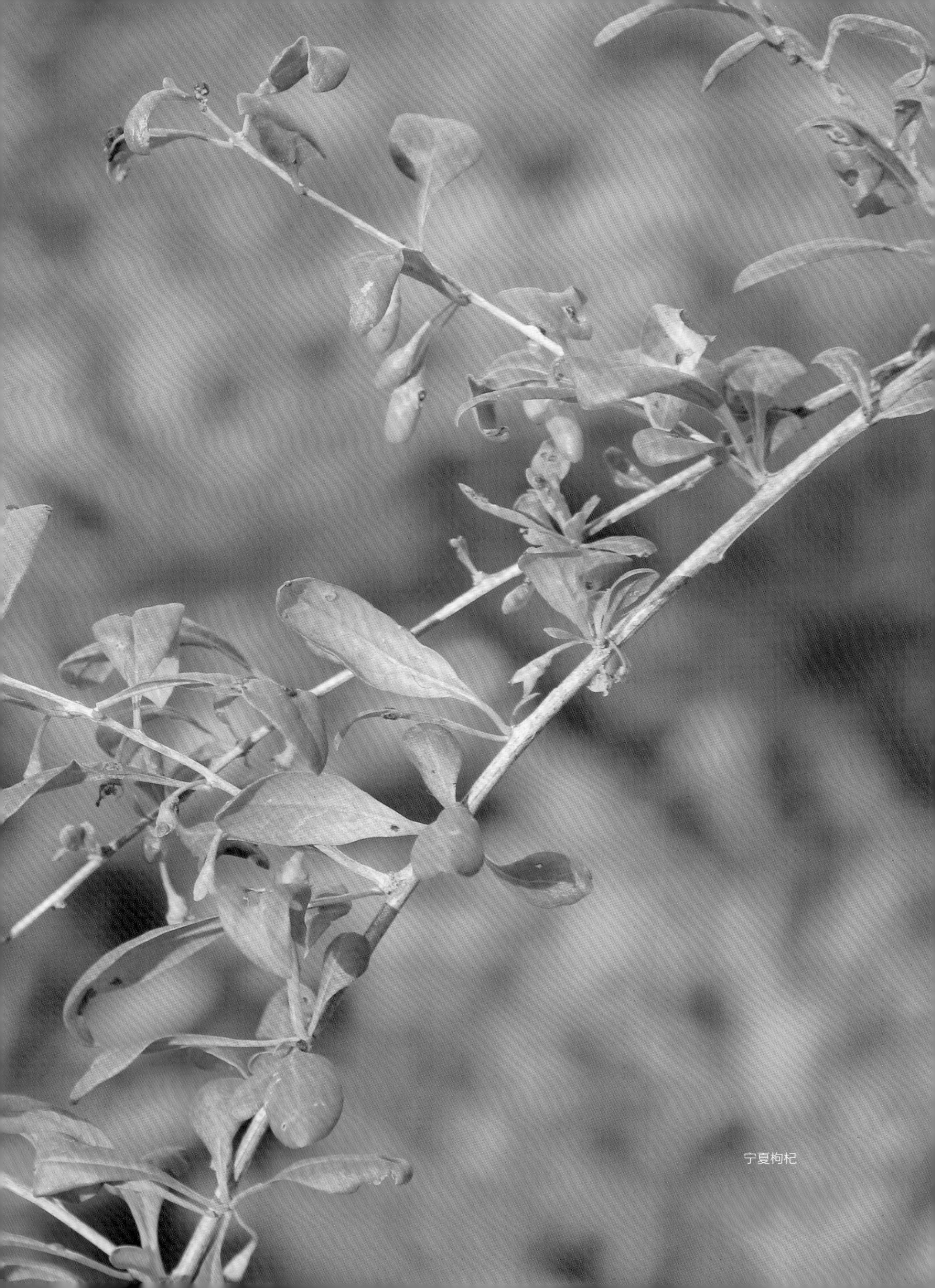

宁夏枸杞

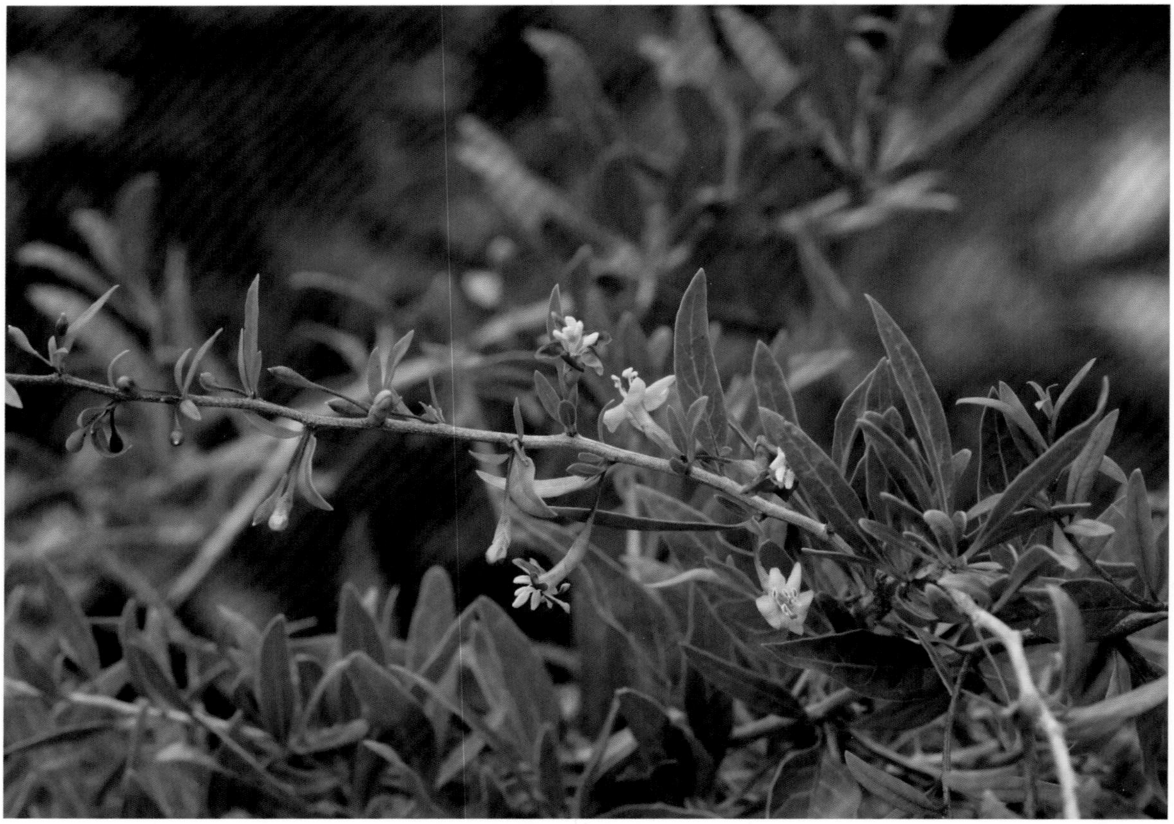

宁夏枸杞

识别特征

灌木或小乔木状。主枝数条，粗壮，果枝细长，先端通常弯曲下盘，外皮淡灰黄色，刺状枝短而细，生于叶腋。叶互生或丛生于短枝上。叶片披针形或卵状长圆形，花腋生，花冠漏斗状，粉红色或深紫红色。果实熟时鲜红色，种子多数。花、果期较长，一般从 5 月至 10 月边开花边结果。

生境分布

生长于山坡、田野向阳干燥处。分布于宁夏、内蒙古、甘肃，新疆等省区也有少量生产。以宁夏产者质地最优，有“中宁枸杞甲天下”之美誉。

采收加工

夏、秋二季果实呈橙黄色时采收，晾至皮皱后，再曝晒至外皮干硬，果肉柔软为度，除去果梗，生用或鲜用。

枸杞子

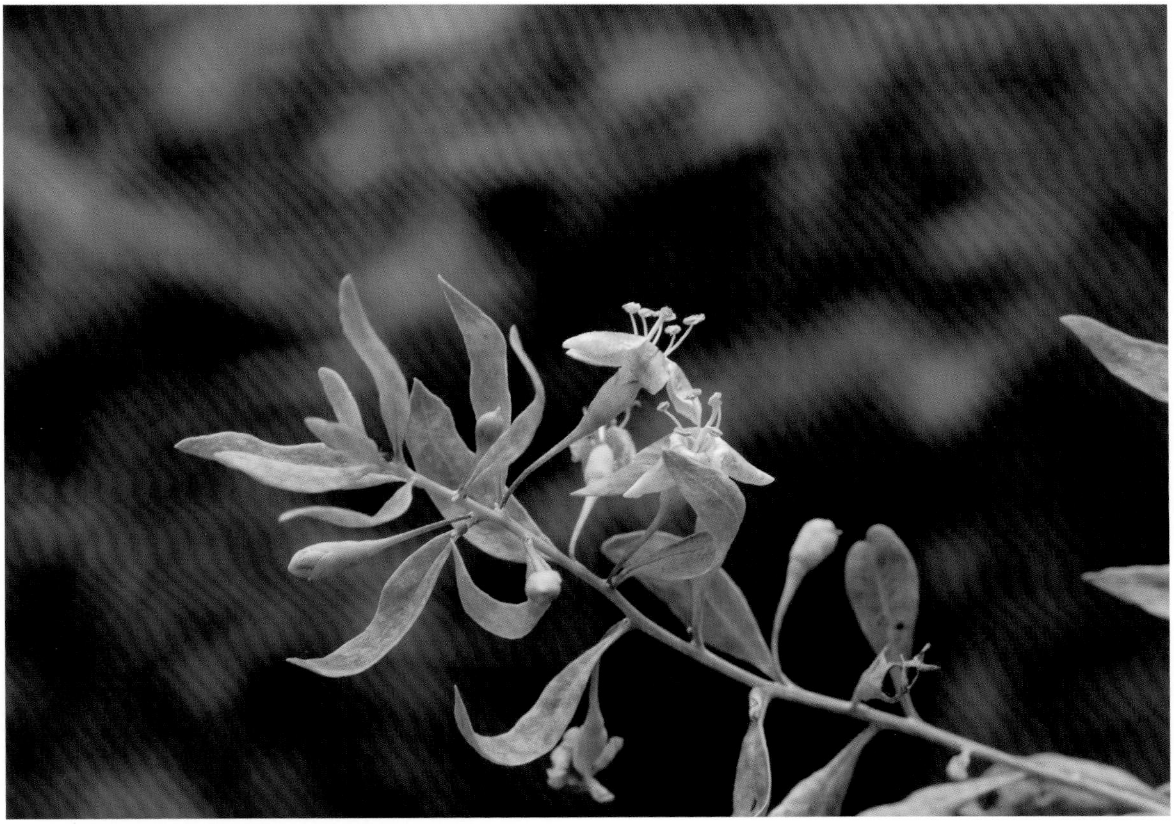

枸杞子

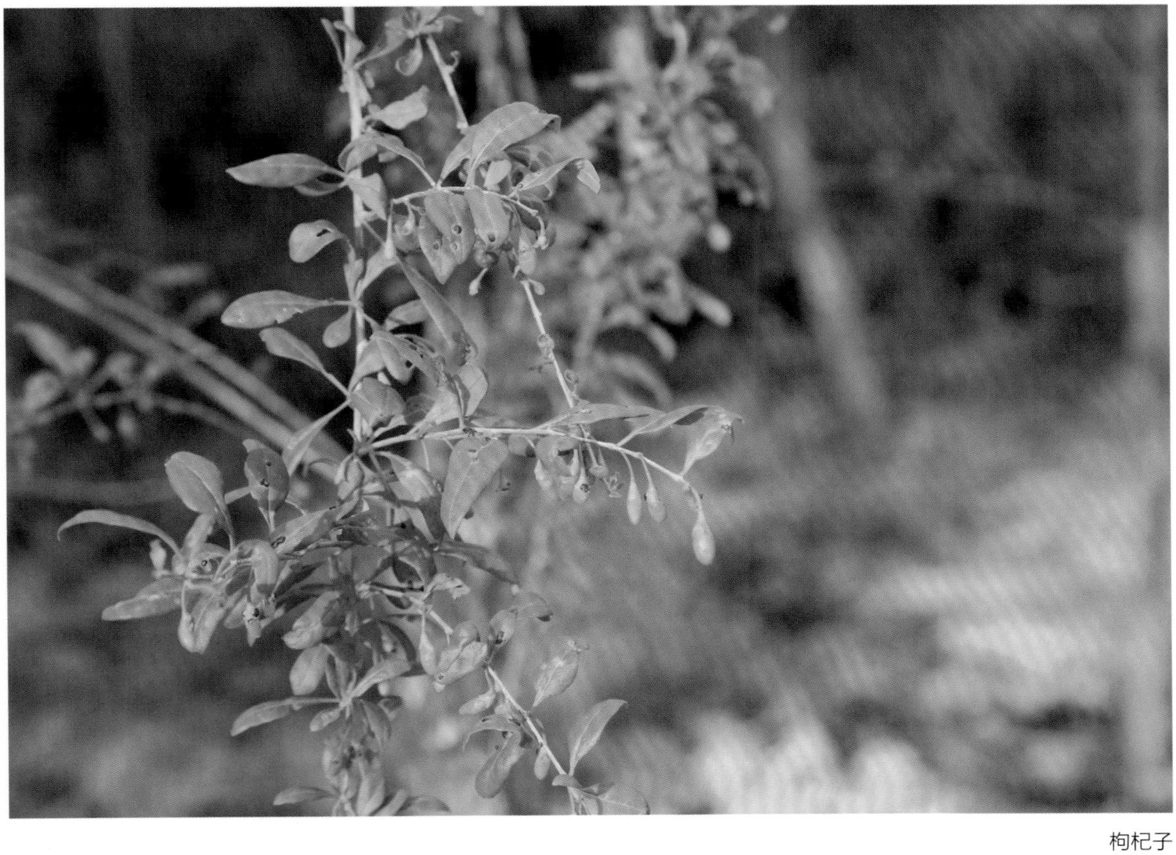

枸杞子

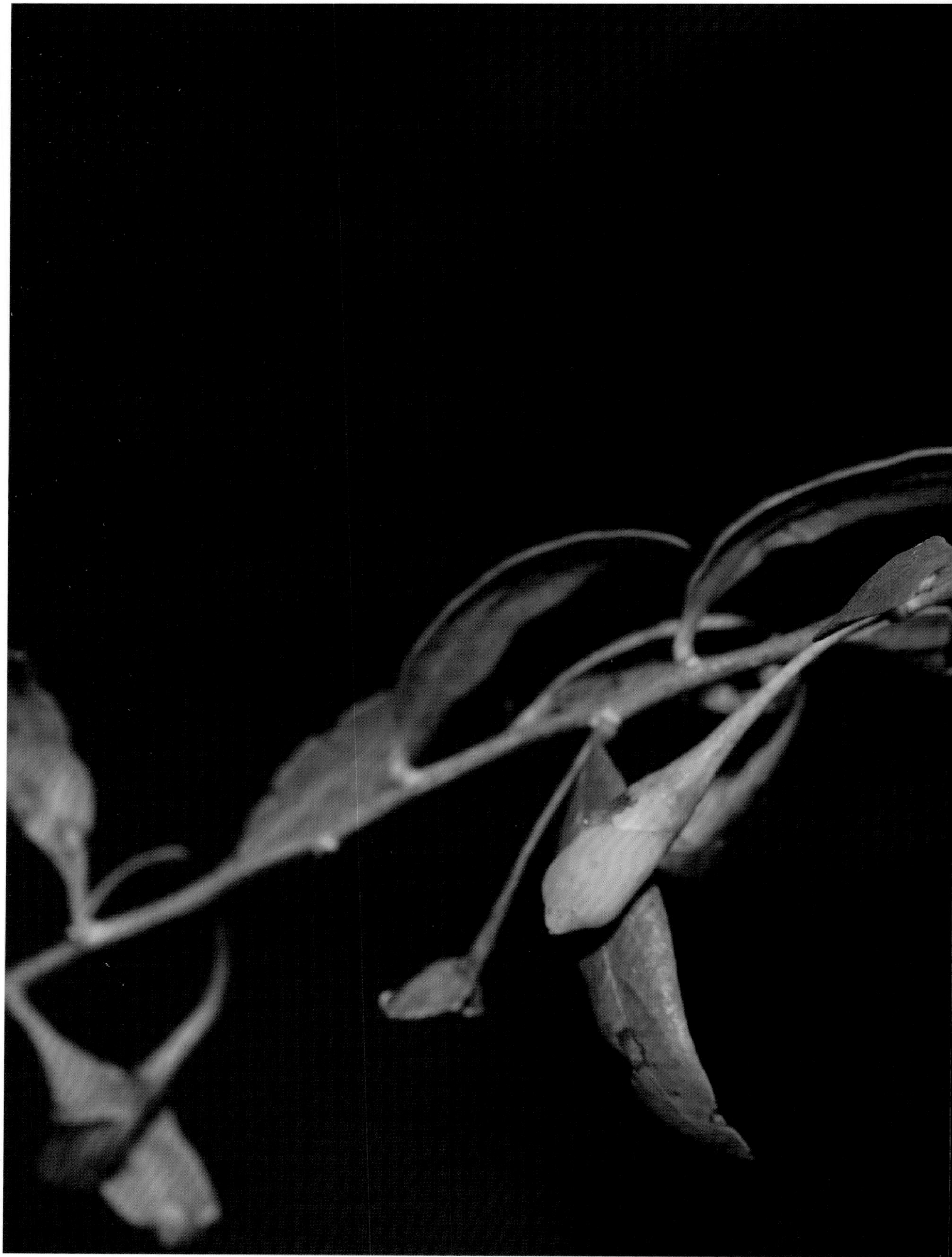

枸杞子

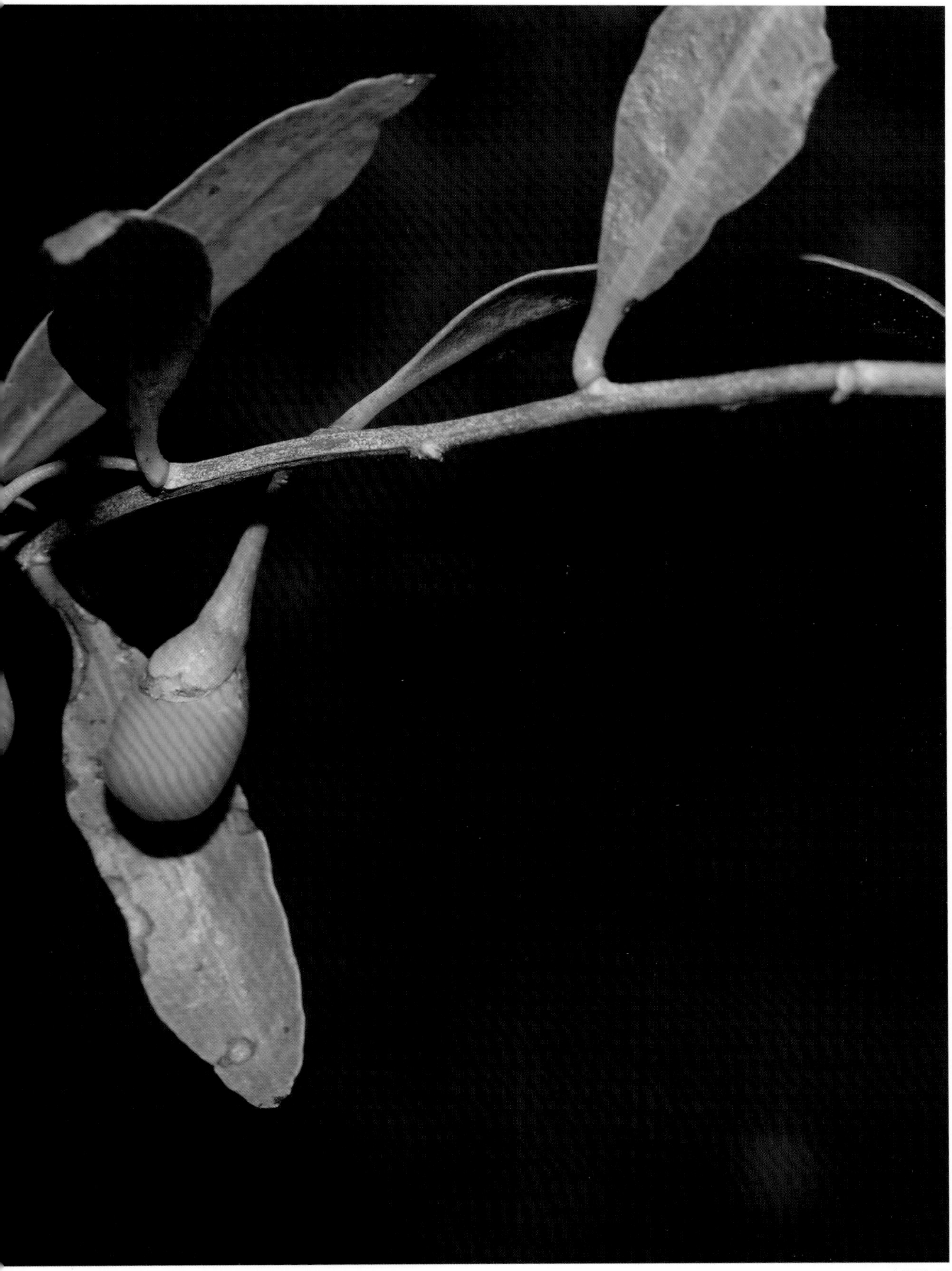

宁夏枸杞

药材鉴别

本品呈扁长卵形或类纺锤形，有皱纹，色鲜红或暗红。顶端有小突起的花柱痕，基部有白色的果梗痕，质柔，肉厚，有黏性，内具黄色肾形种子 20 ~ 50 粒。气微，味酸甜。

功效主治

滋肾，润肺，补肝明目。本品甘平质润，药性平和，药食兼用，平补肝肾，为滋肾、润肺、补肝明目要药。

用法用量

内服：9 ~ 12 g，大剂量可用至 30 g，煎服；或入丸、散、酒剂。

民族药方

1．疖肿 枸杞子 15 g，凡士林 50 g。枸杞子烘脆研末，加凡士林制成软膏，外涂患处，每日 1 次。

2．妊娠呕吐 枸杞子、黄芩各 50 g。置于带盖大瓷杯内，用沸水冲泡，频频饮服。

3．男性不育 枸杞子 15 g。每晚嚼服，连服 1 个月为 1 个疗程，待精液常规检查正常后再服 1 个疗程，服药期间应戒房事。

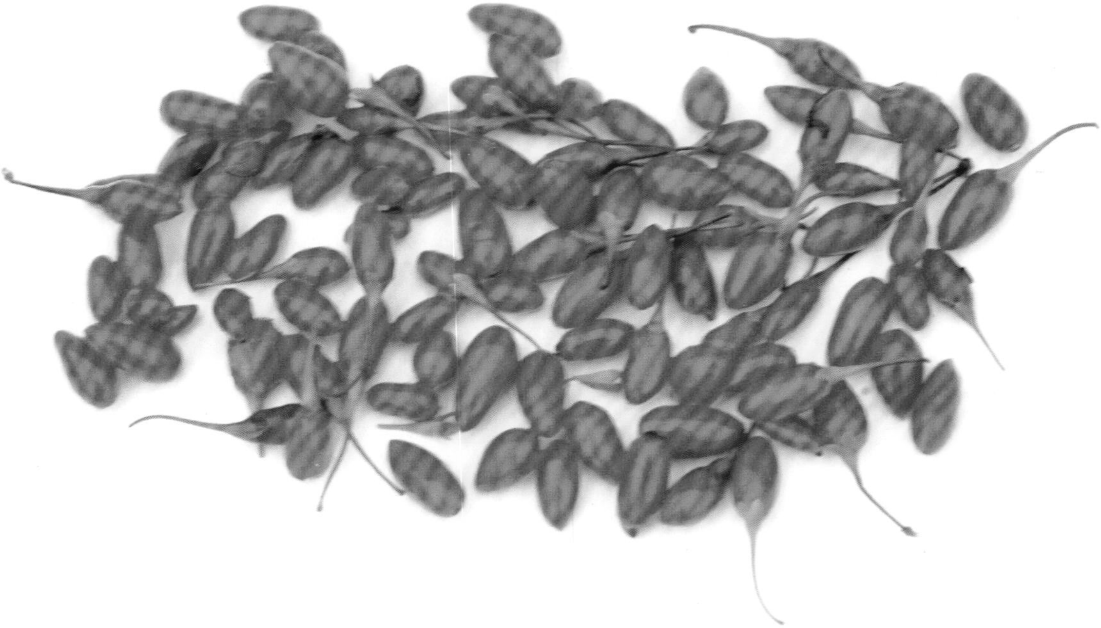

枸杞子药材

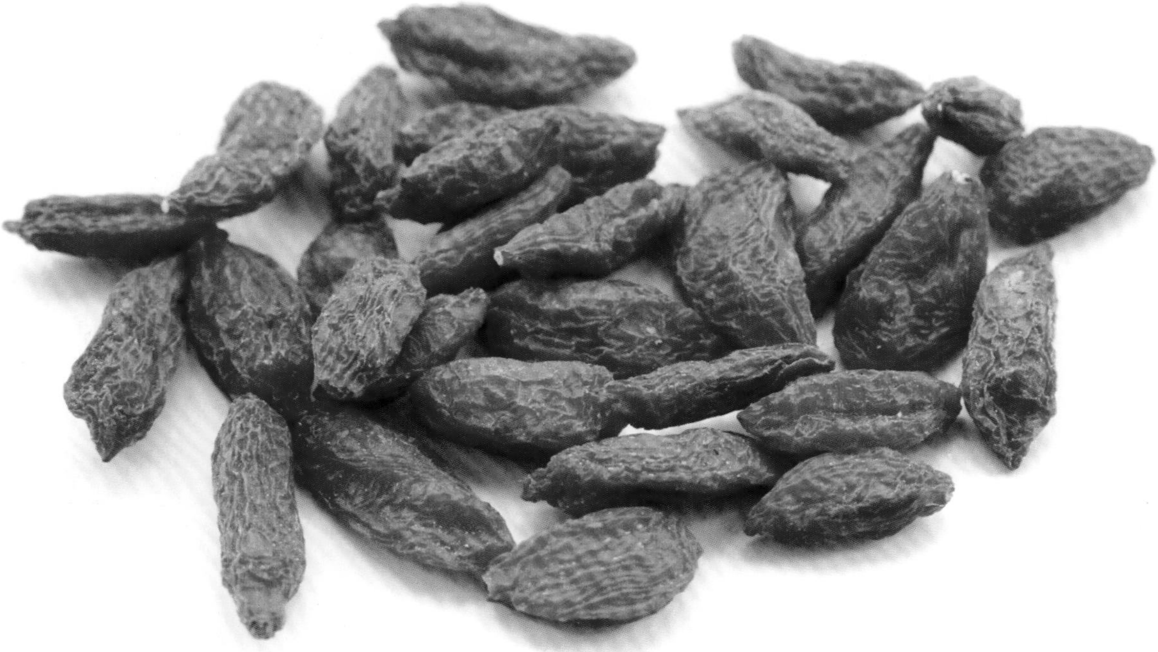

枸杞子饮片

4．肥胖病　枸杞子 15 g。用沸水冲泡当茶饮服，早、晚各 1 次。

5．老人夜间口干　枸杞子 30 g。每晚嚼服，10 个月为 1 个疗程。

6．身体虚弱，腰膝酸软　枸杞子、墨旱莲、桑椹各 20 g，女贞子 15 g。水煎服。

7．早期原发性高血压　枸杞子、白菊花各 15 g，生杜仲 20 g，桑寄生 25 g，生牡蛎 30 g。水煎服。

8．遗精，滑精　枸杞子、芡实各 20 g，补骨脂、韭菜子各 15 g，牡蛎 40 g（先煎）。水煎服。

9．肝肾不足，头晕盗汗，迎风流泪　枸杞子、菊花、熟地黄、淮山药各 20 g，山茱萸肉、牡丹皮、泽泻各 15 g。水煎服。

10．肾虚腰痛　枸杞子、金毛狗脊各 20 g。水煎服。

使用注意

外有表邪，内有实热、脾胃湿盛肠滑者忌用。

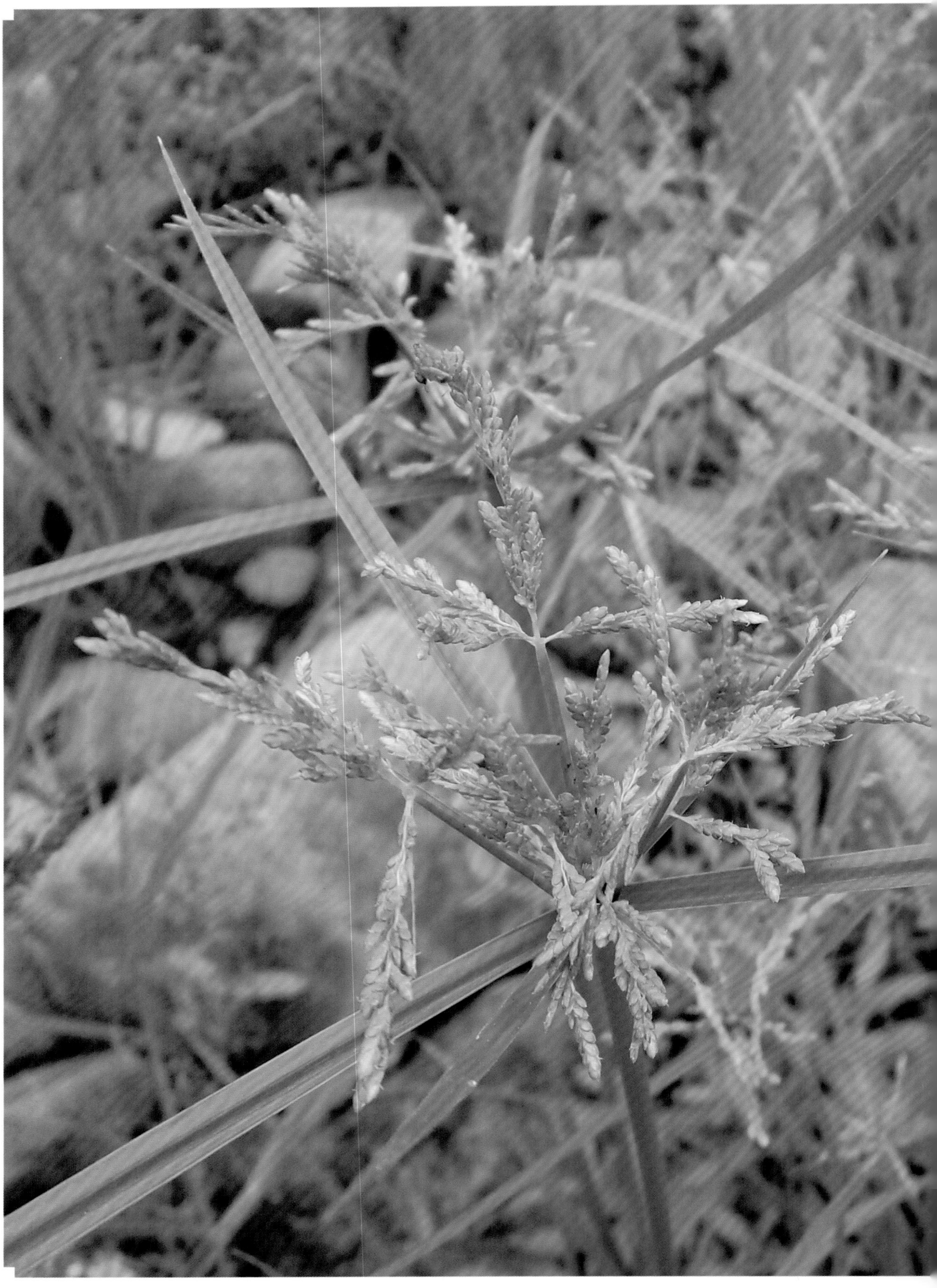

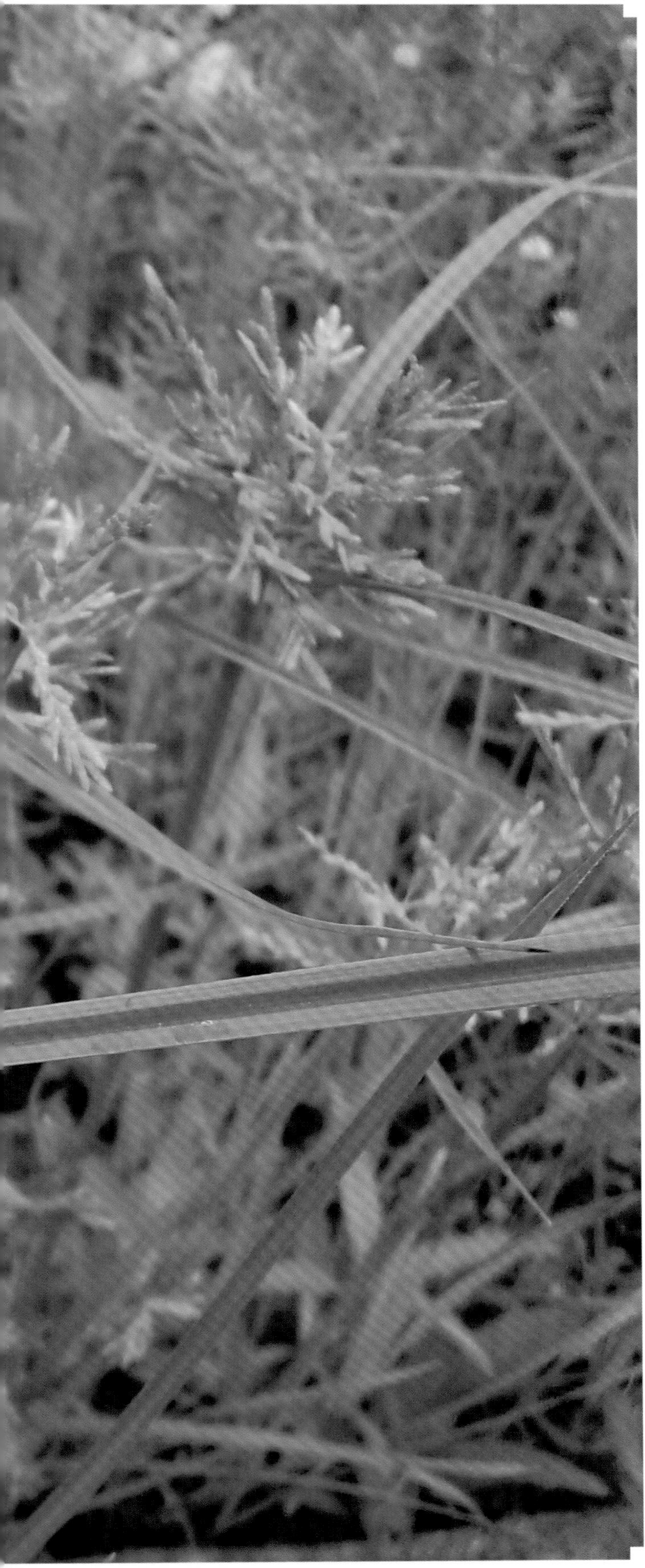

香附

【藏药名】拉岗。

【别　名】门鲁、朗苟拉、瑞堆木智、门曲如巴、生香附、醋香附。

【来　源】本品为莎草科植物莎草 *Cyperus rotundus* L. 的干燥根茎。

【性味归经】辛、微苦、微甘，平。归肝、脾、三焦经。

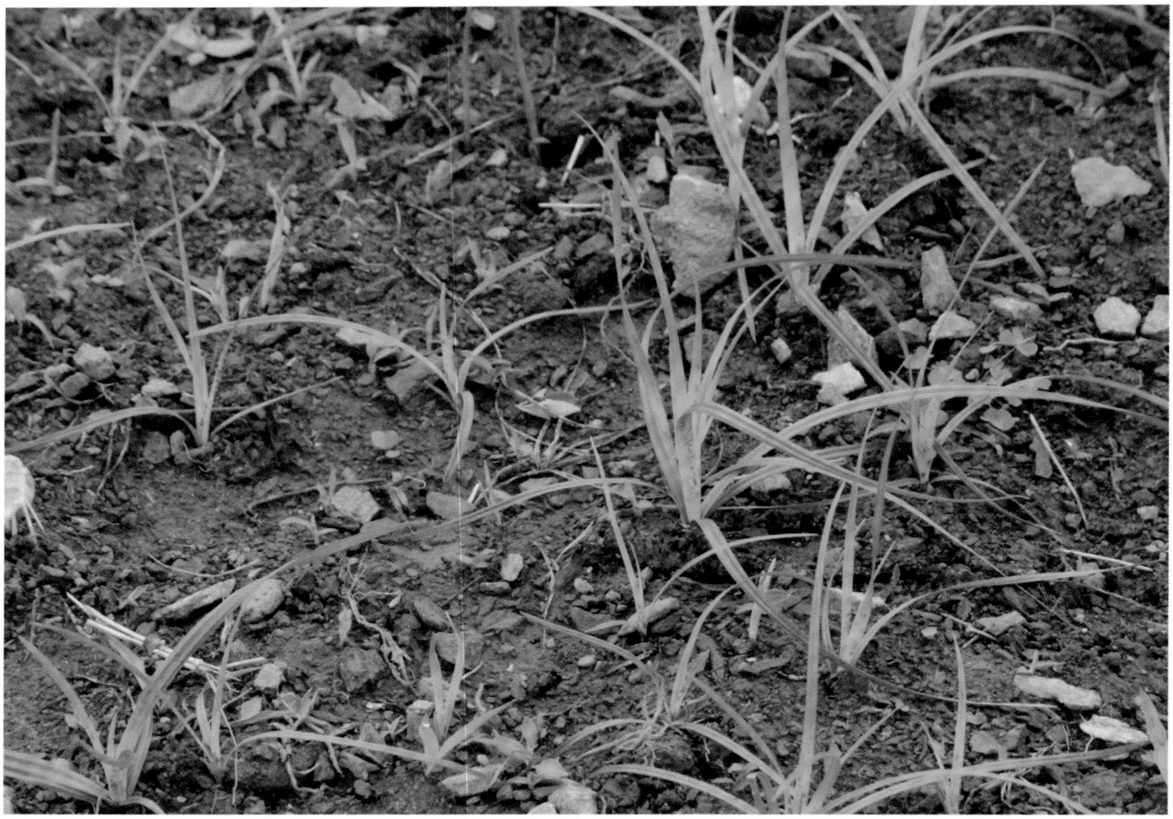

莎草

识别特征

多年生草本，根茎匍匐，块茎椭圆形，茎三棱形，光滑。叶丛生，叶鞘闭合抱茎。叶片长线形。复穗状花序，顶生，3 ~ 10 个排成伞状，花深茶褐色，有叶状苞片 2 ~ 3 枚，鳞片 2 列，排列紧密，每鳞片着生 1 花，雄蕊 3 枚，柱头 3 裂，呈丝状。小坚果长圆状倒卵形，具 3 棱。花期 6—8 月，果期 7—11 月。

生境分布

生长于路边、荒地、沟边或田间向阳处。分布于广东、河南、四川、浙江、山东等省区。

采收加工

秋季采挖，燎去毛须，置沸水中略煮或蒸透后晒干，或燎后直接晒干。

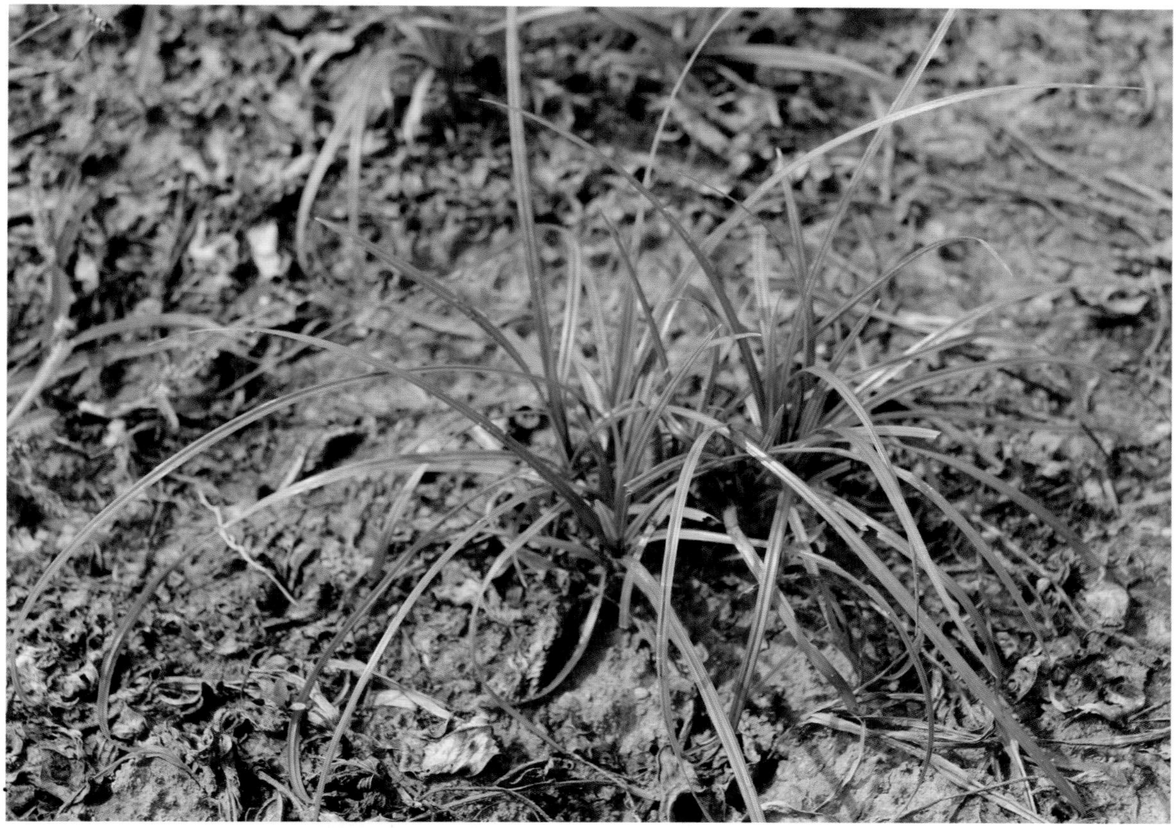

莎草

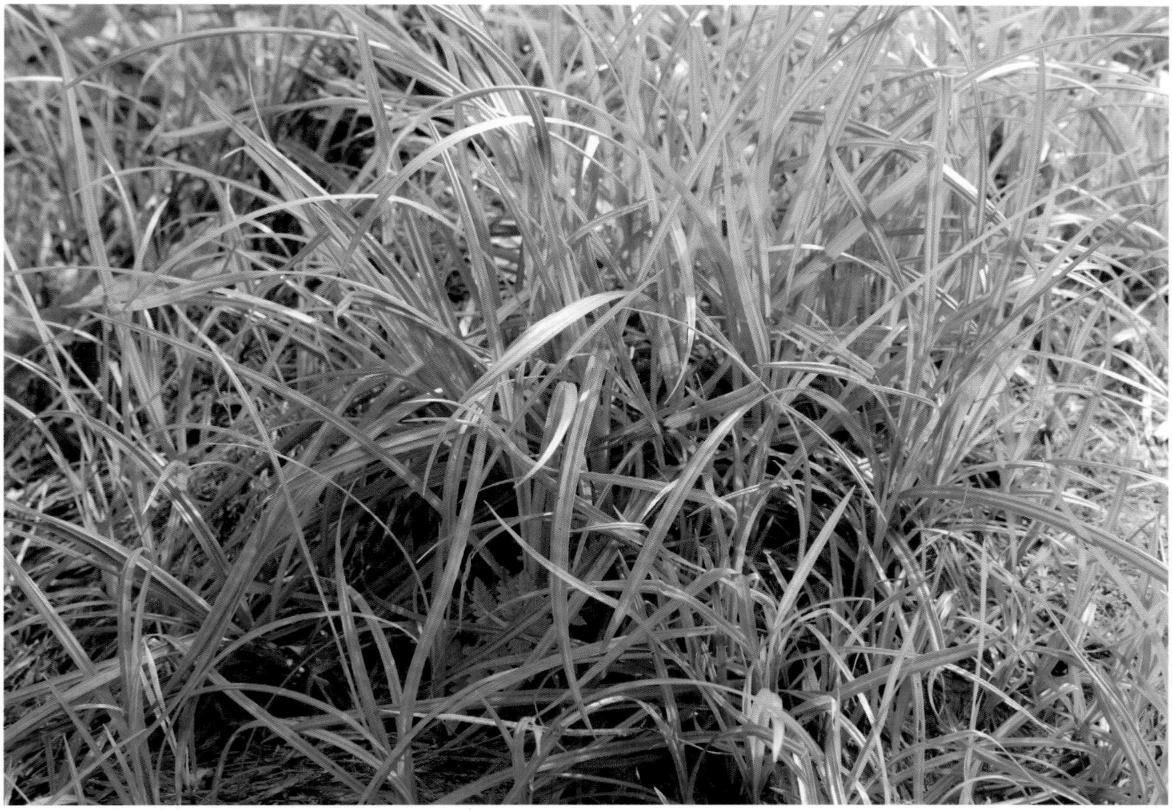

莎草

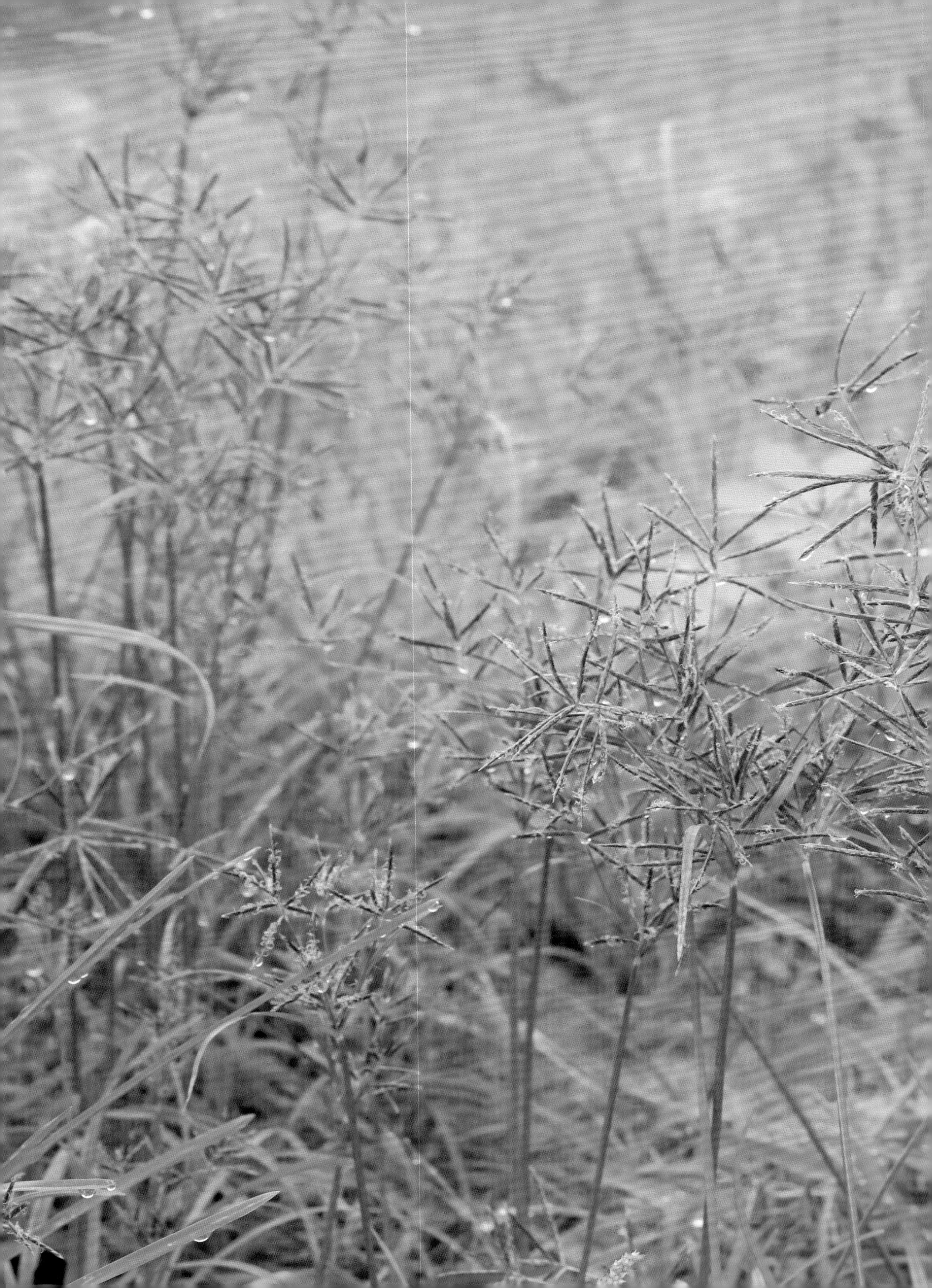

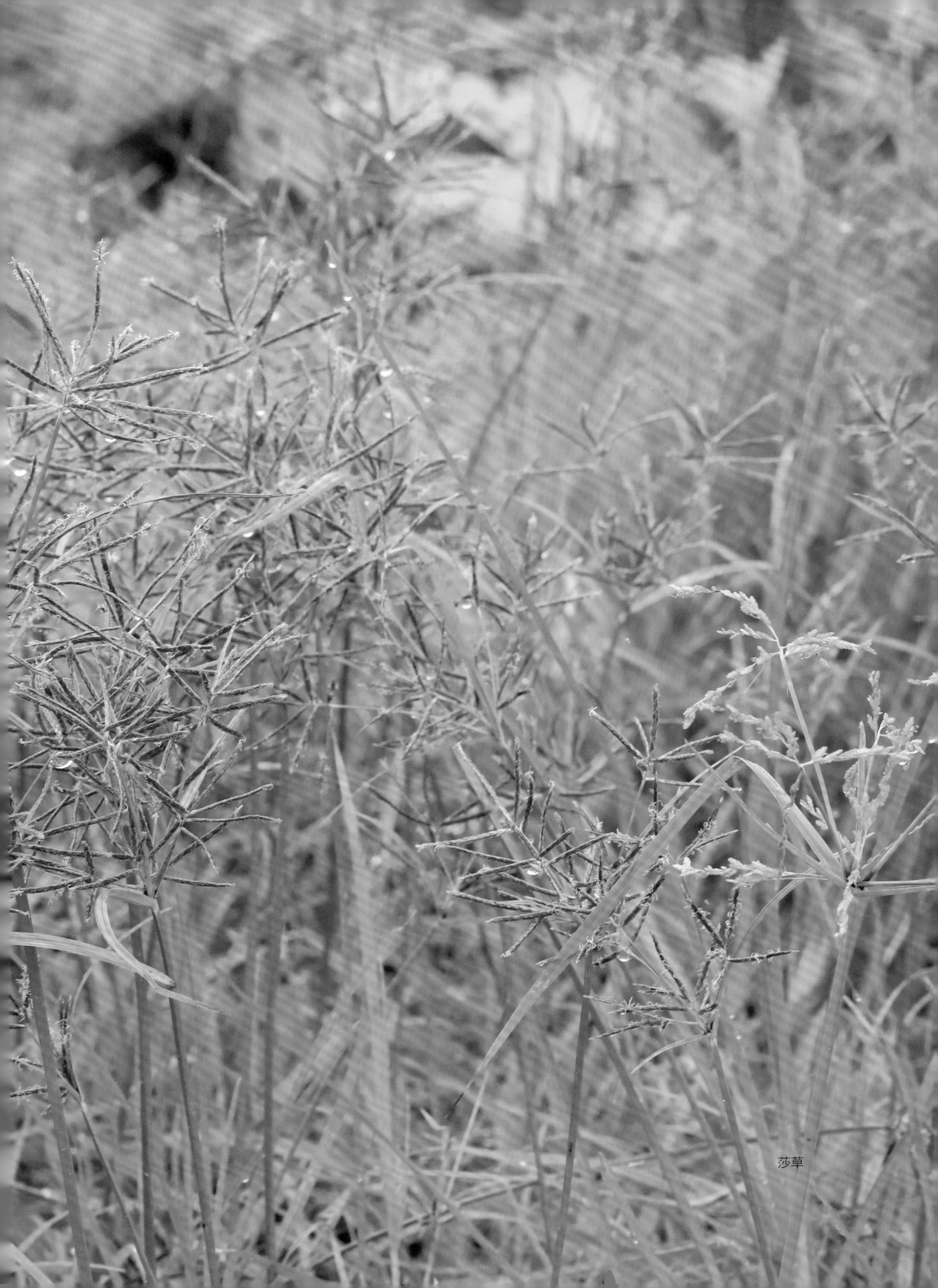

莎草

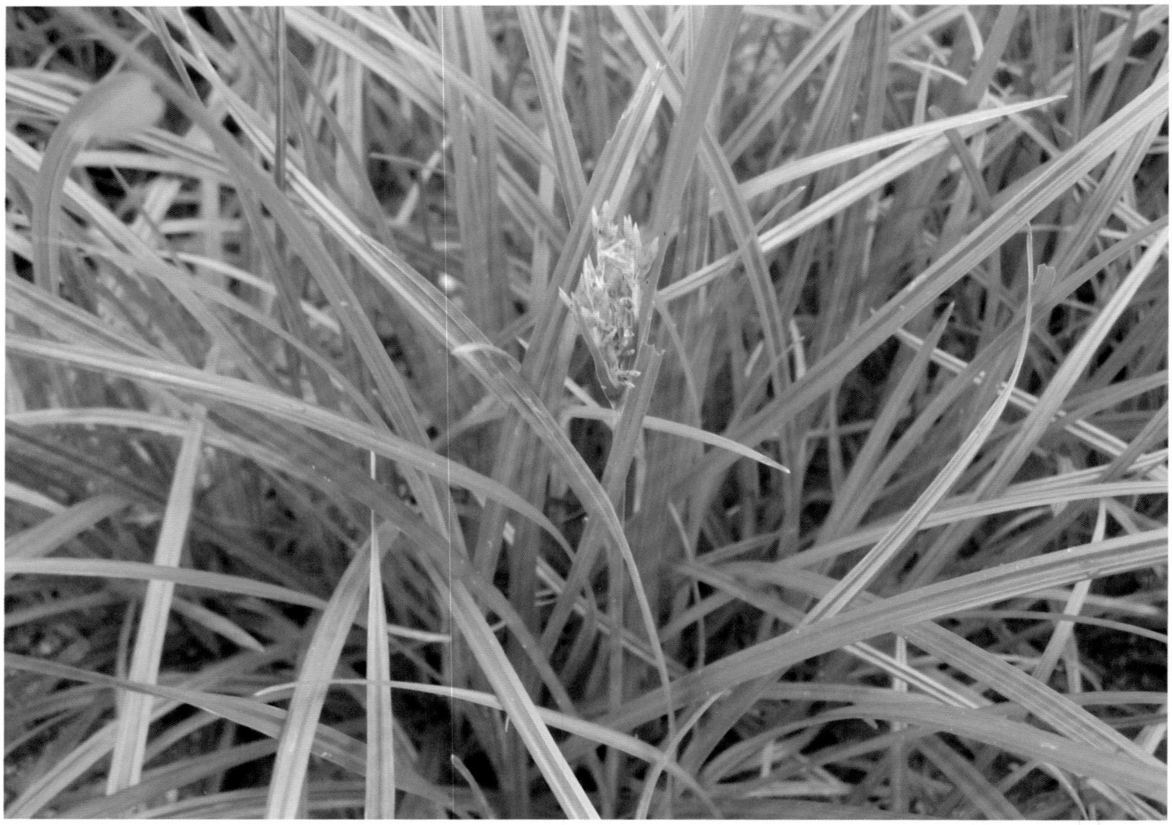

莎草

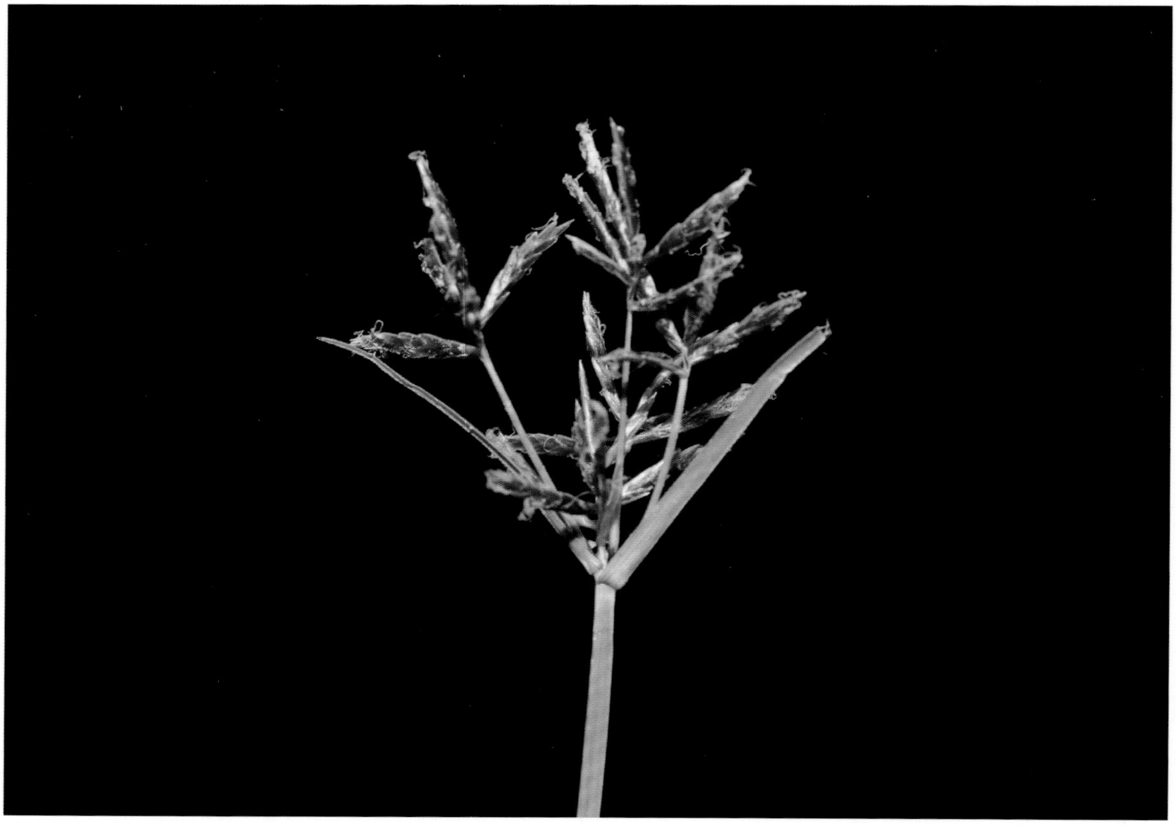

莎草

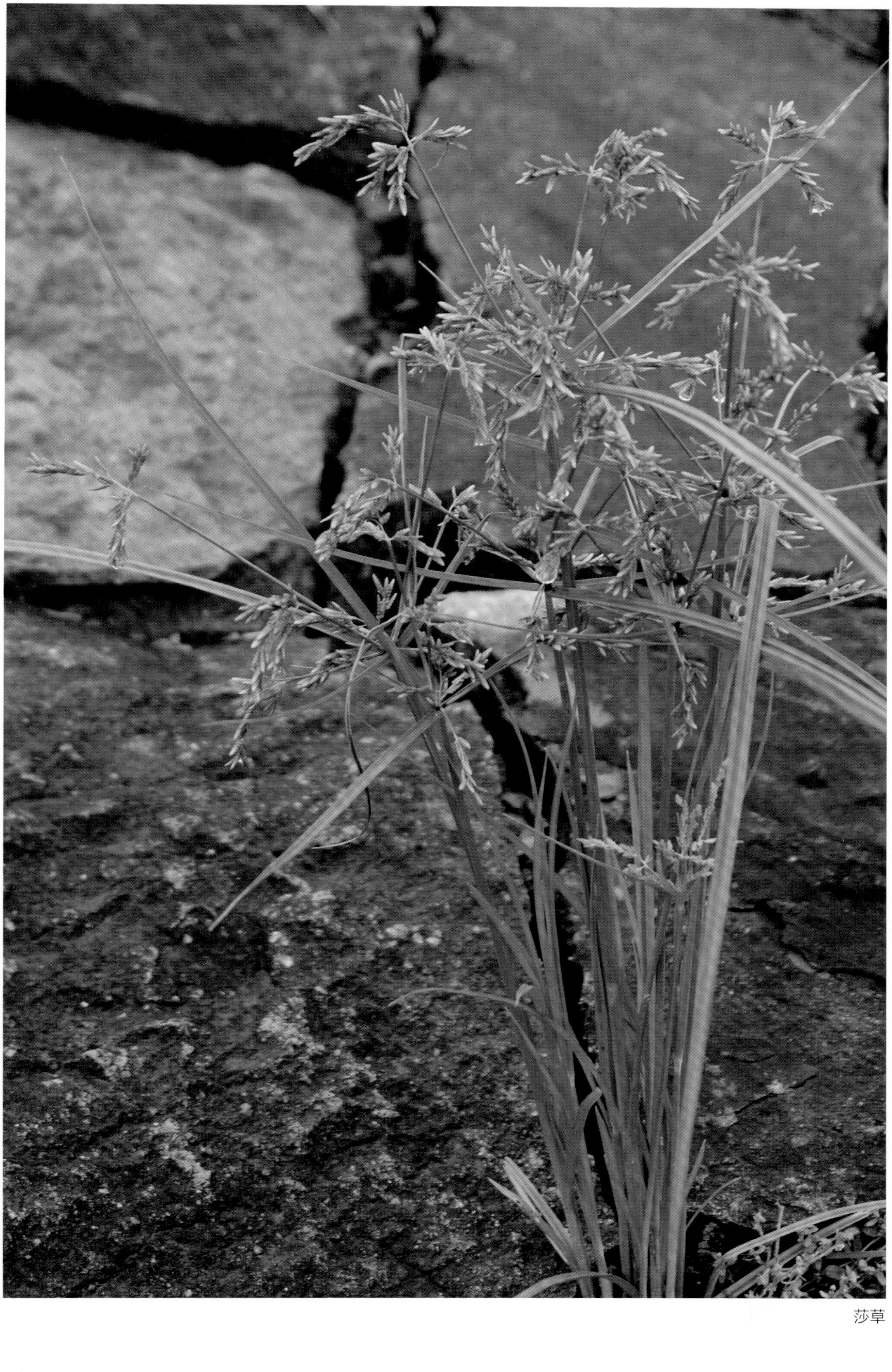

莎草

药材鉴别

本品多呈纺锤形，有的略弯曲，长 2.0 ~ 3.5 cm，直径 0.5 ~ 1.0 cm。表面棕褐色或黑褐色，有纵皱纹，并有 6 ~ 10 个略隆起的环节，节上有未除净的棕色毛须及须根断痕；去净毛须者较光滑，环节不明显。质硬，经蒸煮者断面黄棕色或红棕色，角质样；生晒者断面色白而显粉性，内皮层环纹明显，中柱色较深，点状维管束散在。气香，味微苦。

功效主治

疏肝理气，调经止痛。本品味辛行散、苦主降泄、甘能缓急，为肝经之主药，肝无郁滞则经调痛止，故有疏肝理气、调经止痛之效。

用法用量

内服：6 ~ 12 g，煎服。醋炙止痛力增强。

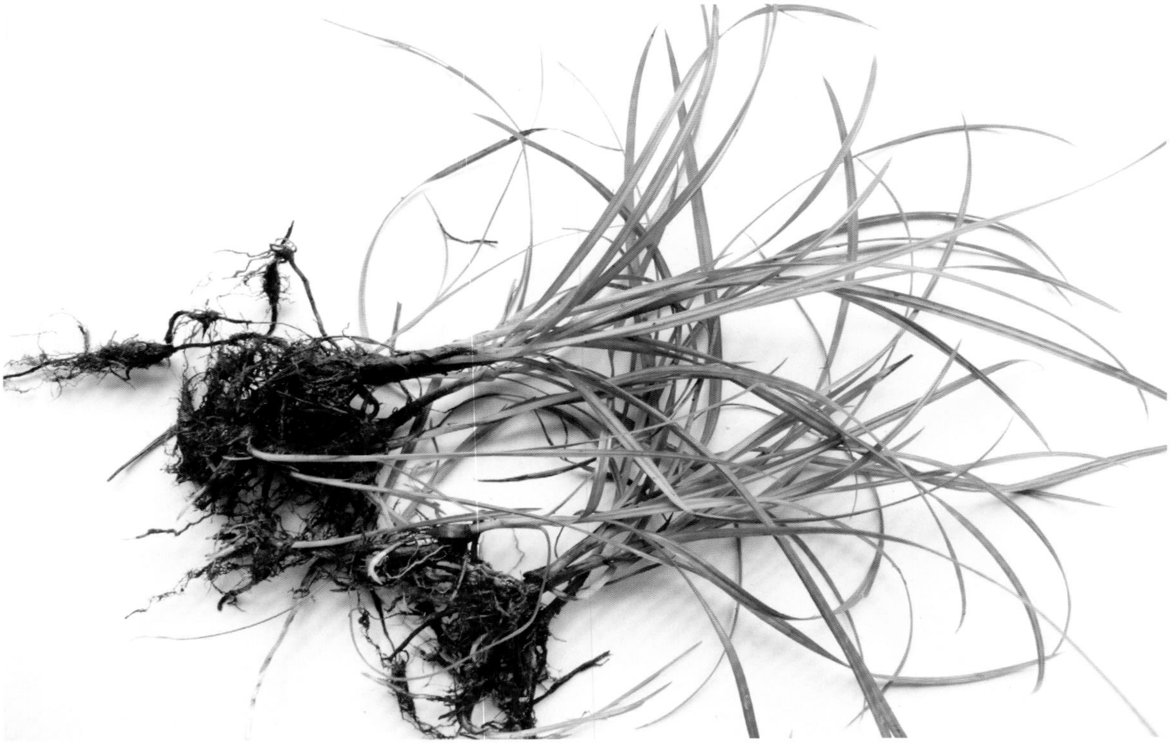

莎草

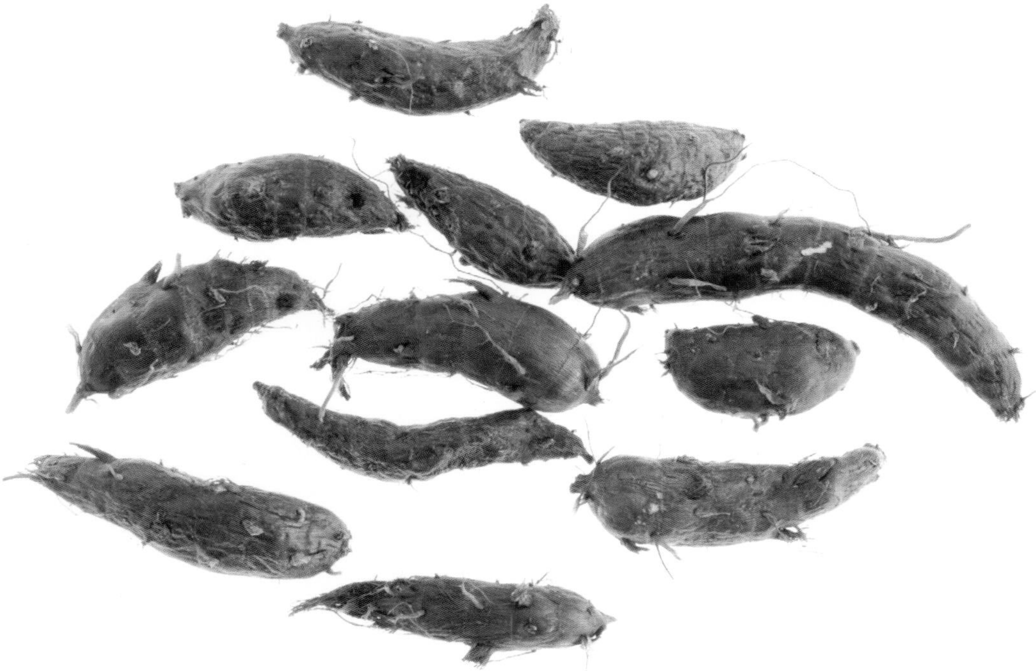

香附药材

民族药方

1．妊娠呕吐　香附 10 g，黄连 6 g，竹茹、紫苏叶、半夏各 6 ~ 10 g，生姜 3 g。煎 2 次，混合煎液，先以小量频服，后分 2 次于饭前服用，服用 1 ~ 5 剂。

2．偏正头痛　香附子（炒）12 g，川芎 60 g。研为细末，以茶调服。

3．尿血　香附子、新地榆各等份。分别水煎，先服香附汤，后服地榆汤。

4．痛经　香附 12 g，艾叶 4 g。水煎服。

5．胃和十二指肠溃疡　炒香附、煅牡蛎各 60 g，炒五灵脂 30 g。共研末，早、晚各服 5 g，服完后隔 5 日再服第 2 剂，2 个月为 1 个疗程。

6．丹毒　香附 30 g。研细末，黄酒送服，微醉为度，不饮酒者，以温开水送服。

7．扁平疣　香附 150 g，木贼、生薏苡仁各 10 g。水煎外洗，并同鸦胆子去壳捣烂摩擦局部。

8．乳腺增生　香附、柴胡、郁金、穿山甲、浙贝母、瓜蒌、夏枯草各等份。水煎服。

9．链霉素中毒之眩晕　香附、柴胡各 30 g，川芎 15 g。研细末，装入胶囊，成人每次 2 丸，每日 3 次，饭后温开水送服，老人与儿童量酌减，连用 2 剂。

使用注意

血虚气弱者不宜单用，阴虚血热者慎服。

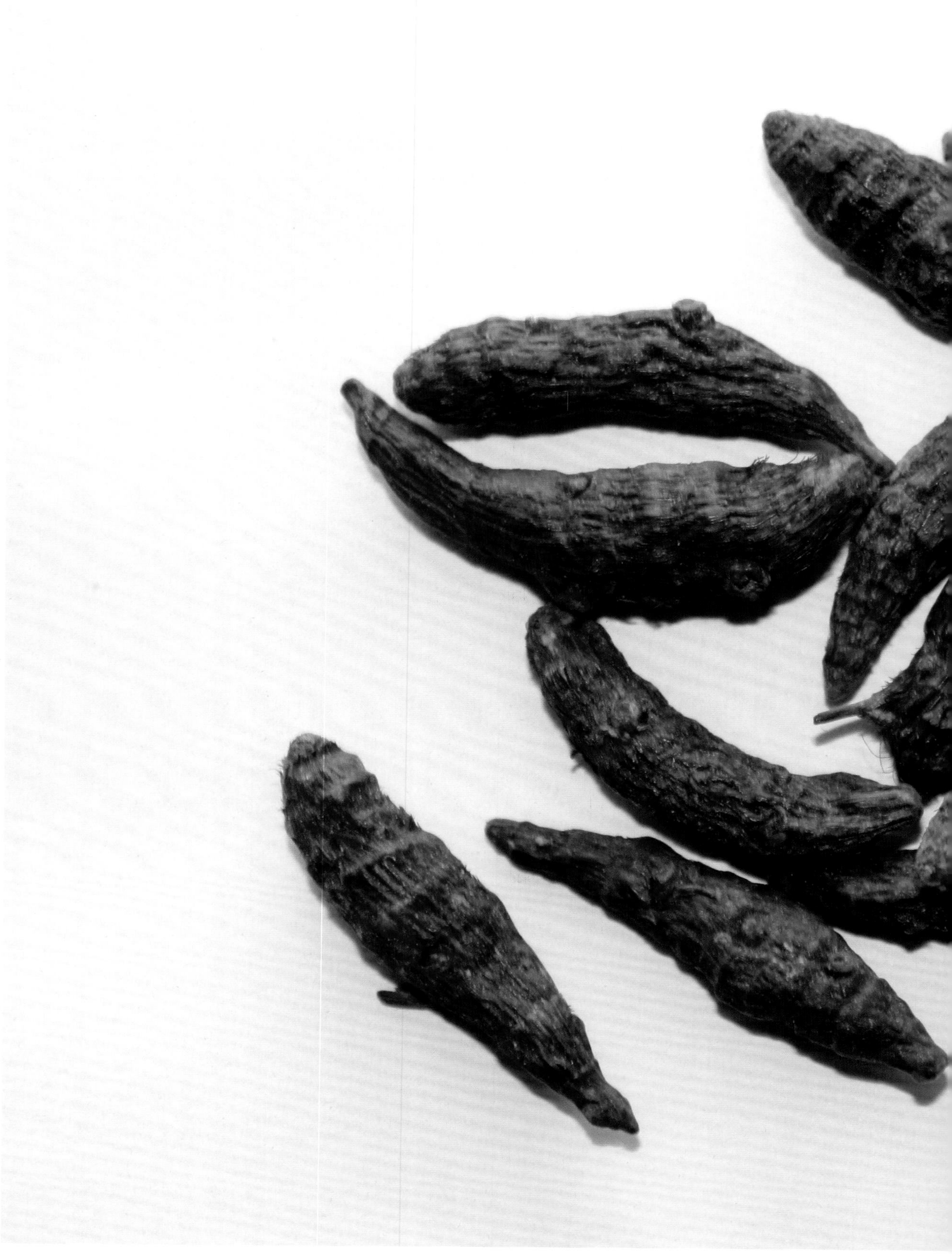

香附

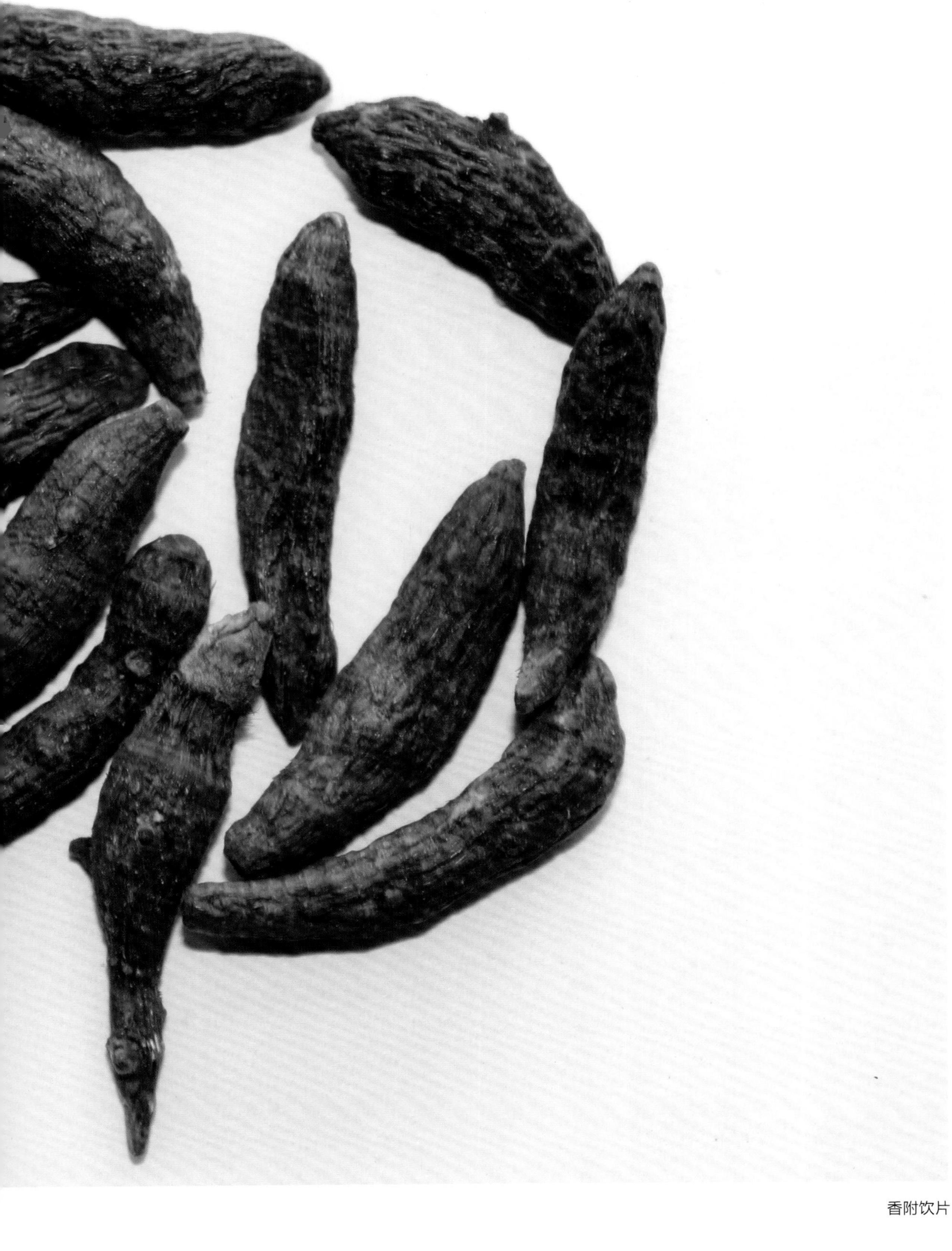

香附饮片

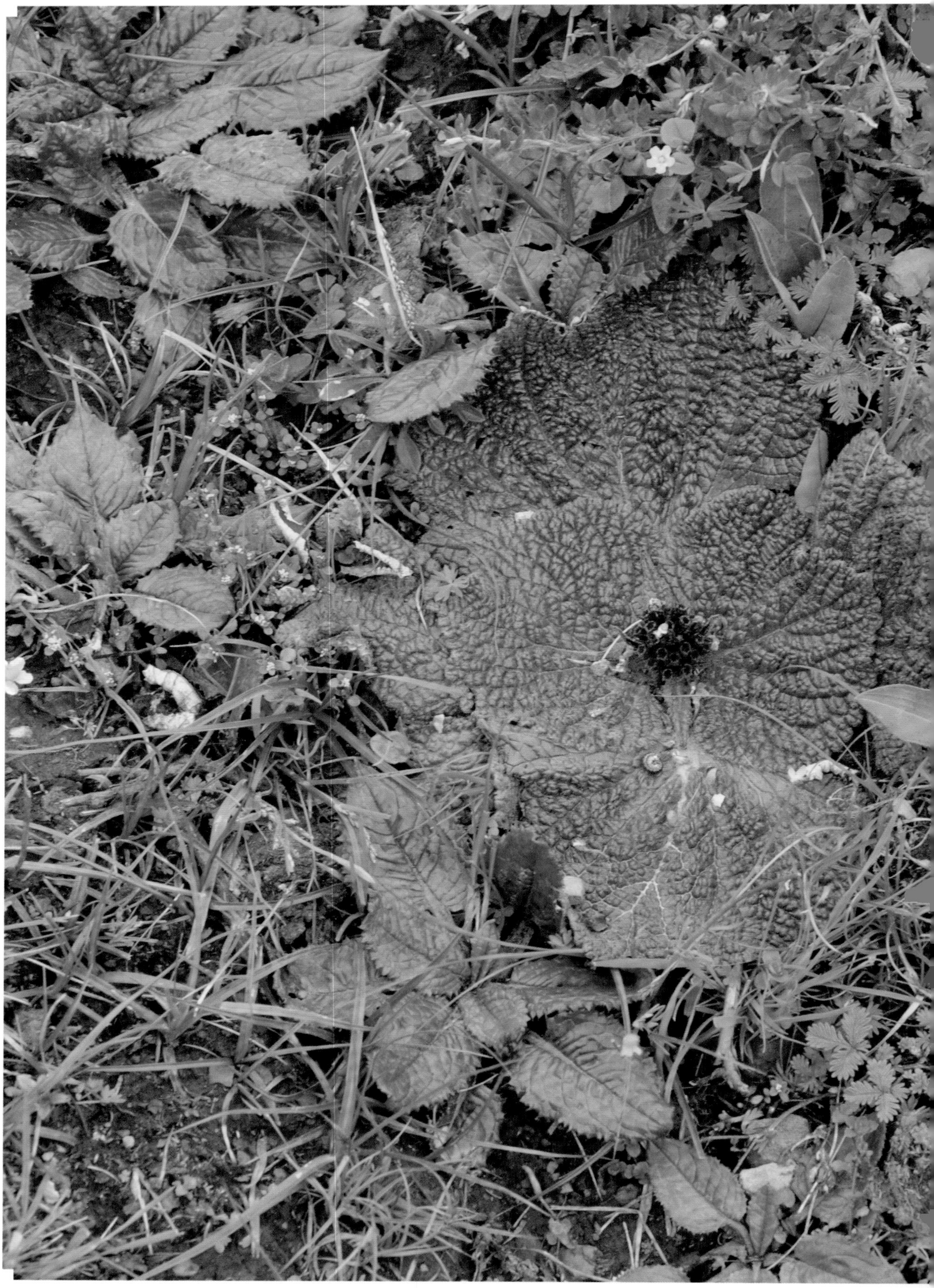

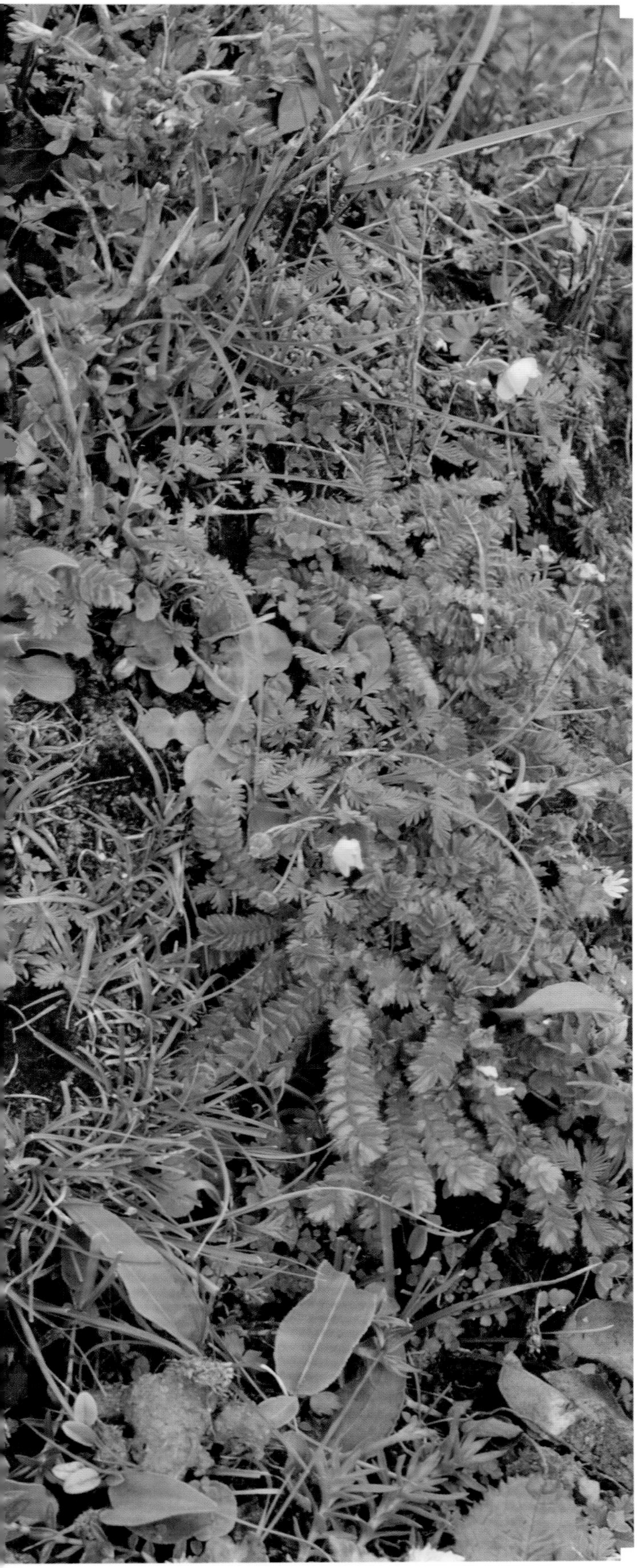

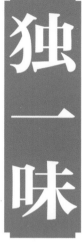

独一味

【藏药名】达巴。

【别　名】怕拉奴奴、吉布孜、美朵陈娃、达赤巴。

【来　源】本品为唇形科植物独一味 *Lamiophlomis rotafa*（Benth.）Kudo 的全草。

【性味归经】味微甘而苦，消化后味苦，性凉，效轻、糙。归肝经。

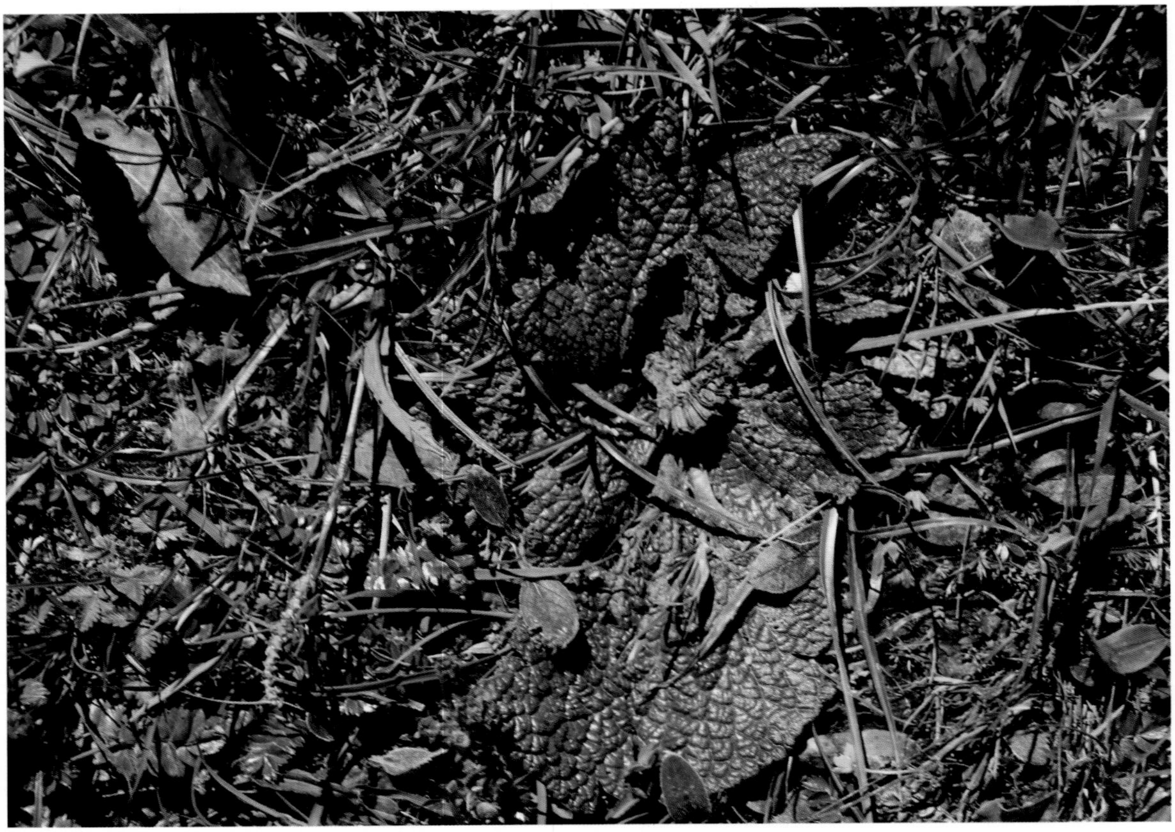

独一味

识别特征

多年生无茎草本，高 2.5 ~ 10 cm。根茎粗而长。叶片通常 4 枚，两两对称，菱状圆形、扇形、菱形、肾形及三角形，长 4 ~ 13 cm，宽 12 cm，先端钝或急尖，边缘具圆齿，基部浅心形或楔形，叶脉在两面均明显，叶上面密被白色有节柔毛，下面网脉上具有节短柔毛；叶柄长 1 ~ 3 cm，被短毛，轮伞花序密集排列成短穗状，苞片披针形、倒披针形或线形，小苞片针状；花紫色，花萼漏斗形，长达 10 mm，萼齿 5，针状，被白色柔毛；花冠长约 1.2 cm，2 唇形，上唇近圆形，下唇 3 裂，内面均被短毛，冠筒外面被有节柔毛；雄蕊 4，花丝被微毛。小坚果 4，球形，光滑。花、果期 6—9 月。

生境分布

生长于海拔 2700 ~ 4500 m 的高山草地。分布于西藏大部分地区及甘肃、青海、四川、云南西北部等地。

采收加工

6—9 月花期采全草，洗净泥沙，晾干，备用。

药材鉴别

根圆柱形，长 10 ~ 15 cm，直径 0.7 ~ 1.6 cm，有时见浅槽或具棱，表面棕黄色，具皱纹，质脆，易折断，断面中心枯朽状。地上部分均被毛。茎方形而粗短，叶片略卷缩，湿润展开呈三角状卵形，宽 5 ~ 10 cm，边缘具钝锯齿，叶面皱而凹凸不平，灰绿色脉常显紫色，果序略呈塔形，长 3 ~ 6 cm，宿萼狭钟形，棕色，内含卵形小坚果。气微，味微涩苦。

功效主治

清热解毒，消炎止痛，补髓接骨。主治各种原因引起的炎症，骨关节疼痛，跌打损伤引起的创伤及骨折，急腹症，瘟疫。

用法用量

内服：研末，2.5 ~ 5.0 g；或入丸、散。外用：适量，制软膏涂敷。

民族药方

1．跌打引起的头部骨折、细脉断裂、伤口烧痛等症 独一味、杏朋各 175 g，黄花绿绒蒿 250 g，千里光、色布古垂各 200 g，查江 150 g，熊胆 5 g。前 6 味同研成细粉混匀，再加熊胆混匀，煎汤内服，每次 15 g，每日 1 ~ 2 次。

2．疔疮，各种伤口烧痛、肿胀、发紫等症 四味独一味软膏：独一味膏、苍山黄茧膏、吉巴东达膏、轮叶棘豆膏各 20 g，麝香 1.5 g。4 种膏混匀后，再加麝香搅拌混匀，制成软膏，涂于患处，每日涂 2 ~ 3 次。

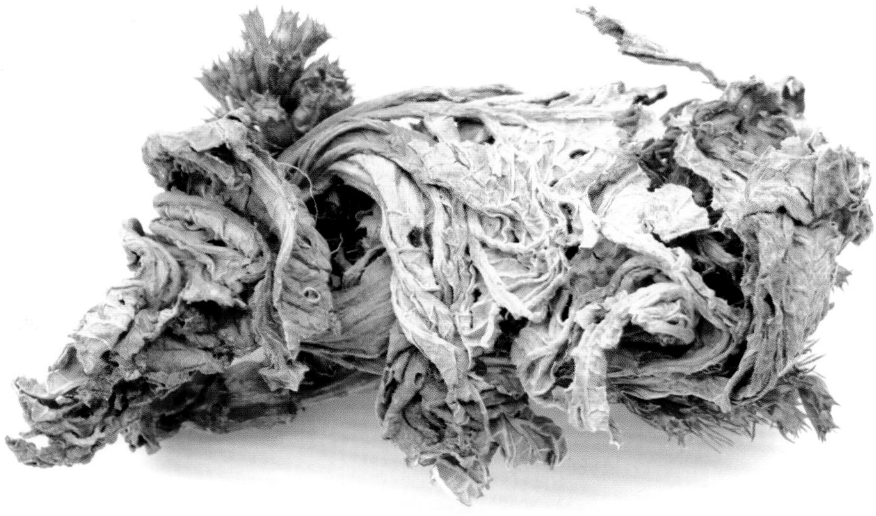

独一味药材

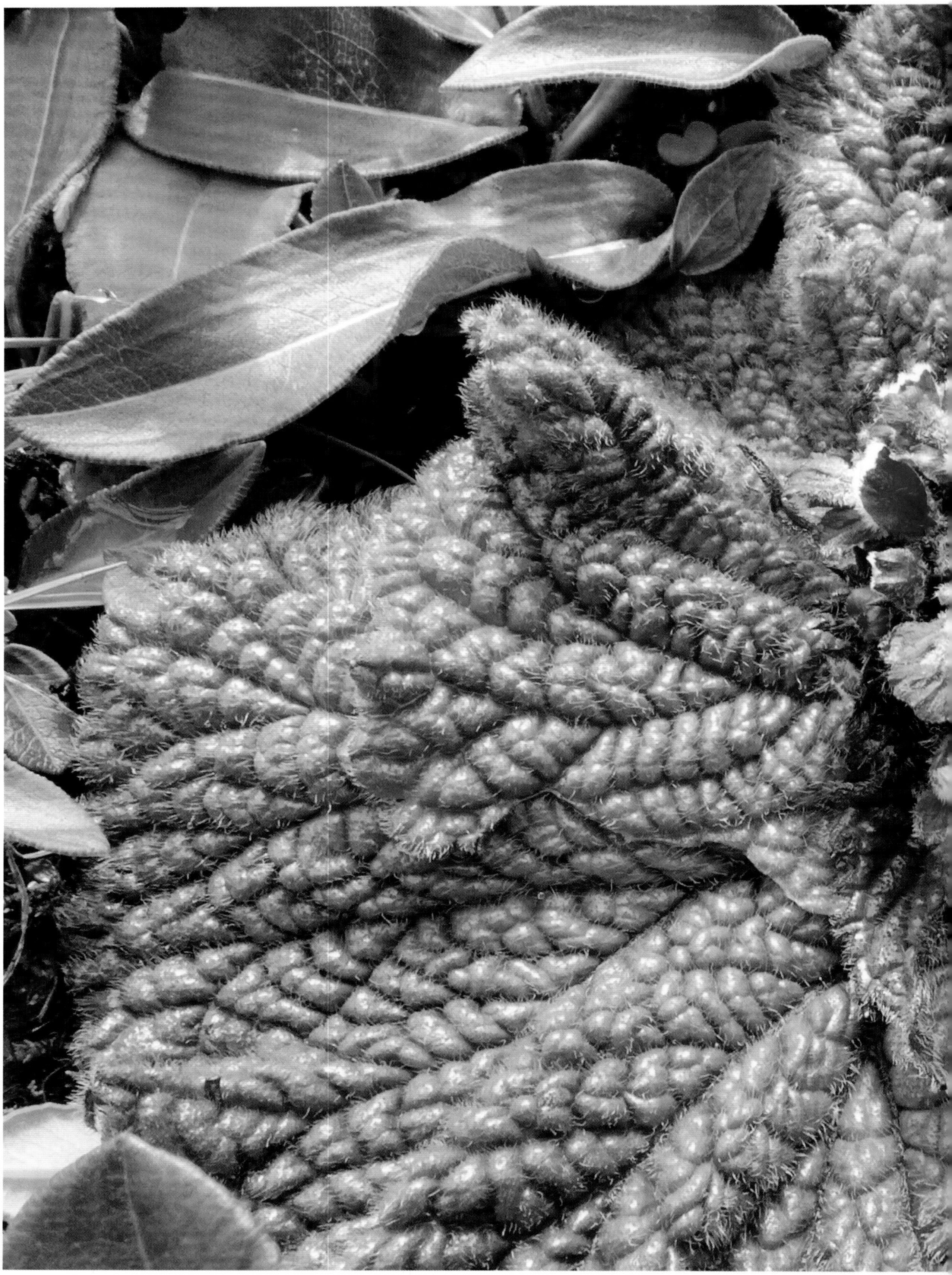

独一味

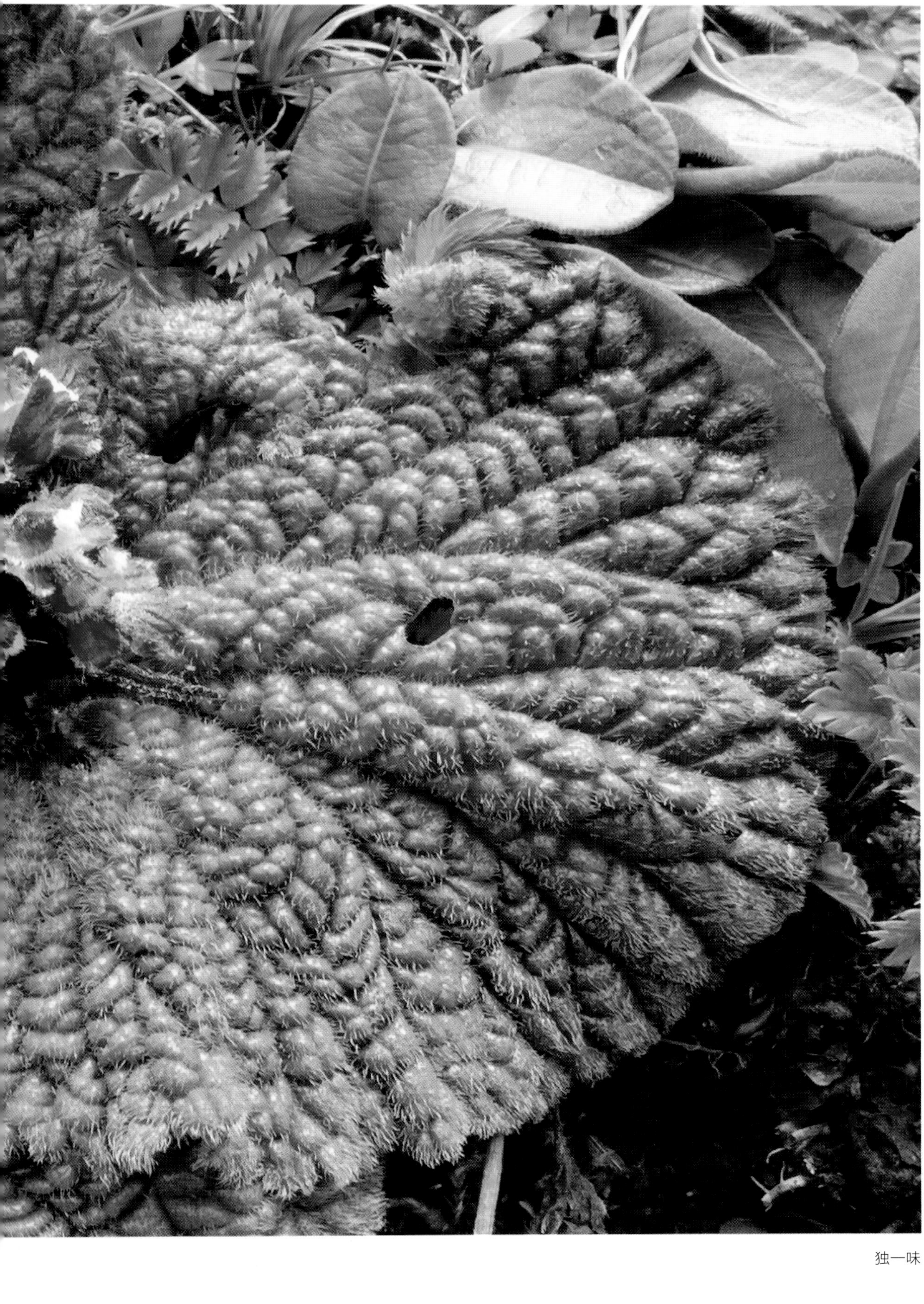

独一味

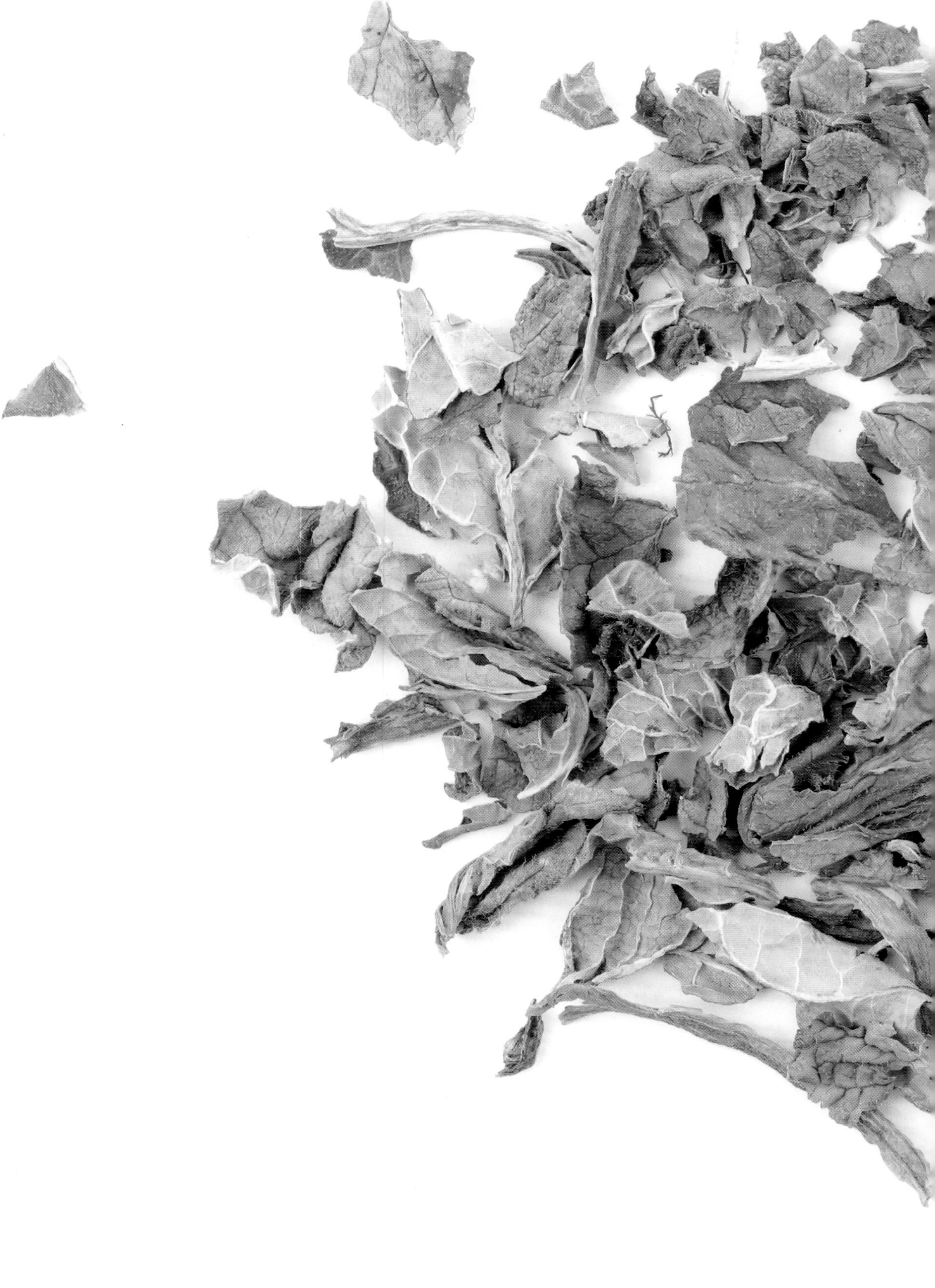

独一味

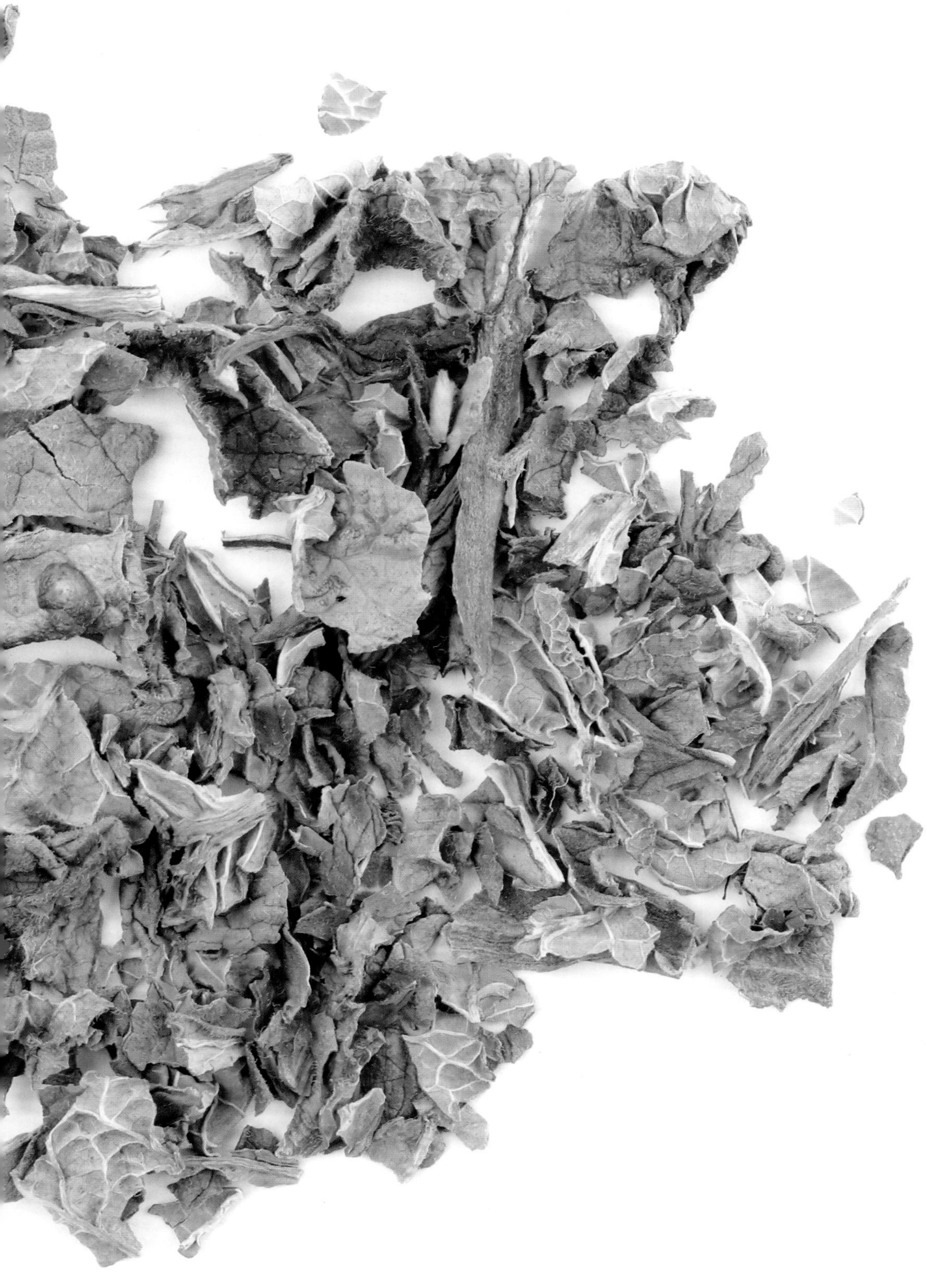

独一味饮片

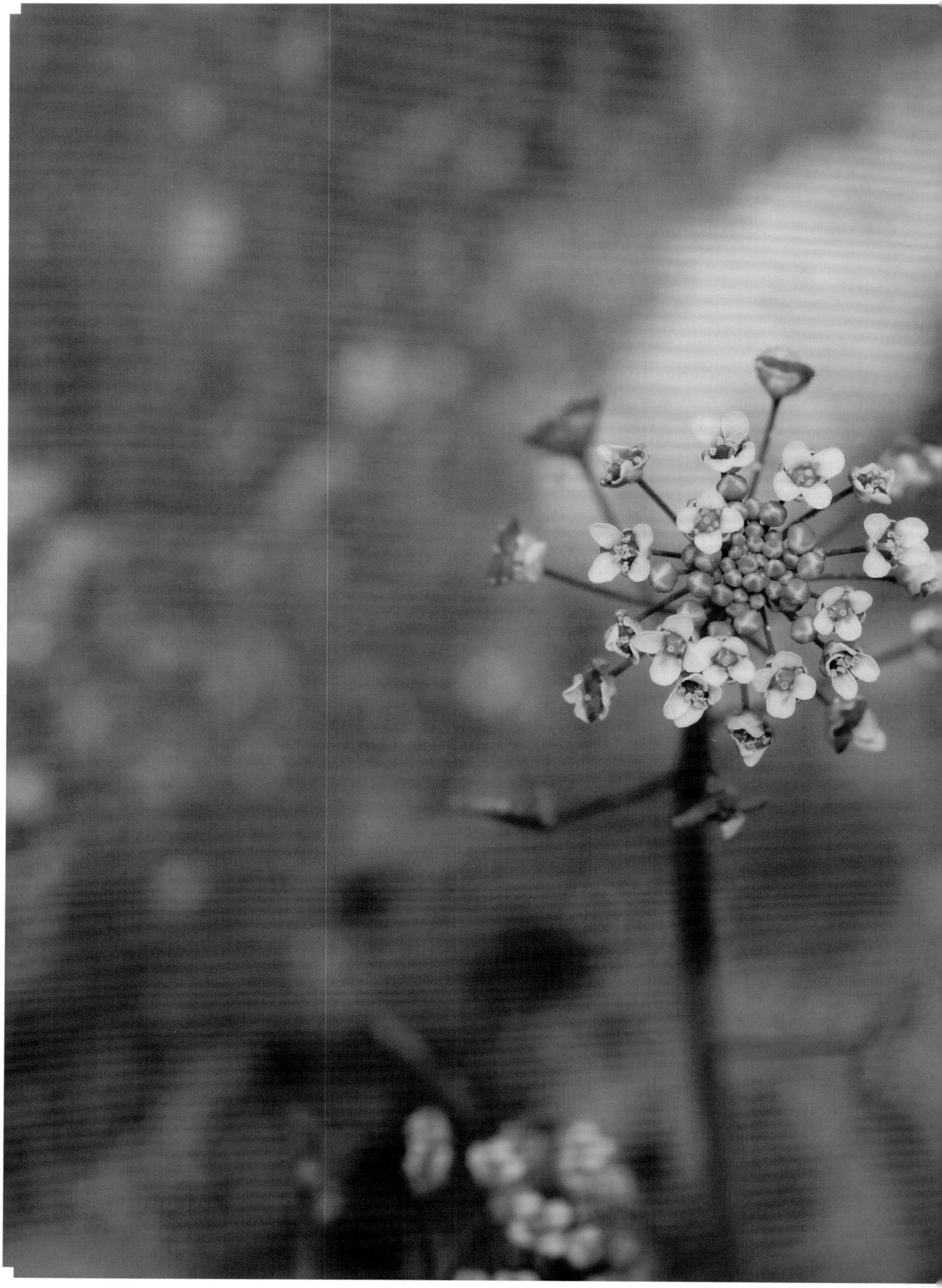

独行菜

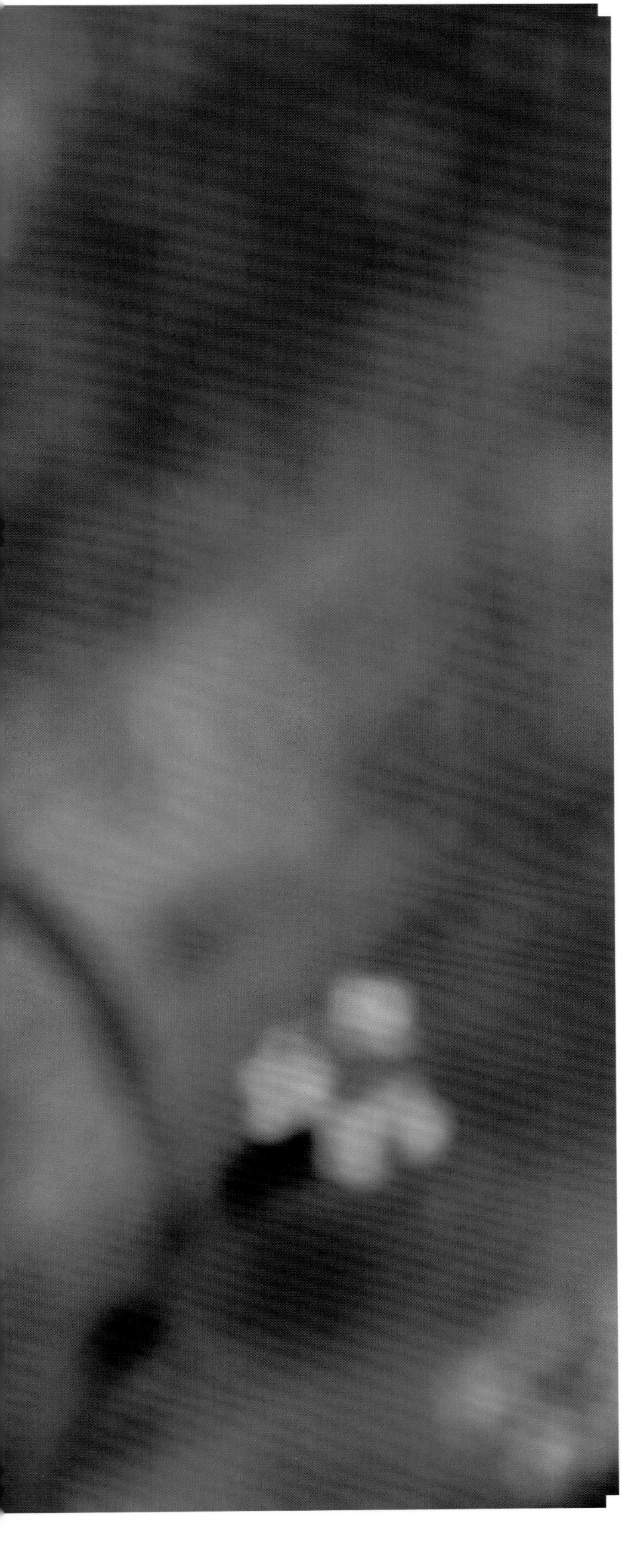

【藏药名】察浊。

【别　名】塔压跟、康普吧、康投吉、母布塔压跟、察冲吧。

【来　源】本品为十字花科植物独行菜 *Lepidium apetalum* Willd. 的带根全草（幼苗）。

【性味归经】味涩、辛，性平。归肺、膀胱经。

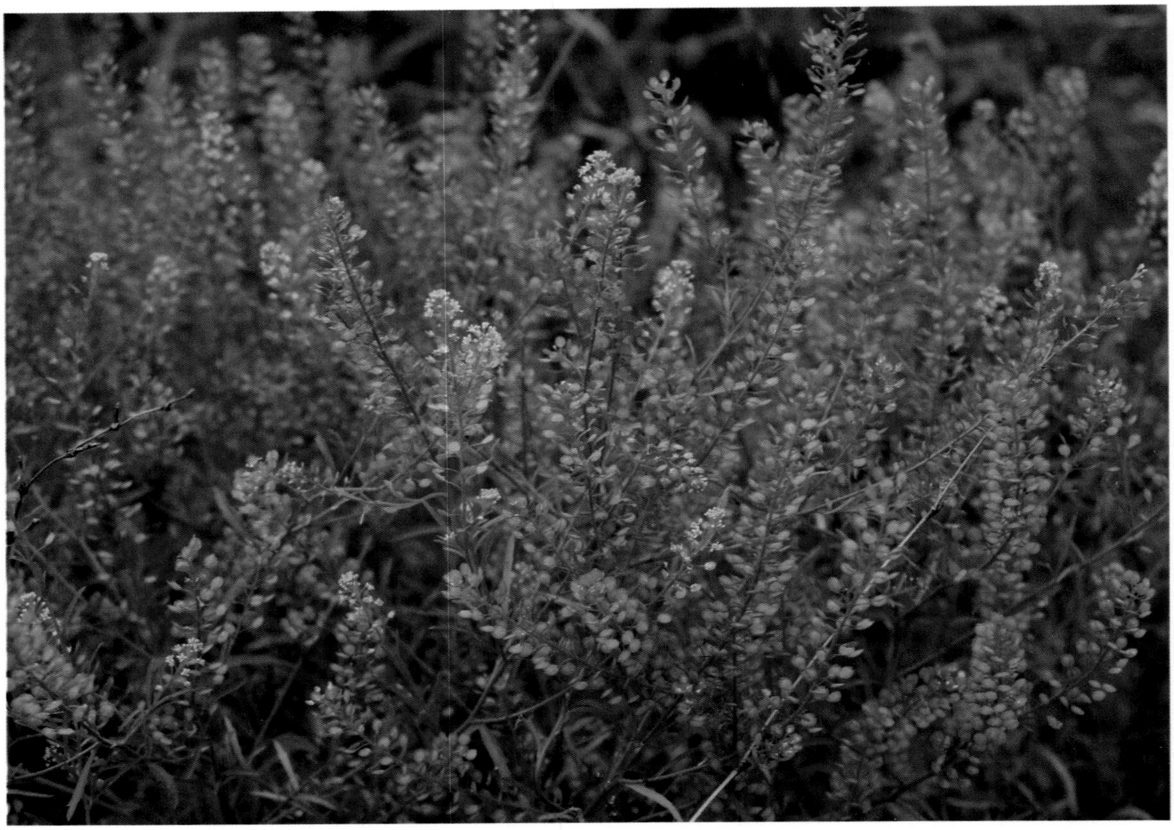

独行菜

识别特征

二年生草本，高 5 ~ 30 cm。茎直立、斜伸或平铺地面，多分枝，具头状腺体，叶互生，狭长圆形，长 2 ~ 3 cm，宽 1 ~ 4 mm，先端钝，边缘疏生缺刻状齿或上部叶全缘，两面具头状腺体。总状花序顶生；花白色，萼片 4，长圆形，长约 3 mm，先端钝，边缘白色宽膜质，背部光滑；花瓣 2 ~ 4，极小，呈退化状态，雄蕊 2；密腺 4，小；子房扁圆形，先端微凹，花柱短，柱头头状。短角果扁平，近圆形，长约 3 mm，顶端凹缺，2 室，每室 1 粒种子，成熟时自中央开裂，光滑。种子小，棕红色，表面具密而细的纵条纹，椭圆形，长约 1 mm，子叶背倚。花、果期 4—8 月。

生境分布

生长于海拔 4750 m 以下的村边、田边、荒地、路边、山坡、河滩地。分布于西藏各地，青海、四川、甘肃等省区也有分布。

采收加工

3—4 月采集幼苗的根和全草，洗净，晾干。

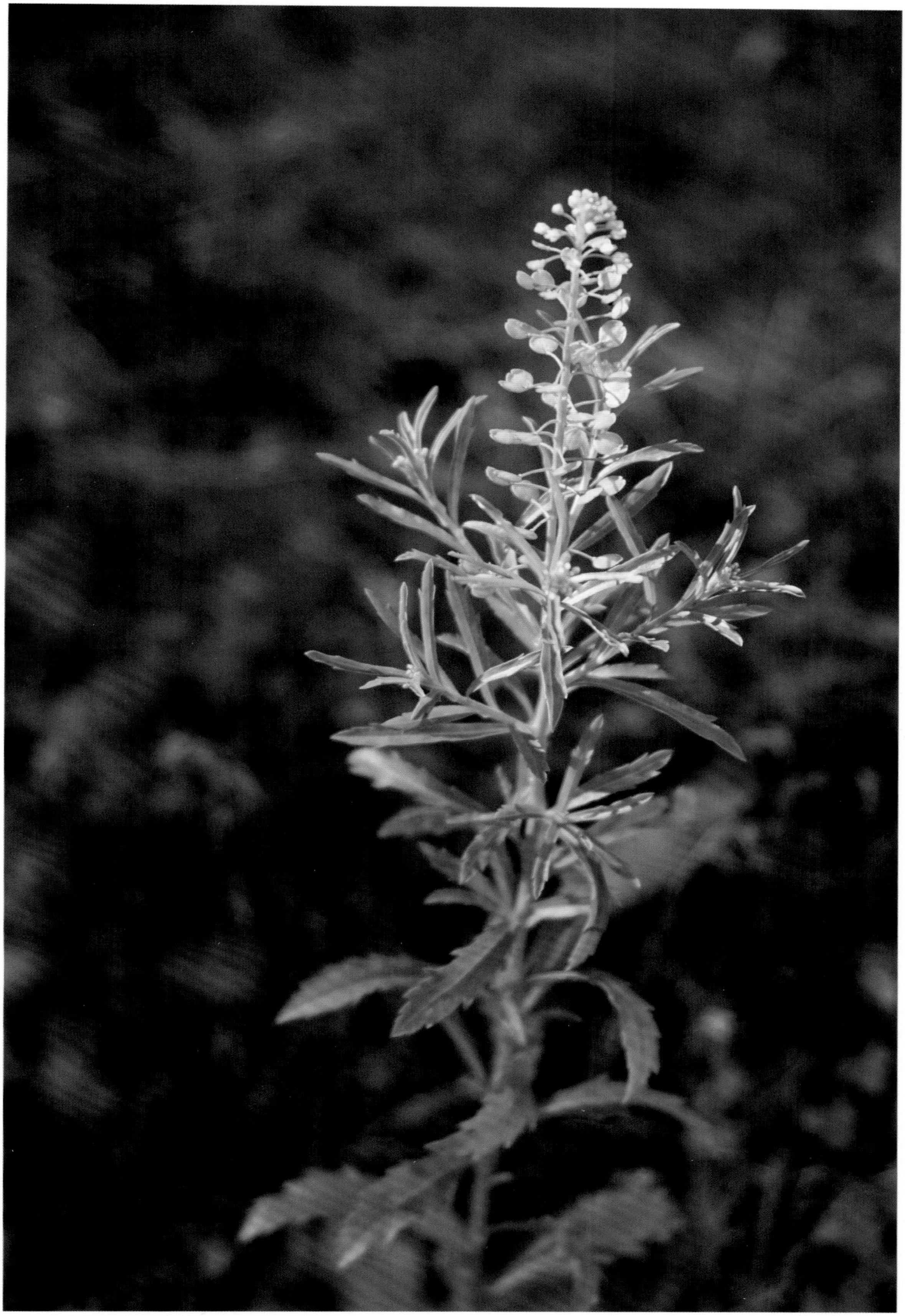

独行菜

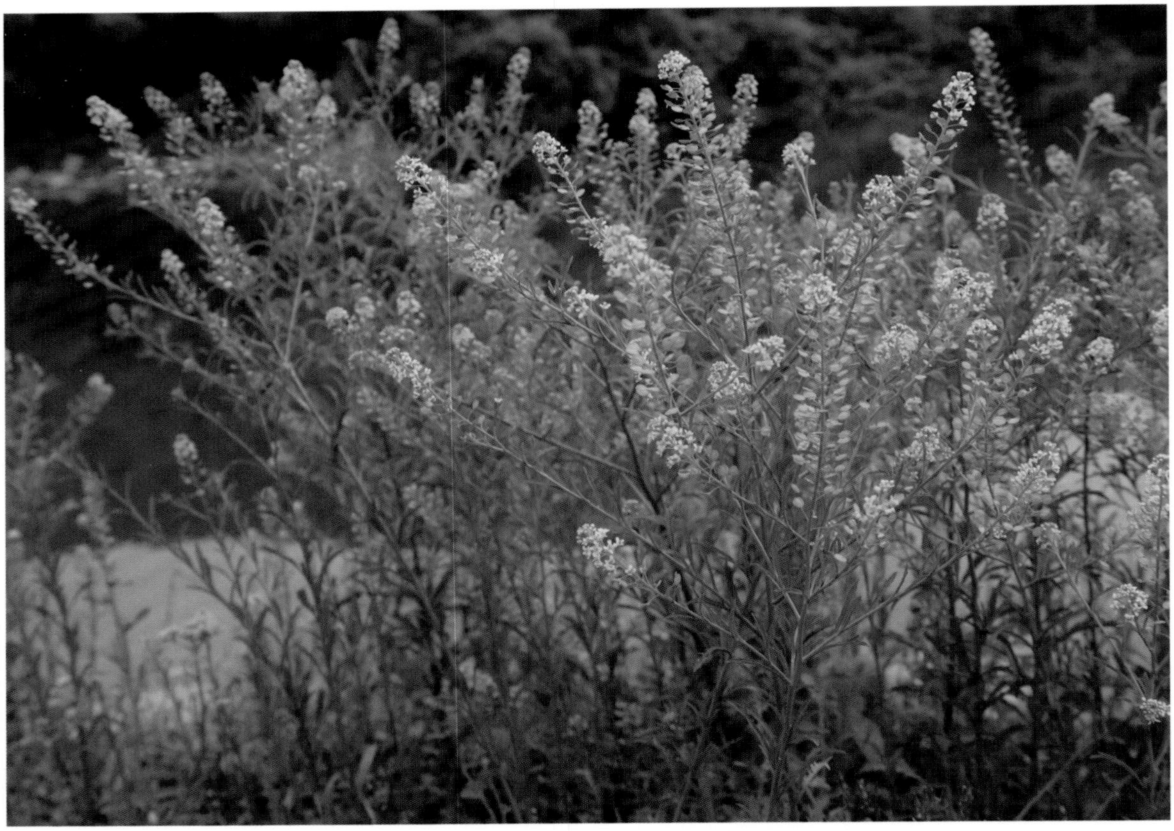

独行菜

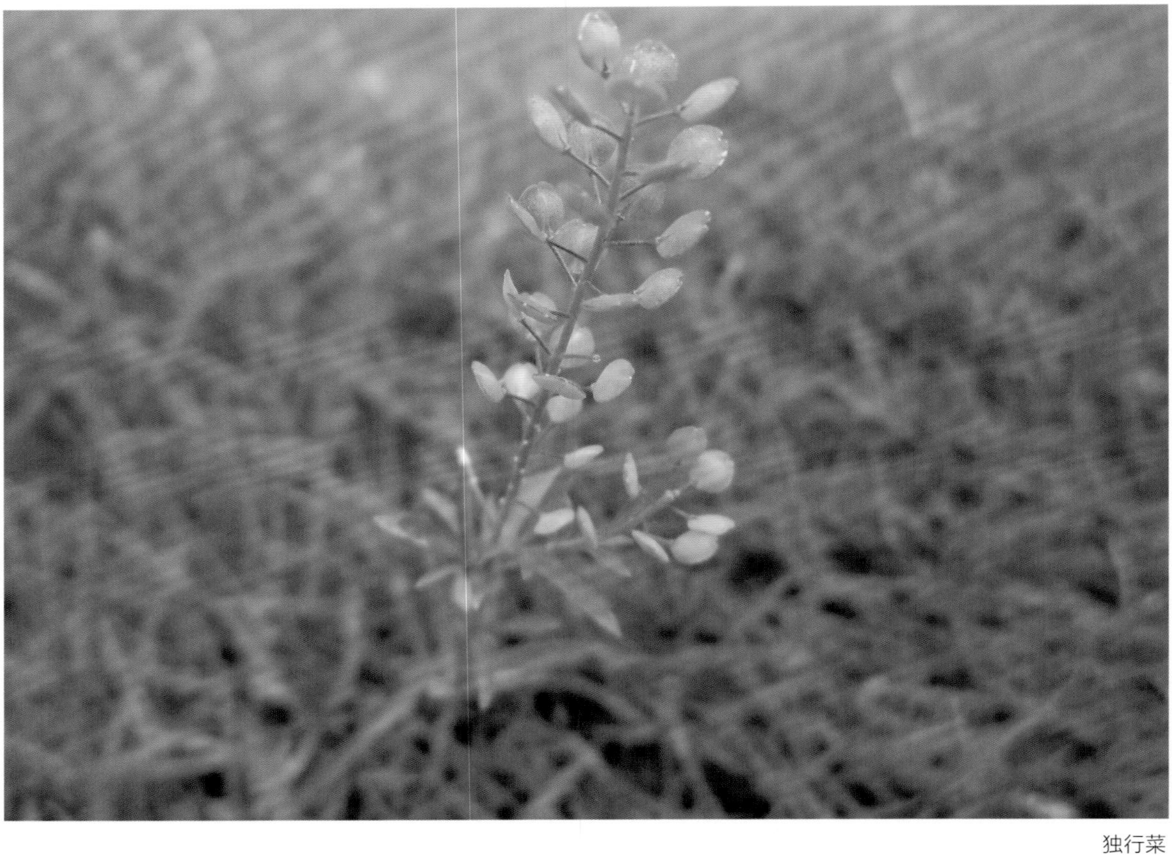

独行菜

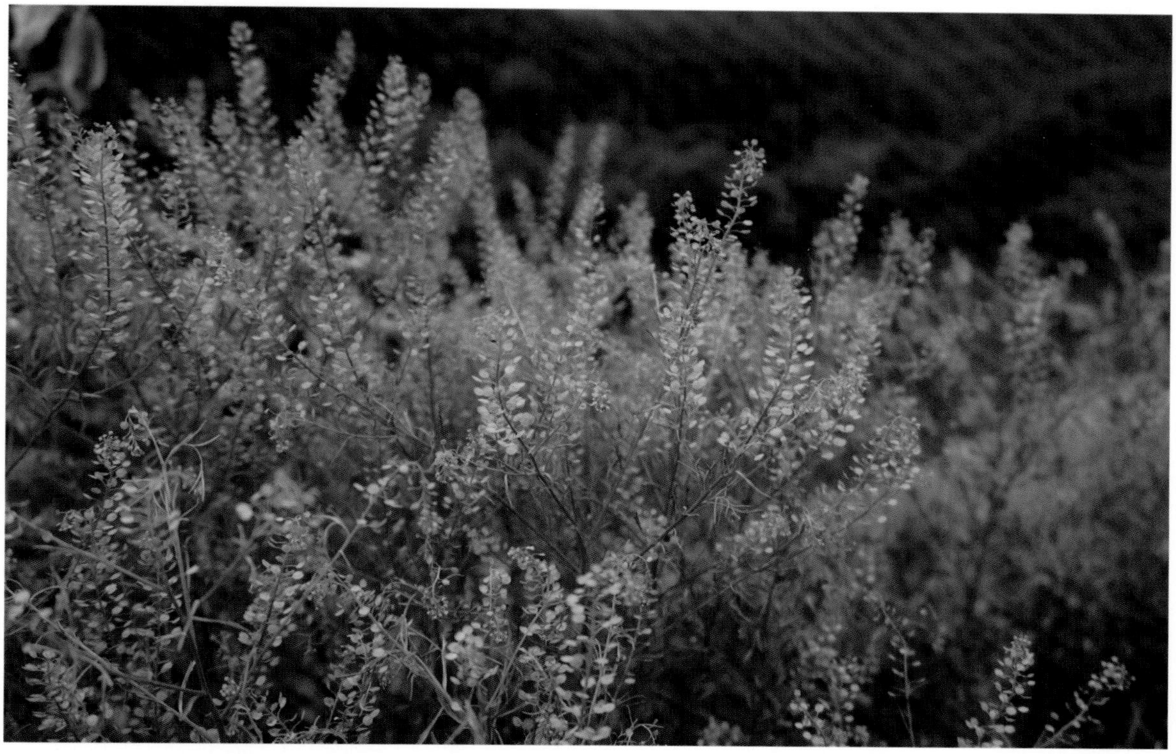

独行菜

药材鉴别

本品根细，表面黄褐色。茎长 5 ~ 30 cm，具头状腺毛。叶暗绿色，皱缩易碎，完整的叶为狭长圆形，长 2 ~ 3 cm，宽 1 ~ 4 mm，边缘疏生缺刻状齿。花皱缩，花冠白色，长圆形；花梗长 1 ~ 4 mm；萼片 4，边缘白色宽膜质。气微，味涩。

功效主治

清热利湿，活血止血。主治内脏瘀血及黄水病、骨病、“巴母”病、水肿及各种出血。

用法用量

内服：研末，2 ~ 4 g；或入丸、散。

民族药方

1．“巴母”病（坏血病）及其所致的水肿 独行菜 15 g，食盐、水葫芦苗各 5 g，草红花、牛黄、螃蟹、海金沙、冬葵各 2.5 g，藏红花、硇砂、光明盐、田螺各 1 g。同捣罗为细粉，过筛制散，内服，每次 2.5 ~ 4.0 g，每日 2 次。

2．“巴母”病（坏血病）引起的下身胀痛、紫癜、浮肿等症 九味“巴母”药：独行菜 50 g，芫荽果实、唐古特青兰各 37.5 g，草红花 4 g，大青盐 15 g，水葫芦、南沙参各 25 g，黄连 20 g，轮叶棘豆 17.5 g。共研细过筛，混匀制散，内服，每次 2.5 ~ 4.0 g，每日 1 次。

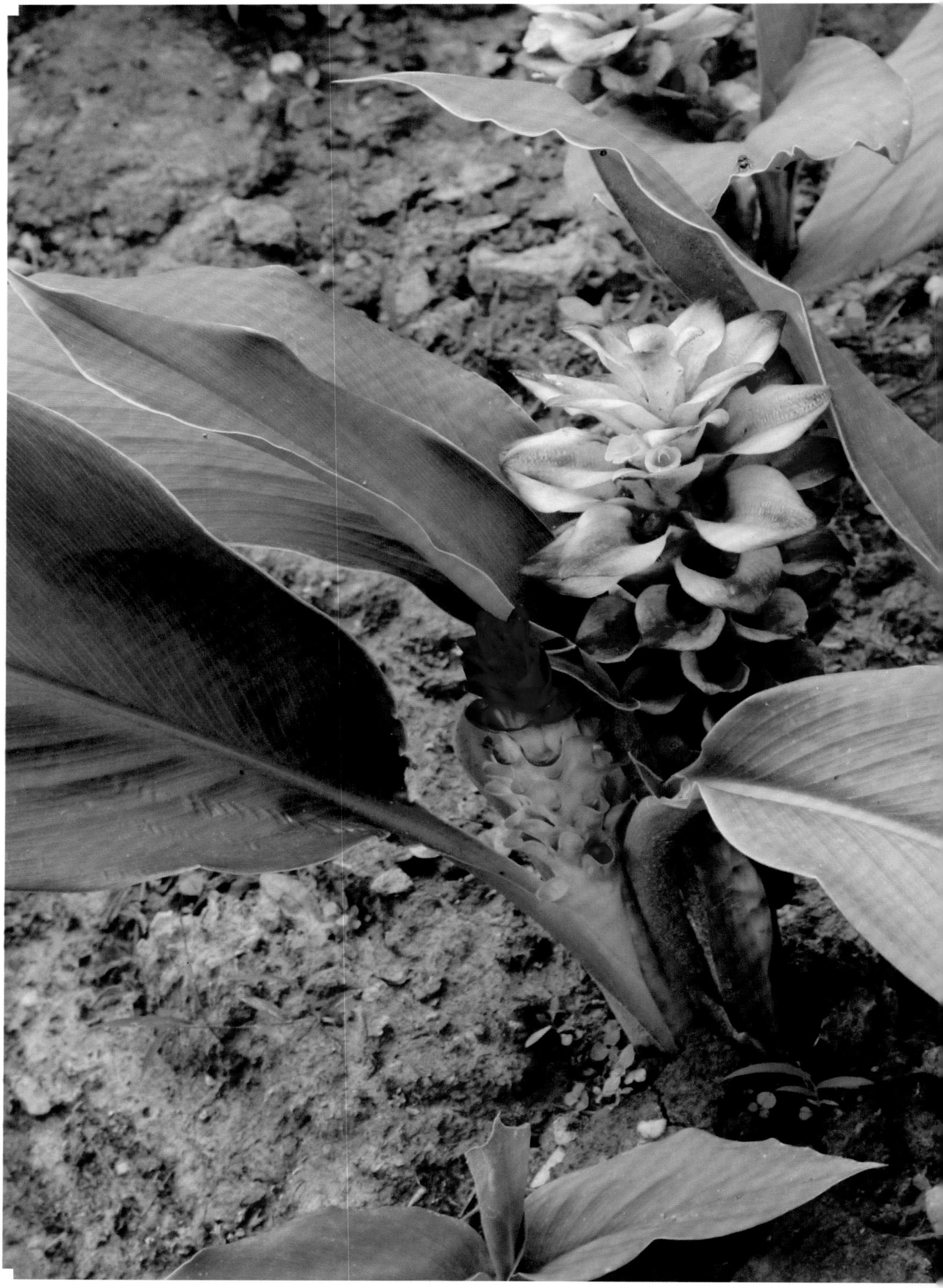

姜黄

【藏 药 名】永哇。

【别　　名】嘎思、恩布、广姜黄、讲别朵、色姜黄、片子姜黄。

【来　　源】本品为姜科多年生草本植物姜黄 *Curcuma longa* L. 的干燥根茎。

【性味归经】辛、苦，温。归肝、脾经。

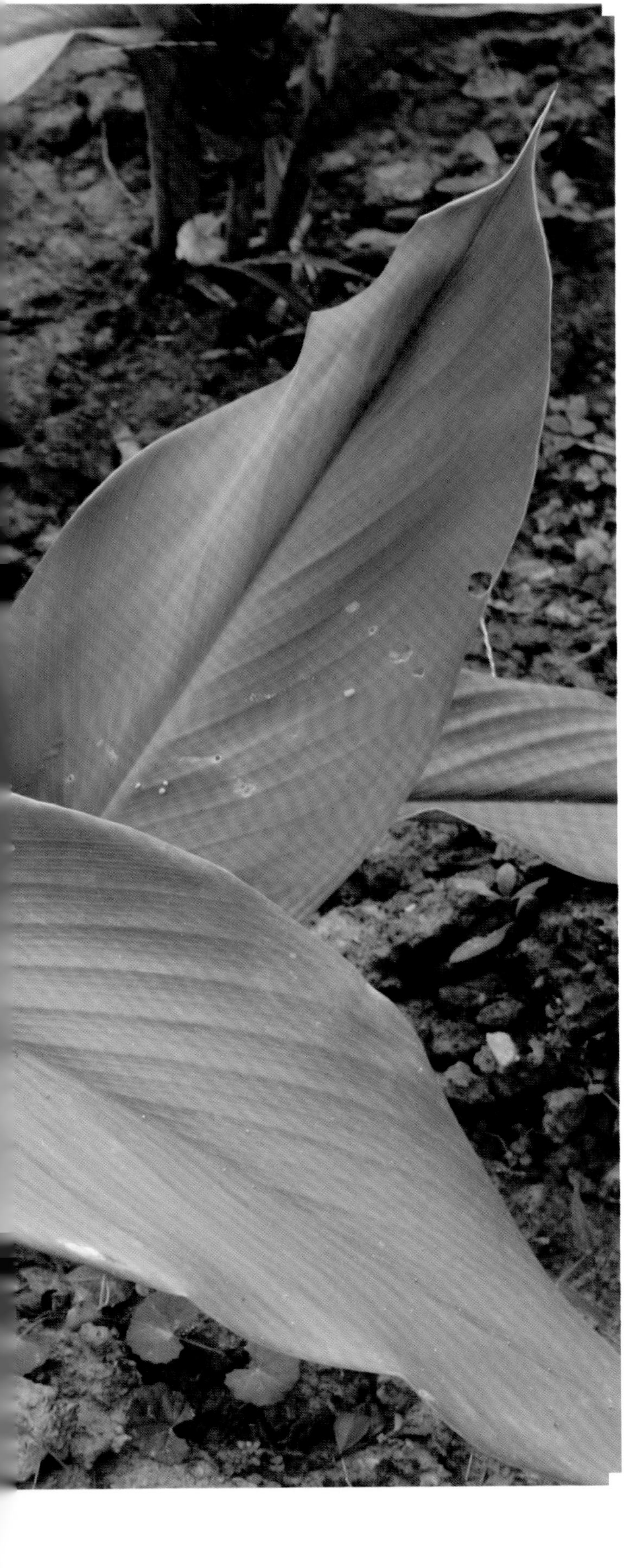

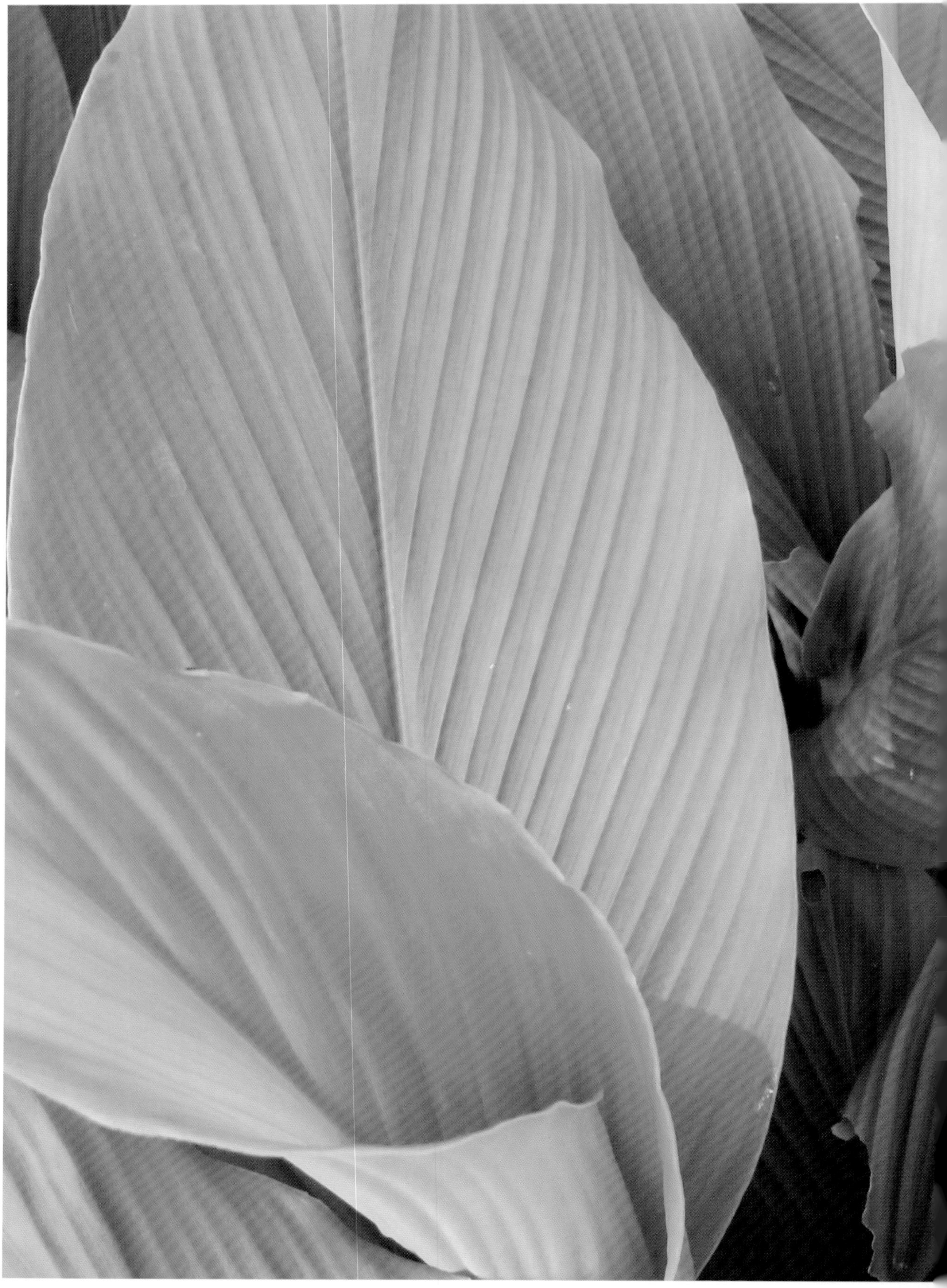

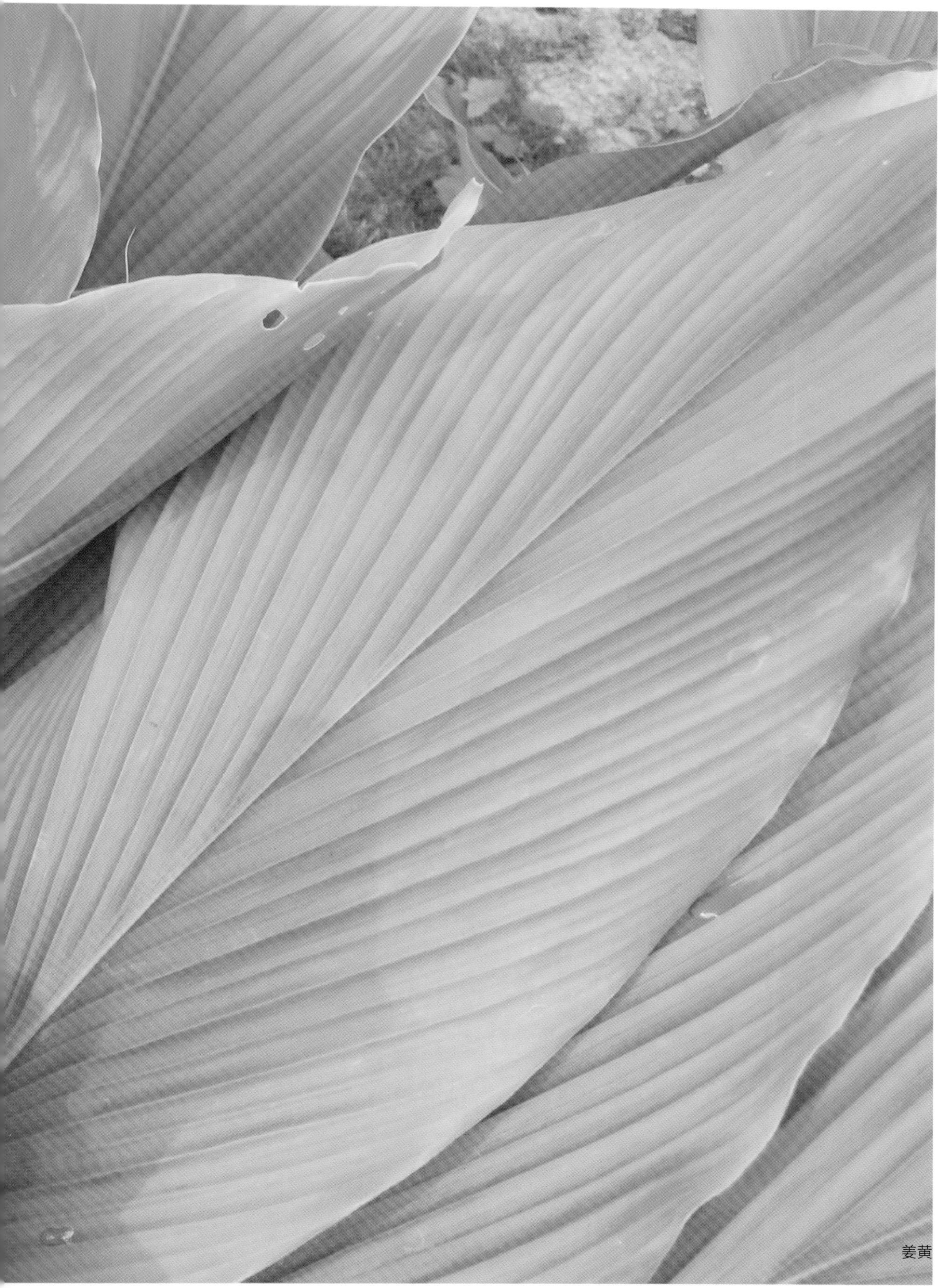
姜黄

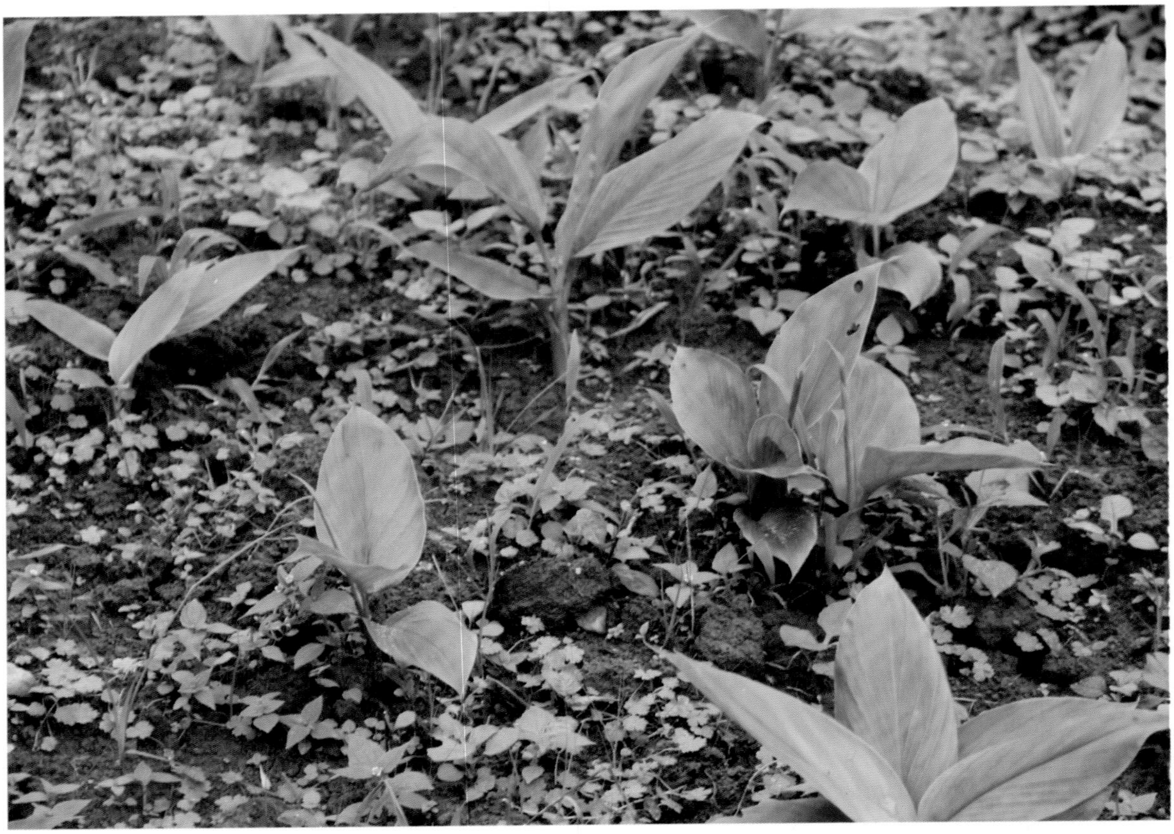

姜黄

识别特征

多年生宿根草本。根粗壮，末端膨大呈长卵形或纺锤状块根，灰褐色。根茎卵形，内面黄色，侧根茎圆柱状，红黄色。叶根生；叶片椭圆形或较狭，长 20 ~ 45 cm，宽 6 ~ 15 cm，先端渐尖，基部渐狭；叶柄长约为叶片之半，有时几与叶片等长；叶鞘宽，约与叶柄等长。穗状花序稠密，长 13 ~ 19 cm；总花梗长 20 ~ 30 cm；苞片阔卵圆形，每苞片内含小花数朵，顶端苞片卵形或狭卵形，腋内无花；萼 3 钝齿；花冠管上部漏斗状，3 裂；雄蕊药隔矩形，花丝扁阔，侧生退化，雄蕊长卵圆形；雌蕊 1，子房下位，花柱丝状，基部具 2 棒状体，柱头 2 唇状。蒴果膜质，球形，3 瓣裂。种子卵状长圆形，具假种皮。花期 8 月。

生境分布

生长于排水良好、土层深厚、疏松肥沃的沙质壤土。分布于四川、福建等省区。

采收加工

冬季茎叶枯萎时采挖，煮或蒸至透心，晒干，除去须根，切厚片，生用。

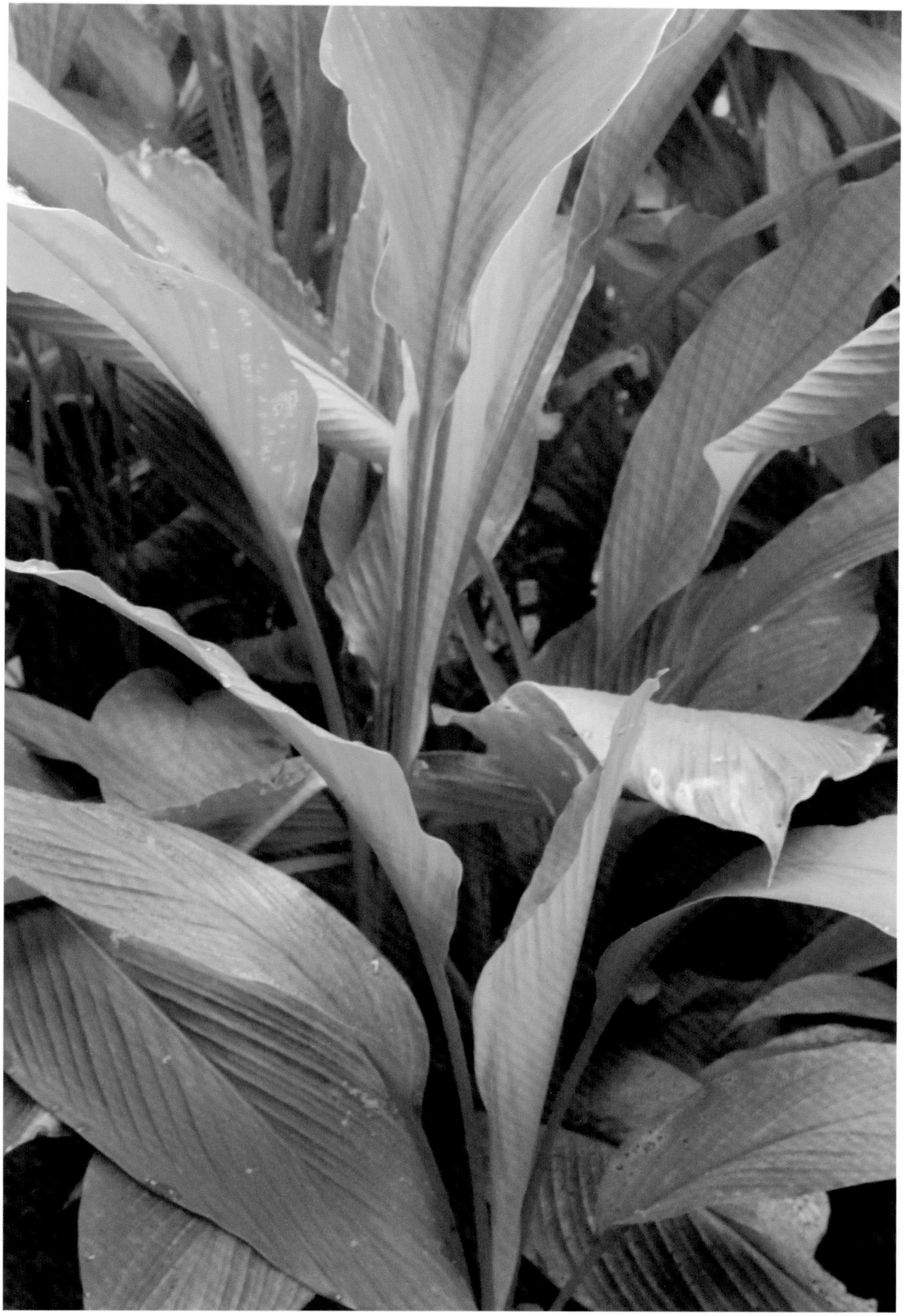

姜黄

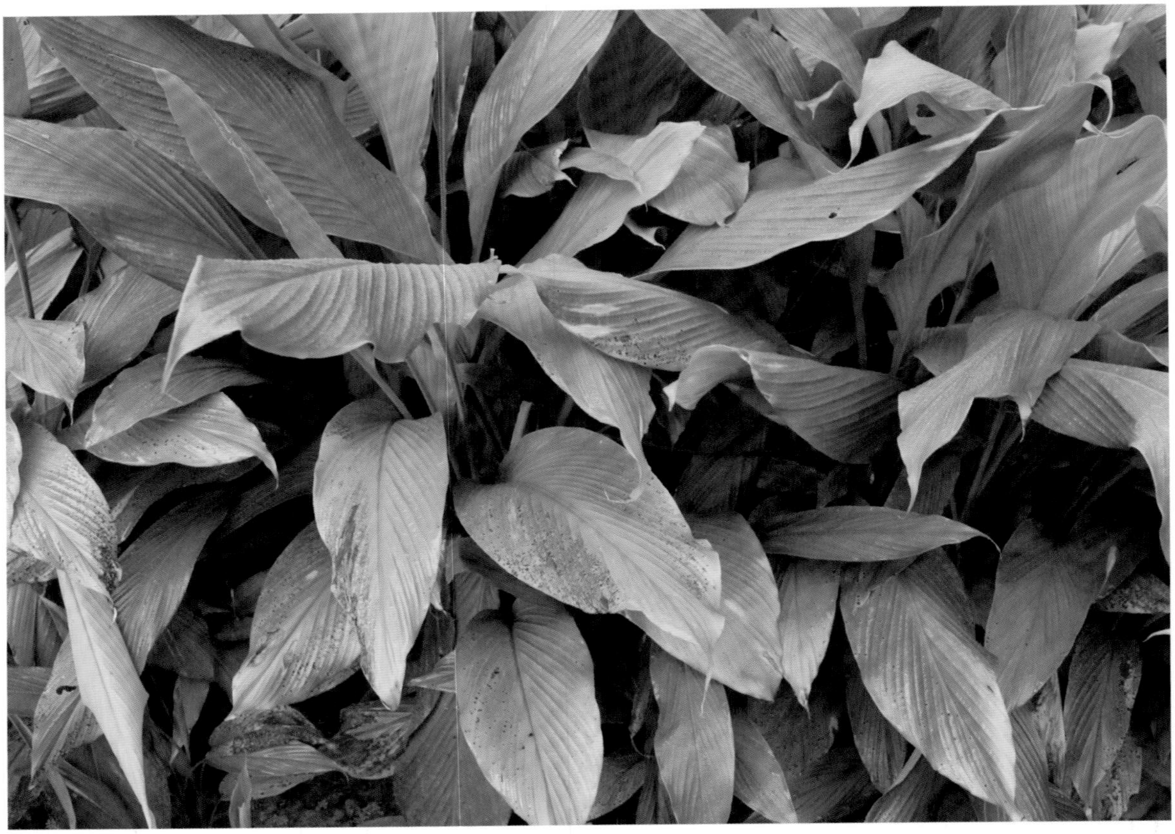

姜黄

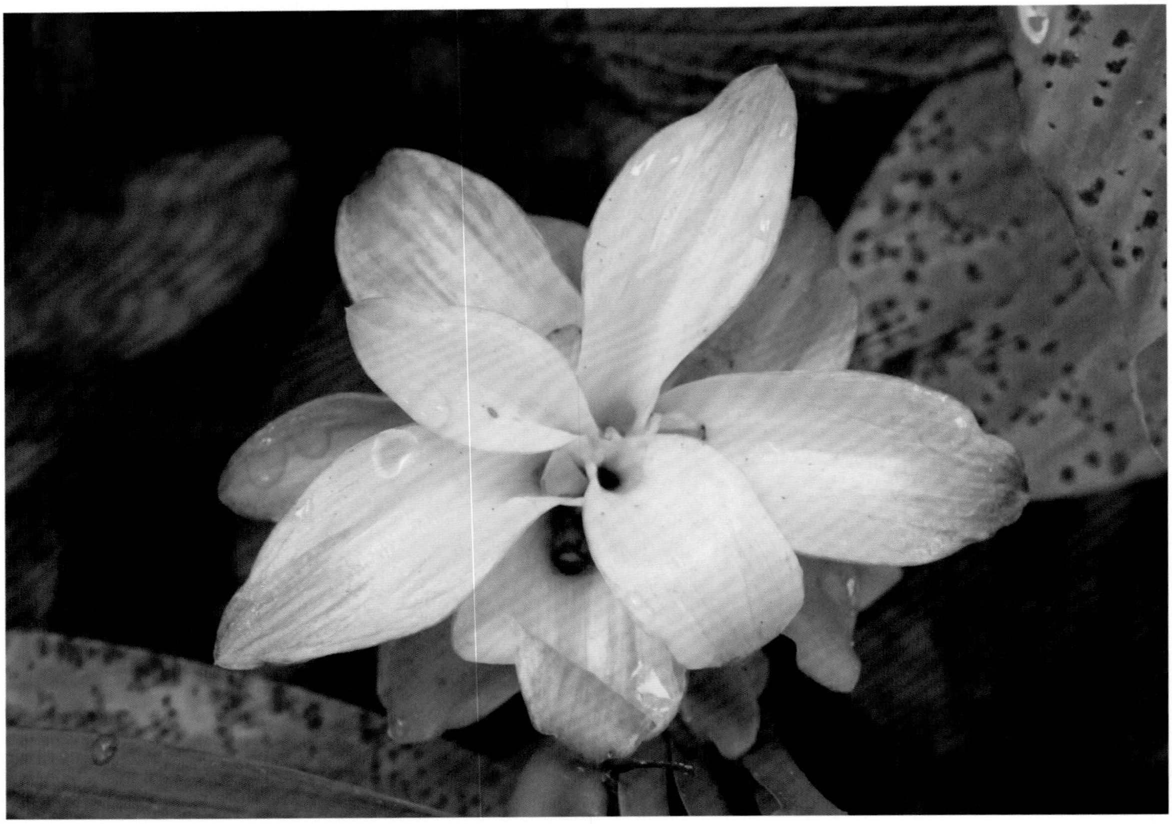

姜黄

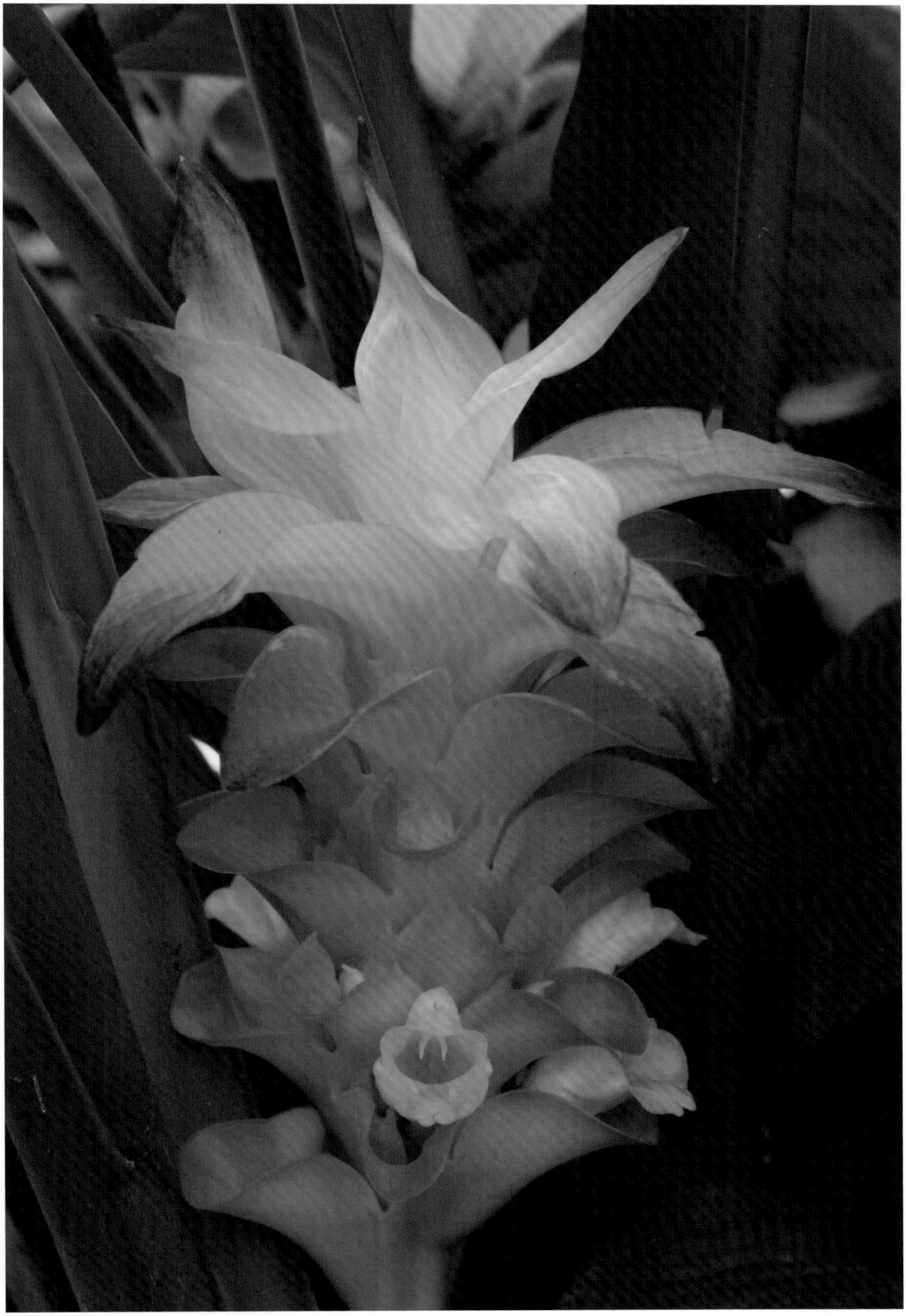

姜黄

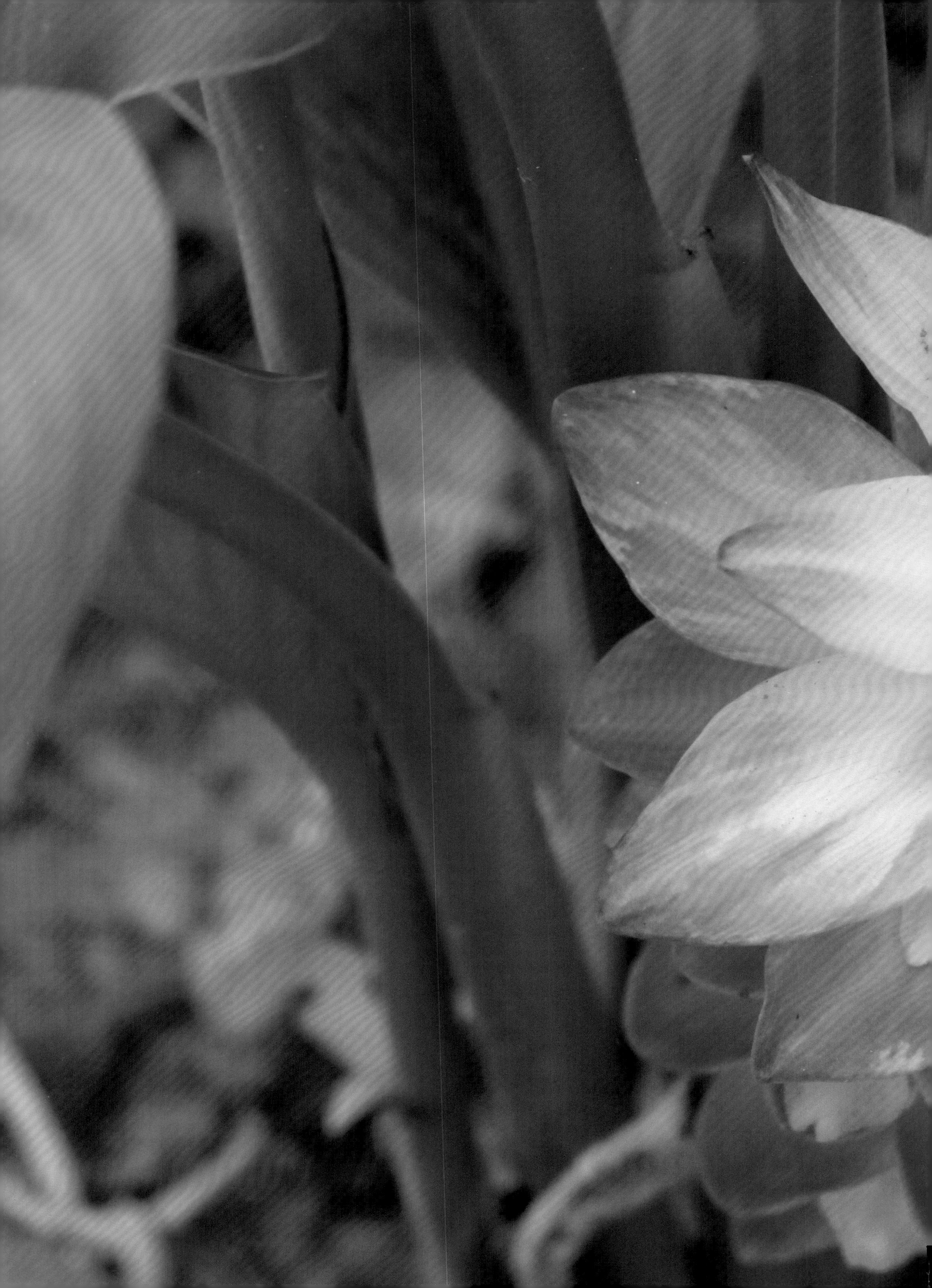

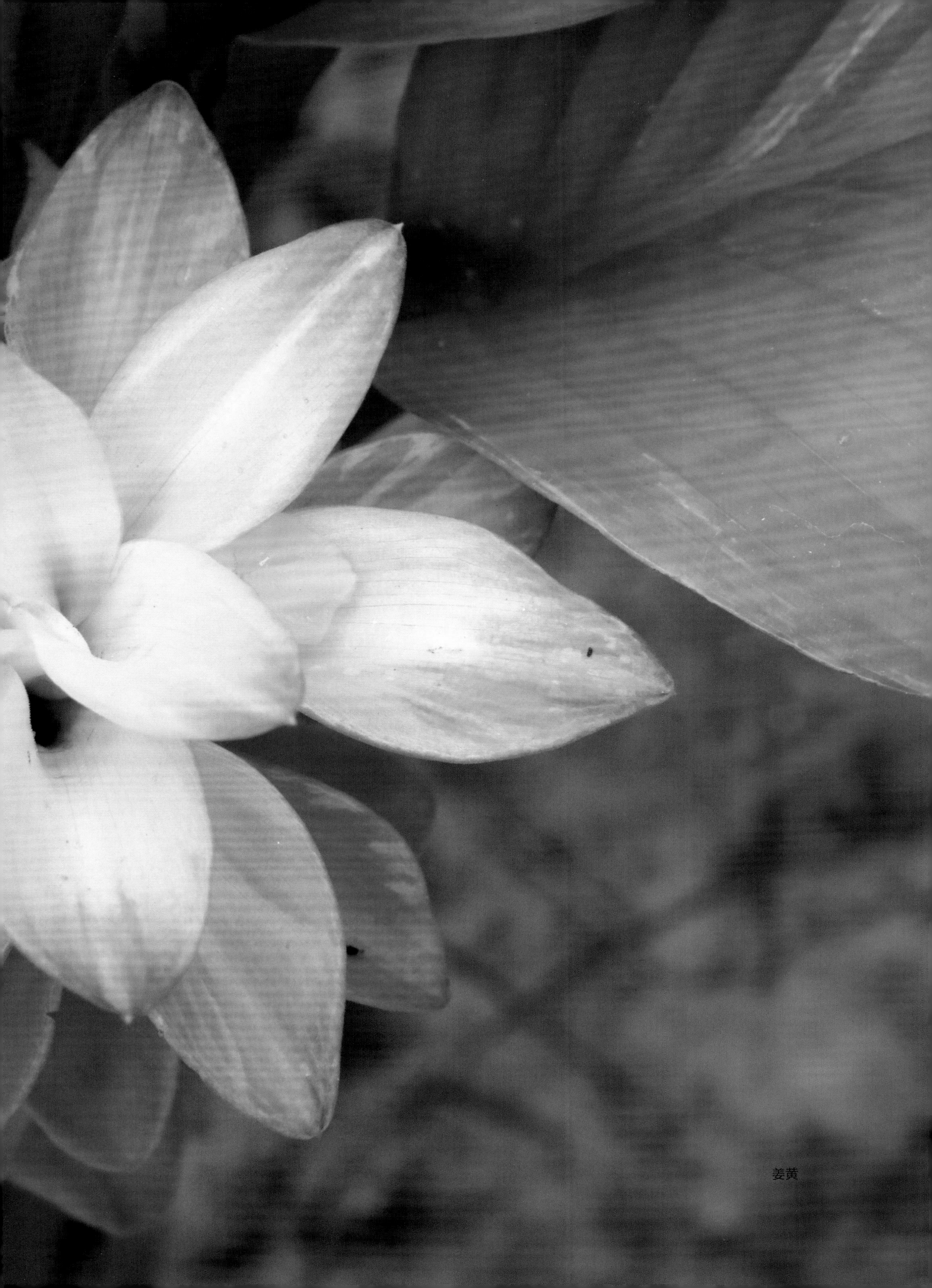

姜黄

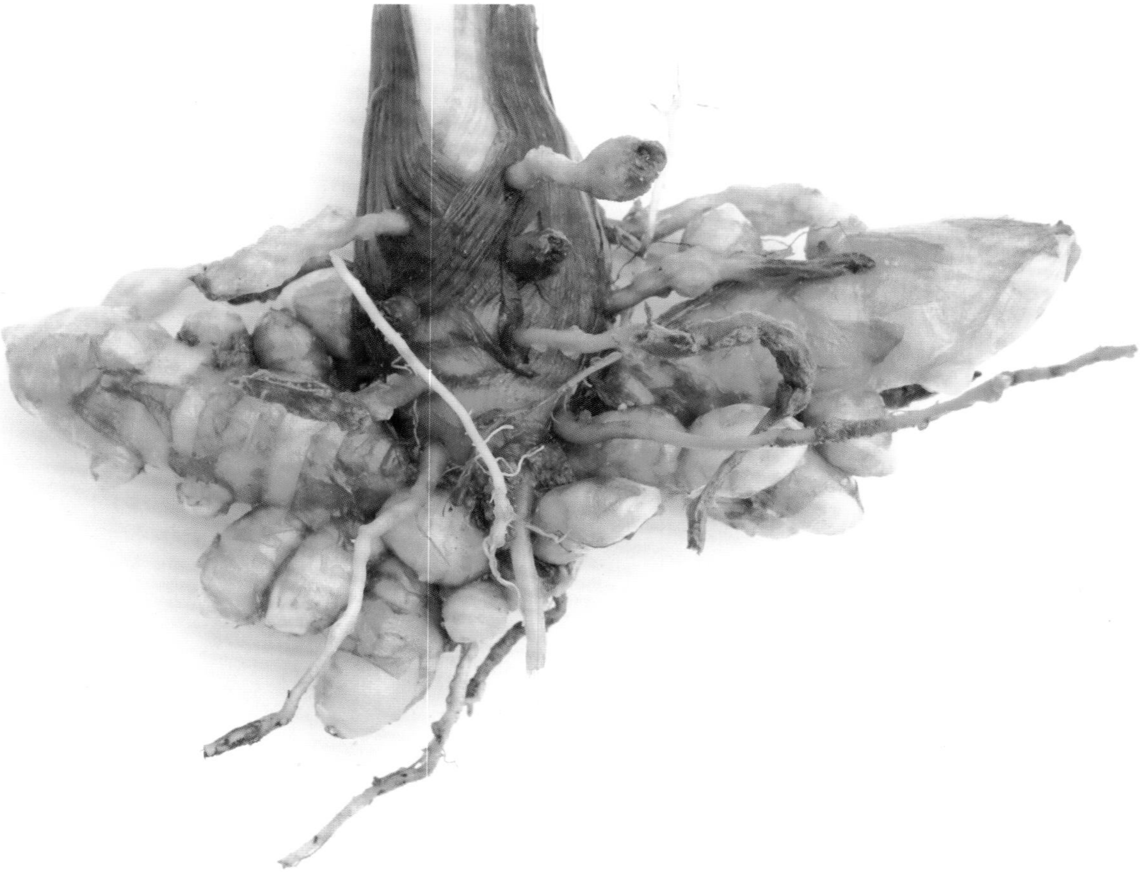

姜黄药材

药材鉴别

本品为不规则或类圆形的厚片。外表皮深黄色，棕色纹理，粗糙，有时可见环节。切面棕黄色至金黄色，角质样，皮心易离，内皮层环纹明显，维管束呈点状散在。气香特异，味苦、辛。

功效主治

活血行气，通经止痛。姜黄辛苦而温，归肝、脾经，走气分又入血分，辛温相合可内行气血，苦温相合可活血通经，故有此功。

用法用量

生用。

内服：煎汤，3 ~ 10 g；或入丸、散。外用：适量，研末调敷。

民族药方

1．心绞痛 口服姜黄浸膏片或服姜黄散（与当归、木香和乌药配伍），可缓解心腹痛。

2．高脂血症 口服姜黄浸膏片（每片相当于生药3.5 g）5片，每日3次。

3．胆囊炎，肝胆结石，上腹痛 姜黄、郁金各9 g，茵陈15 g，黄连、肉桂各3 g，延胡索6 g。水煎服。

4．跌打损伤及体表脓肿疼痛属阳证者 姜黄、大黄、黄柏、陈皮、白芷、天南星、苍术、厚朴、天花粉、甘草各适量。研末外敷。

5．风湿肩臂关节肌肉疼痛及腰痛 姜黄、羌活、白术、当归、赤芍、海桐皮、甘草各适量。水煎服。

6．产后腹痛 姜黄1～6 g。研末或煎汤分服。

7．闭经、痛经对于血瘀者 姜黄、莪术、川芎、当归、白芍、延胡索、牡丹皮、红花、肉桂各适量。同配用，如《证治准绳》姜黄散。

使用注意

孕妇慎服。

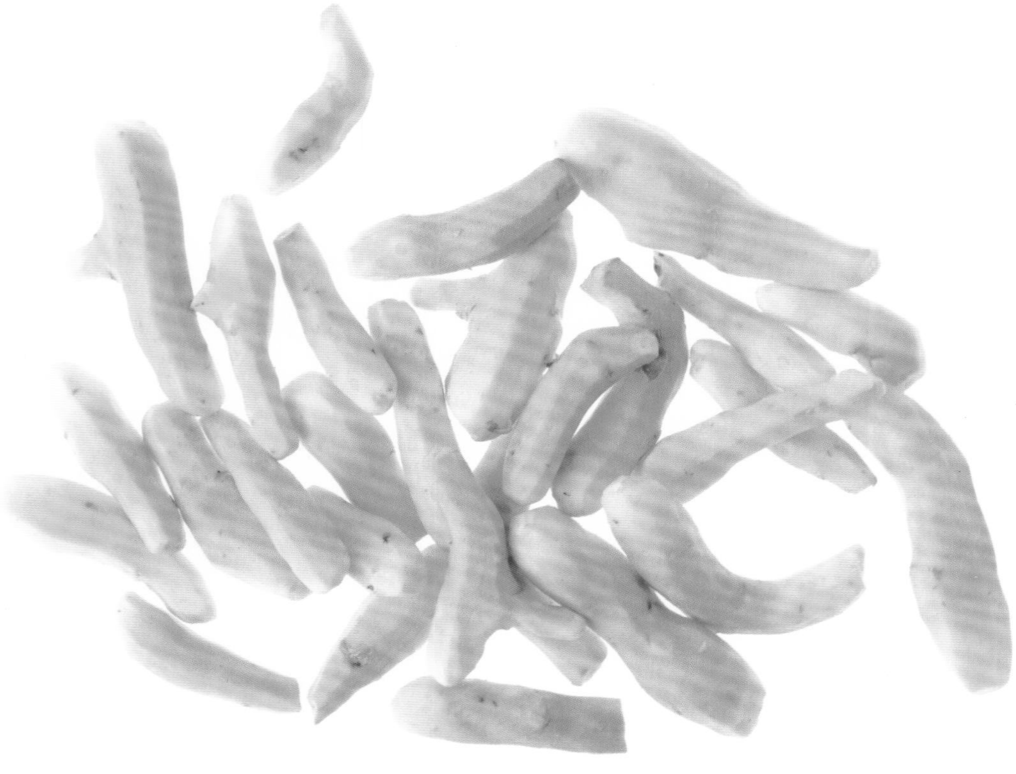

姜黄药材

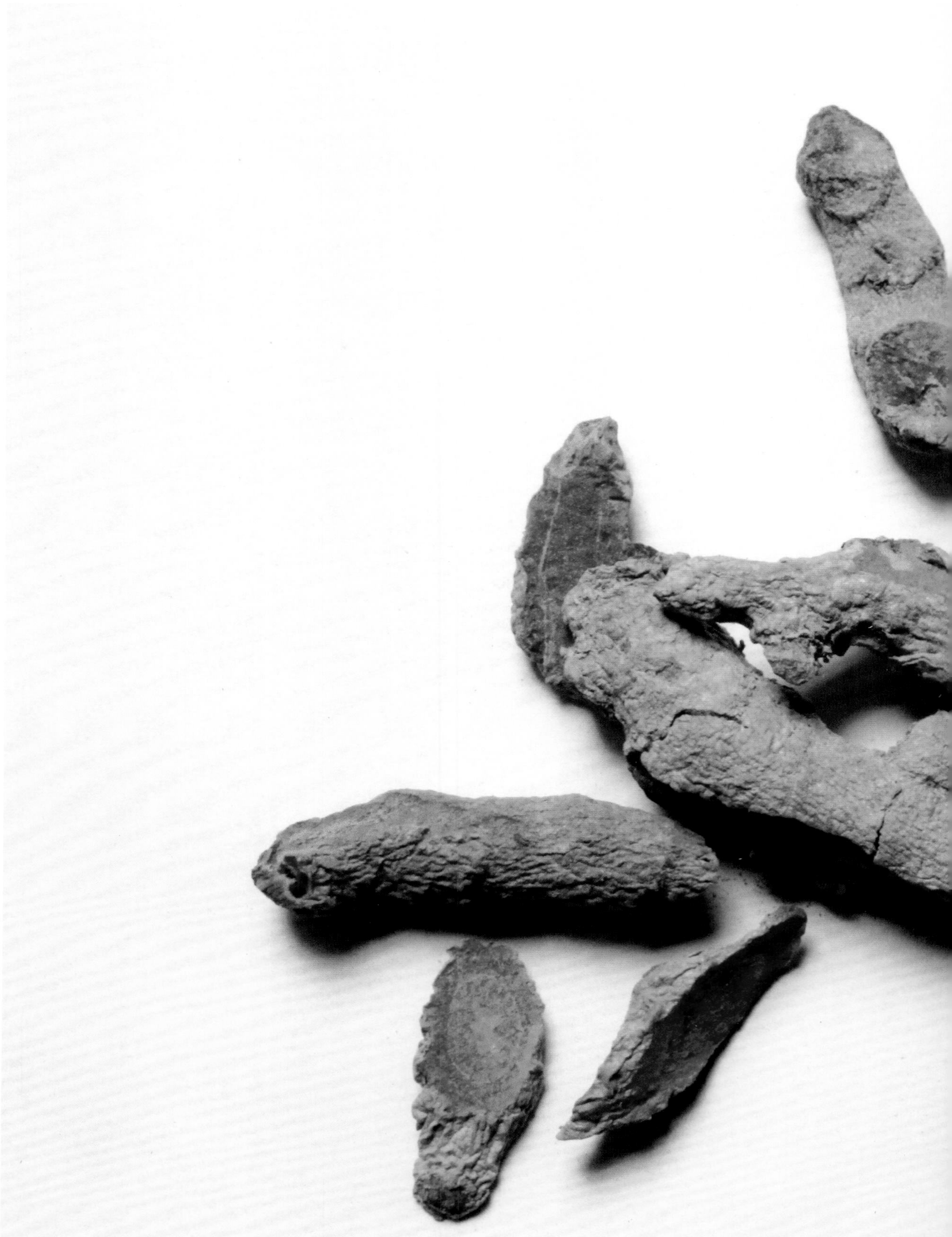

姜黄

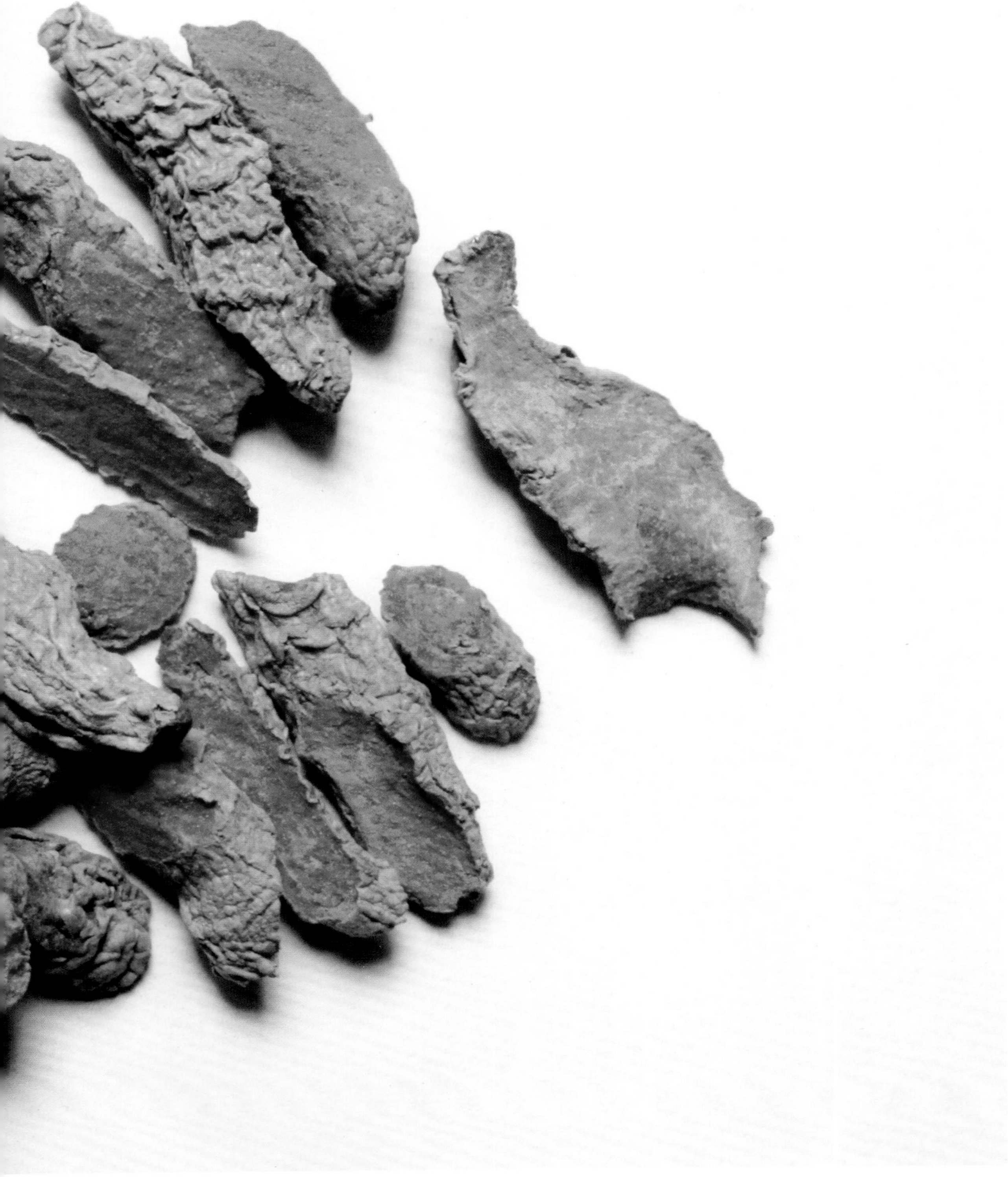

姜黄饮片

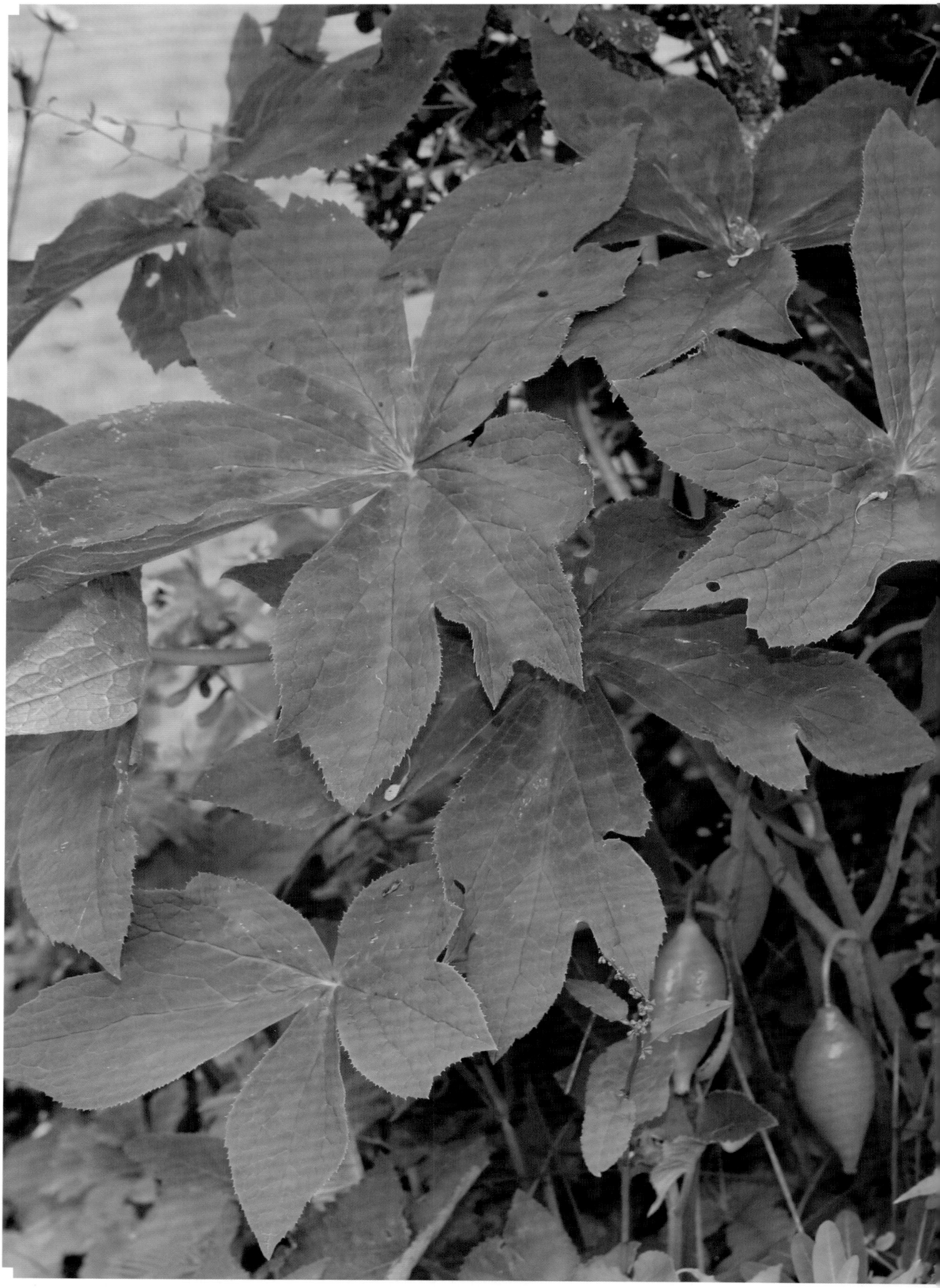

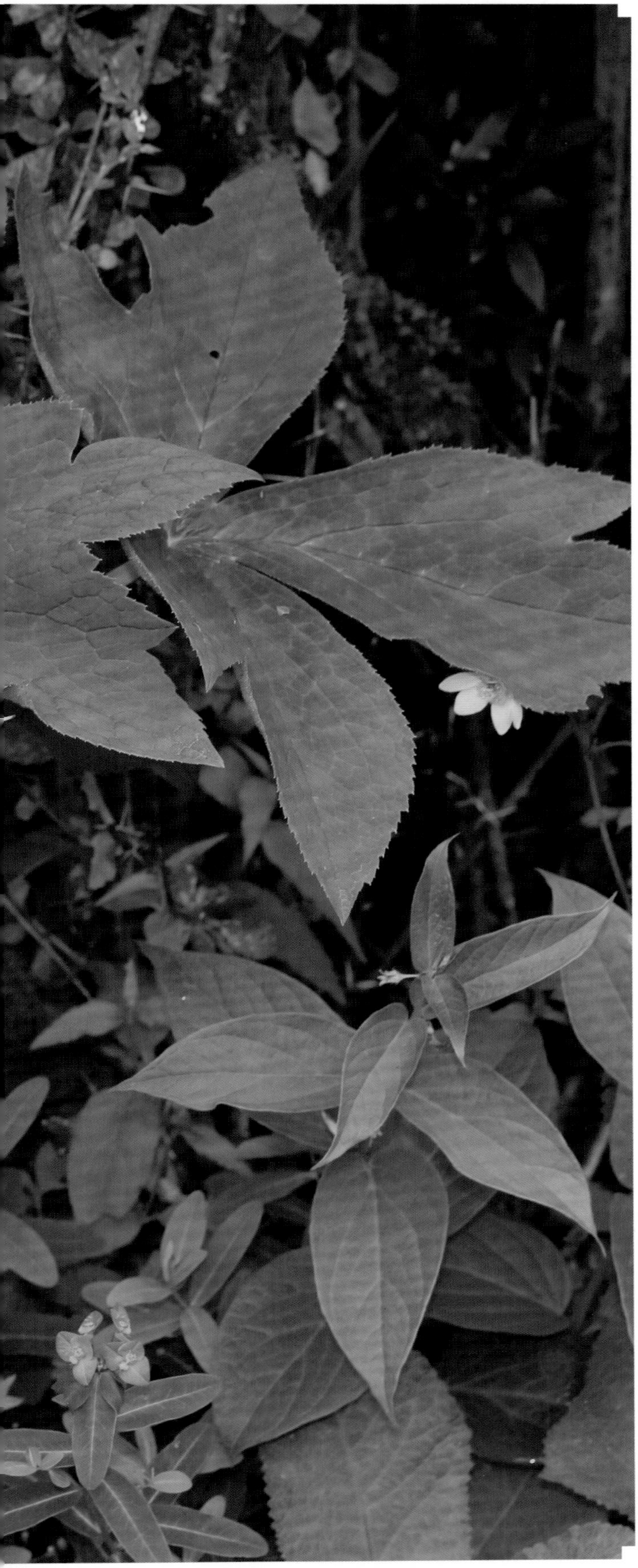

桃儿七

【藏药名】奥毛赛。

【别　名】达据、法玛鲁鲁、昂如都木、奥玛斯斯。

【来　源】本品为小檗科植物桃儿七 *Sinopodophyllum hexandrum*（Royle）Ying 的果实、根和根茎。

【性味归经】味甘，性温。归肝、肺经。

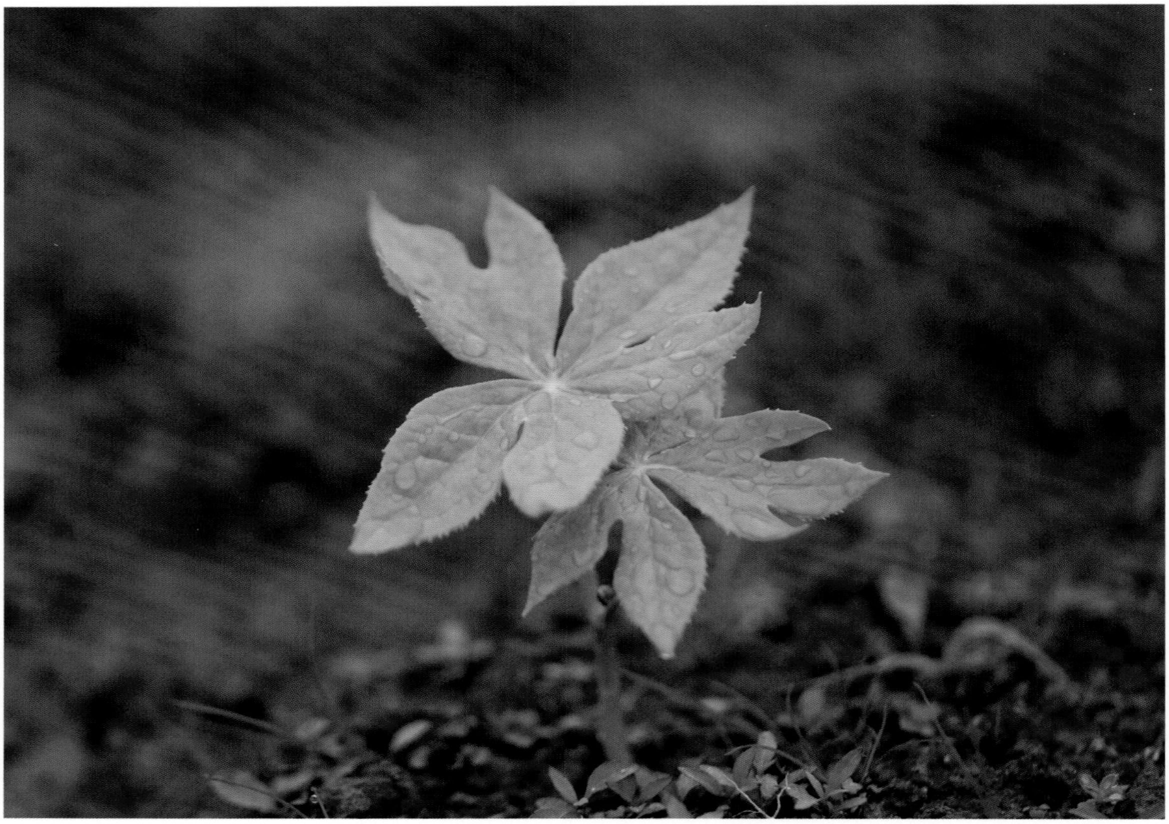

桃儿七

识别特征

多年生草本，高 60 ~ 70 cm。根茎粗壮，着生多数细长的根，表面浅褐色，茎单一，圆柱形，绿色，具棱，中空，基部有叶状膜质鞘，上部有 2 ~ 3 叶。叶片心形，直径约 25 cm，掌状 3 或 5 深裂几达基部，裂片再 2（3）裂达近中部，小裂片先端渐尖，边缘有不整齐锯齿，上面绿色，下面色稍淡，有白色长柔毛，具长叶柄。花单生于叶腋，粉红色，先叶开放，萼片早衰；花瓣 6，花丝向内弯，花约狭长圆形，花柱短。浆果卵圆形，成熟时红色，种子多数，卵形、类长圆形或三棱形，稍扁，长 4 ~ 6 mm，直径约 4 mm，暗紫色，一端稍尖，另一端钝圆。花期 4—5 月，果期 6—8 月。

生境分布

生长于海拔 2500 ~ 3400 m 的山坡林下阴湿的地方。分布于西藏林芝、波密、米林、亚东，青海、甘肃、四川西部、云南等地也有分布。

采收加工

7—8 月采收成熟的果实，晒干；8—10 月挖取根茎及根，洗净泥沙，去掉杂质，切段，晒干，防止霉烂变质。

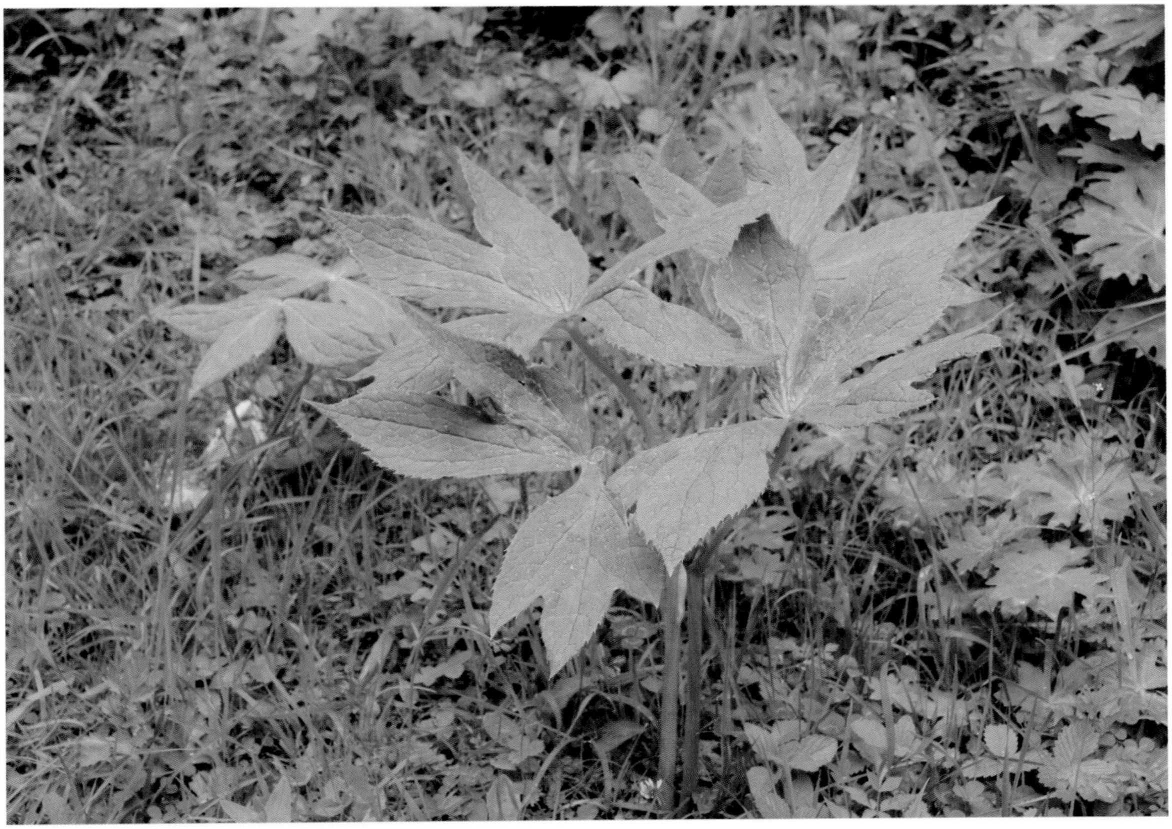

桃儿七

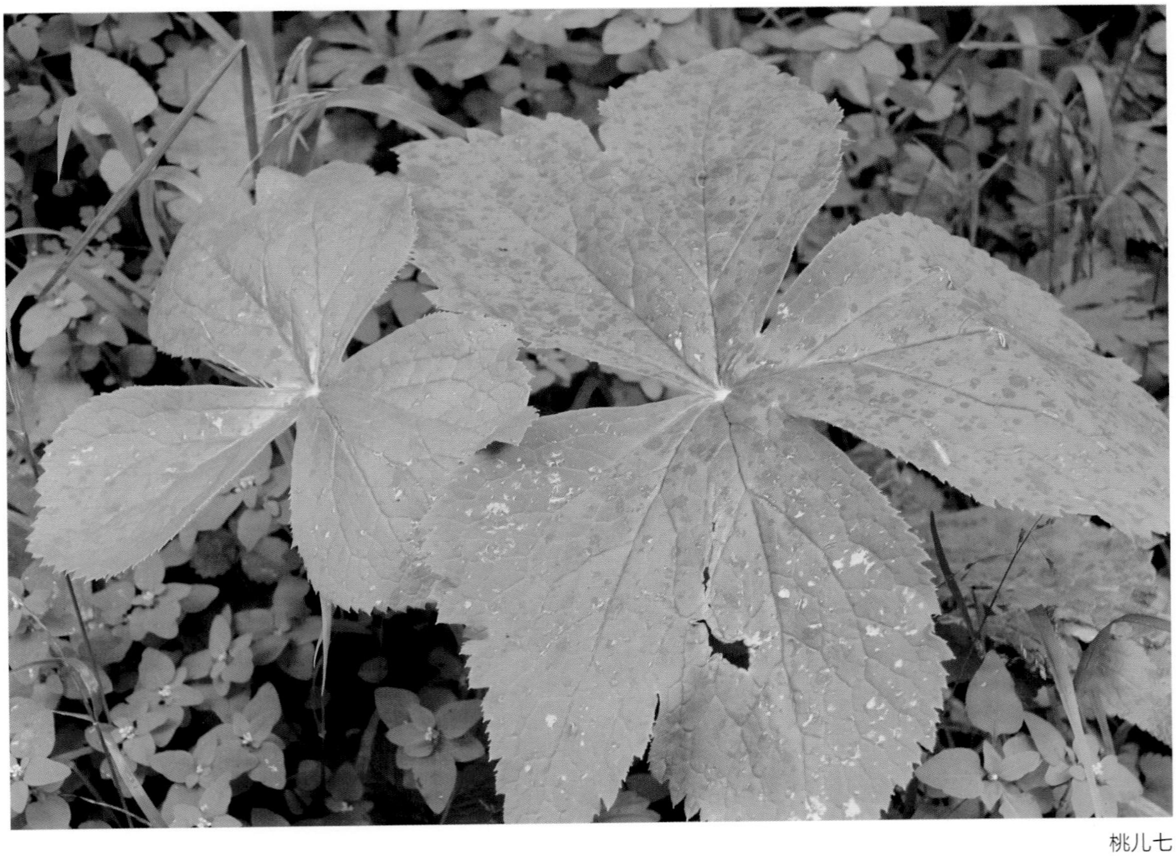

桃儿七

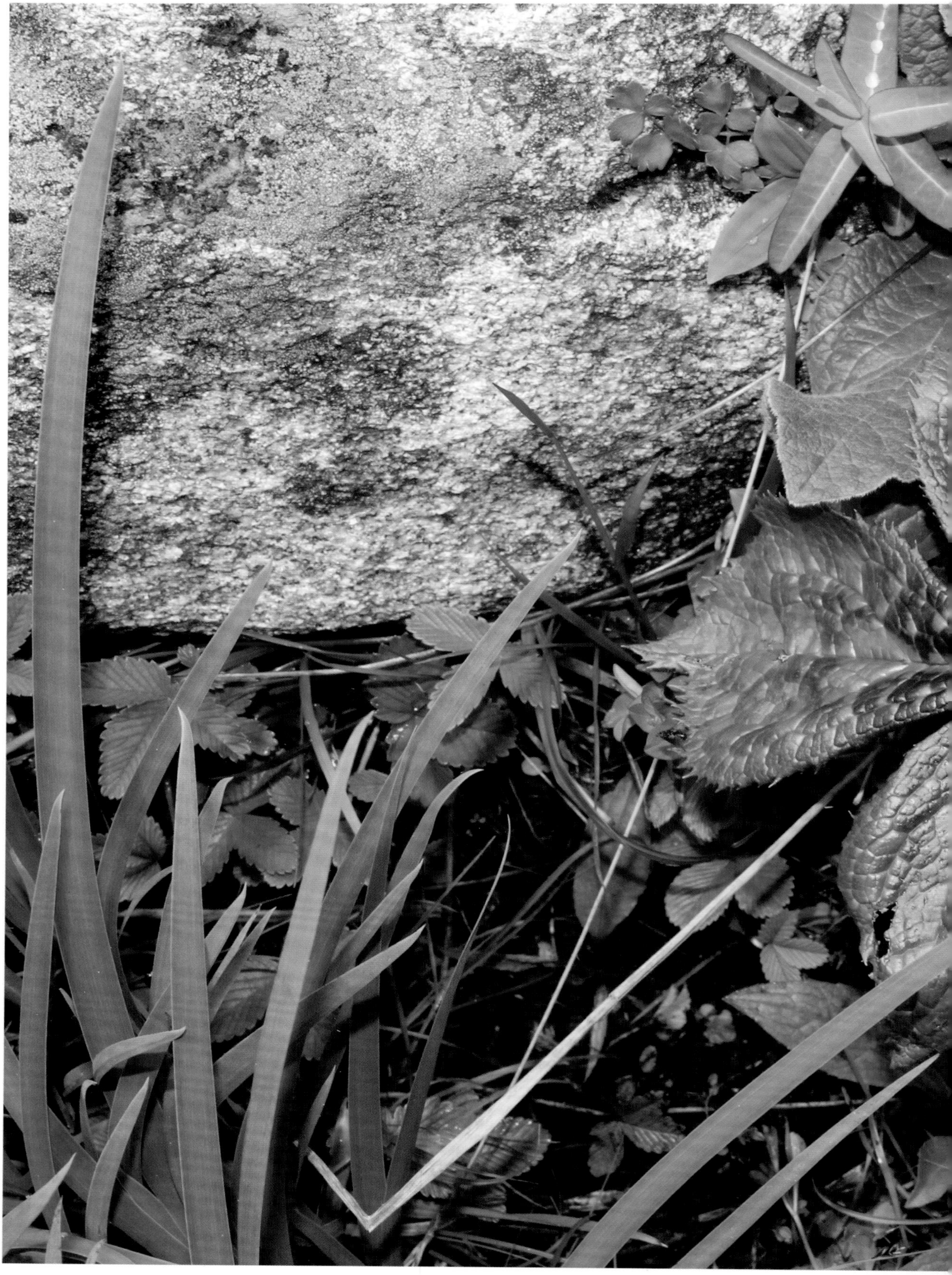

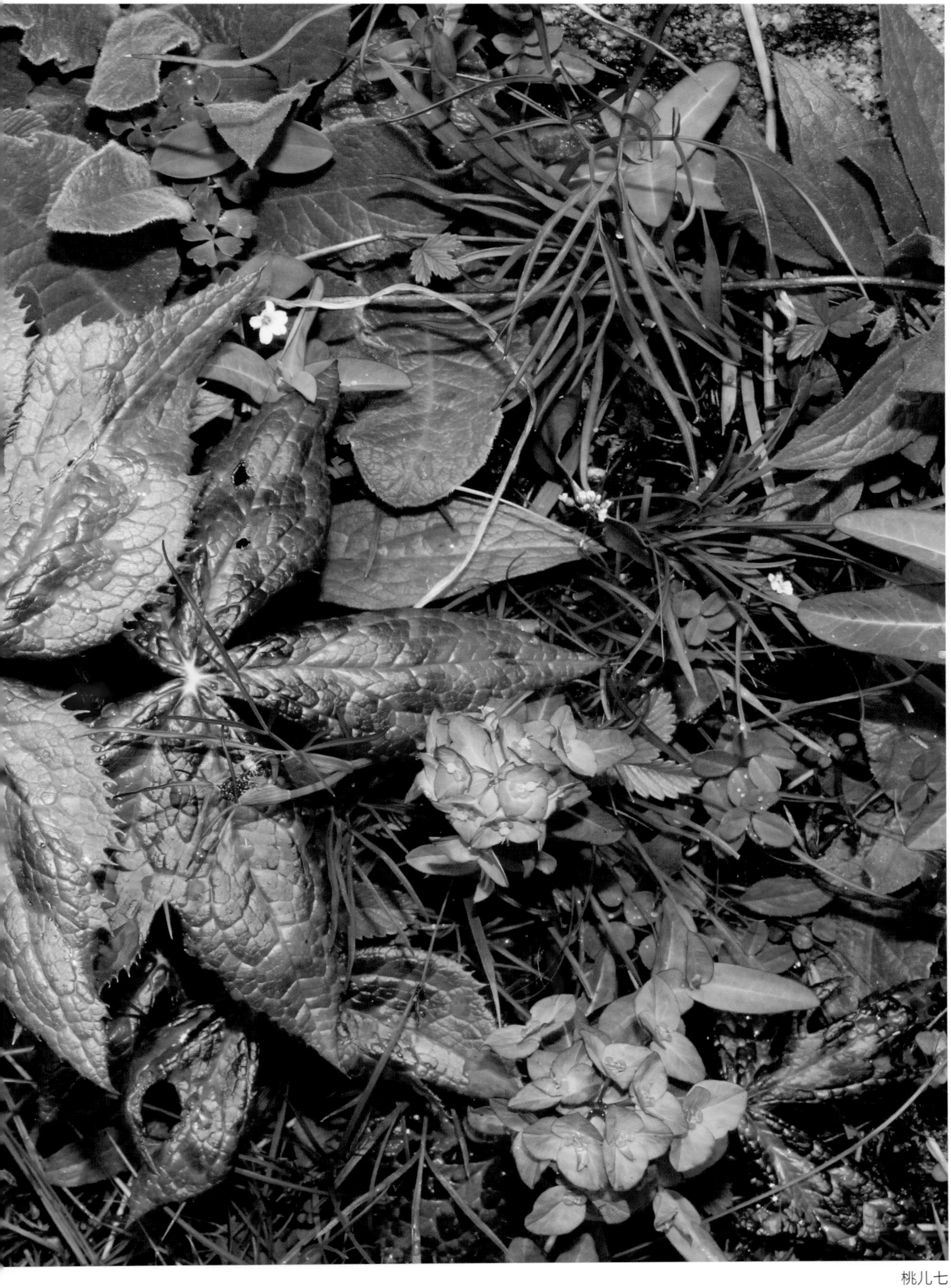

桃儿七

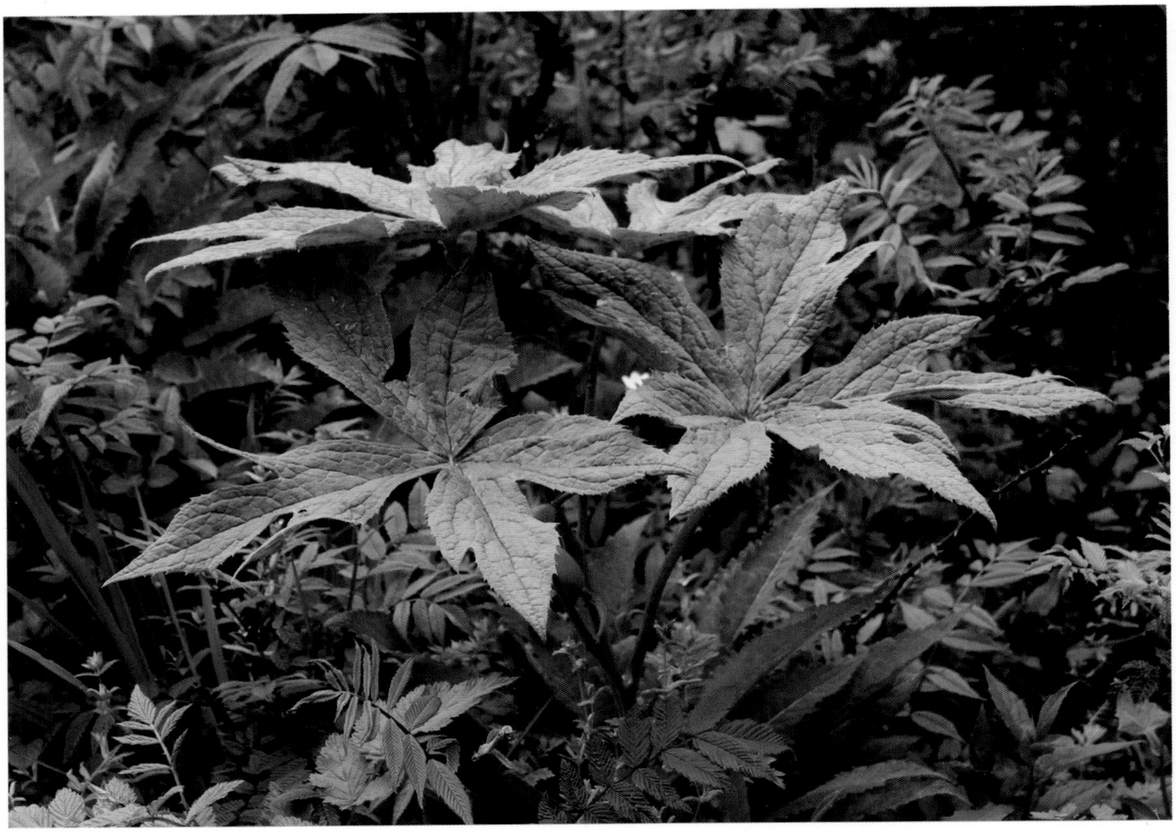

桃儿七

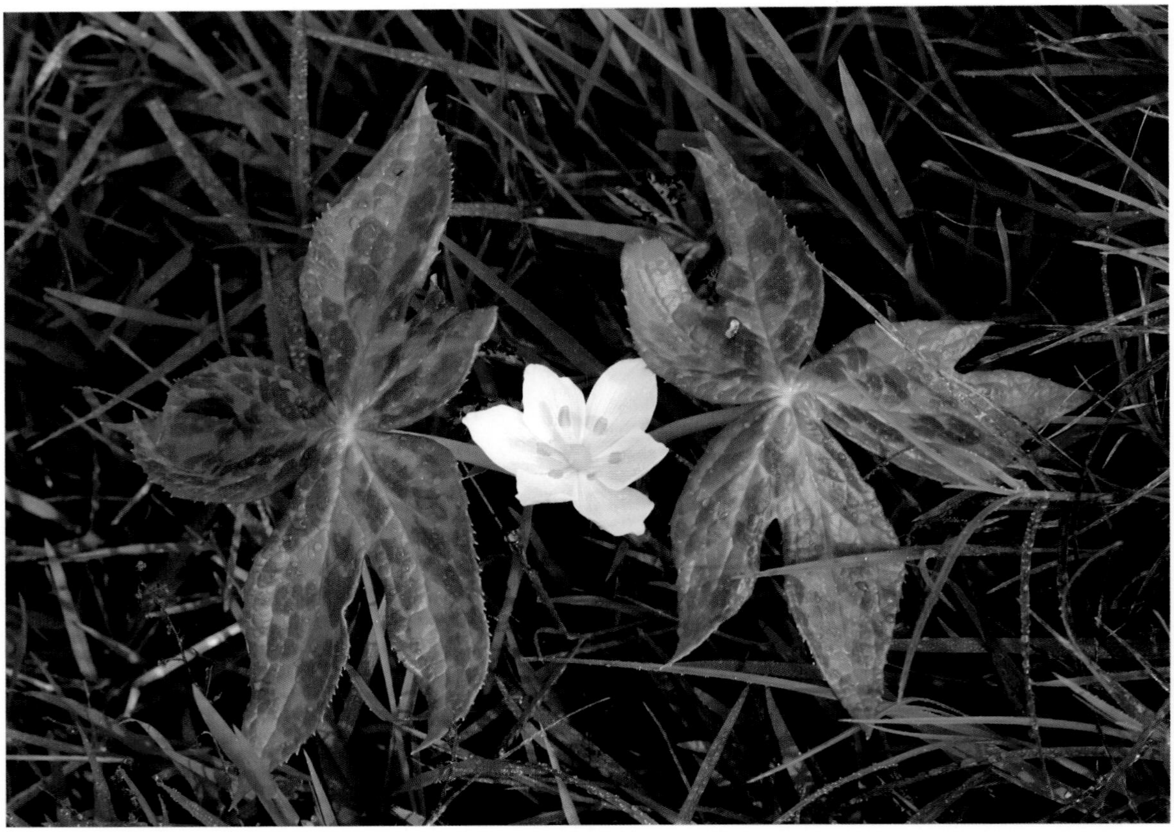

桃儿七

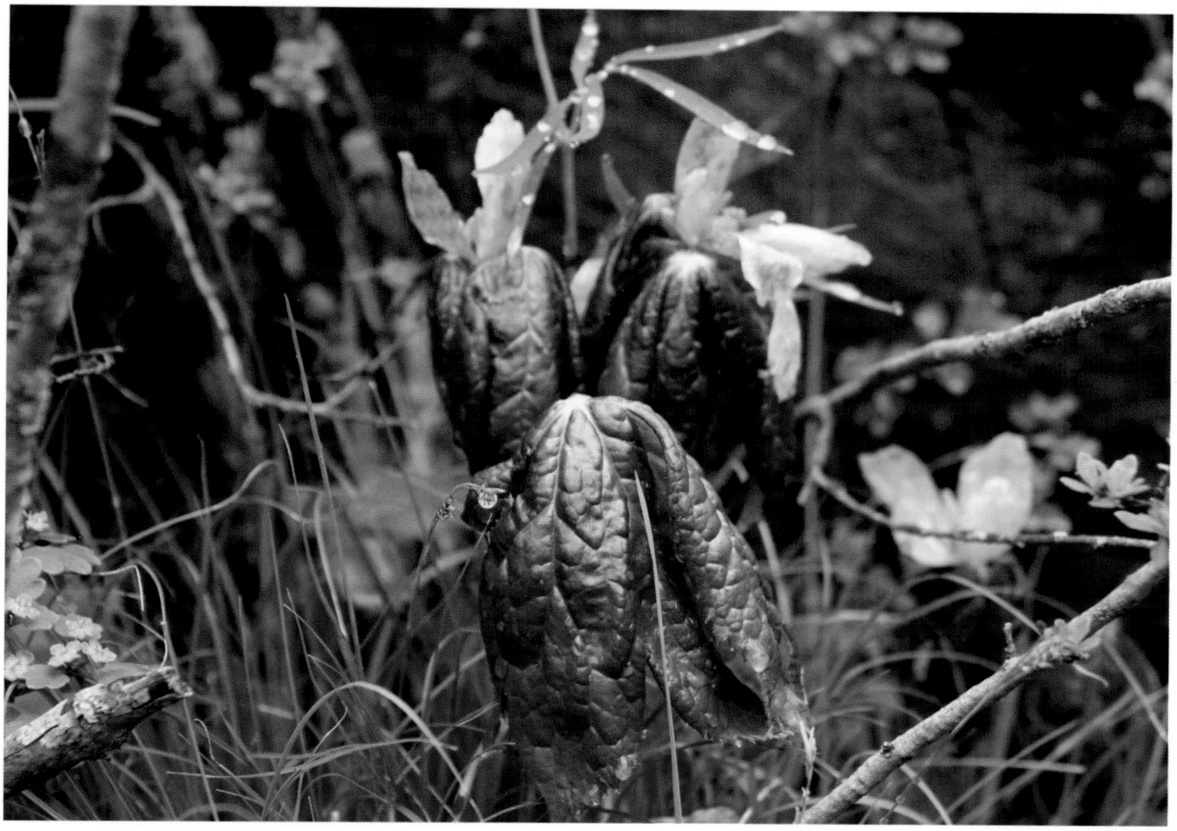

桃儿七

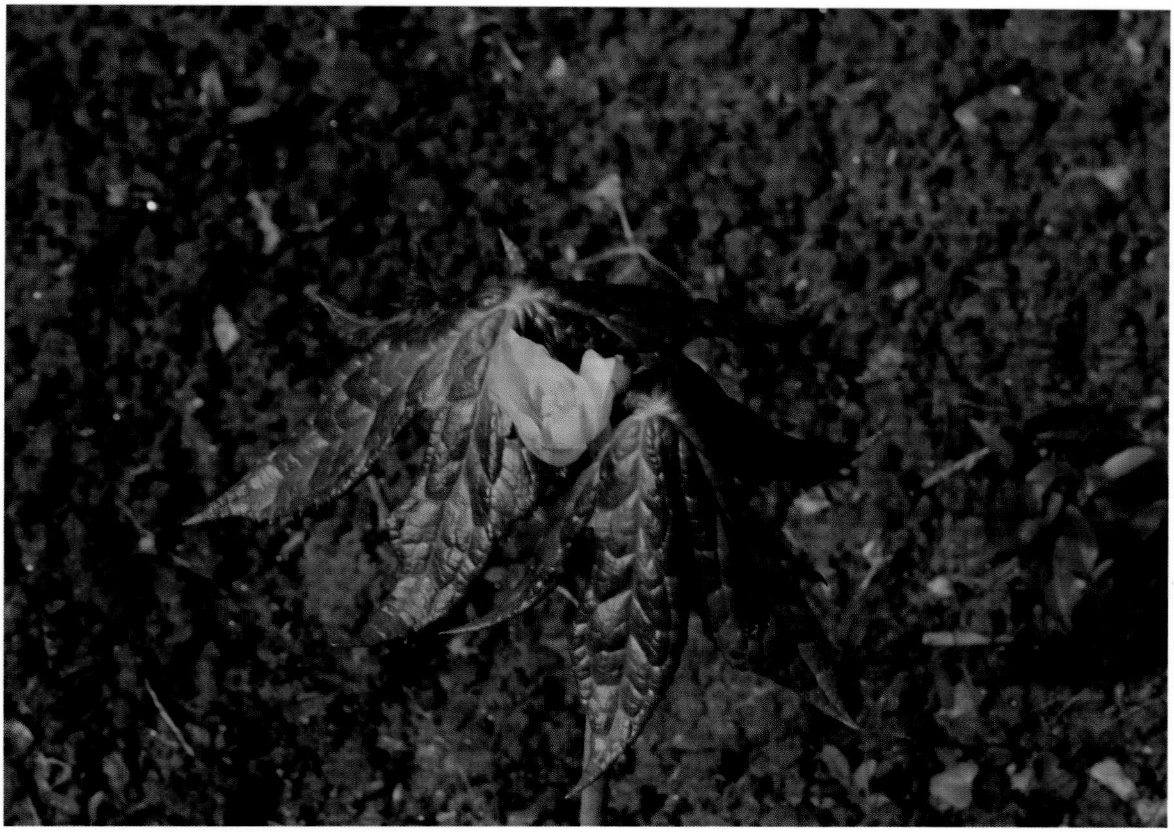

桃儿七

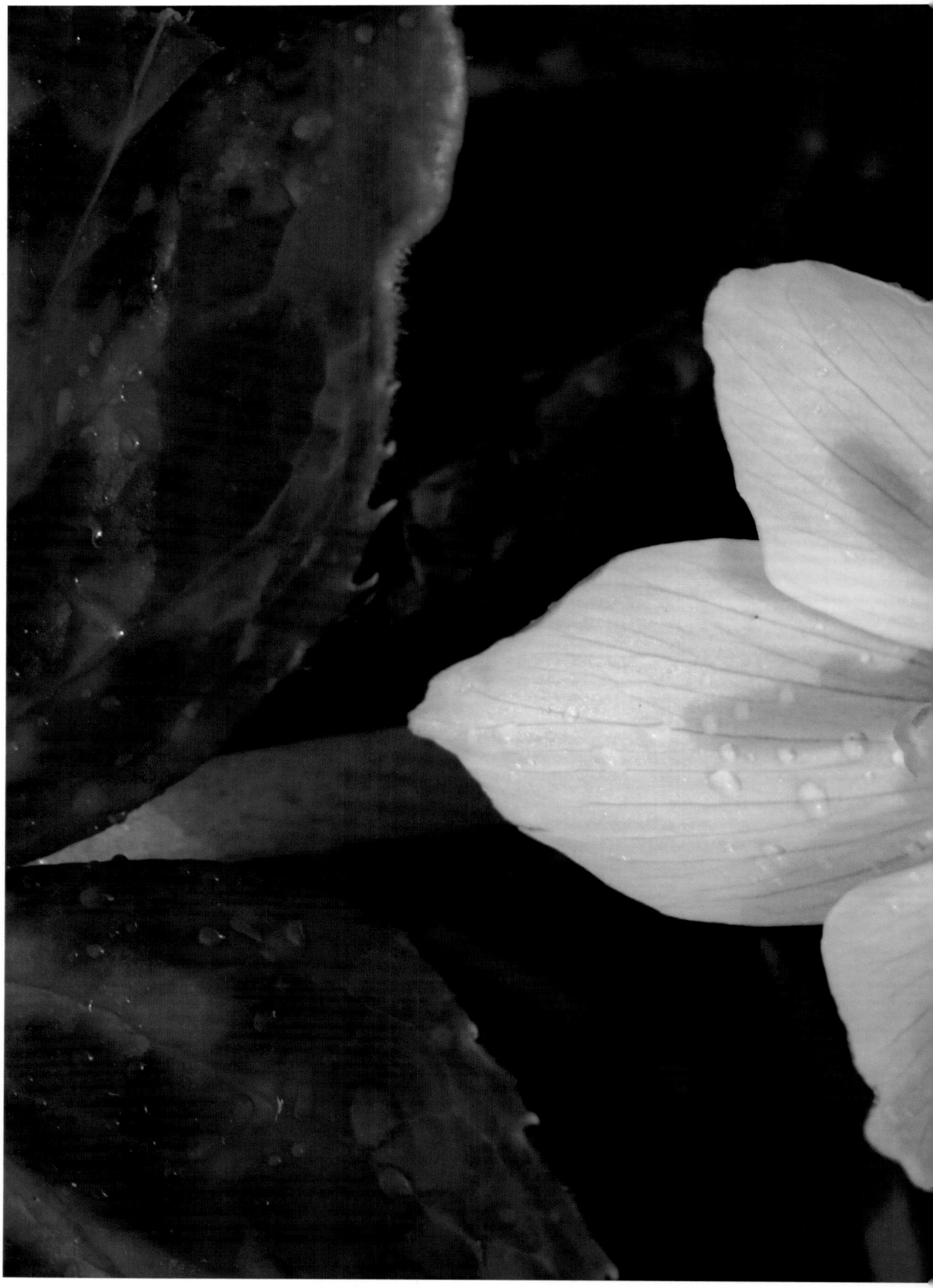

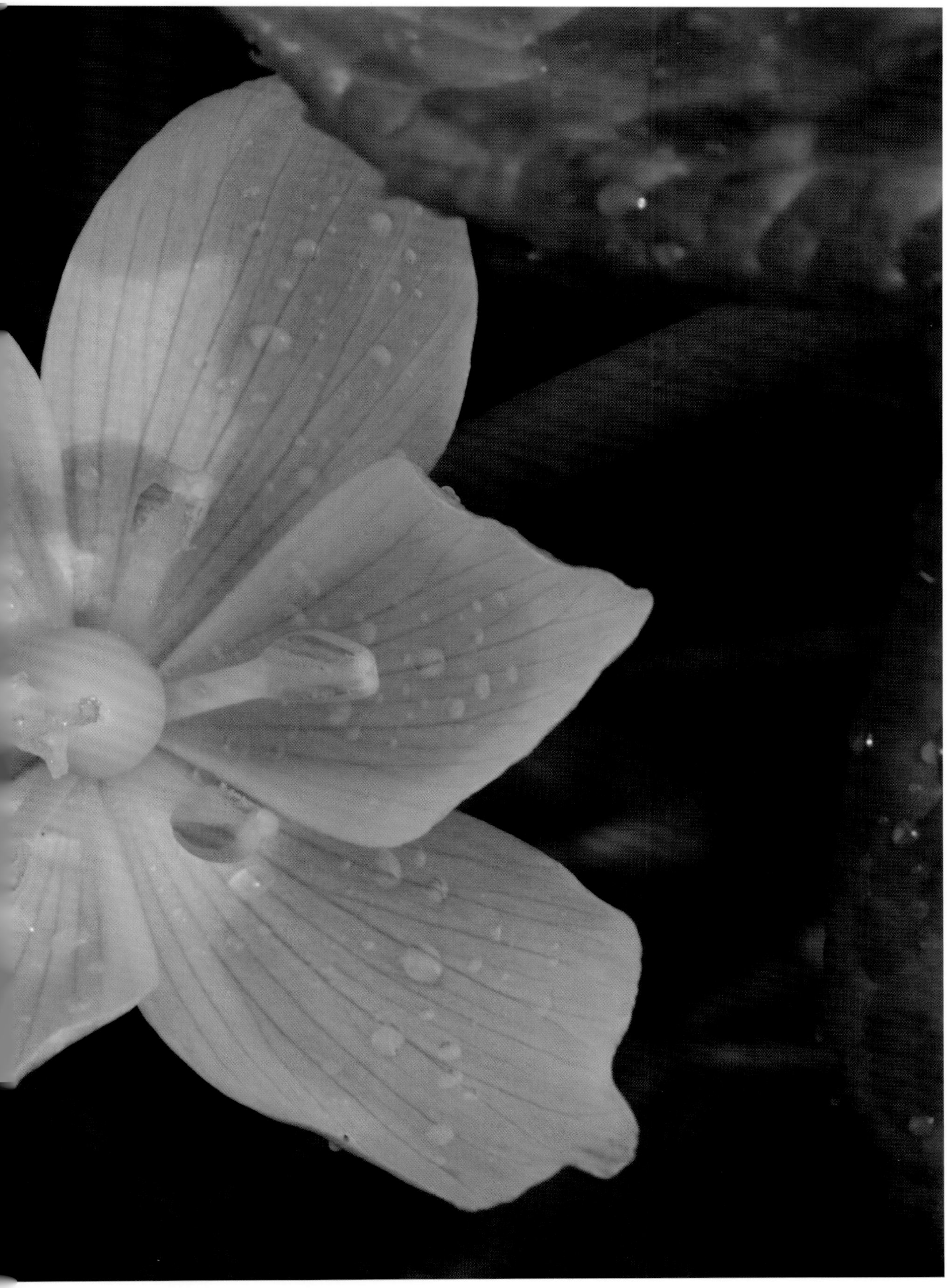

桃儿七

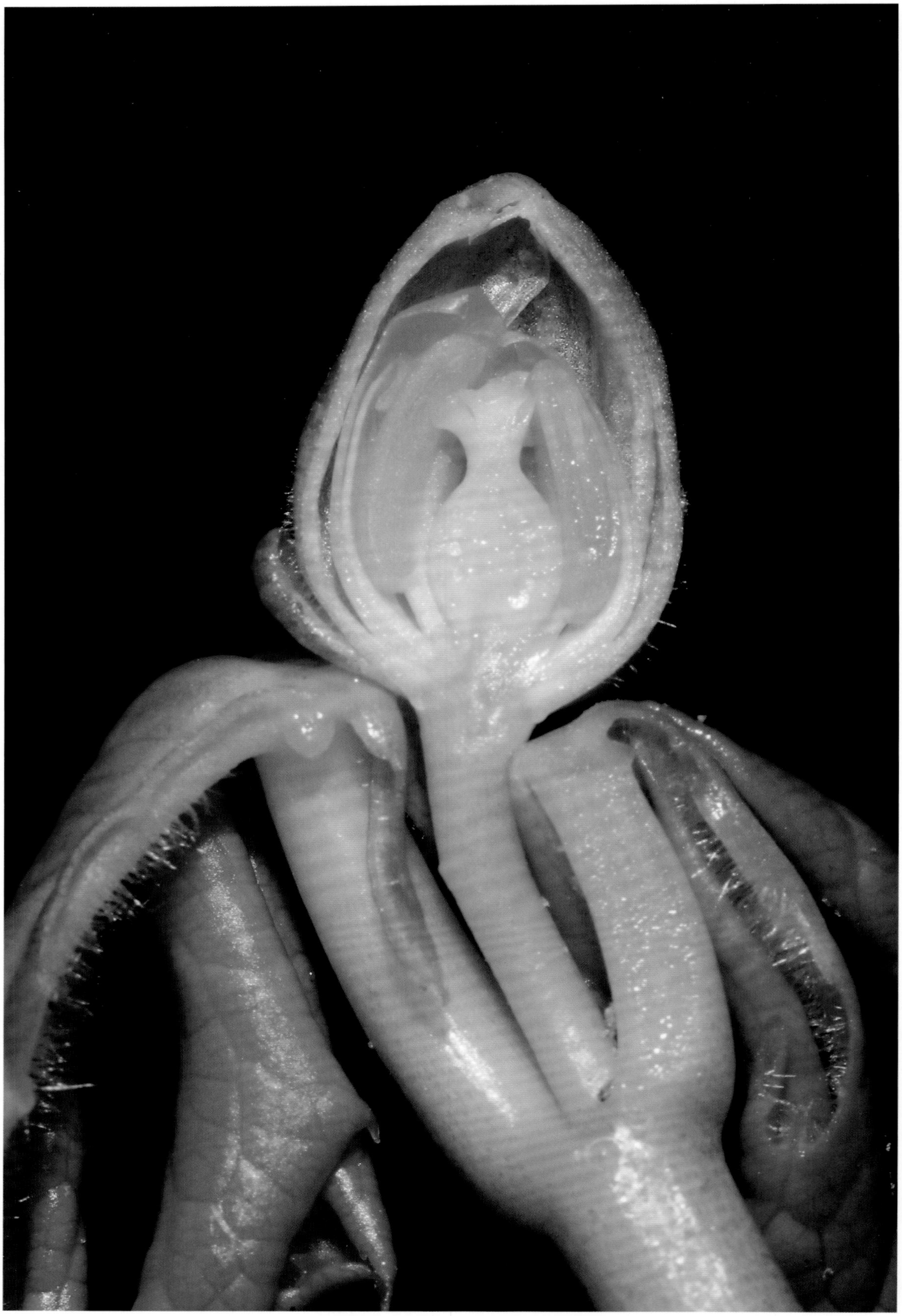

桃儿七

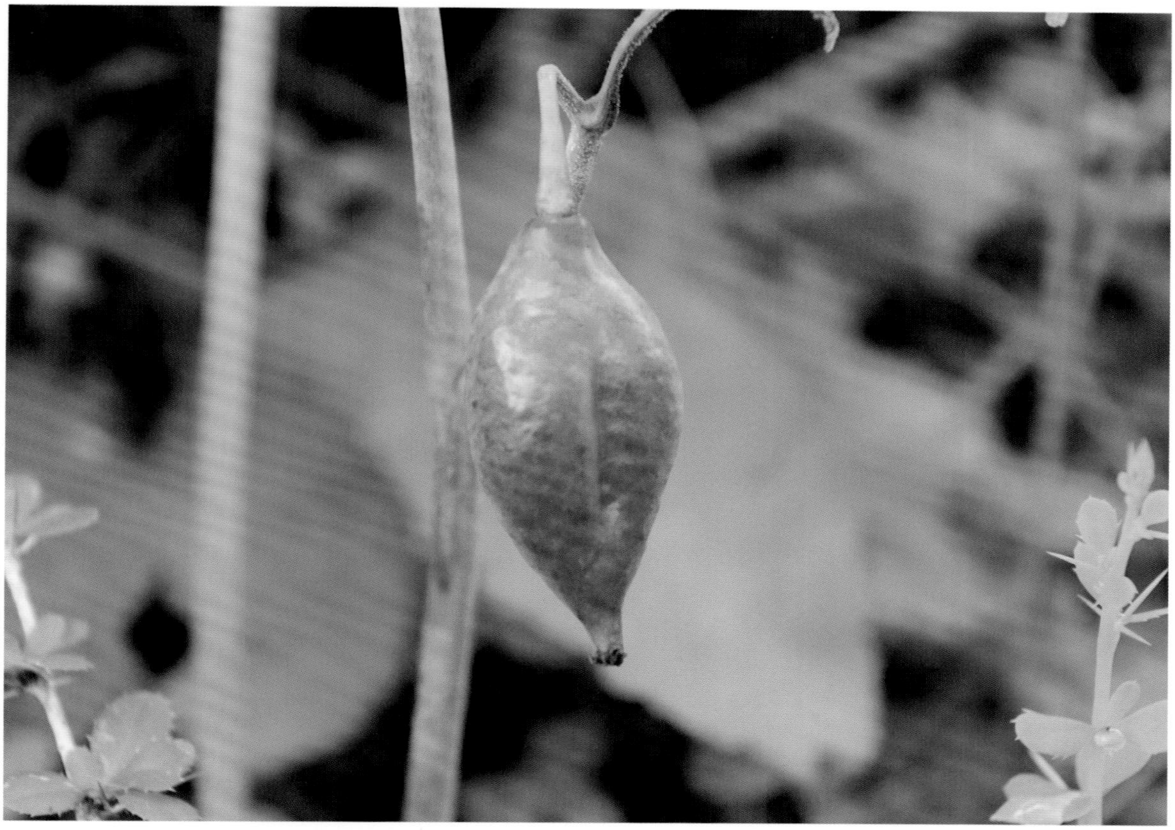

桃儿七

药材鉴别

果实呈椭圆形或近球形，多压扁，长 3.0 ~ 5.5 cm，直径 2 ~ 4 cm。表面紫红色或紫褐色，皱缩，有的可见露出的种子，顶端稍尖，果梗黄棕色，多脱落，露出一圆形凹陷的黄白色疤痕。果皮与果肉粘贴，较薄，柔软，内表面色稍淡。种子多数，黏结成团，近卵形，类长圆形或三棱形，长 4 ~ 6 mm，直径约 4 mm，表面暗紫色，具细皱纹，一端有小突起。质坚硬，种仁白色，有油性，气微，味酸甜、微涩。种子味微苦。以完整、色红紫、味酸甜者为佳。根茎粗短，红褐色或淡褐色；根细而长，长 15 ~ 25 cm，粗约 2 mm，连接根状茎处弯曲，表面浅棕色或棕黄色，有细纵皱，并附有卷曲的细须根，断面圆形黄白色，气腥，味苦。

功效主治

调经活血，保胎，消肿，止痛。主治子宫疾病，月经不调，闭经，胎盘滞留，子宫内膜炎，腰痛，癣，黄水疮，脾大，痔疮等症。

用法用量

内服：研末，1.5 ~ 2.0 g；或入丸、散。

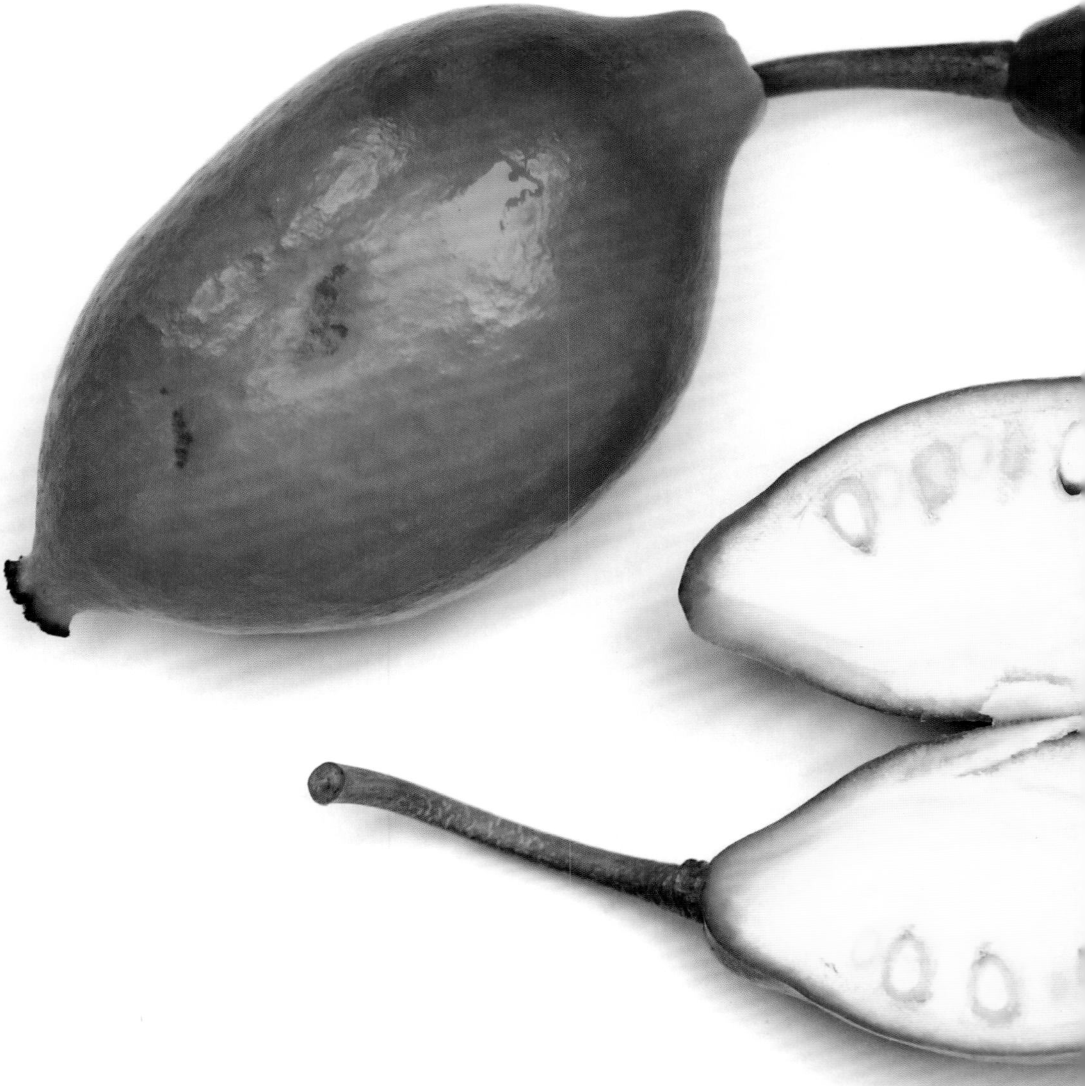

桃儿七

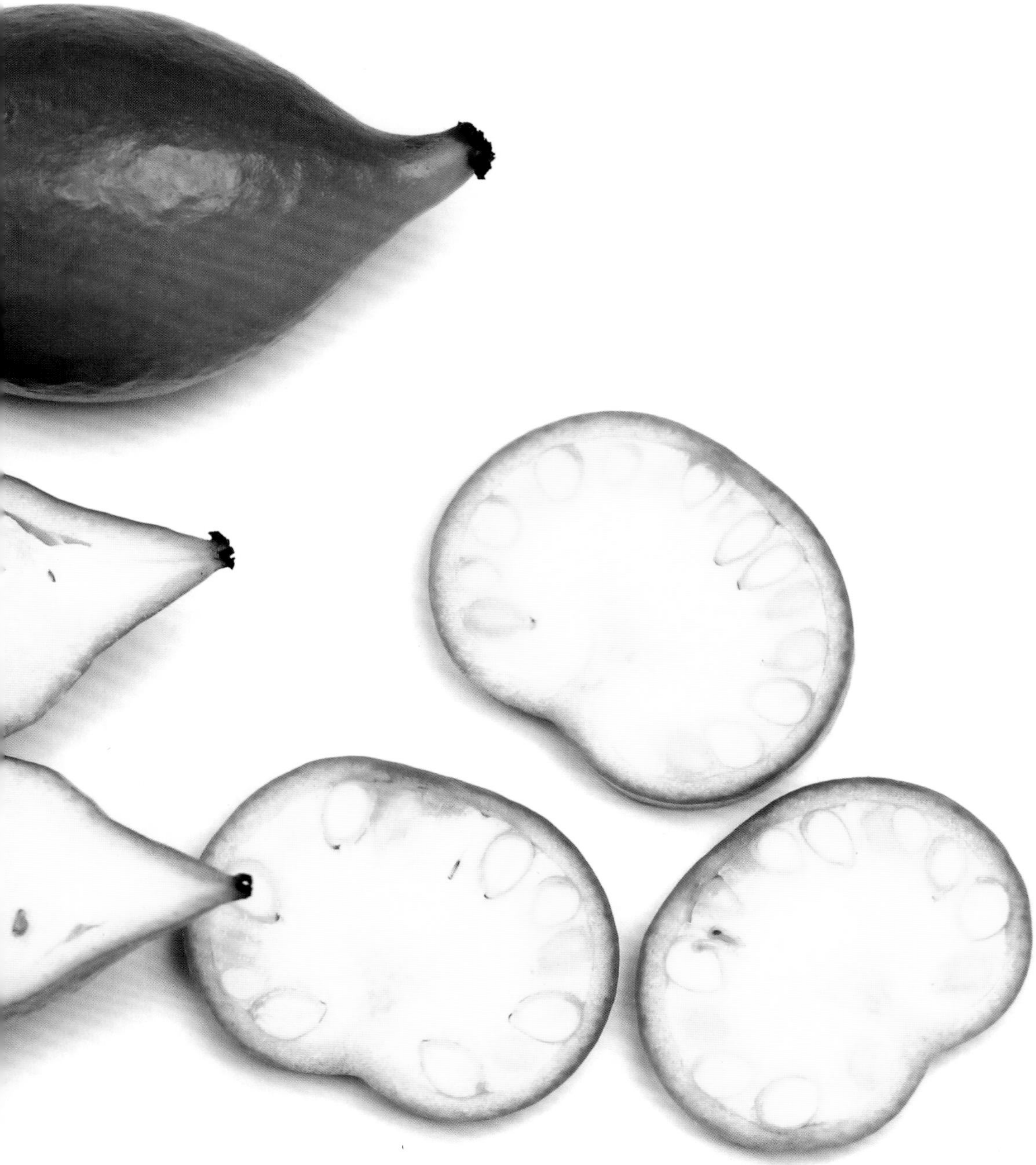

桃儿七 果实

民族药方

1．死胎及胎盘滞留 桃儿七、天南星的花、高山大戟、马尿泡各 15 g。捣罗为细粉，过筛，混匀，制散或丸，每次 1 g，每日 2 次。

2．肾、腰、肠的疼痛，月经不调，子宫内膜炎，胎病及身虚 五味奥毛赛丸：桃儿七膏、假耧斗菜、鬣羚角（煅）、花椒各 20 g，硇砂 10 g。以上 5 味，除桃儿七膏外，其余各味研细，过筛，混匀，再用桃儿七膏加适量开水所成溶液来泛丸，内服，每次 1.5 g，每日 2 次。

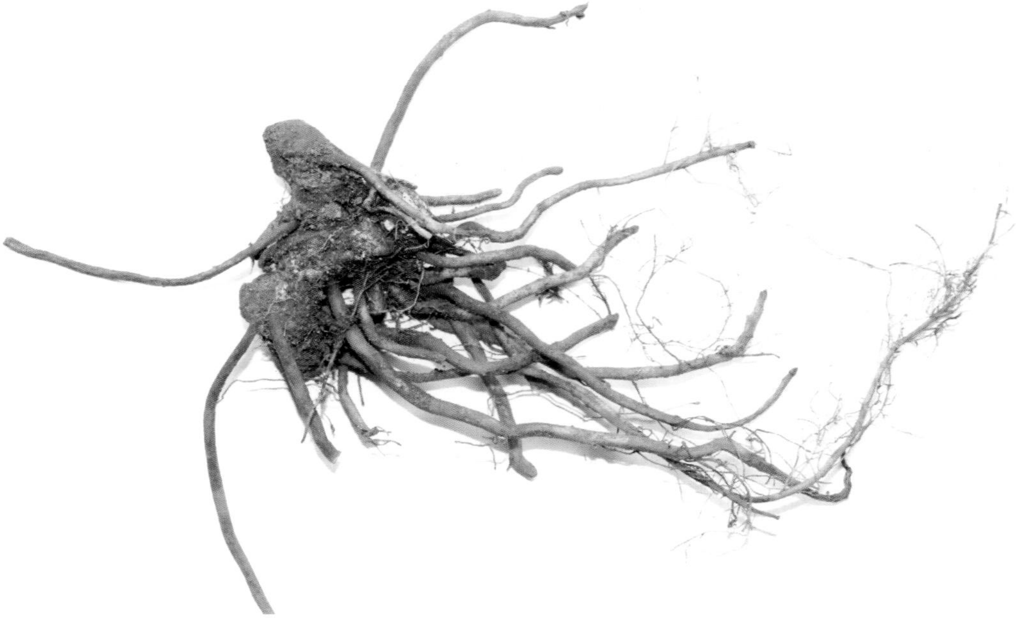

桃儿七根药材

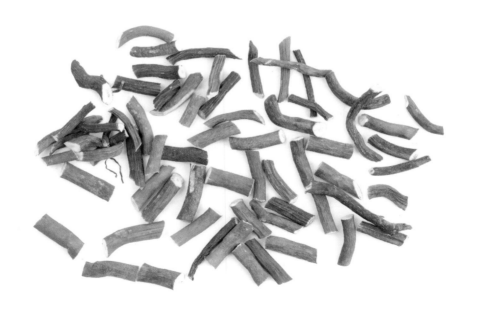

桃儿七饮片

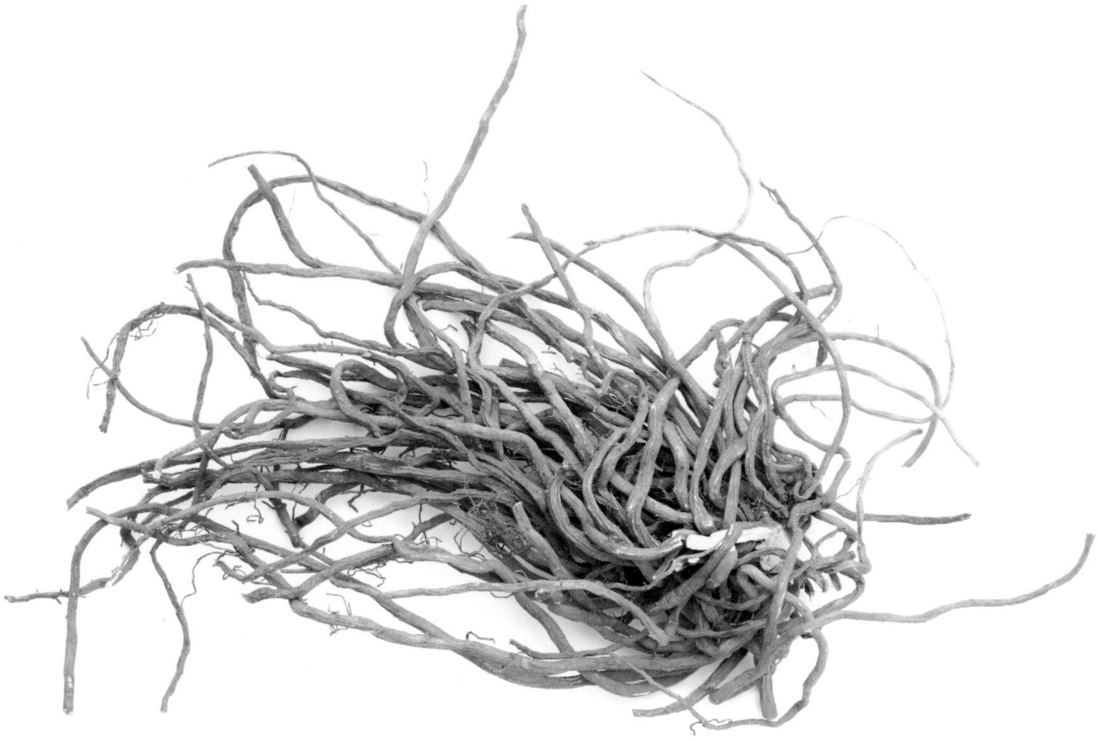

桃儿七根药材

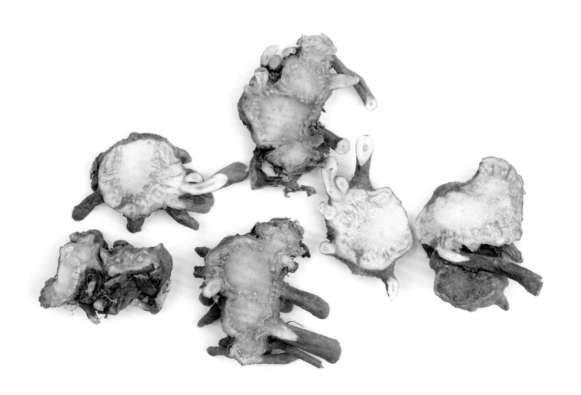

桃儿七 药材

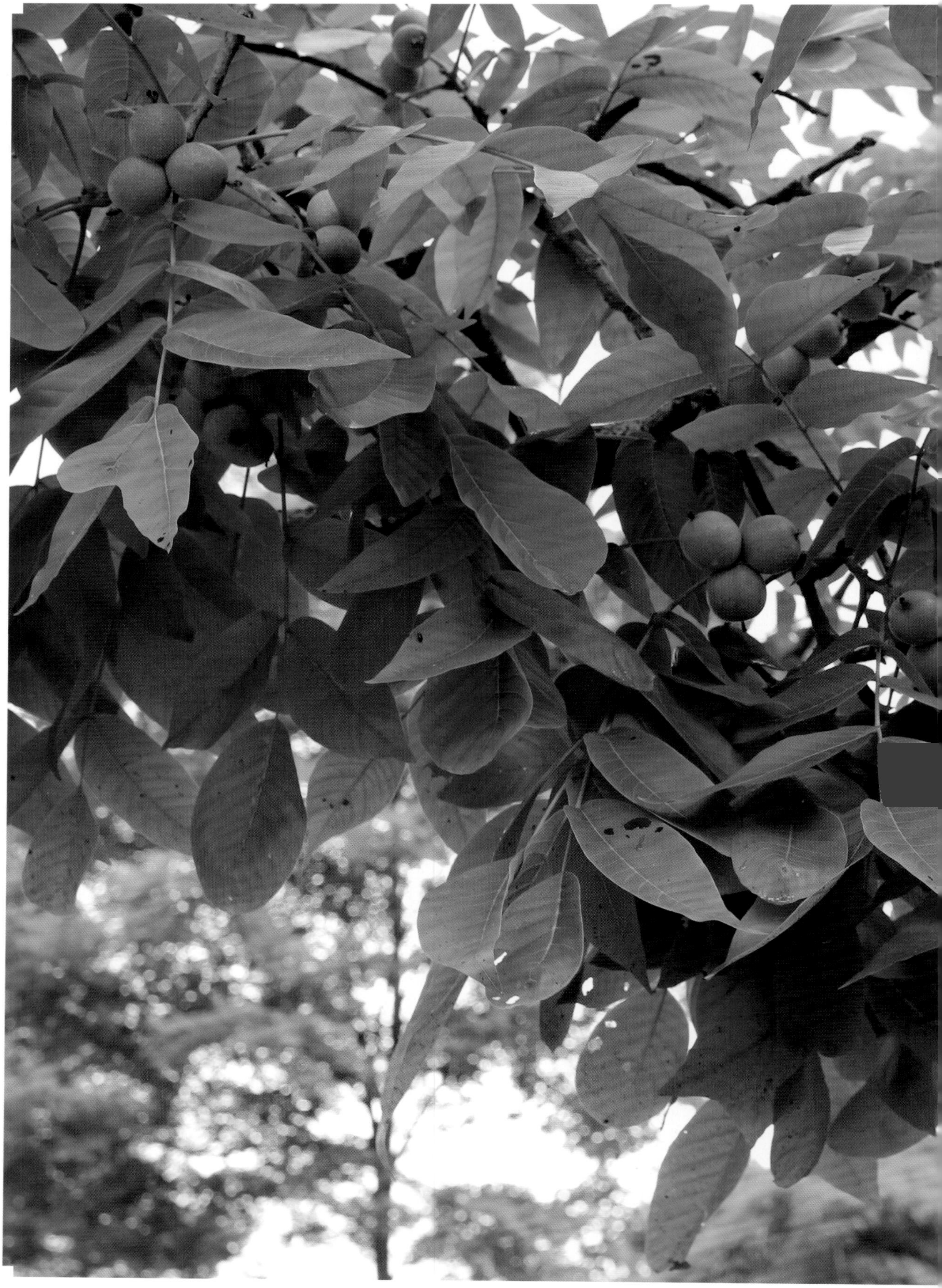

核桃仁

【藏 药 名】达尔嘎。

【别　 名】措其、核桃肉、新这儿、胡桃肉。

【来　 源】本品为胡桃科植物胡桃 *Juglans regia* L. 的干燥成熟种子。

【性味归经】甘，温。归肾、肺、大肠经。

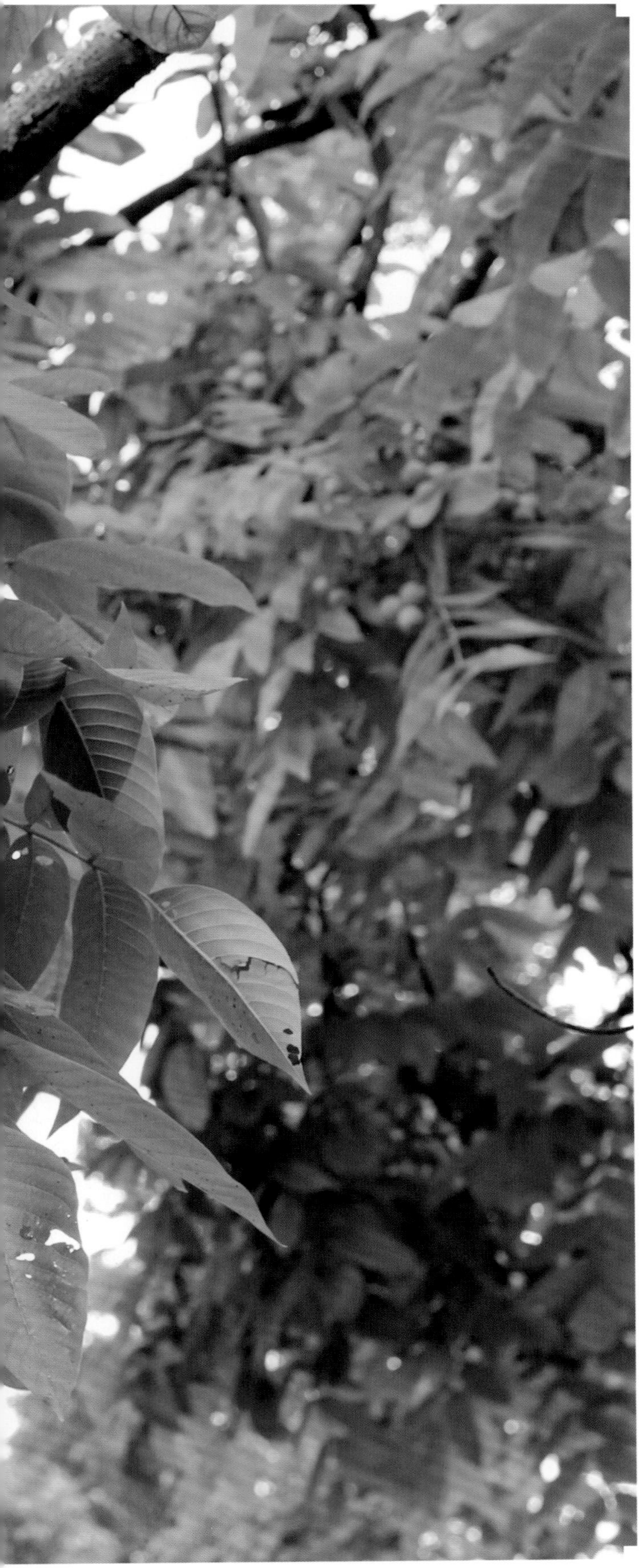

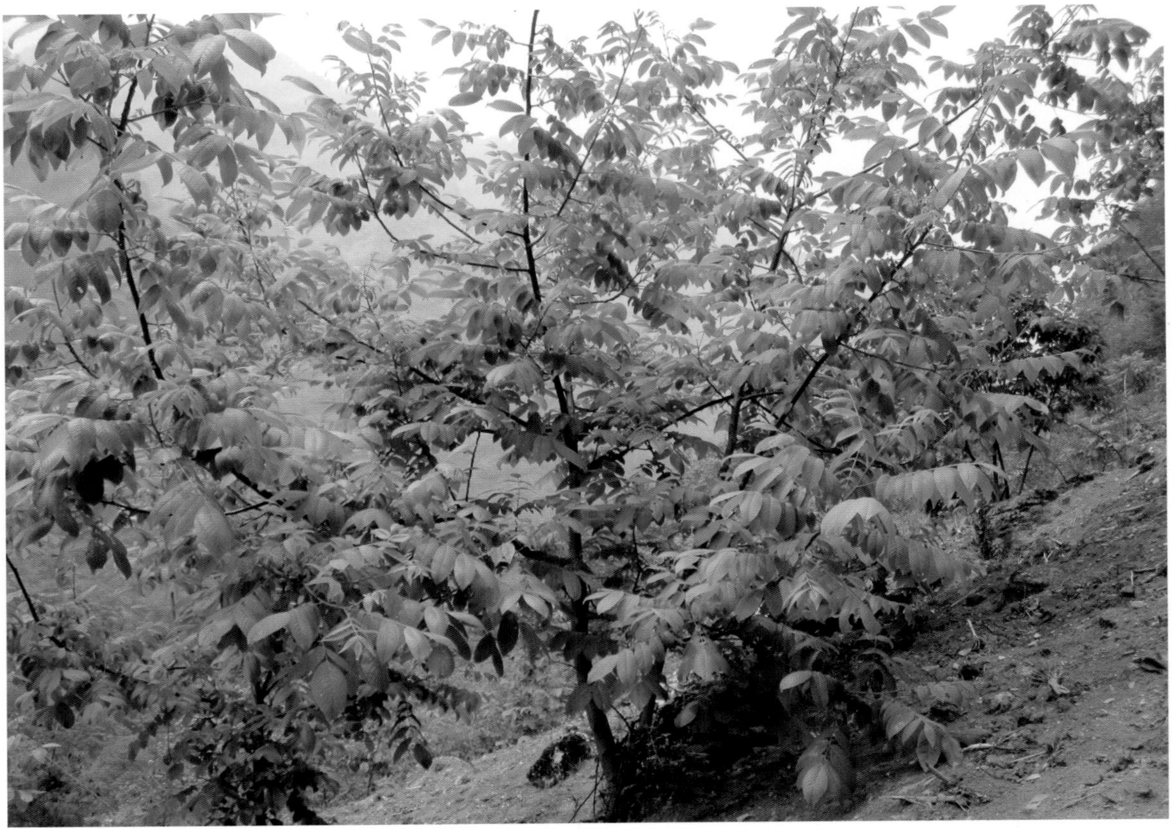

胡桃

识别特征

落叶乔木，高 20 ~ 25 m。树皮灰白色，幼时平滑，老时浅纵裂。小枝被短腺毛，具明显的叶脉和皮孔；冬芽被芽鳞；髓部白色，薄片状。奇数羽状复叶，互生。花单性，雌雄同株，与叶同时开放，雄花序腋生，下垂，花小而密集，雄花有苞片 1，长圆形，小苞片 2，长卵形，花被片 1 ~ 4，均被腺毛，雄蕊 6 ~ 30；雌花序穗状，直立，生于幼枝顶端，通常有雌花 1 ~ 3 朵，总苞片 3 枚，长卵形，贴生于子房，花后随子房增大；花被 4 裂，裂片线形，高出总苞片；子房下位，由 2 枚心皮组成，花柱短，柱头 2 裂，呈羽毛状，鲜红色。果实近球形，核果状，外果皮绿色，由总苞片及花被发育而成，表面有斑点，中果皮肉质，不规则开裂，内果皮骨质，表面凹凸不平，有 2 条纵棱，先端具短尖头，内果皮壁内具空隙而有皱折，隔膜较薄，内里无空隙。花期 5—6 月，果期 9—10 月。

生境分布

各地均有栽培。分布于华北、东北、西北地区。

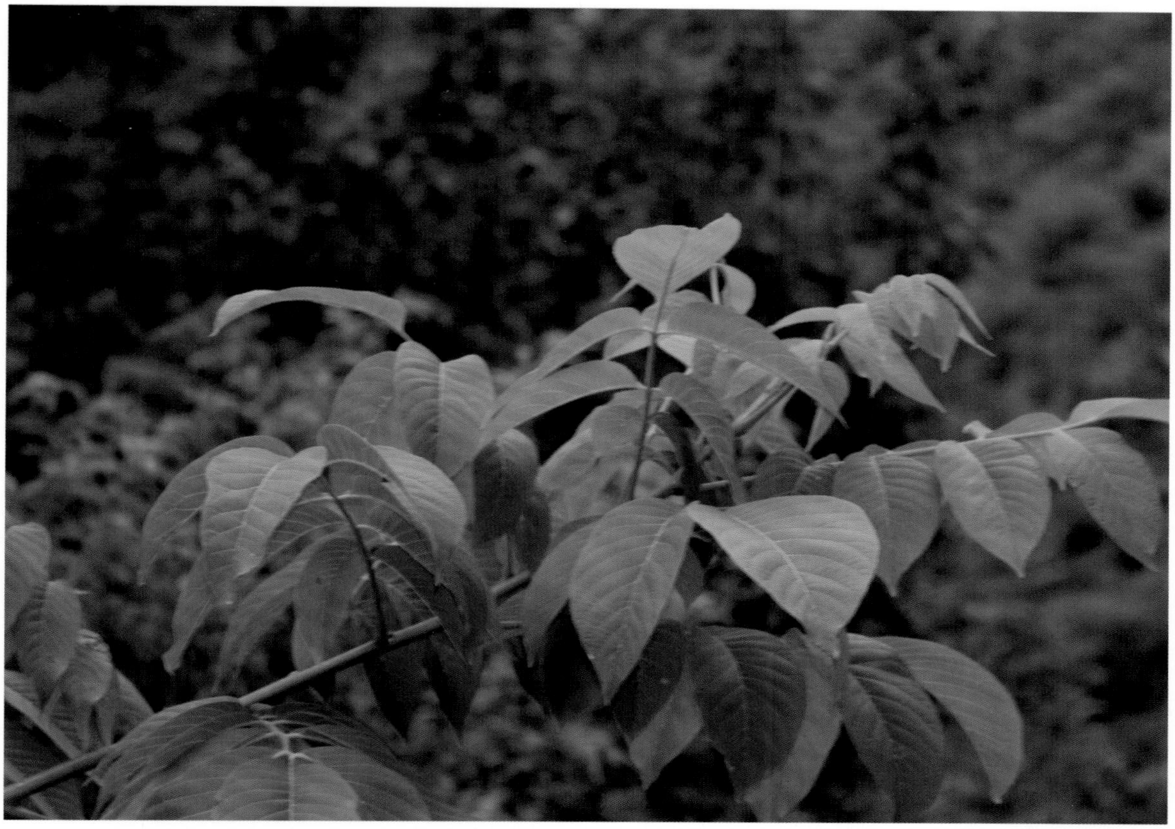

胡桃

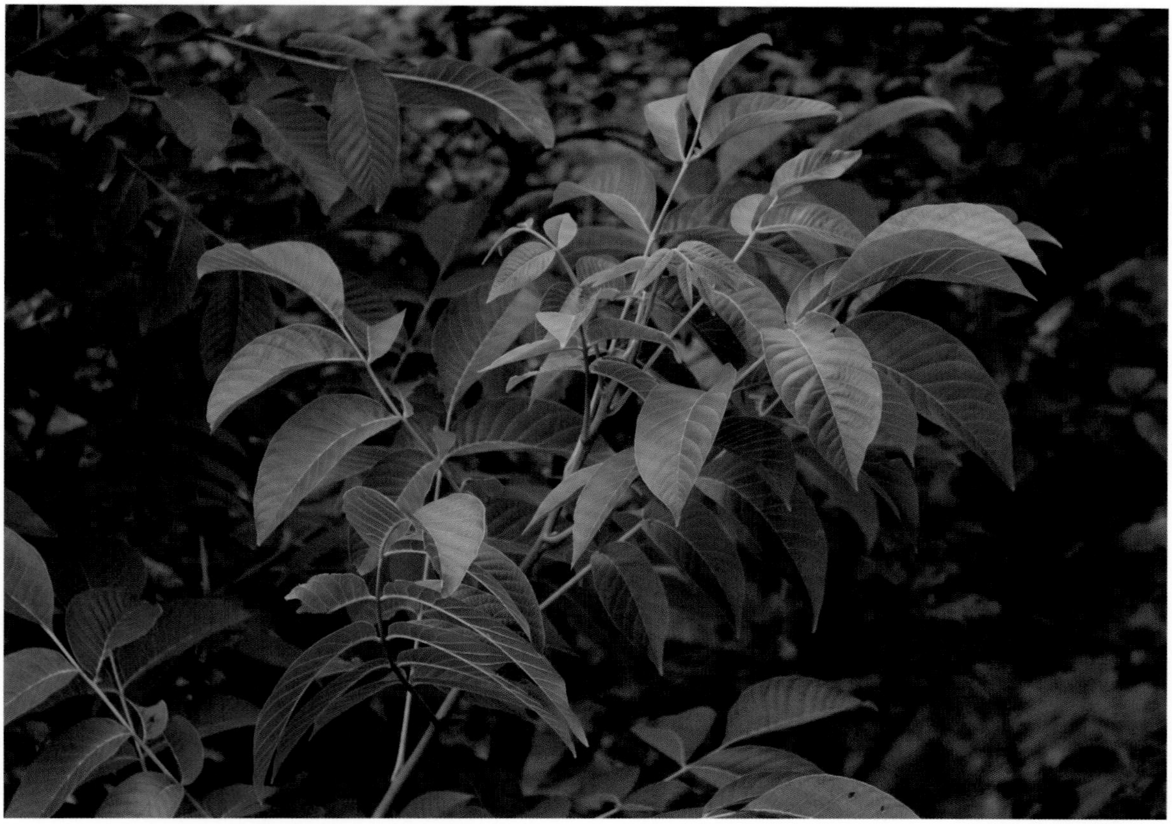

胡桃

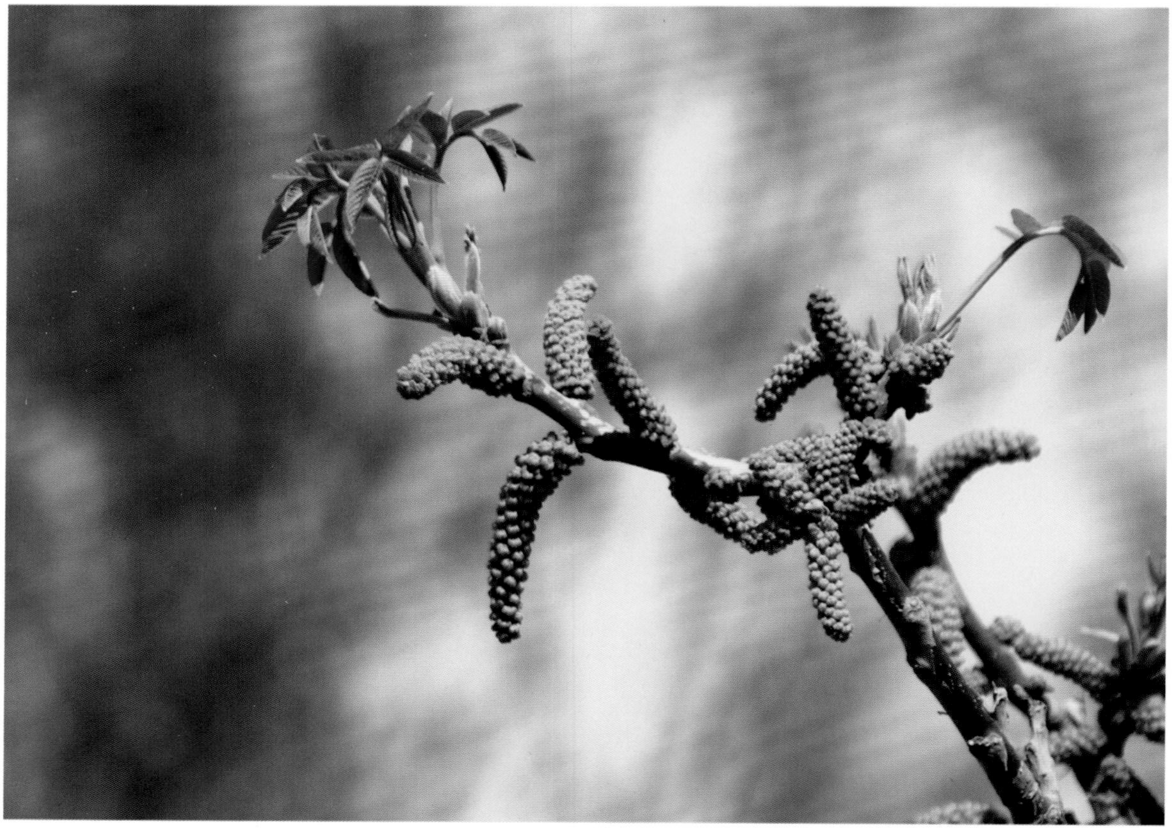

胡桃

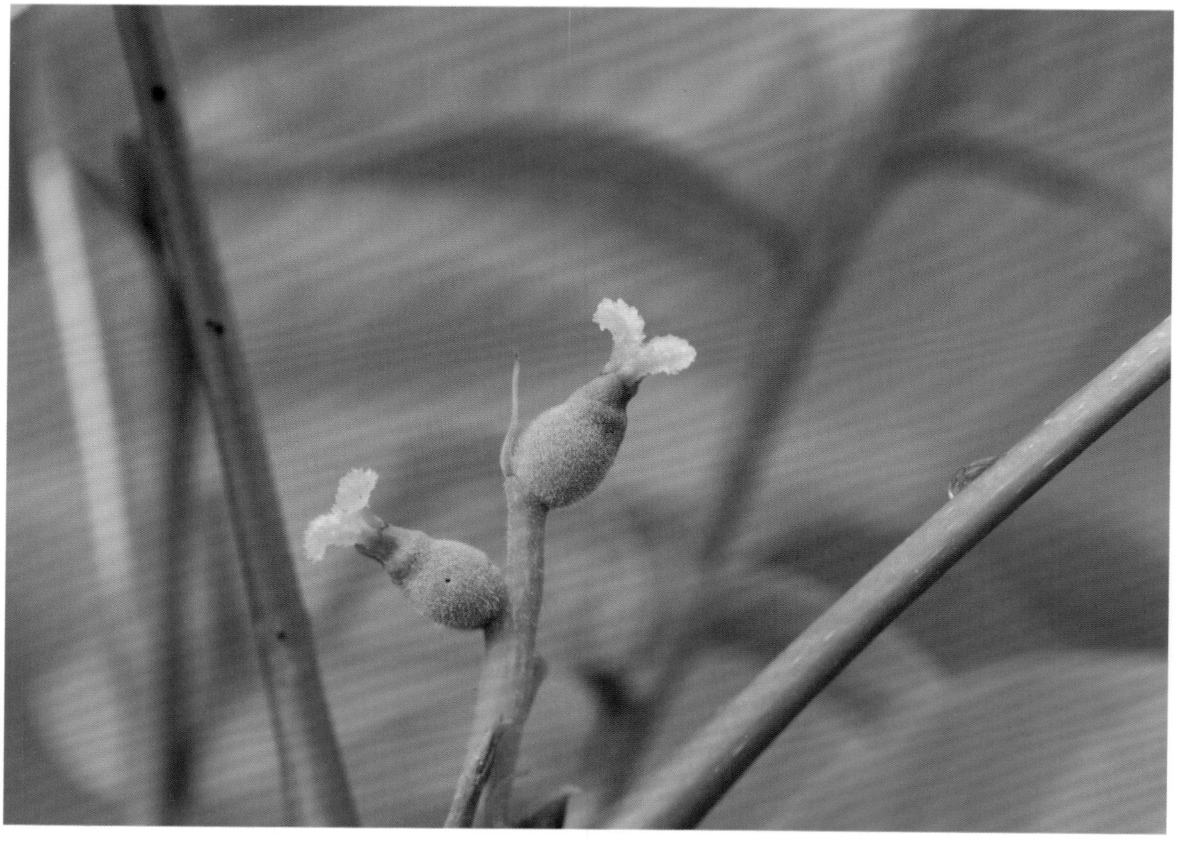

胡桃

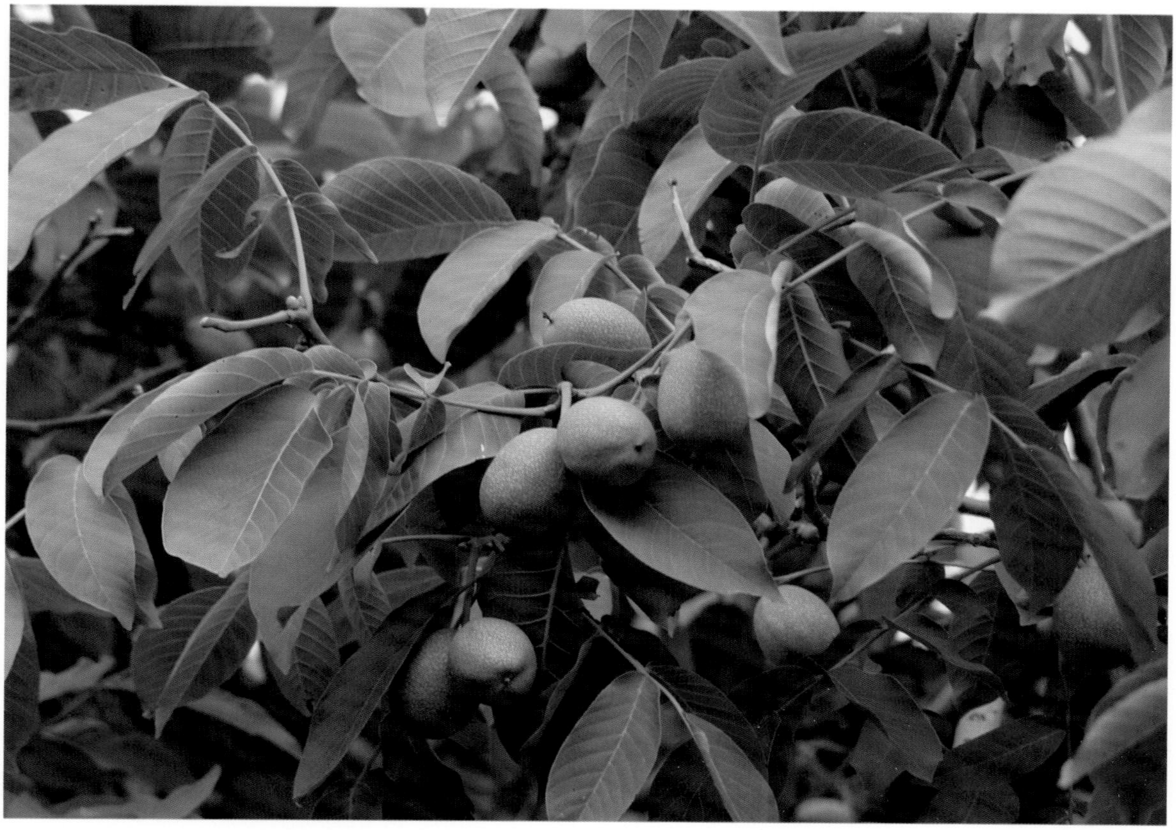

胡桃

采收加工

9—10 月果实成熟时采收。除去果皮，敲破果核（内果皮），取出种子。

药材鉴别

本品为不规则的碎块。淡黄色或棕黄色。质脆，切面类白色，富油性。无臭，味甘。

功效主治

补肾固精，温肺定喘，润肠通便。主治腰痛脚弱，尿频，遗尿，阳痿，遗精，久咳喘促，肠燥便秘，石淋及疮疡瘰疬。

用法用量

内服：9 ~ 30 g，入汤、丸、散、膏、粥等。

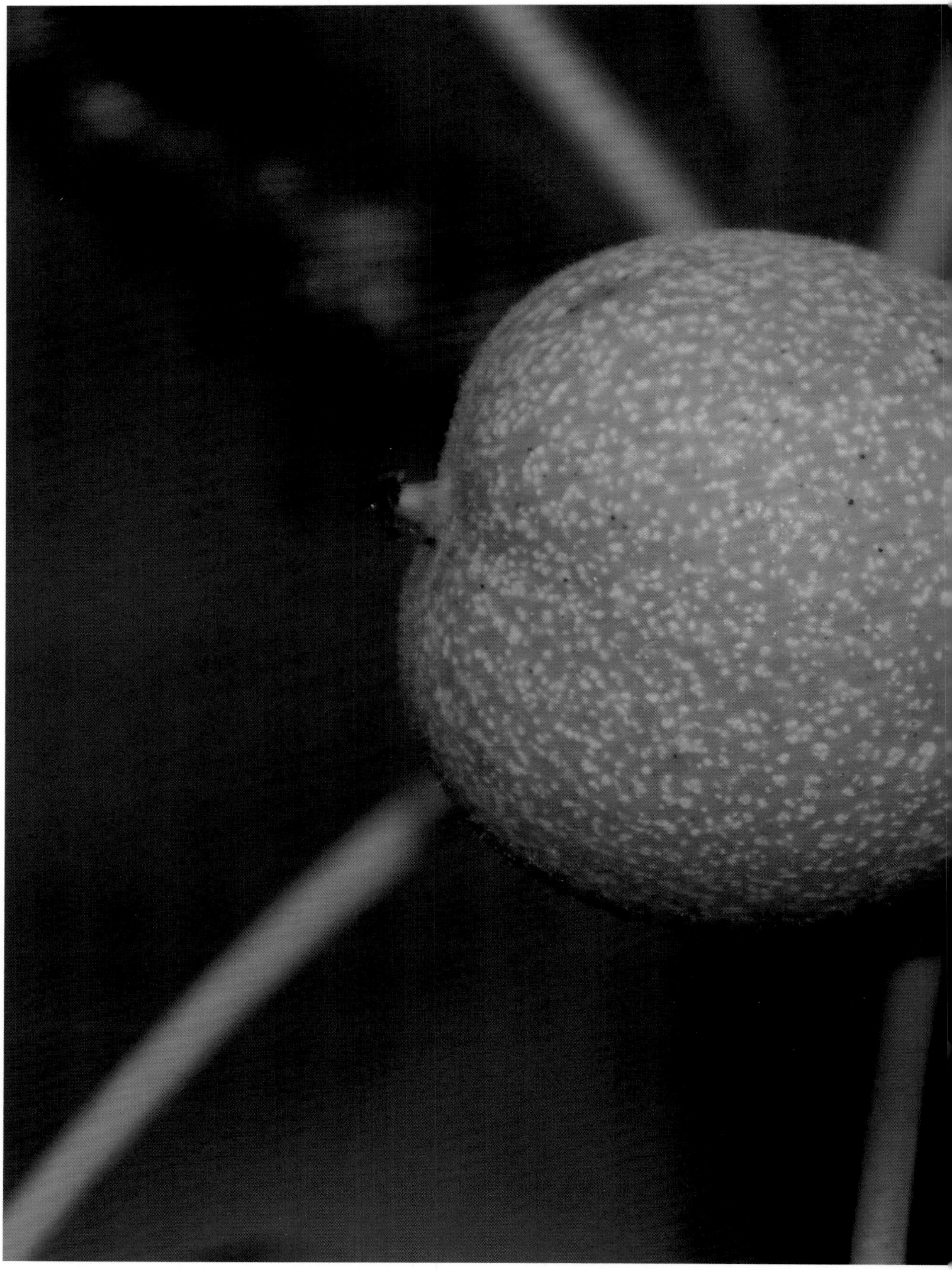

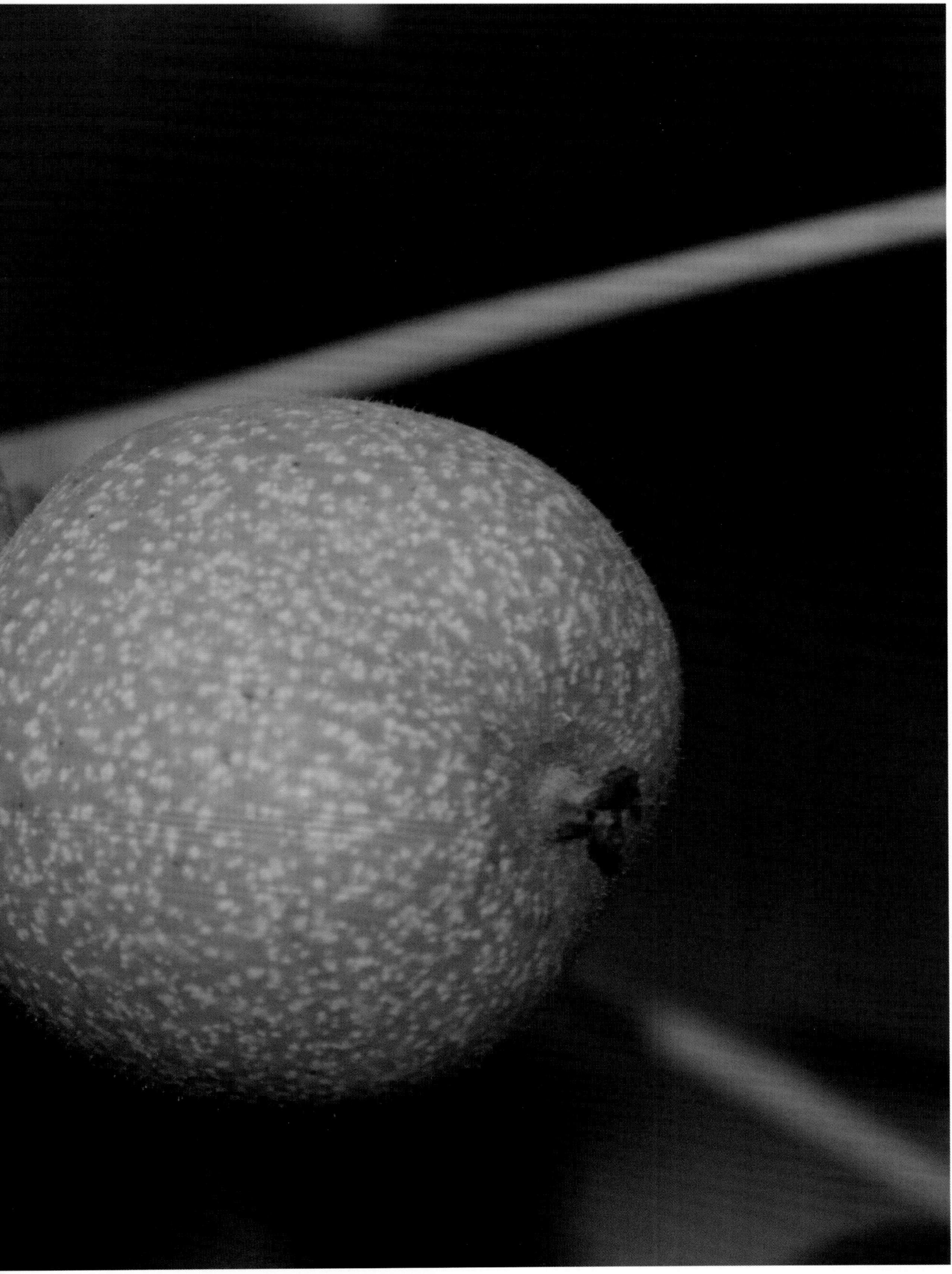

胡桃

民族药方

1．低血压症　核桃仁 20 g，陈皮 15 g，甘草 6 g。水煎取药汁，每日 2 剂，连服 3 日。

2．骨质疏松症（肾阳虚型）　核桃仁、蜂蜜各 20 g，牛奶 250 ml。核桃仁洗净，晒干（或烘干）后研成粗末，备用。牛奶倒入砂锅中，用小火煮沸，调入核桃粉，再煮沸时停火，加入蜂蜜，搅匀即成。早餐时食用。

3．小儿百日咳恢复期　核桃仁 15 g，党参 9 g。加水煎取药汁，每日 1 剂，分 1 ~ 2 次食用。

4．化脓性中耳炎　核桃仁 3 个，冰片 3 g。将核桃仁挤压出油，加入冰片，调匀备用。用时洗净耳内外，拭干耳道，将药油滴于耳内。每日 1 ~ 2 次，5 ~ 10 日可愈。

5．酒渣鼻　大枫子、木鳖子、樟脑粉、核桃仁、蓖麻子、水银各等份。共研成细末，以水银调成糊状，药膏即成，先清洗鼻患处，然后取二子水银膏薄薄涂上一层，晚上用药，第二日早晨洗去，隔日 1 次，连用 2 周为 1 个疗程。

6．神经衰弱　核桃仁 12 g，丹参 15 g，佛手片 6 g，白糖 50 g。核桃仁捣烂，加白糖混合均匀；将丹参、佛手共煎汤，加入核桃仁、白糖泥，沸煮 10 分钟，即成。每日 1 剂，分 2 次服。

使用注意

肺热咳嗽、阴虚有热者忌服。

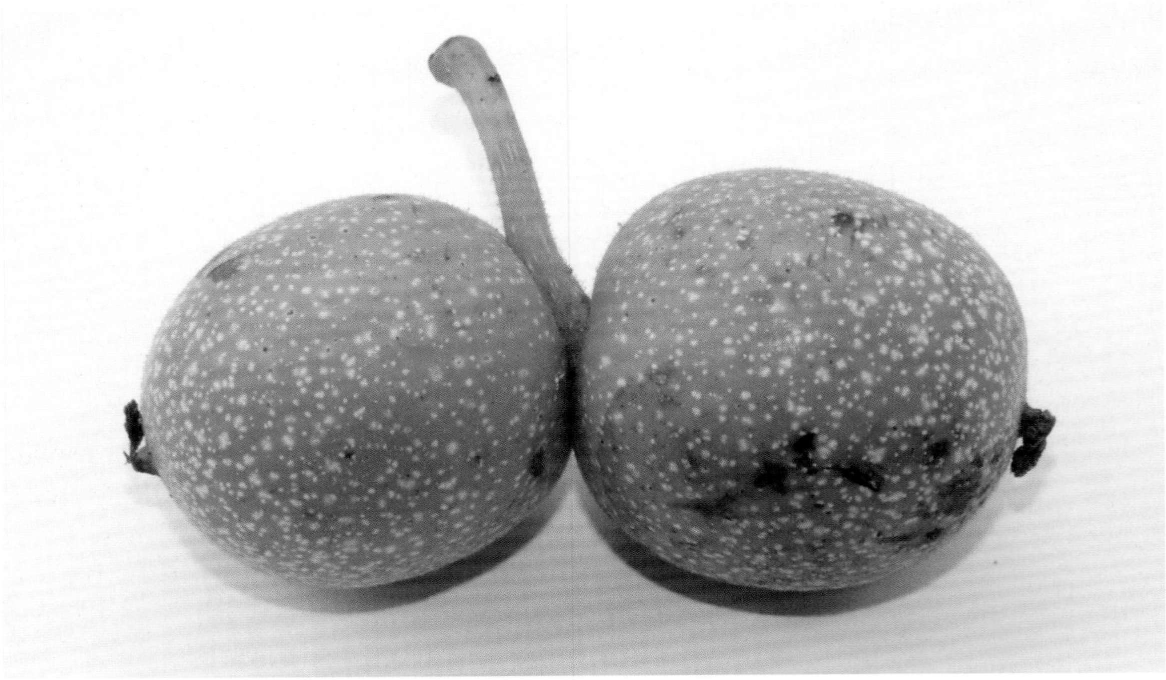

核桃仁药材

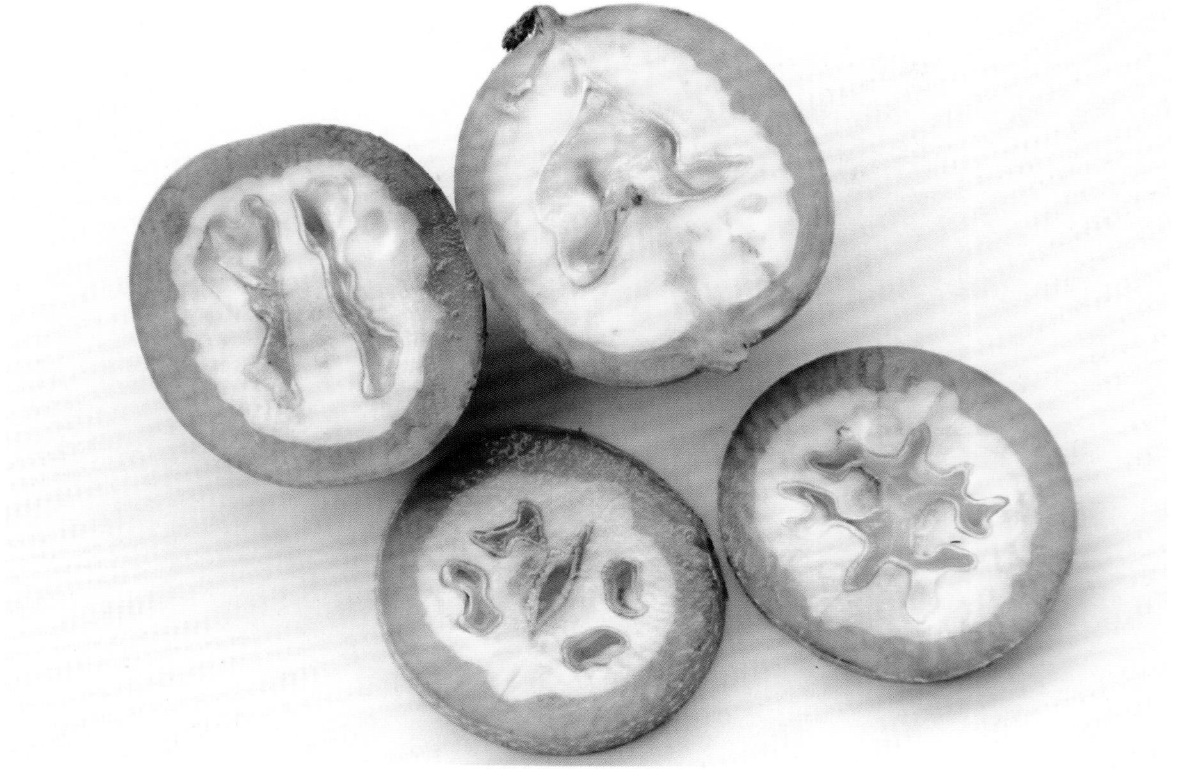

胡桃仁药材

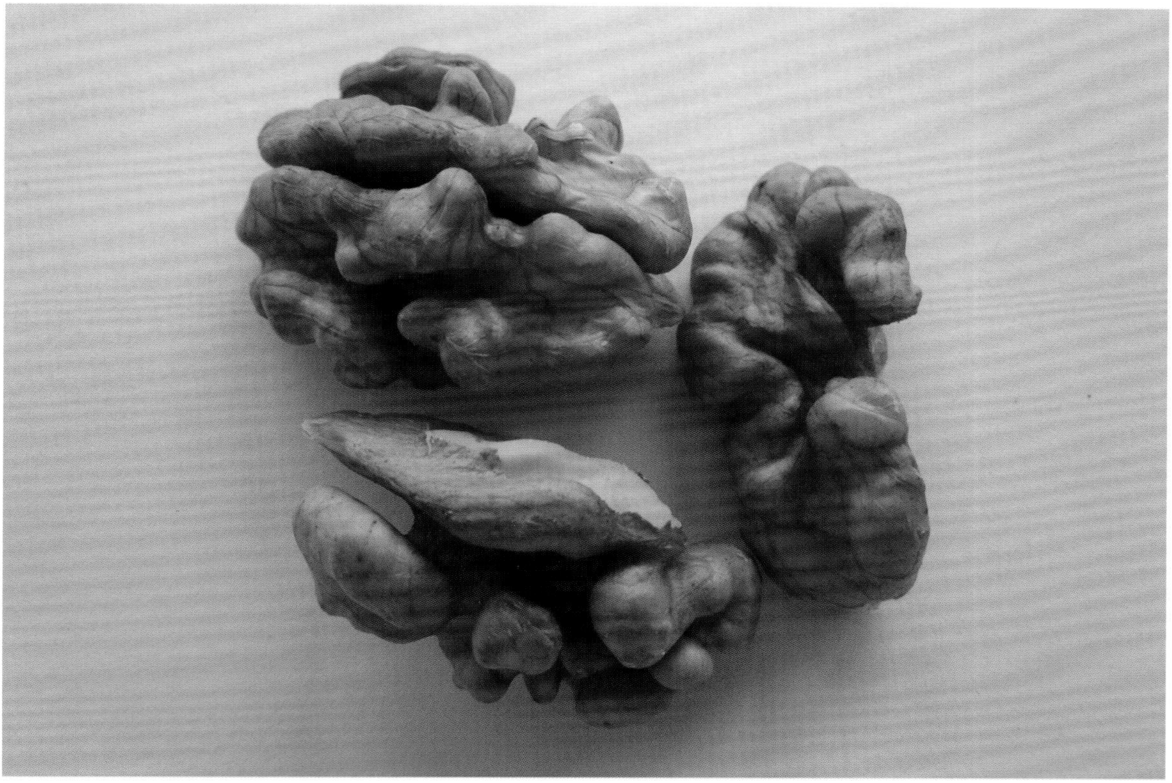

核桃仁饮片

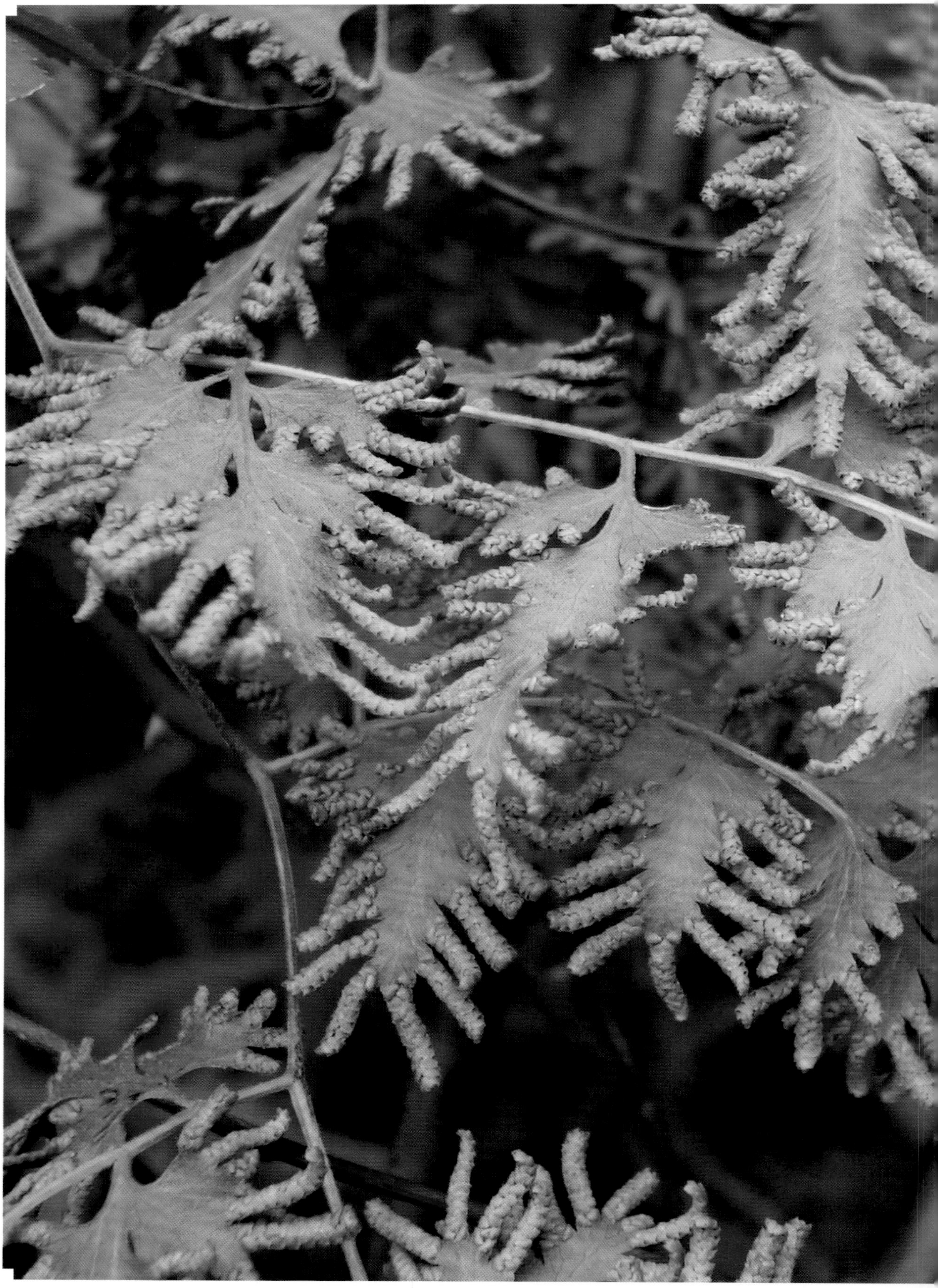

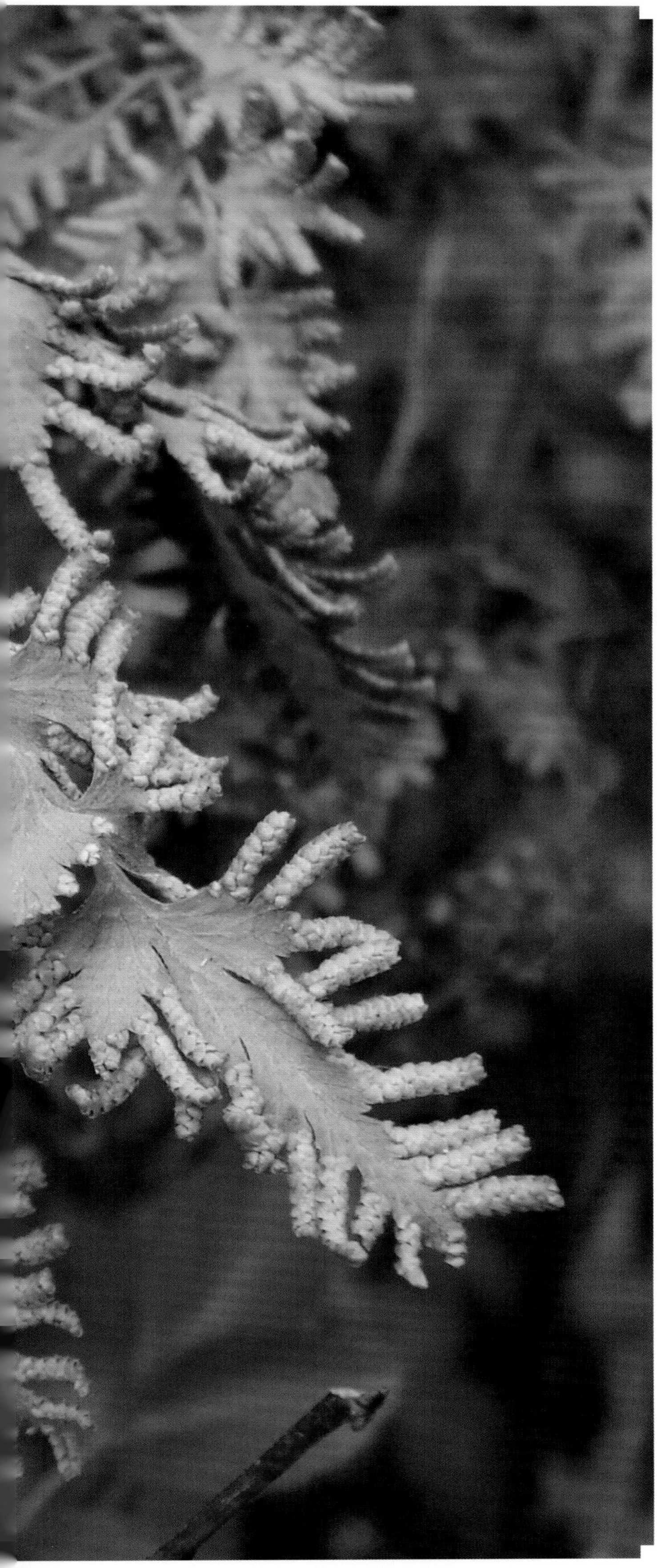

海金沙

【藏药名】色其门巴。

【别　名】金沙藤、左转藤、竹园荽、翁布酒白色其。

【来　源】本品为海金沙科多年生攀缘蕨类植物海金沙 *Lygodium japonicum* (Thunb.) Sw. 的干燥成熟孢子。

【性味归经】甘，寒。归膀胱、小肠经。

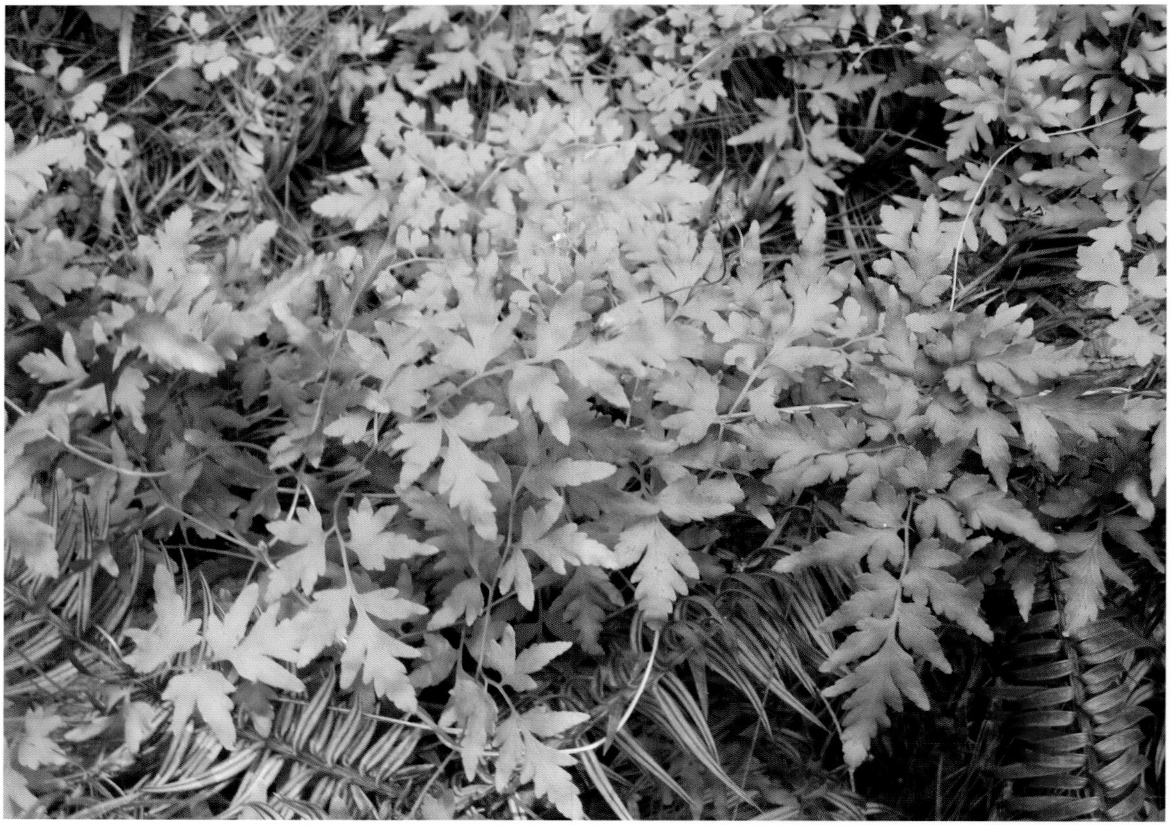

海金沙

识别特征

多年生攀缘草本。根茎细长，横走，黑褐色或栗褐色，密生有节的毛。茎无限生长；海金沙叶多数生于短枝两侧，短枝长 3 ~ 8 mm，顶端有被毛茸的休眠小芽。叶 2 型，纸质，营养叶尖三角形，2 回羽状，小羽片宽 3 ~ 8 mm，边缘有浅钝齿；孢子叶卵状三角形，羽片边缘有流苏状孢子囊穗。孢子囊梨形，环带位于小头。孢子期 5—11 月。

生境分布

生长于阴湿山坡灌木丛中或路边林缘。分布于广东、浙江等省区。

采收加工

立秋前后孢子成熟时采收，过早过迟均易脱落。选晴天清晨露水未干时，割下茎叶，放在衬有纸或布的筐内，于避风处晒干。然后用手搓揉、抖动，使叶背之孢子脱落，再用细筛筛去茎叶即可。

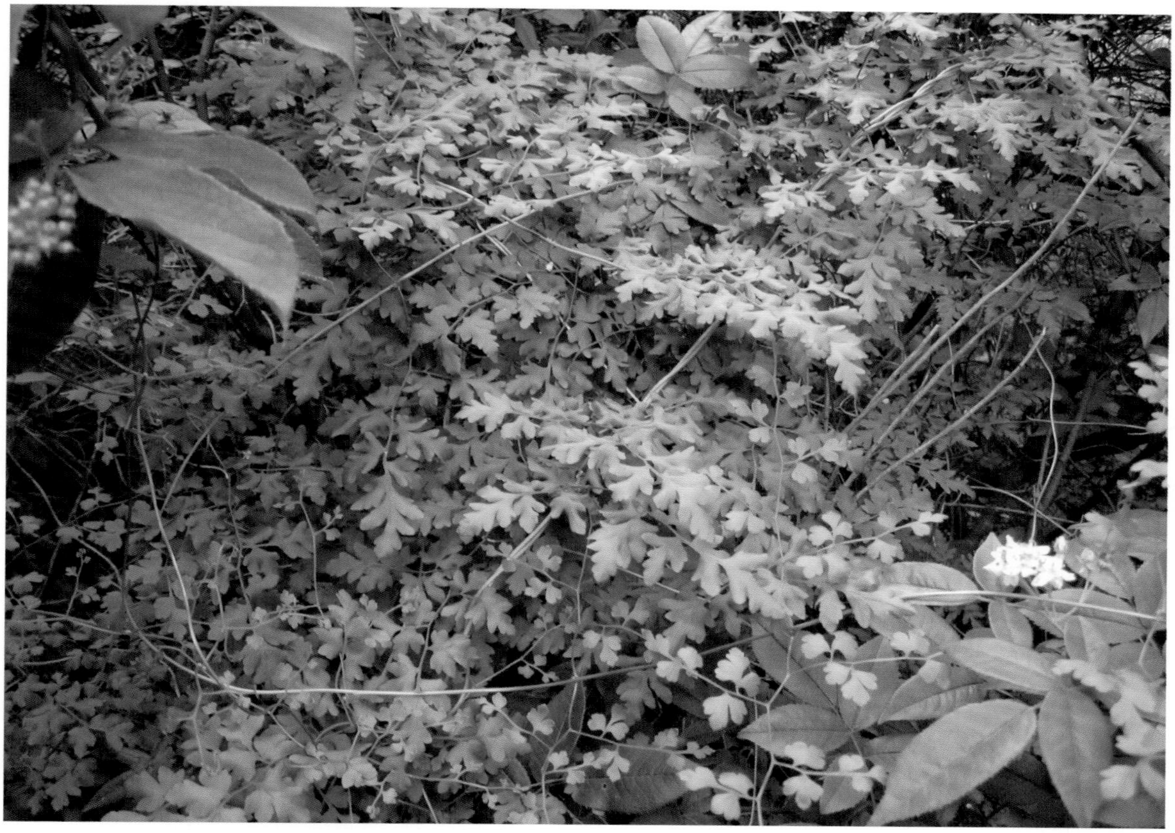

海金沙

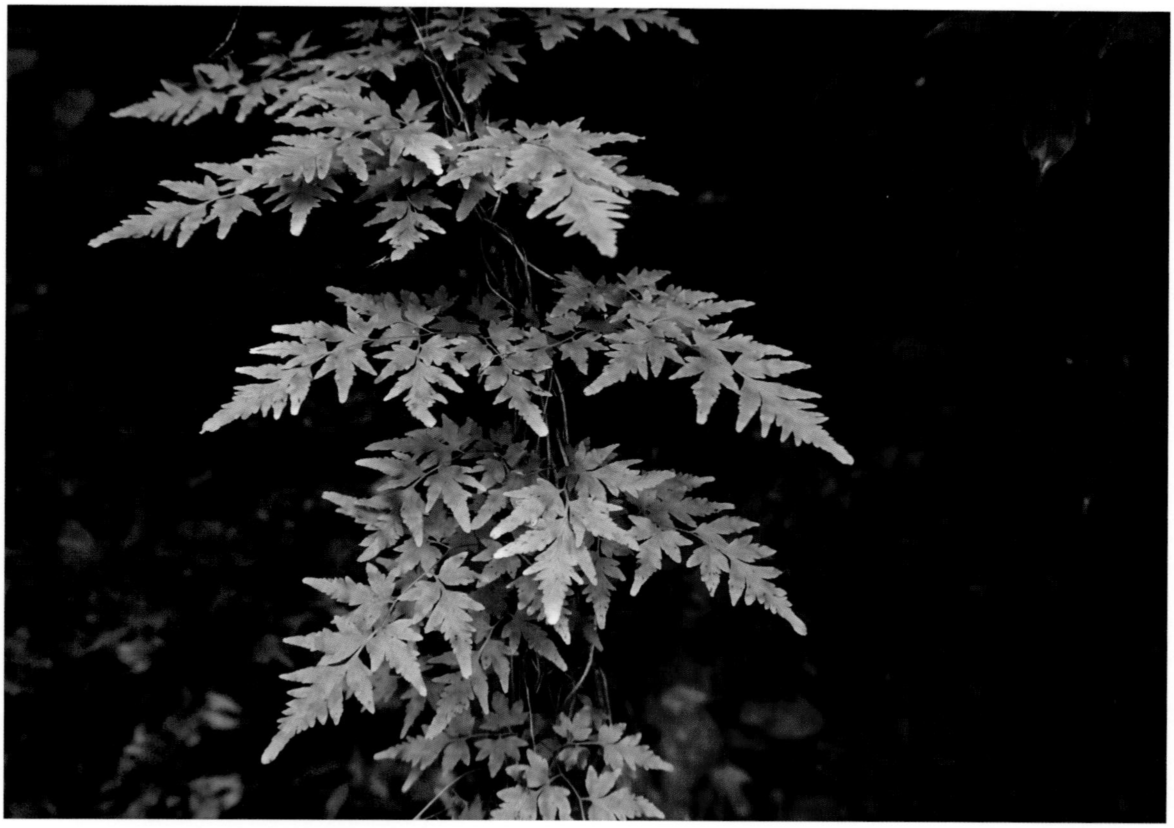

海金沙

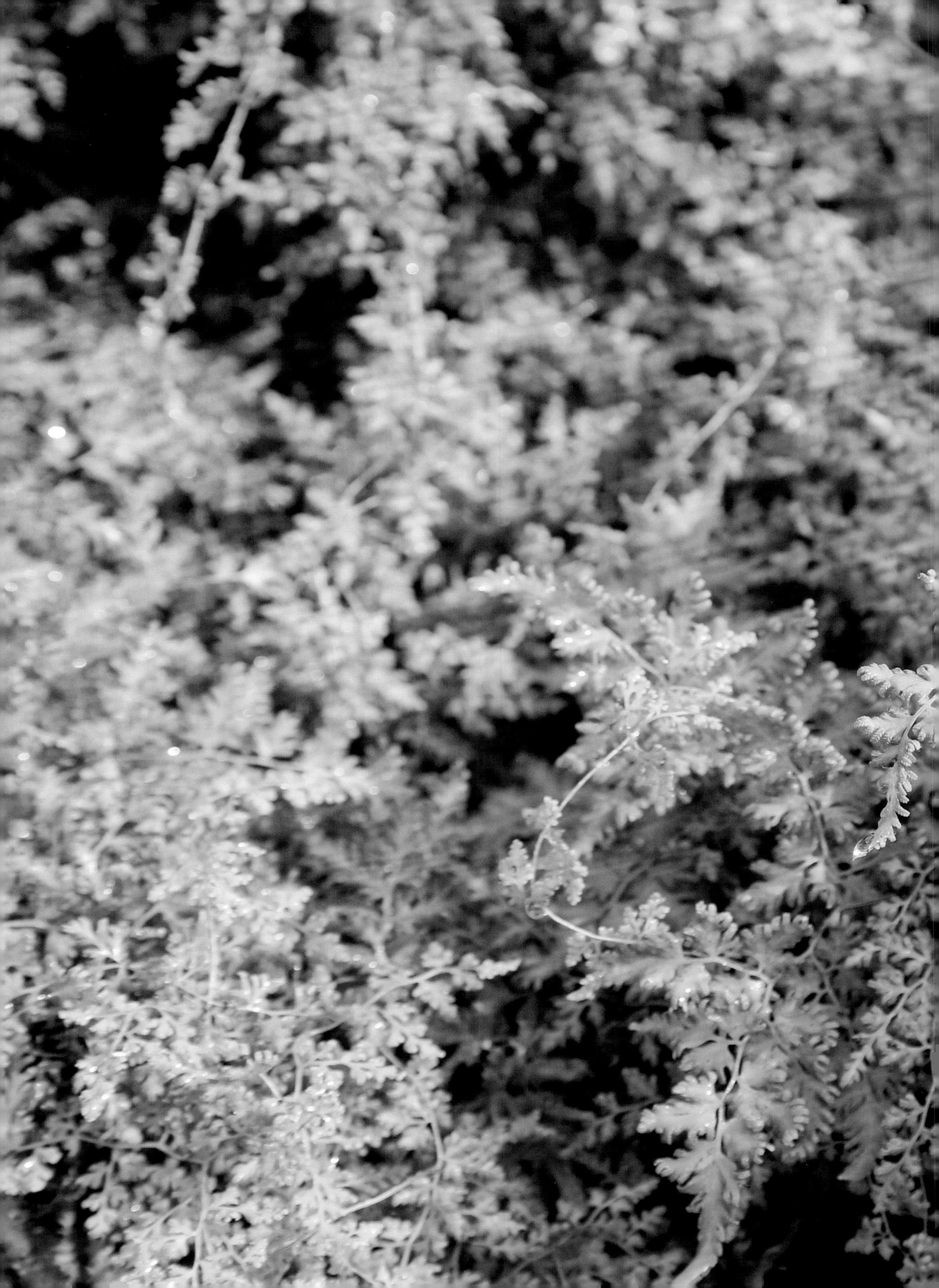

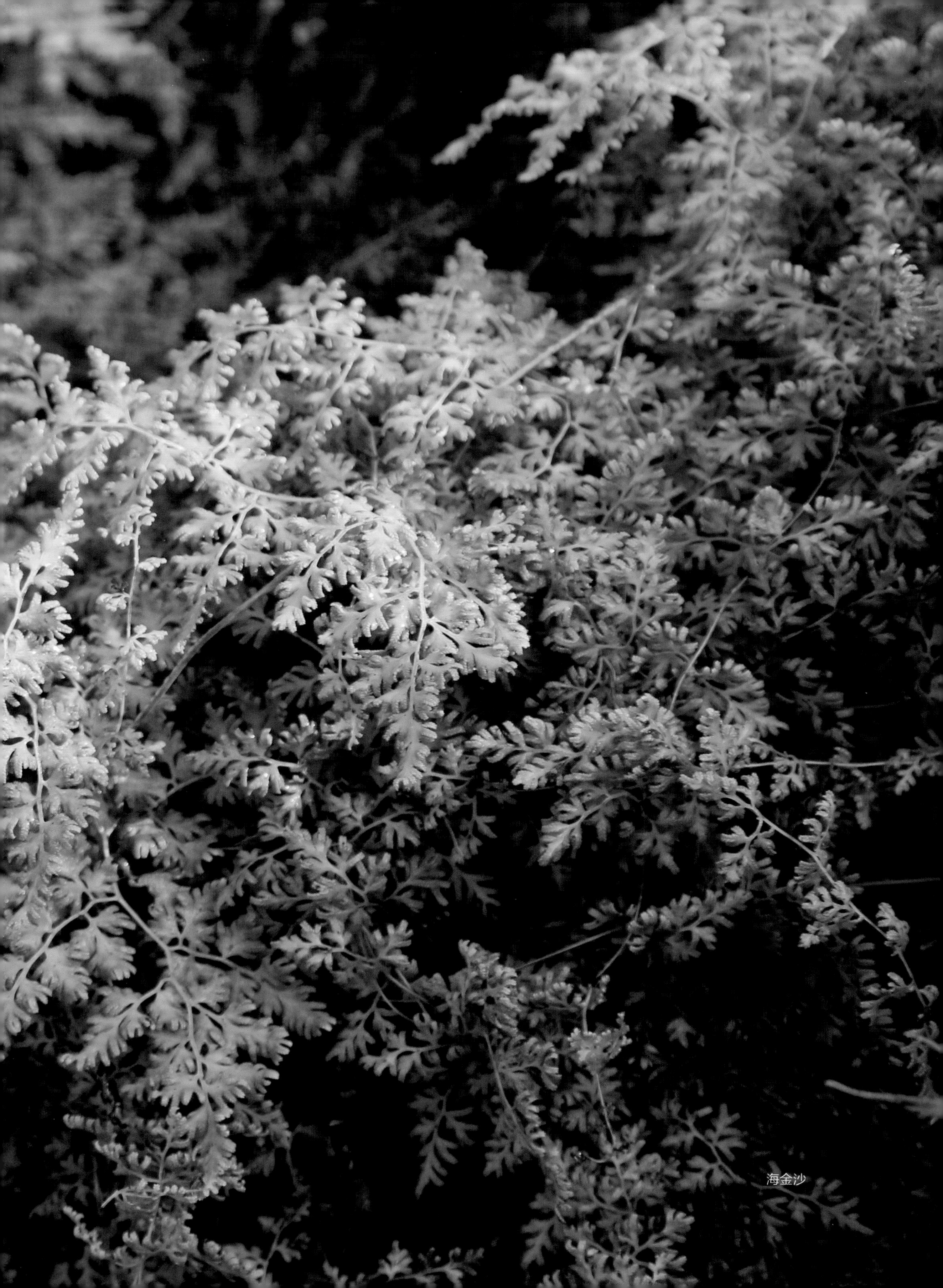
海金沙

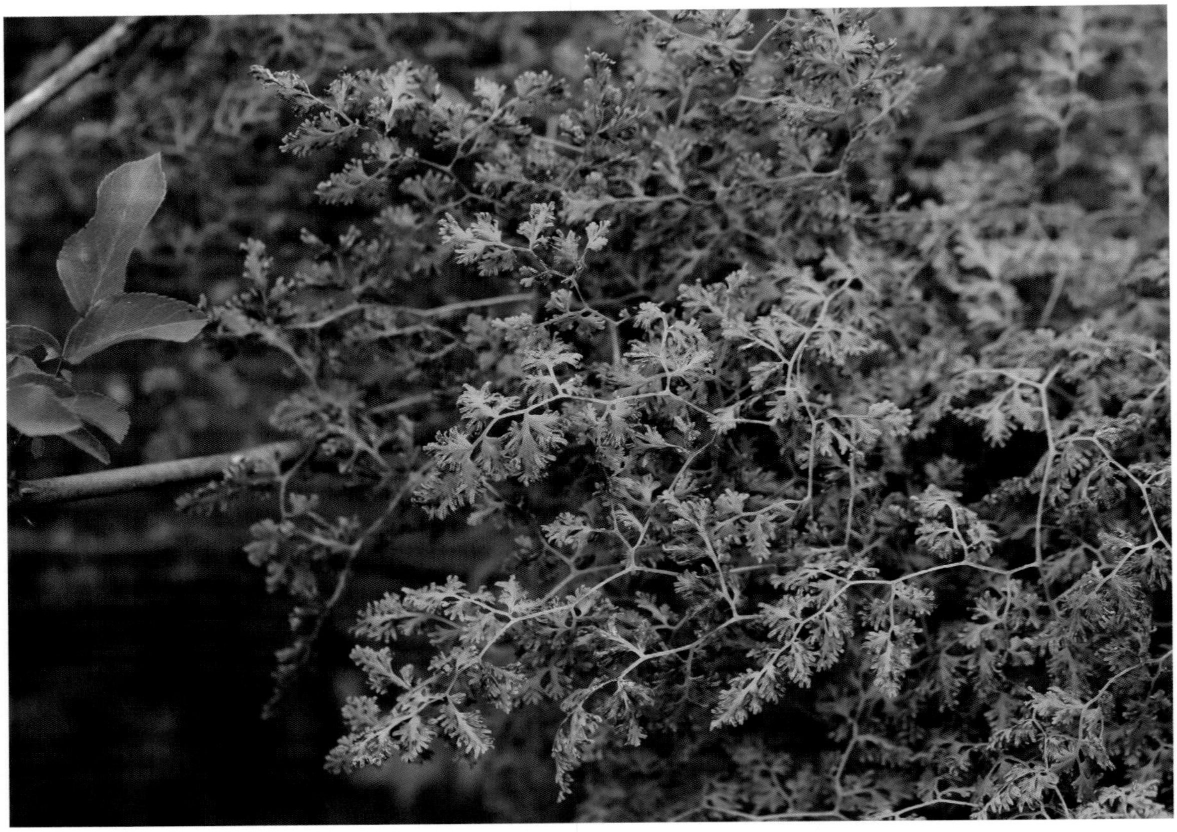

海金沙

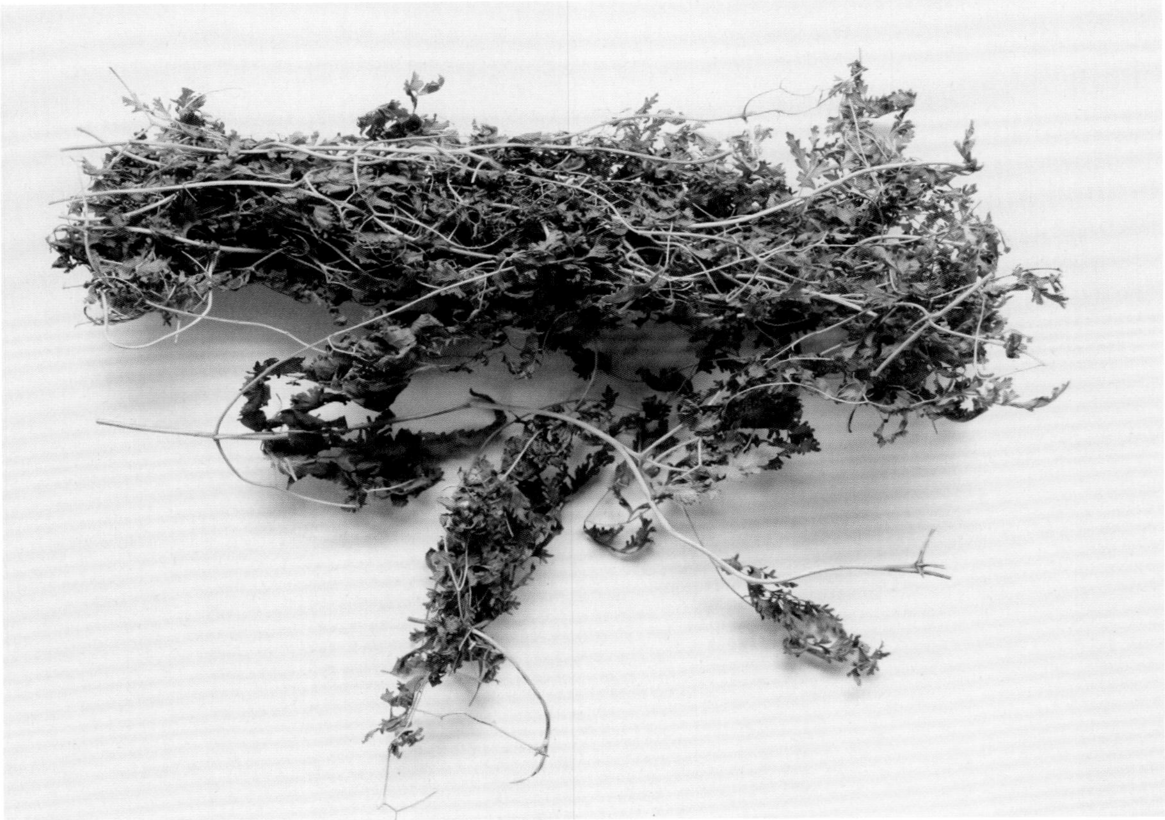

海金沙药材

药材鉴别

本品呈浅棕黄色或棕黄色粉末状。体轻，用手捻之有光滑感，置手中容易从指缝滑落。气微，味淡。

功效主治

利水通淋。

用法用量

内服：6 ~ 12 g，煎服；宜布包。

民族药方

1．胆石症 海金沙、金钱草各 30 g，柴胡、枳实、法半夏、陈皮各 10 g，鸡内金、郁金、姜黄、莪术各 15 g。水煎服，晨起空腹服 300 ml，午饭后服 300 ml。

2．沙石淋 海金沙 10 g，琥珀 40 g，芒硝 100 g，硼砂 20 g。共研细末，每次服 5 ~ 10 g，每日 3 次。

3．肾盂肾炎 海金沙、穿心莲各 15 g，车前草、马兰根、蒲公英、金钱草、萹蓄各 6 g，生甘草 3 g。水煎服。

4．泌尿系感染 海金沙、车前草、金银花各 15 g，广金钱草 24 g。水煎服，每日 1 剂。

5．麻疹并发肺炎 海金沙、大青木叶、地锦草（或金银花）、野菊花各 15 g。水煎服，每日 1 剂。

6．尿路结石 海金沙、天胡荽、石韦、半边莲各 50 g。水煎服。

使用注意

气阴两虚、内无湿热者及孕妇慎用。

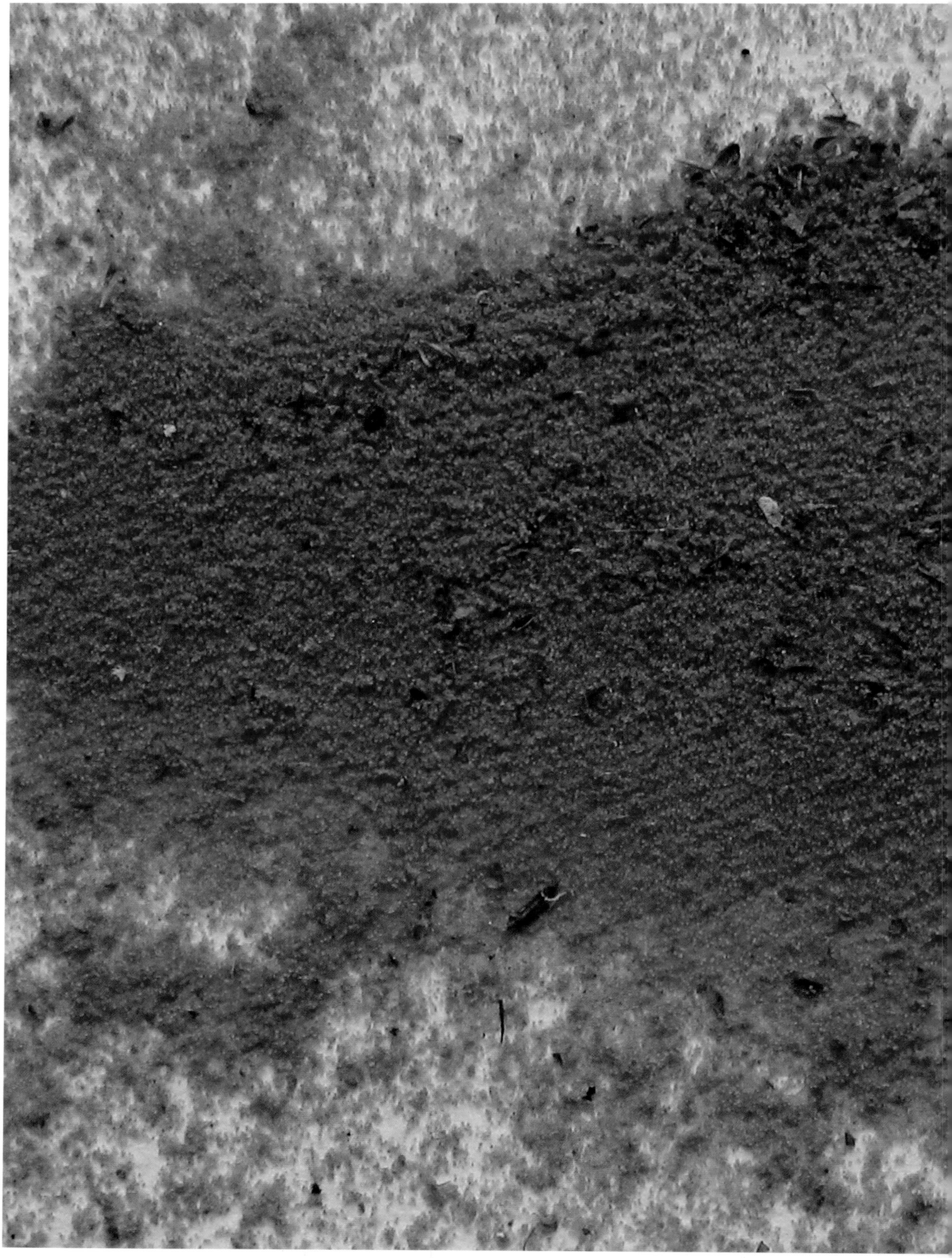

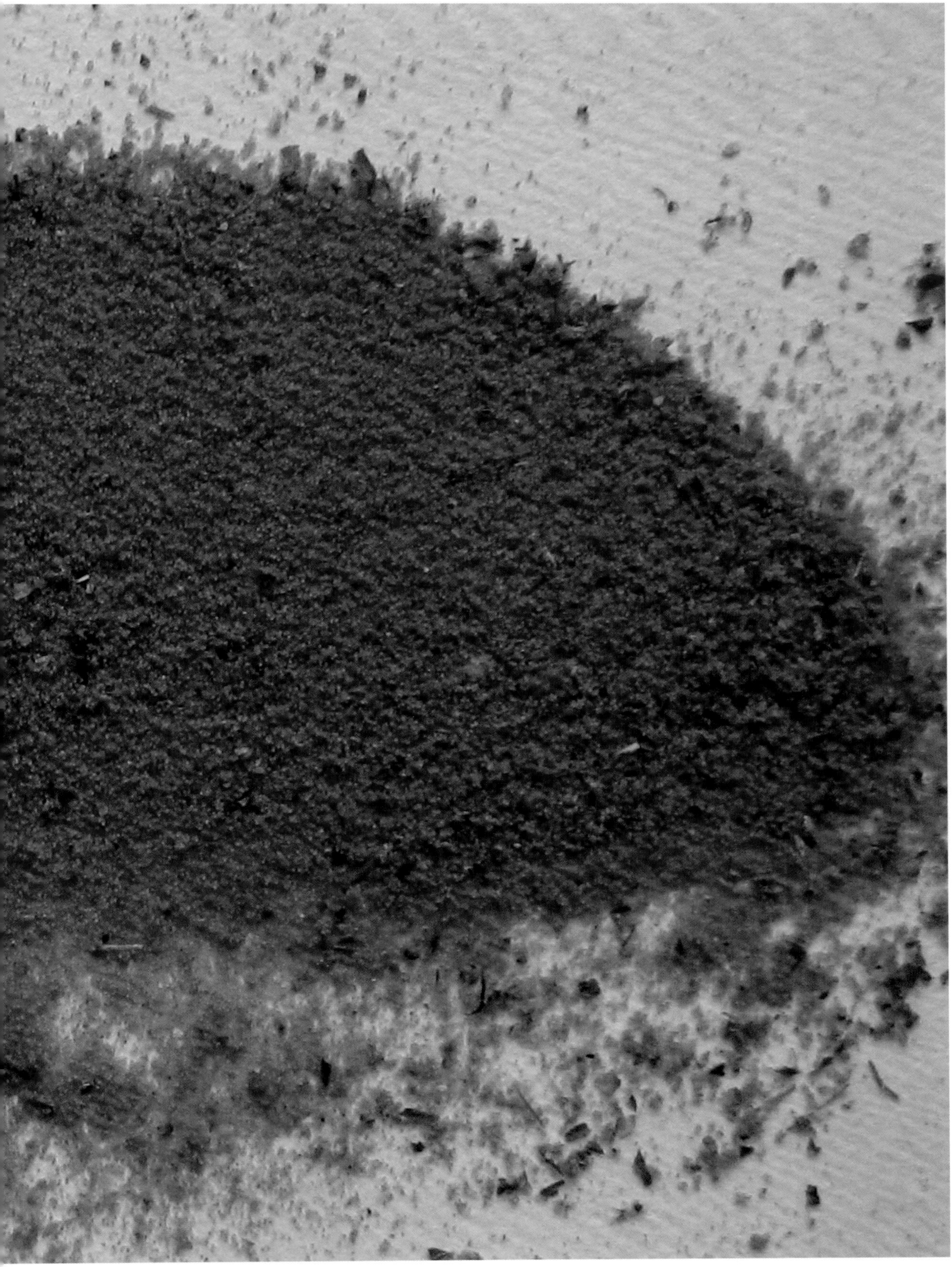

海金沙饮片

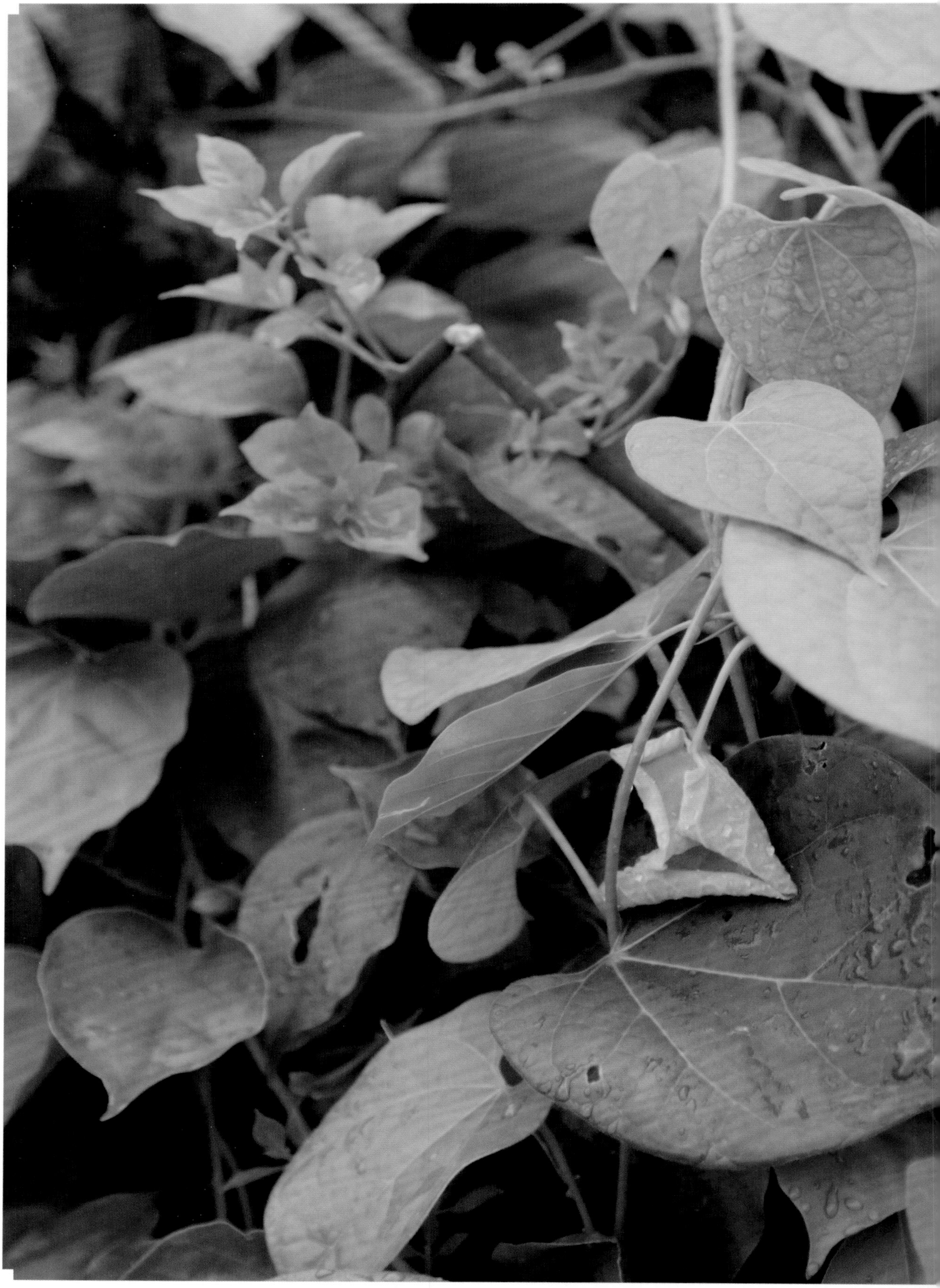

宽筋藤

【藏药名】勒折。

【别　名】勒哲、堆紫、结给、窍给旅、勒结巴。

【来　源】本品为防己科植物中华青牛胆 *Tinospora sinensis*（Lour.）Merr. 的茎枝。

【性味归经】味甘、苦、涩，消化后味甘，性凉，效润。归肝经。

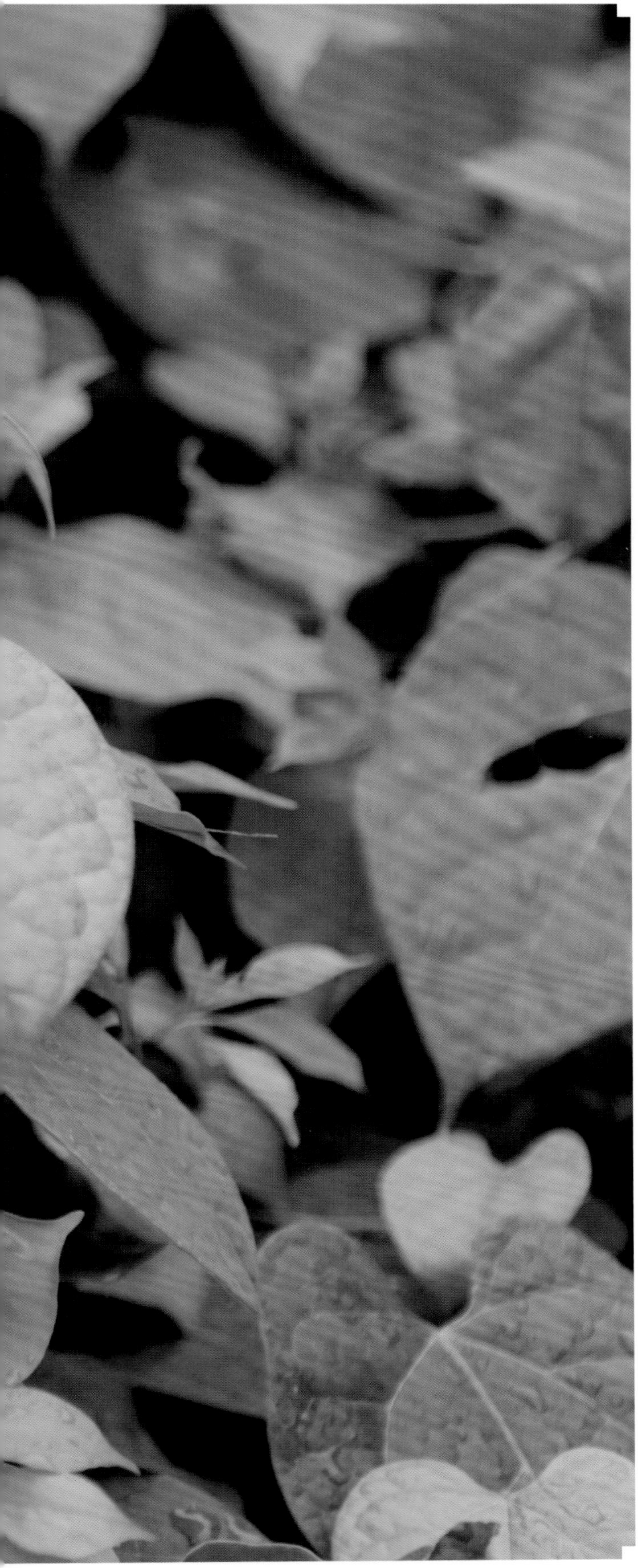

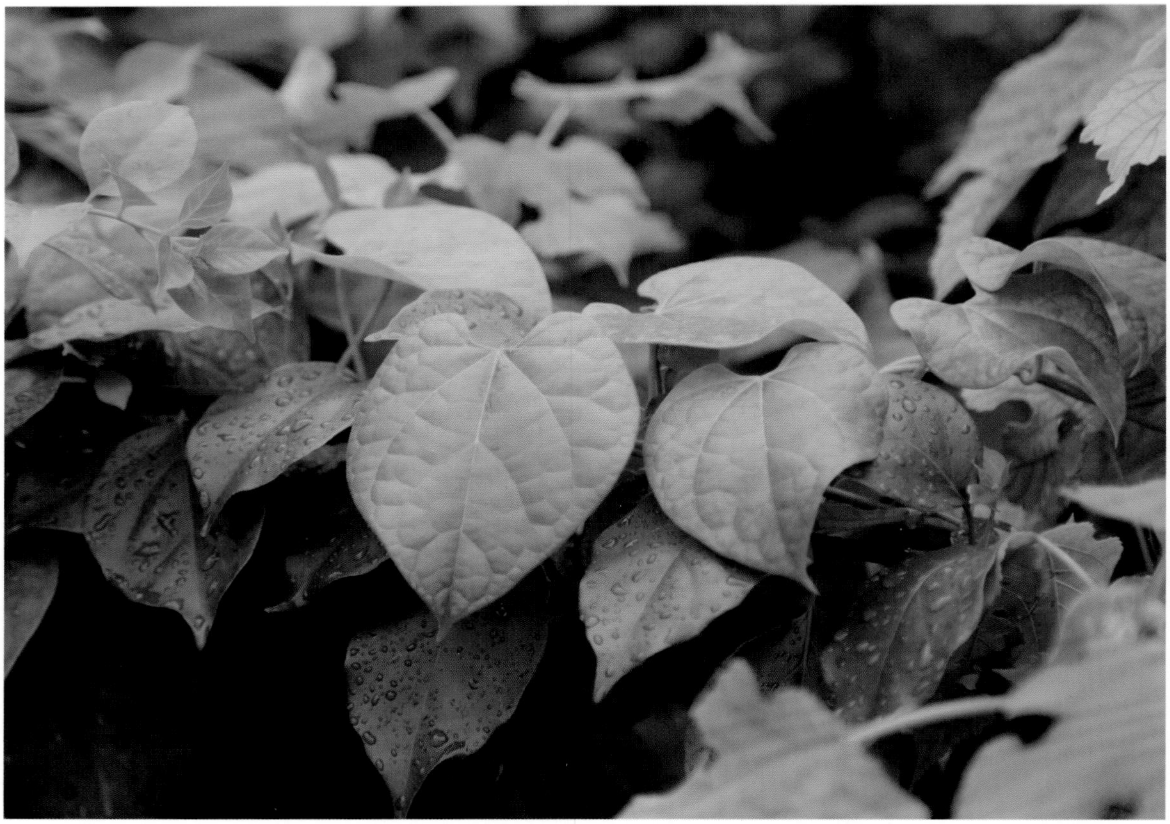

中华青牛胆

识别特征

多年生攀缘藤本。茎皮木栓化，光滑无毛。叶片心形，无毛，直径 5 ~ 10 cm，先端急尖或渐尖；叶柄长 3.5 ~ 7.5 cm。总状花序长超过叶，在老茎上腋生或顶生；苞片钻形；花白色，单性，雌雄异株，雄花序几个簇生，雄花萼片 6，花瓣 6，楔形，雄蕊 6，花丝分离，花药长圆形；雌花序单生，雌花与雄花相似，不育雄蕊 6，棍棒状，心皮 3，豌豆形，柱头舌状盾形，核果 1 ~ 3，近球形，红色。

生境分布

生长于海拔 900 m 的山坡、树林。分布于西藏的墨脱、波密及广东、海南、广西、云南等省区。

采收加工

3—4 月采收茎枝，剥除表皮，置阴凉处干燥。

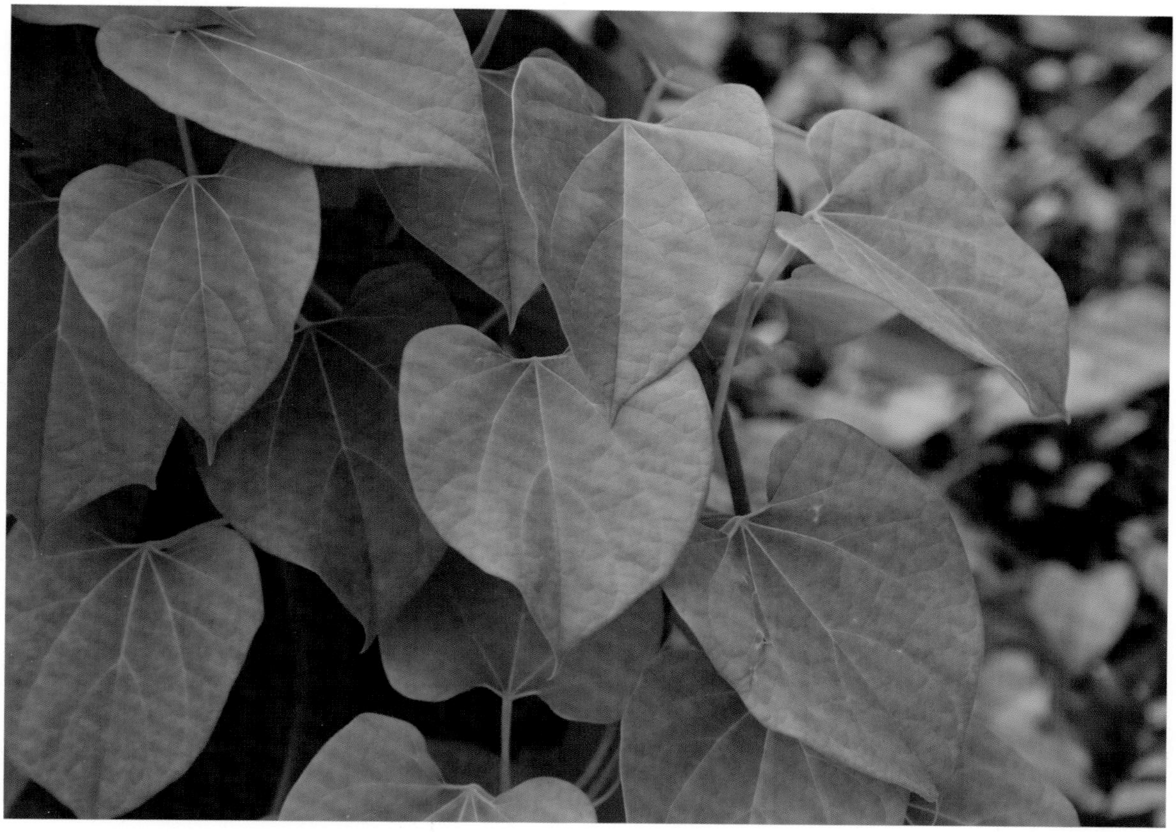

中华青牛胆

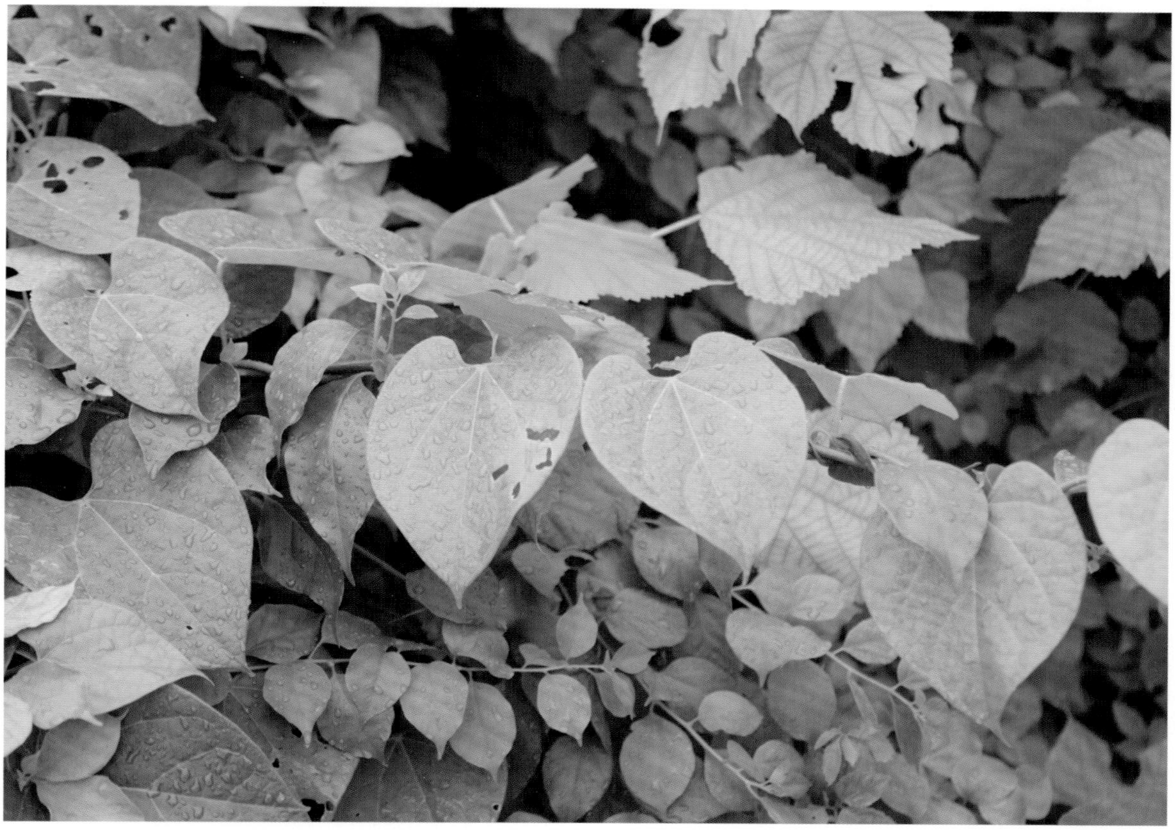

中华青牛胆

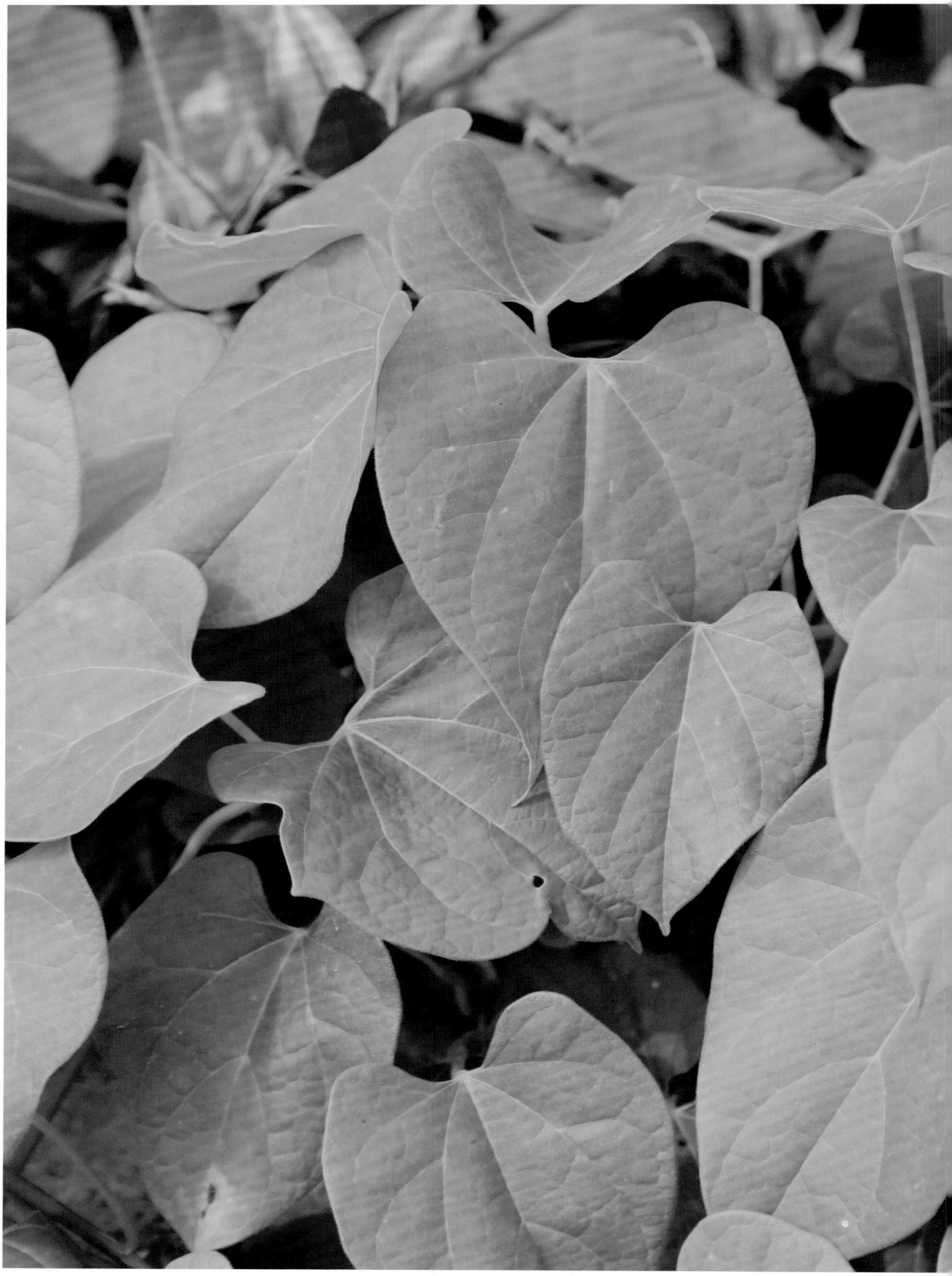

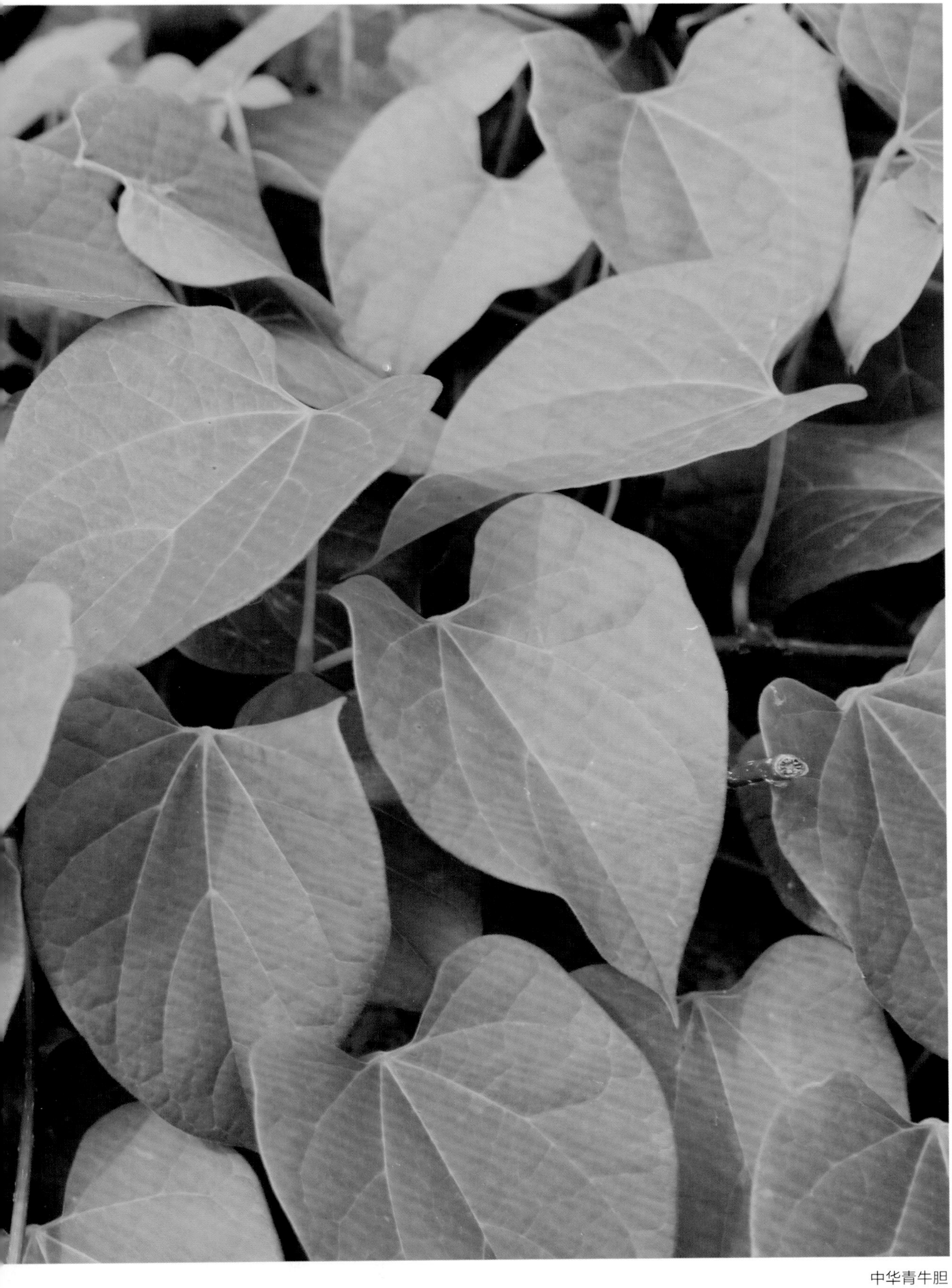

中华青牛胆

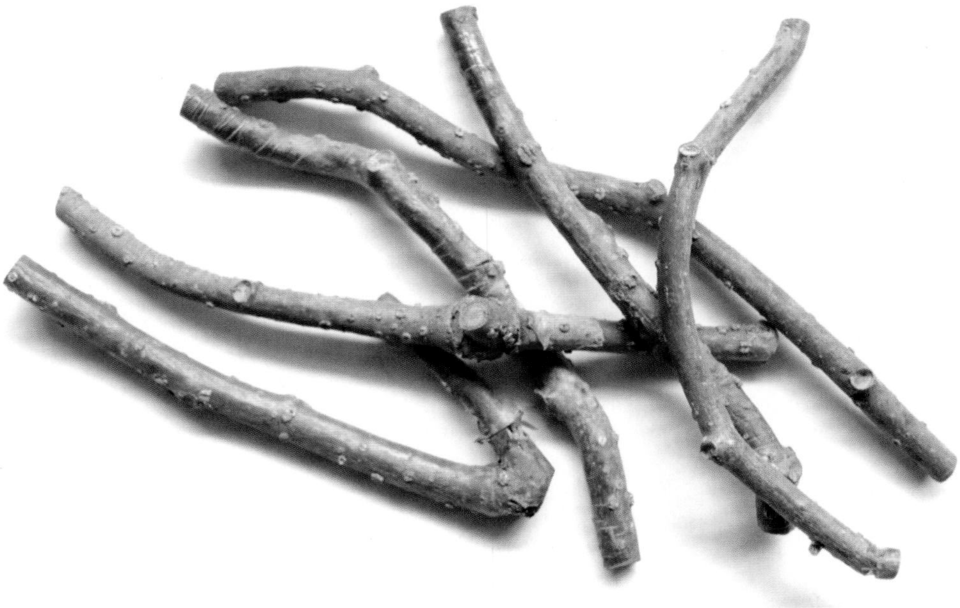

宽筋藤药材

药材鉴别

本品圆柱形，略扭曲，长短不一，直径 0.5 ~ 2.0 cm，表面灰黄色或黄色，较光滑或具皱纹，有明显的皮孔和叶痕，质硬，可折断，断面灰白色，木部呈放射状纹理，可见众多细小的圆孔，剖开扭曲的茎枝，可见木部从射线部分分裂，呈折纸扇的扇骨状张开样，气微，味微苦。

功效主治

清热，祛风。主治风热不合症，“龙”“赤巴”“培根”三者聚合所致热症，对虚热及痛风病有良效。

用法用量

内服：研粗粉，2 ~ 6 g。

民族药方

1. 痛风 宽筋藤 15 g，五灵脂 25 g，诃子 5 g。共研成粗粉，煎汤，每次 2.5 g，每日 3 次。

2. 关节炎引起的腰、肾疼痛 十味诃子散中加驴血与宽筋藤各 2.5 g。其中驴血与宽筋藤单独研粉，并加适量的水泛制丸，早、晚各服 4 ~ 5 丸。

3. 高血压引起身上刺痛、虚热、风热混合症等 七味比本丸：宽筋藤、大蒜炭粉、悬钩木各 25 g，藏茴香、安息香、诃子各 10 g，沉香 15 g。混合后粉碎成细粉，过筛，水泛丸。内服，每次 2.5 ~ 3.0 g，每日 2 次。

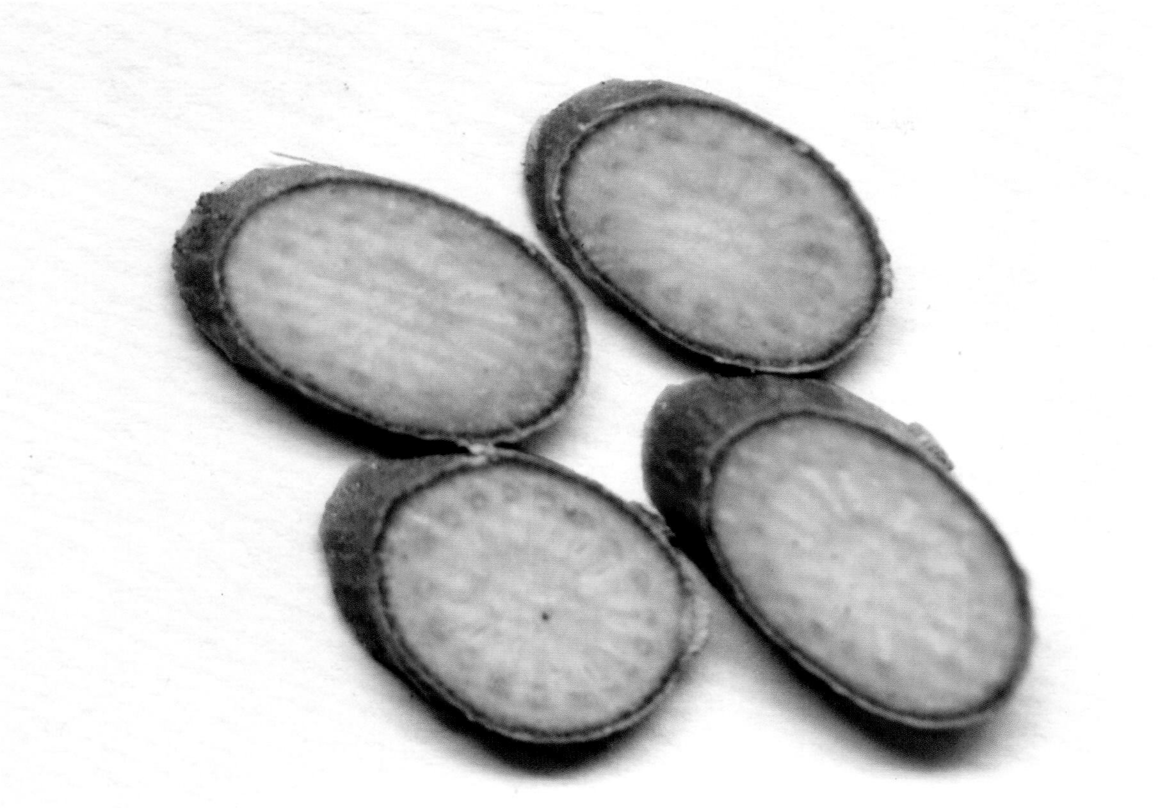

宽筋藤药材

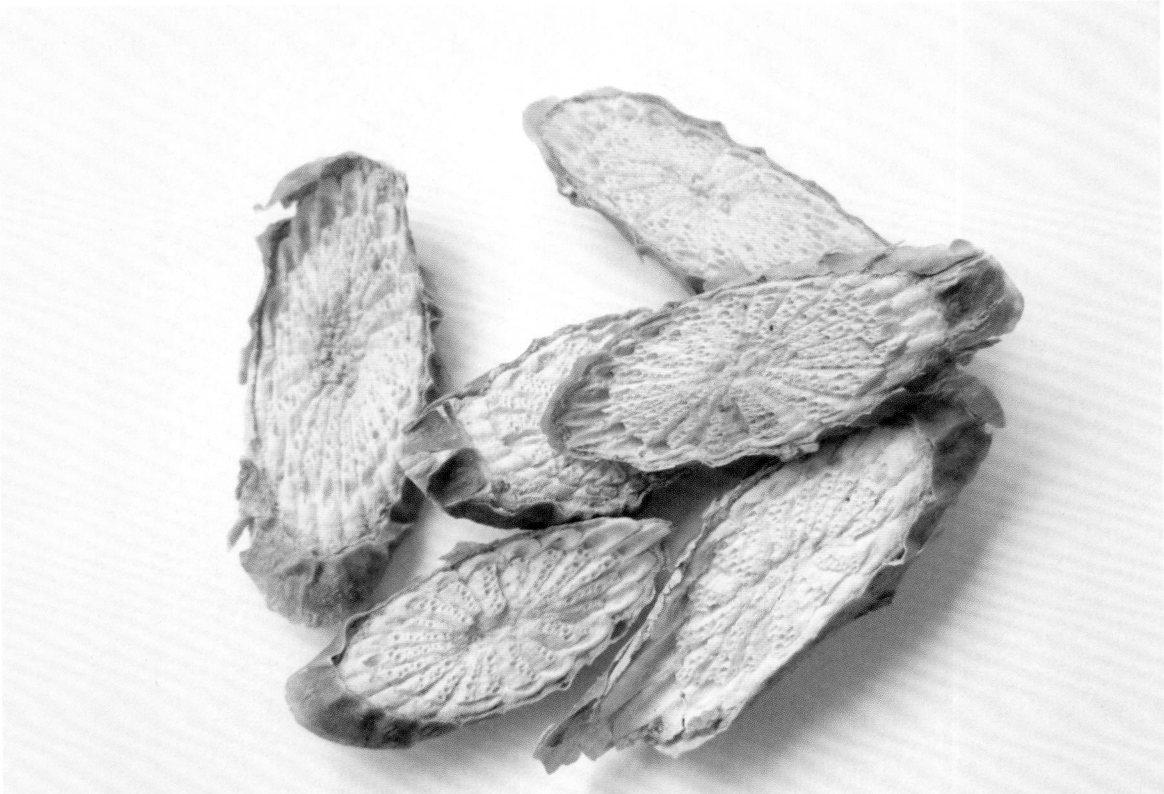

宽筋藤饮片

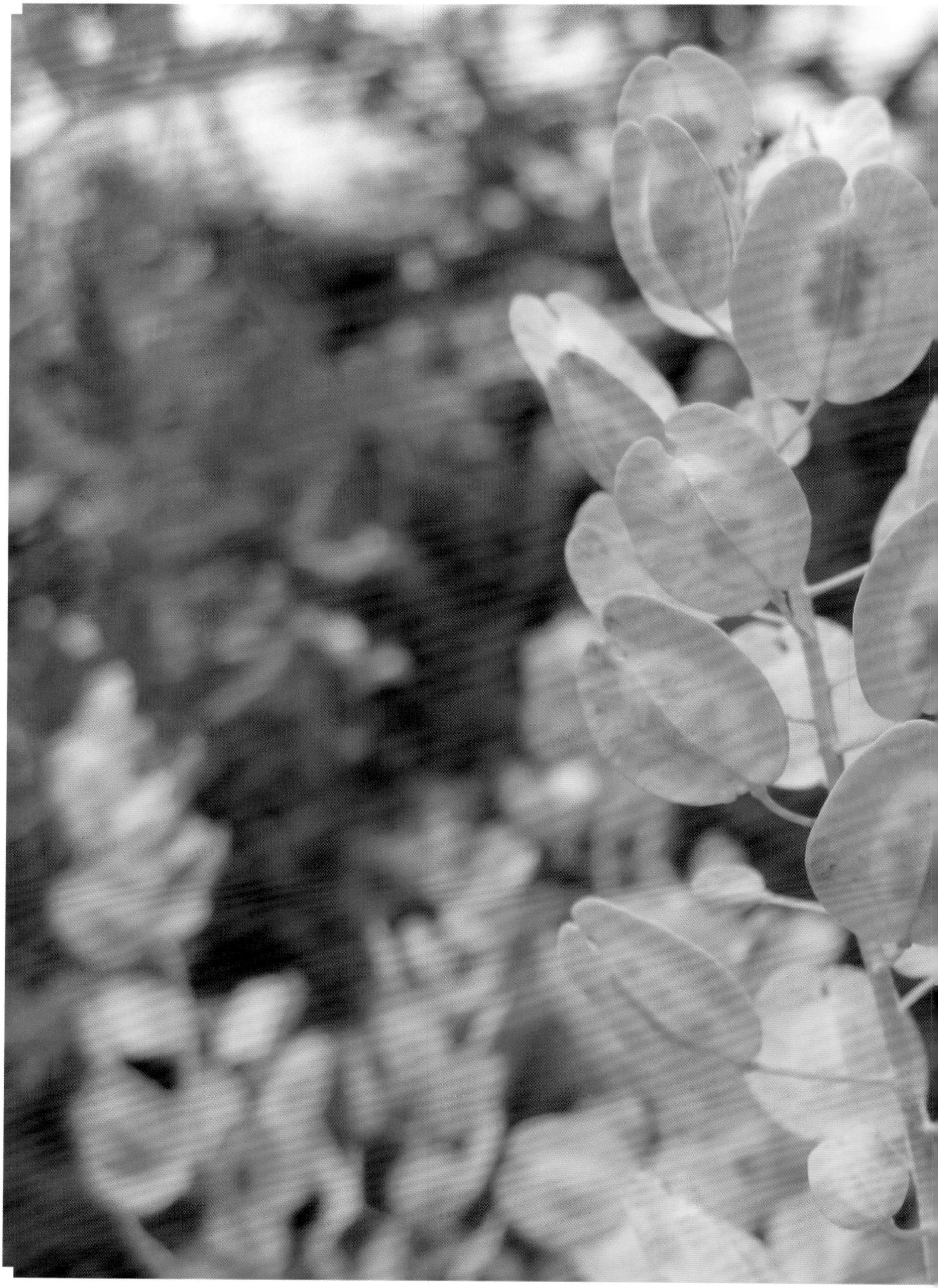

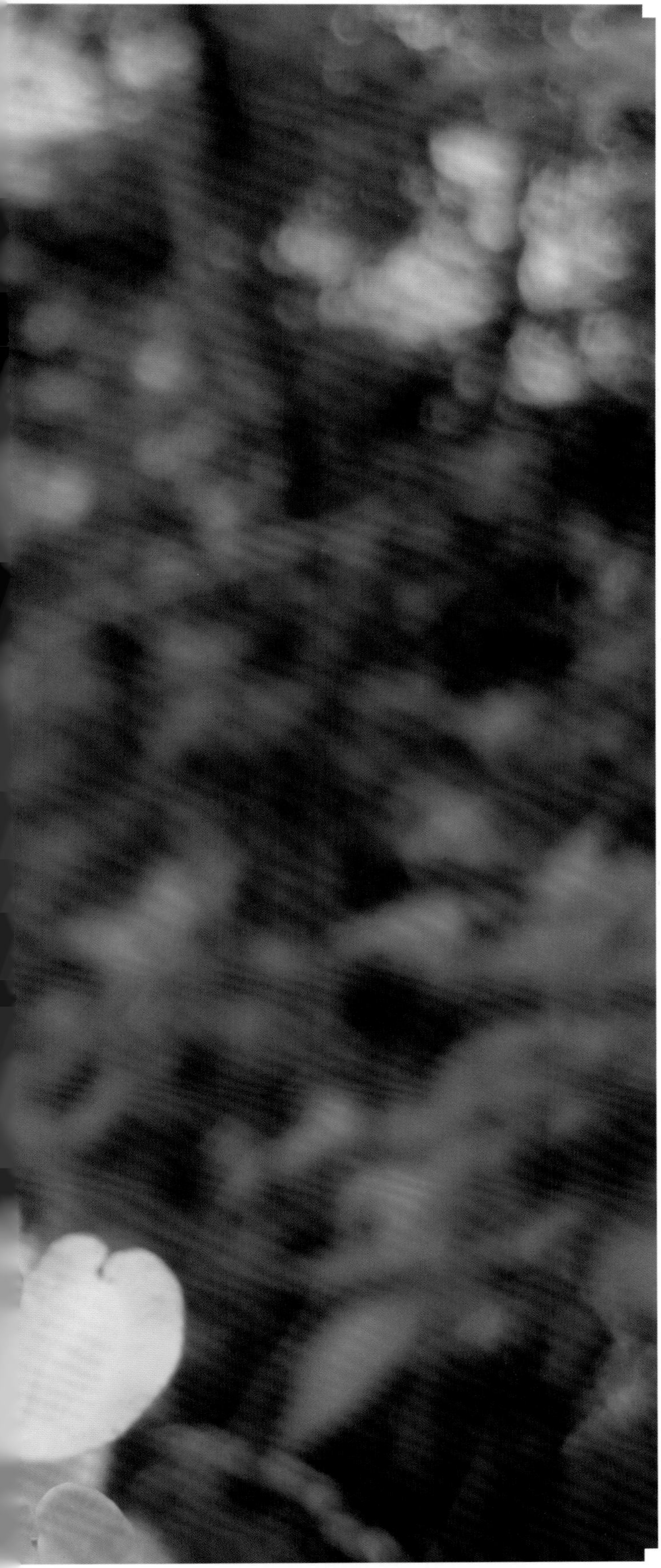

菥蓂子

【**藏药名**】寨卡。

【**别　名**】蛾穷停停、蛾穷卡热、加卓、笨保蛾库、格隆恰日、蛾塔其。

【**来　源**】本品为十字花科植物菥蓂 *Thlaspi arvense* L. 的成熟种子。

【**性味归经**】味辛，性平。归肝、脾、肾经。

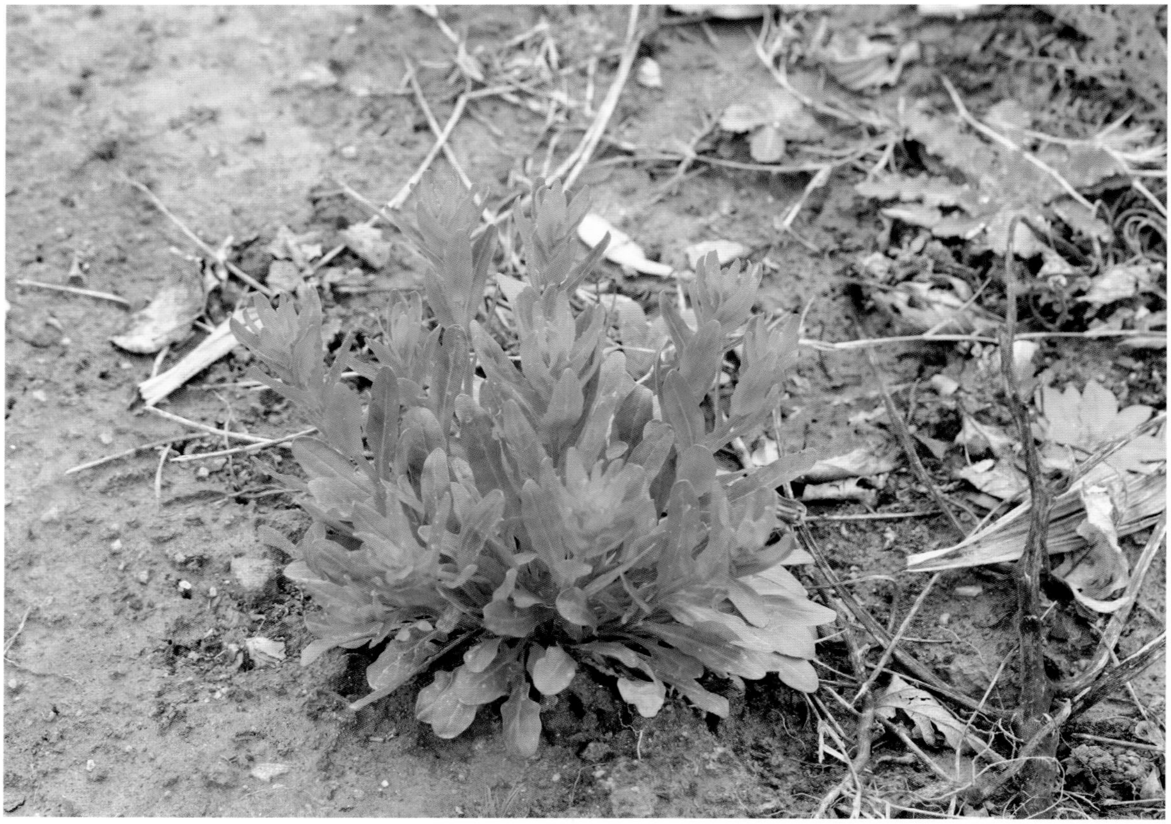

菥蓂

识别特征

一年生草本，高 20 ~ 60 cm。全株无毛。茎直立，单一或有分枝。叶互生，基生叶倒卵状长圆形，长 3 ~ 5 cm，宽 1 ~ 1.5 cm，先端钝或急尖，基部楔形；茎生叶长圆状披针形或倒披针形，长 1 ~ 5 cm，宽 0.5 ~ 1 cm，先端钝，基部箭形，边缘具疏齿，无柄，耳状抱茎，总状花序顶生，果期可长达 20 cm；花梗长 0.5 ~ 1.8 cm。花白色；萼片 4，黄绿色，椭圆形，长约 2.5 mm，宽约 1 mm，边缘白色膜质；花瓣 4，匙形，长约 3.5 mm，宽约 1.2 mm，先端钝圆，基部变狭呈爪；雄蕊 6，4 强。短角果扁平，近倒心形，先端凹缺，周围具宽翅，翅宽约 2 mm，基部圆形，长 1.3 ~ 1.6 cm，宽 0.9 ~ 1.3 cm，2 室，每室有种子 5 ~ 10 粒。种子红褐色，倒卵形，表面有同心圆状花纹。花、果期 5—8 月。

生境分布

生长于海拔 4000 m 以下的田边、村宅附近、沟边及山谷草地。分布于西藏各地，青海、甘肃、云南等省区也有分布。

采收加工

7—8 月果实成熟时采收，取出种子，晒干。

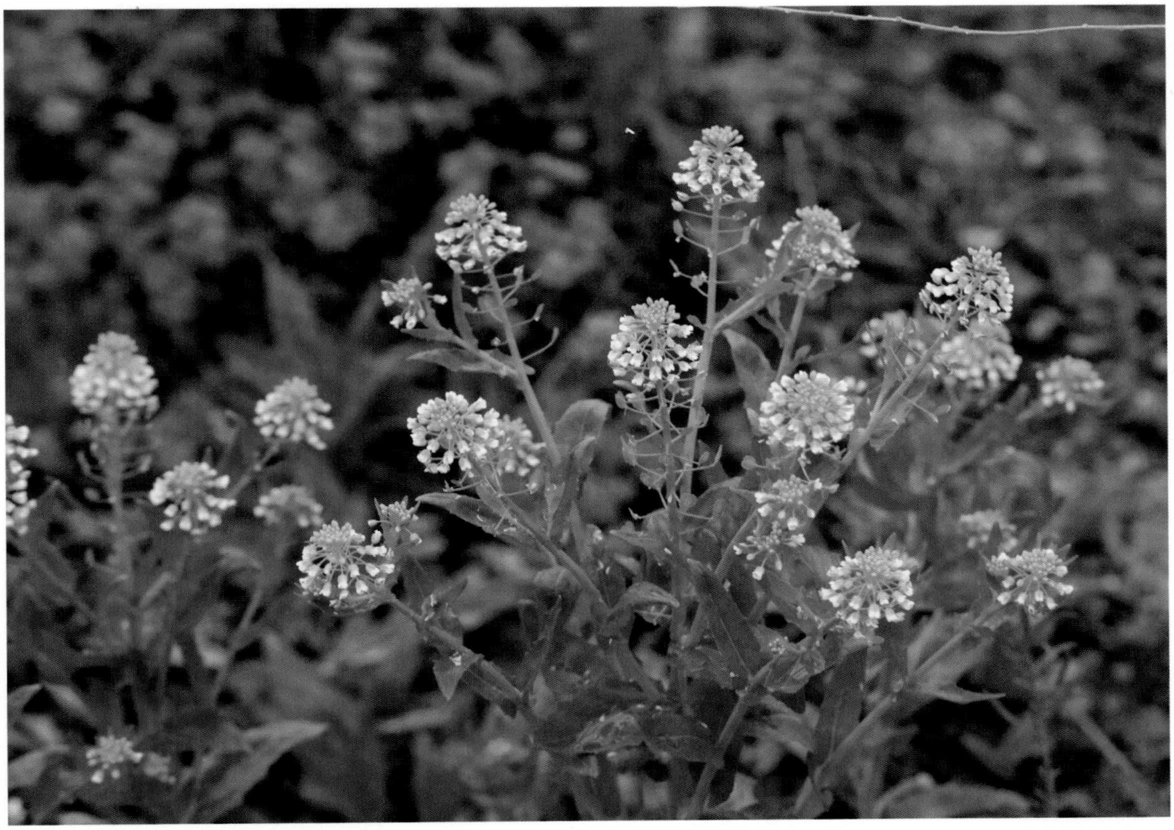

菥蓂

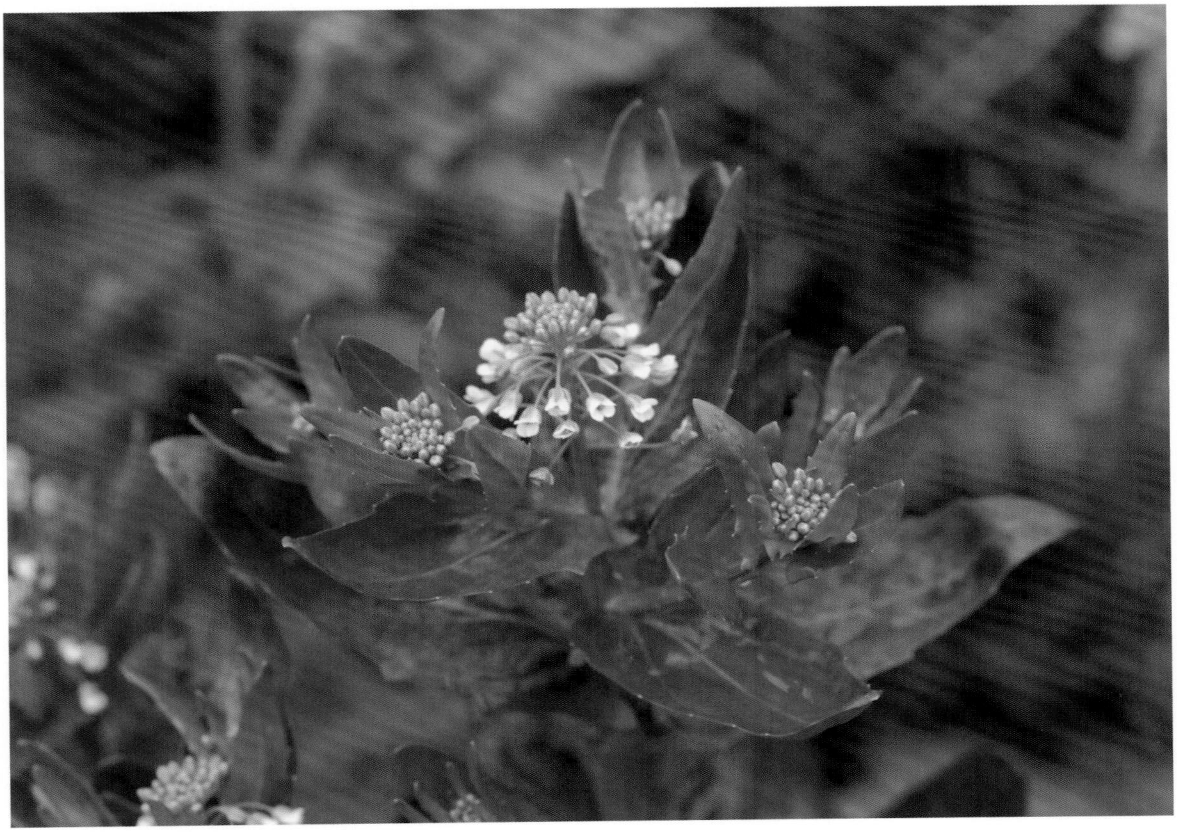

菥蓂

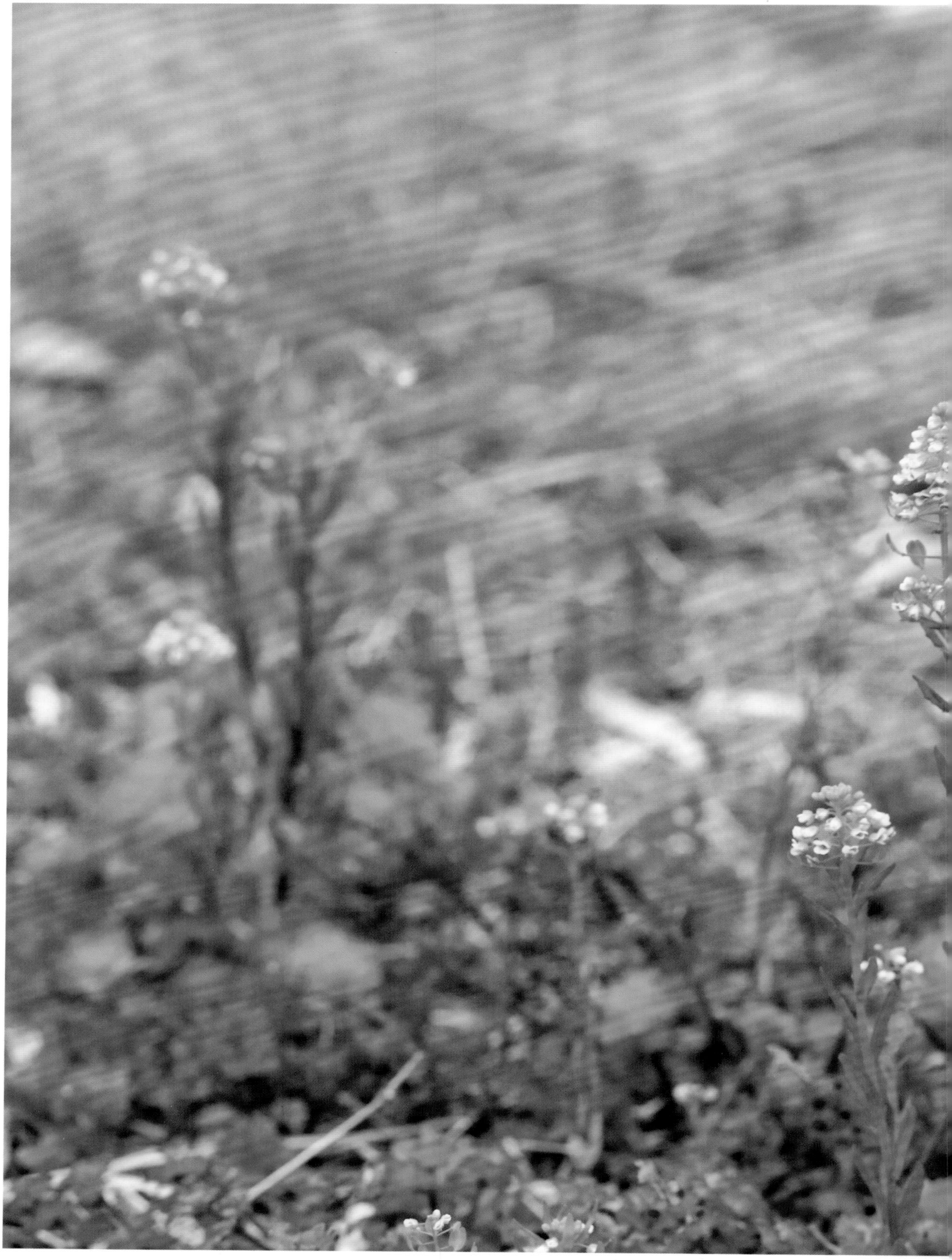

菥蓂子

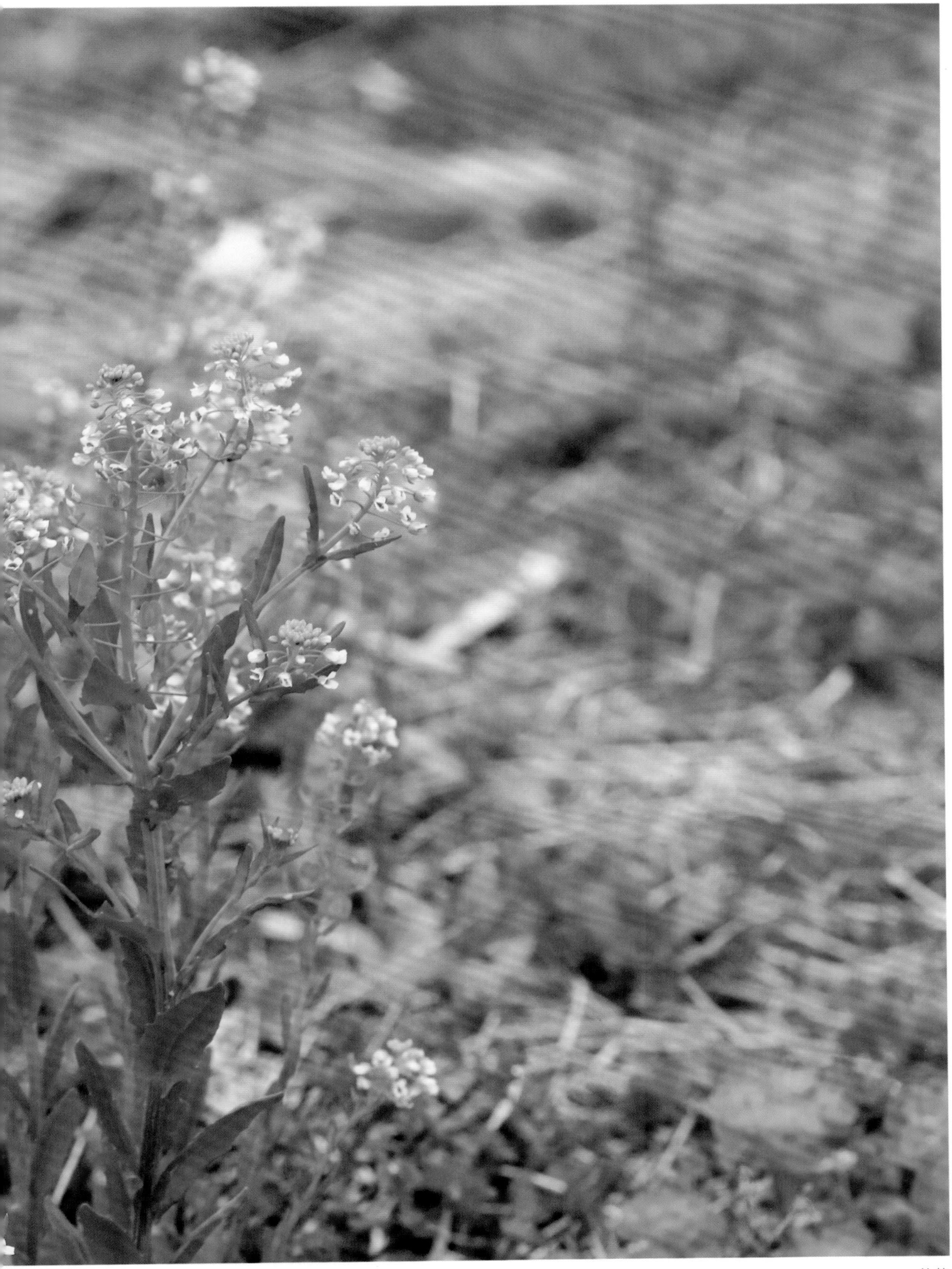

菥蓂

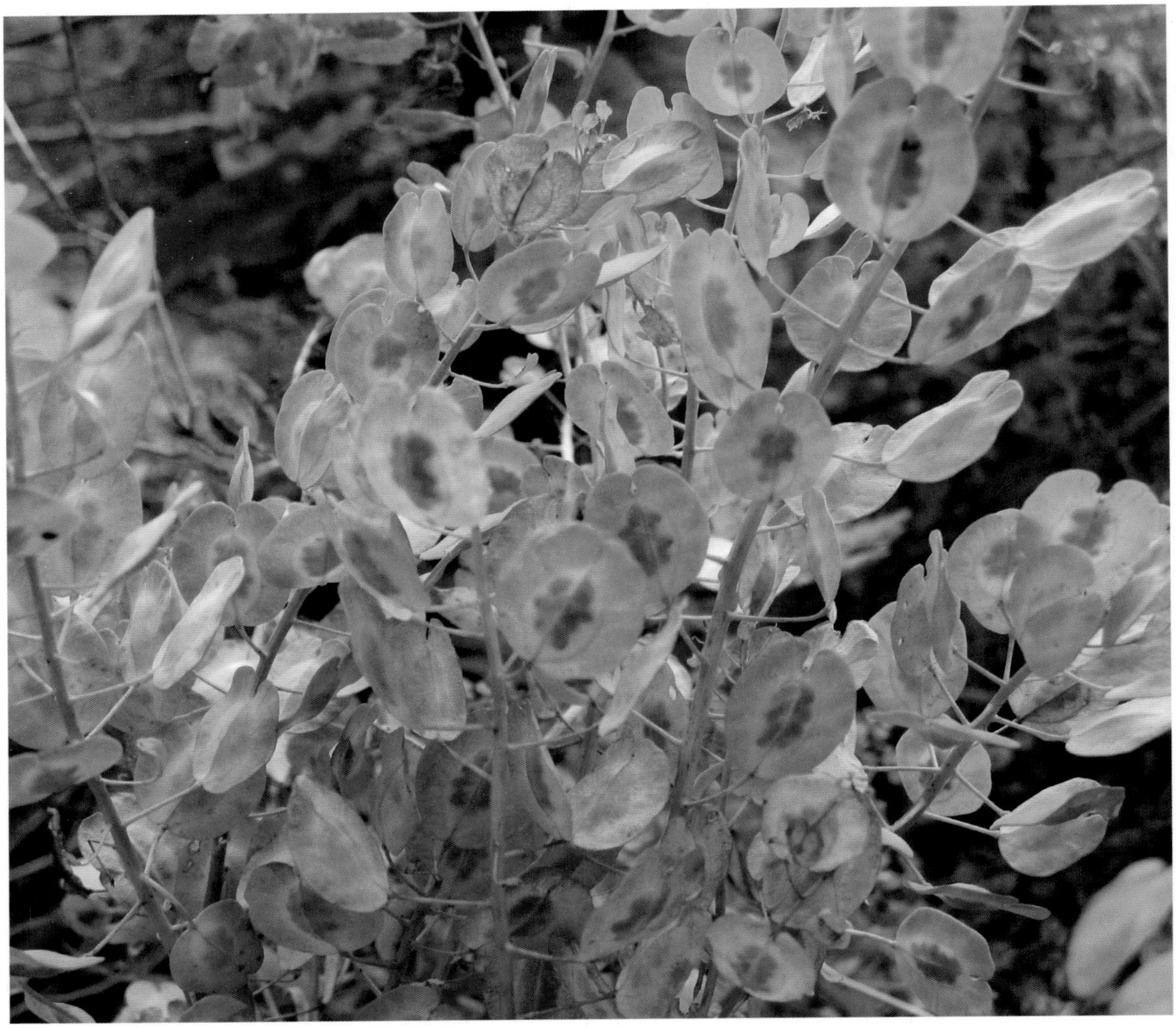

菥蓂

药材鉴别

种子略呈扁卵圆形，长约 1.5 mm，宽 1.0 ~ 1.4 mm，表面红褐色至暗褐色，少数红棕色，具同心性隆起环纹，种脐位于种子尖突部分，色浅，点状。种皮薄而脆。种仁黄色，有油性，无臭，味微苦，辛。

功效主治

清肾热、肺热，健胃，燥黄水。主治肾热，淋浊，肝病，肺热，咳嗽，消化不良，呕吐等症。

用法用量

内服：煎汤，2 ~ 3 g；或入丸、散。

民族药方

1．肺水肿 菥蓂子、寒水石（制）、白花木通各 18 g，垫型蒿 30 g，沙棘膏 12 g，小叶杜鹃、甘青青兰各 21 g。以上 7 味除沙棘膏外，其余研细，过筛混匀，再用适量水冲泡沙棘膏所成的溶液泛丸，早、晚各服 2 g。

2．淋浊，睾丸肿大，膀胱炎，腰痛 十三味菥蓂子丸：菥蓂子 130 g，芒果核、巴夏嘎（塞北紫堇）各 50 g，蒲桃、刀豆、大托叶云实各 70 g，紫草茸 80 g，茜草、圆柏枝、山矾叶各 100 g，诃子 250 g，豆蔻、波棱瓜子各 40 g。以上 13 味，粉碎成细粉，过筛，混匀，用水泛丸，干燥即得，内服，每次 2 ~ 3 丸，每日 2 ~ 3 次。

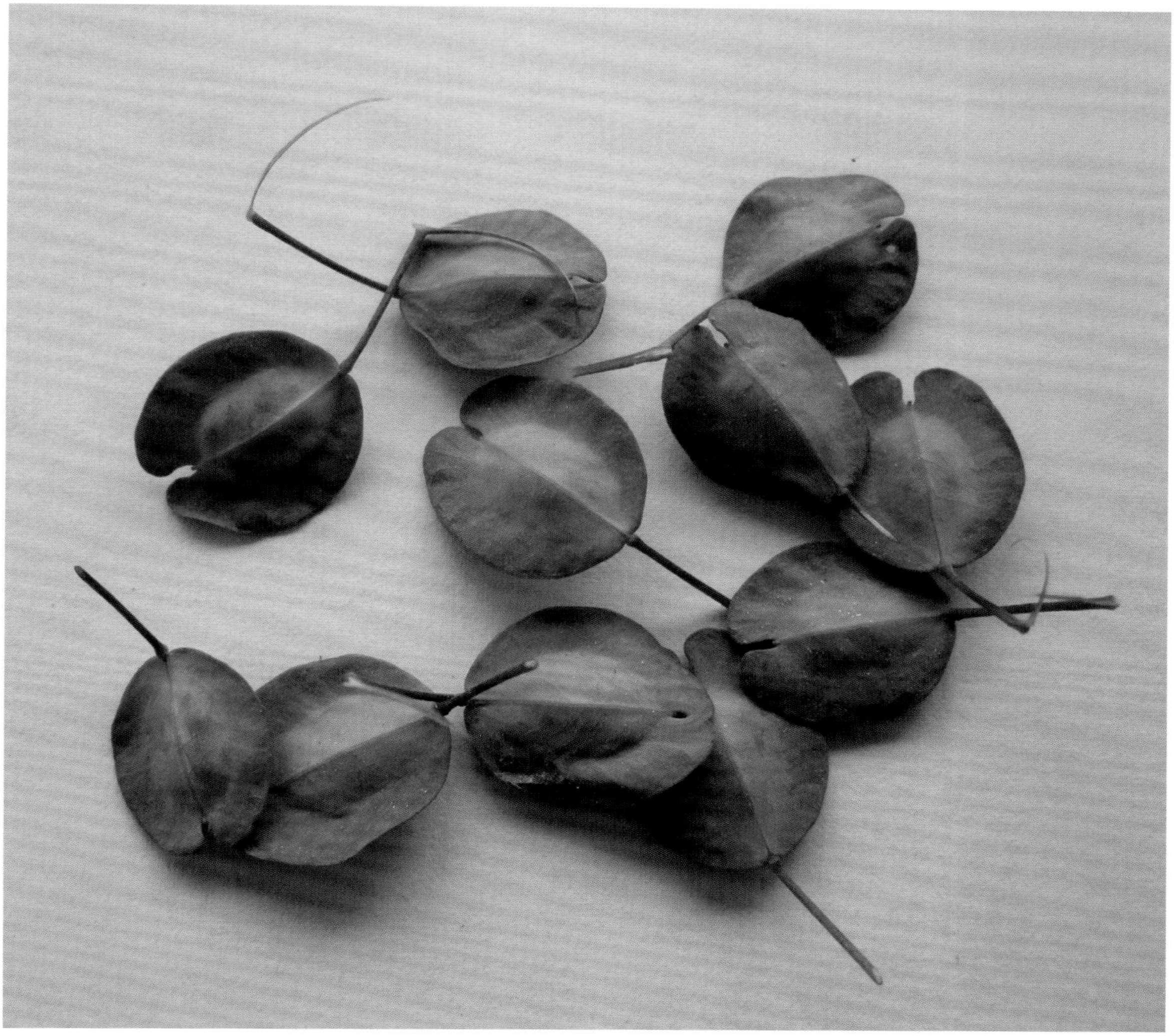

菥蓂药材

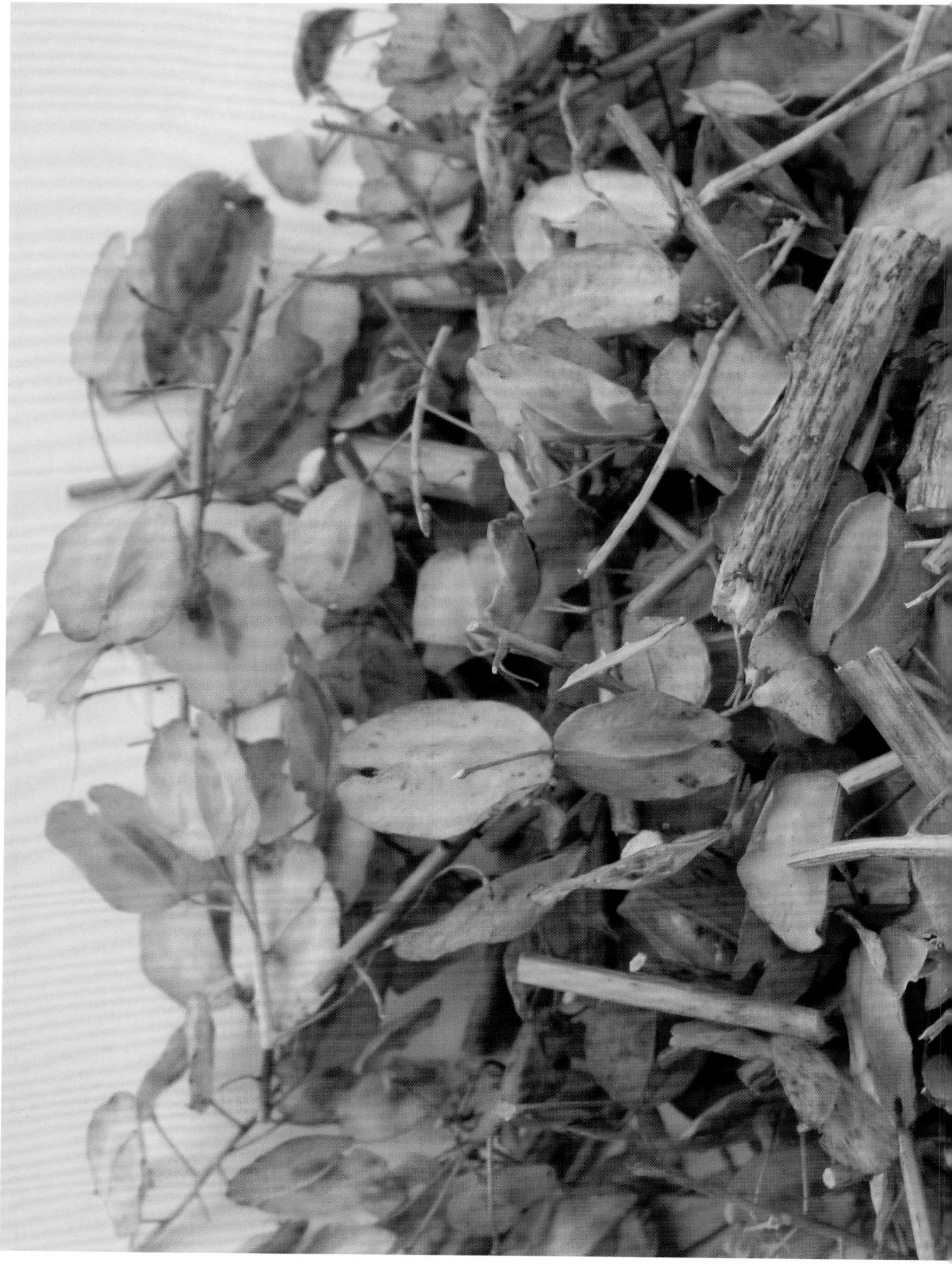

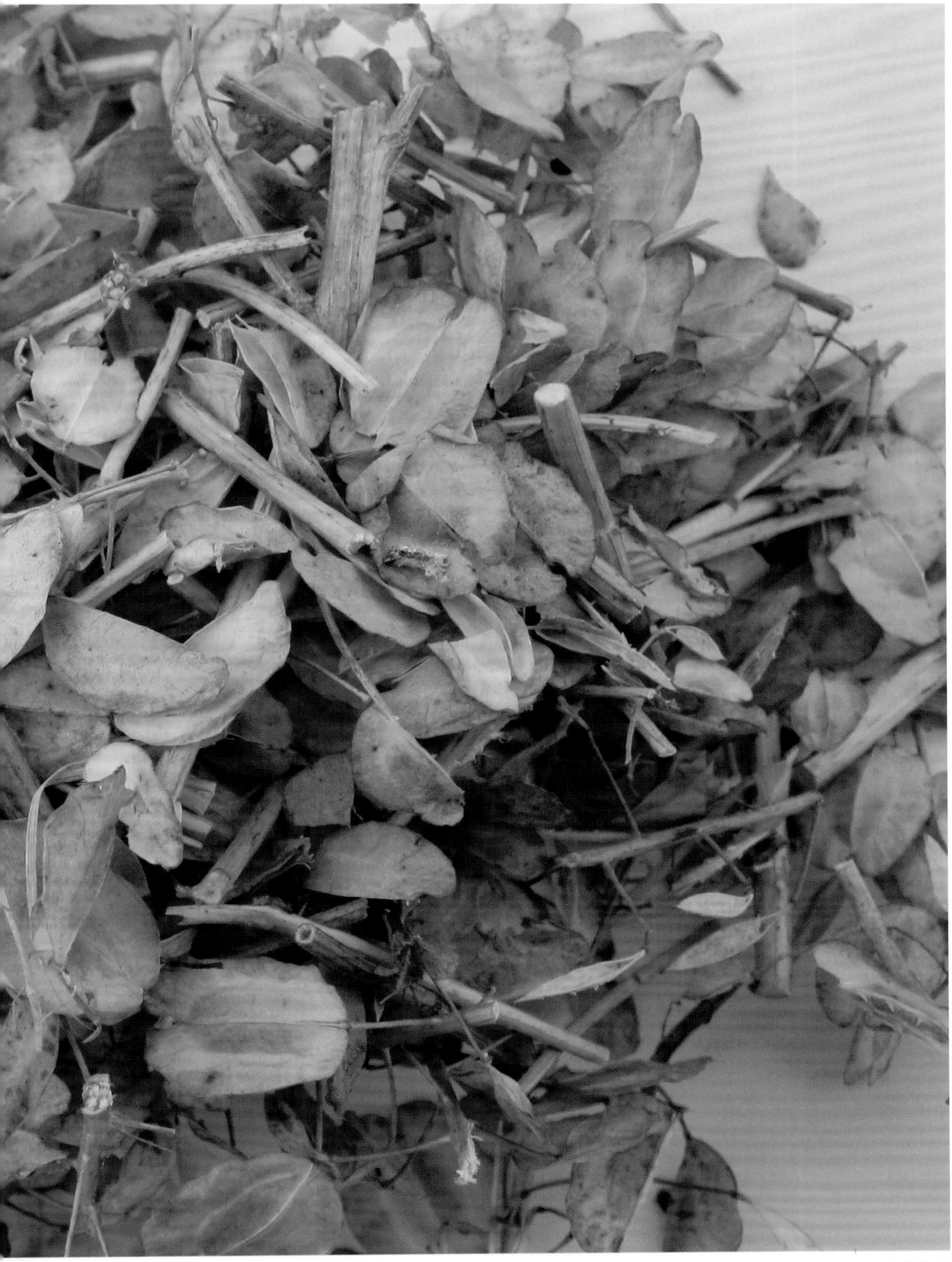

菥蓂饮片

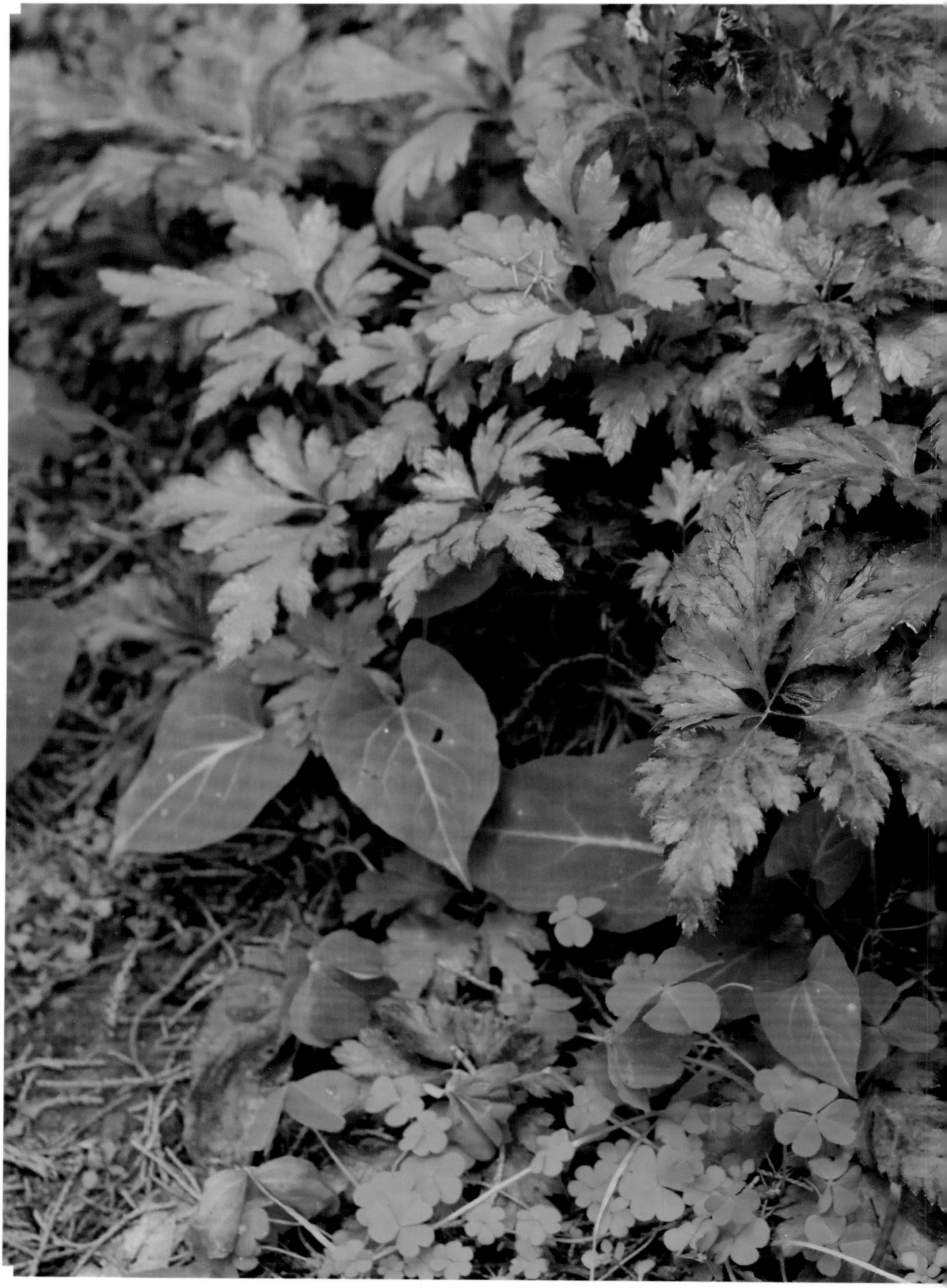

黄连

【藏 药 名】 娘孜折。

【别　　名】 娘折、普懂、王连、川连、敦布赛保、赛尔保车冈。

【来　　源】 本品为毛茛科多年生草本植物黄连 *Coptis chinensis* Franch. 和三角叶黄连 *Coptis deltoidea* C. Y. Cheng et Hsiao 的根茎。

【性味归经】 苦，寒。归心、肝、胃、大肠经。

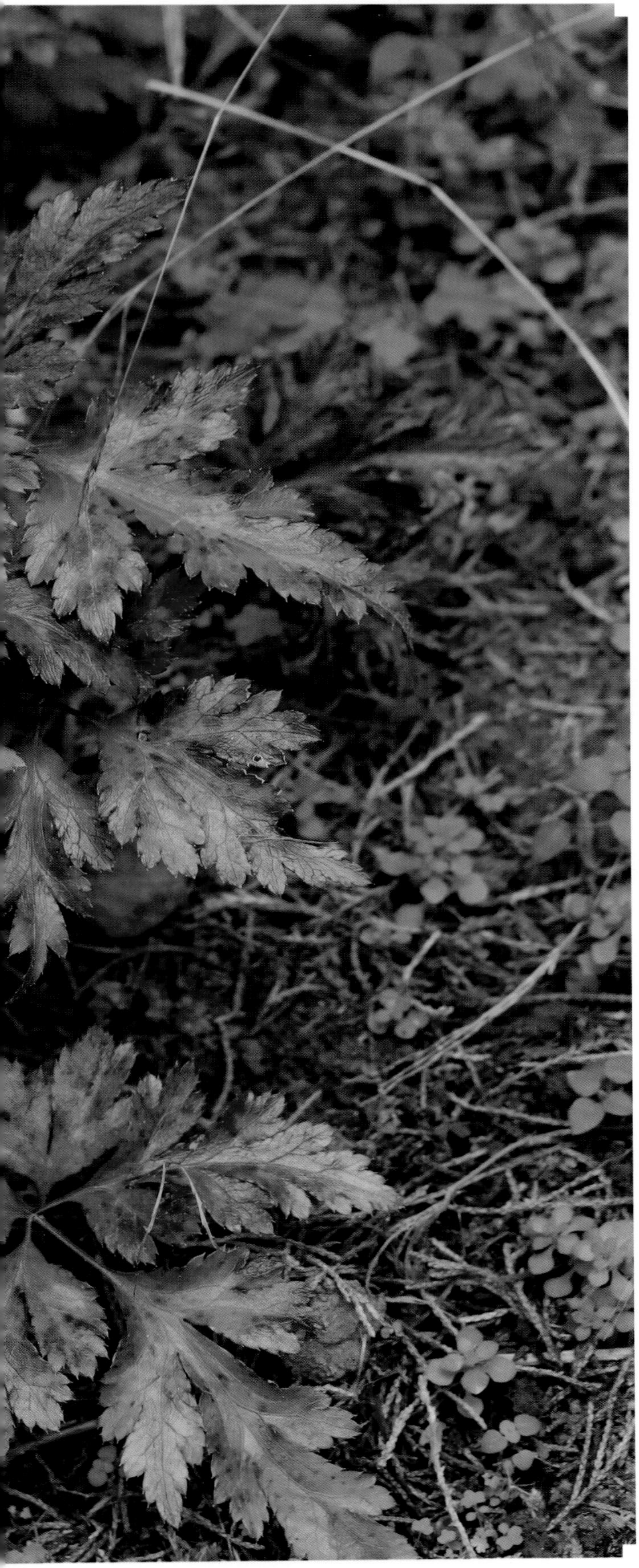

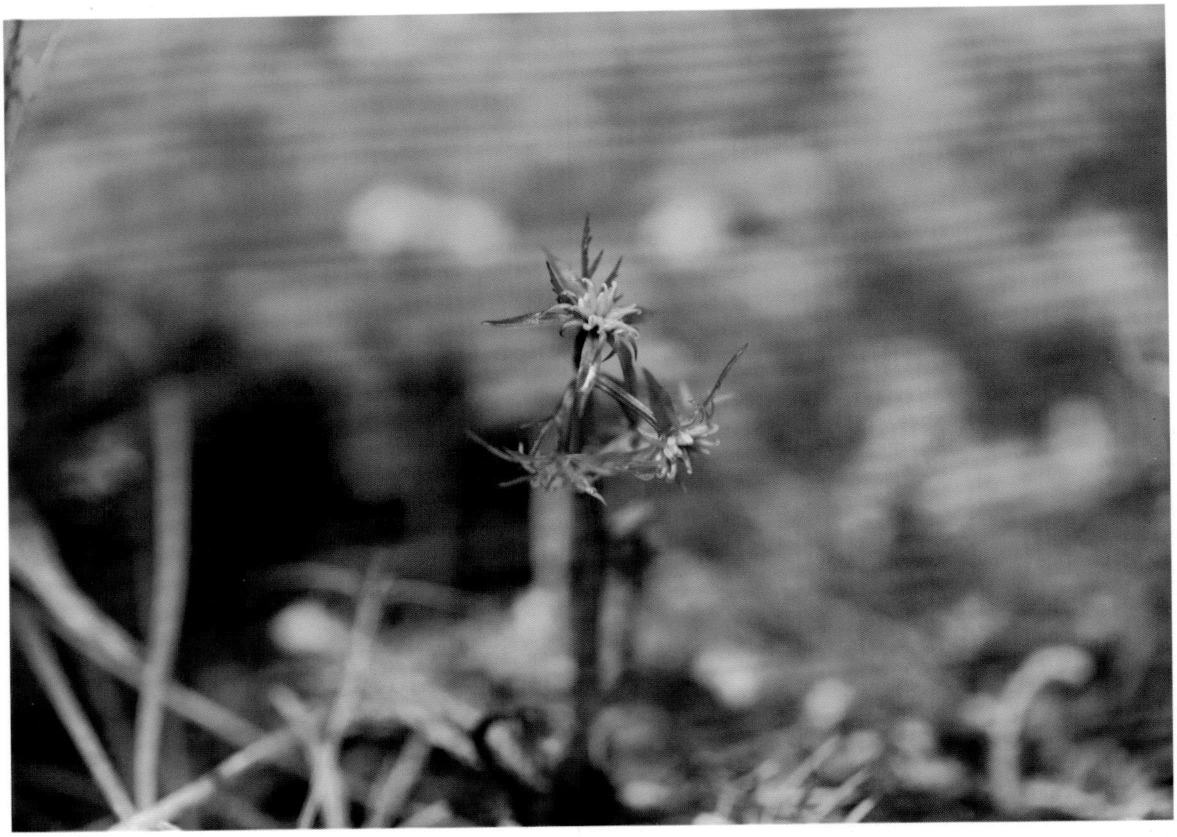

黄连

识别特征

多年生草本，高 15 ~ 25 cm。根茎黄色，成簇生长。叶基生，具长柄，叶片稍带革质，卵状三角形，3 全裂，中央裂片稍呈菱形，具柄，长为宽的 1.5 ~ 2.0 倍，羽状深裂，边缘具锐锯齿；侧生裂片斜卵形，比中央裂片短，叶面沿脉被短柔毛。花葶 1 ~ 2，2 歧或多歧聚伞花序，有花 3 ~ 8 朵，萼片 5，黄绿色，长椭圆状卵形至披针形，长 9.0 ~ 12.5 mm；花瓣线形或线状披针形，长 5 ~ 7 mm，中央有蜜槽；雄蕊多数，外轮比花瓣略短；心皮 8 ~ 12。蓇葖果具柄。三角叶黄连与上种不同点为：叶的裂片均具十分明显的小柄，中央裂片三角状卵形，4 ~ 6 对羽状深裂，2 回裂片彼此密接；雄蕊长为花瓣之半，种子不育。花期 2—4 月，果期 3—6 月。

生境分布

生长于海拔 1000 ~ 1900 m 的山谷、凉湿荫蔽密林中。黄连多系栽培。分布于我国中部及南部各省区，四川、云南的产量较大。

采收加工

秋季采挖，除去苗叶、须根及泥沙，干燥，撞去残留须根。生用或炒用。

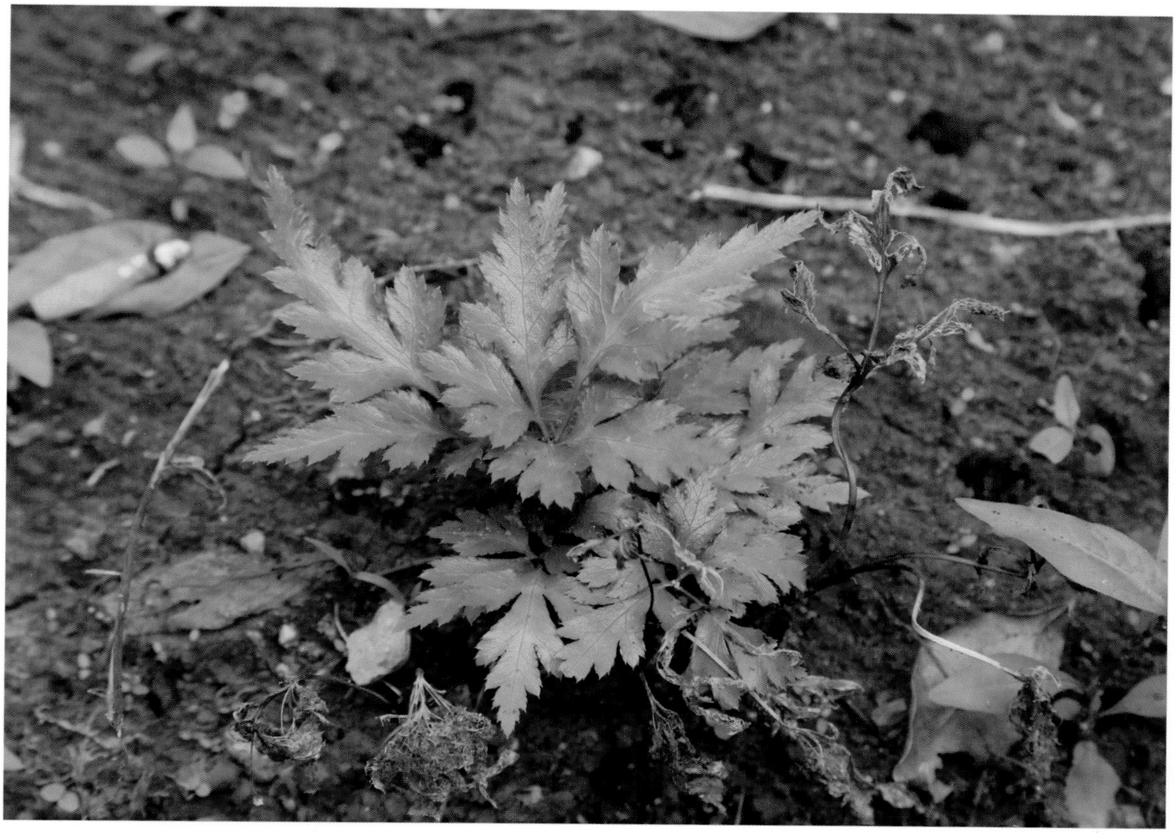

黄连

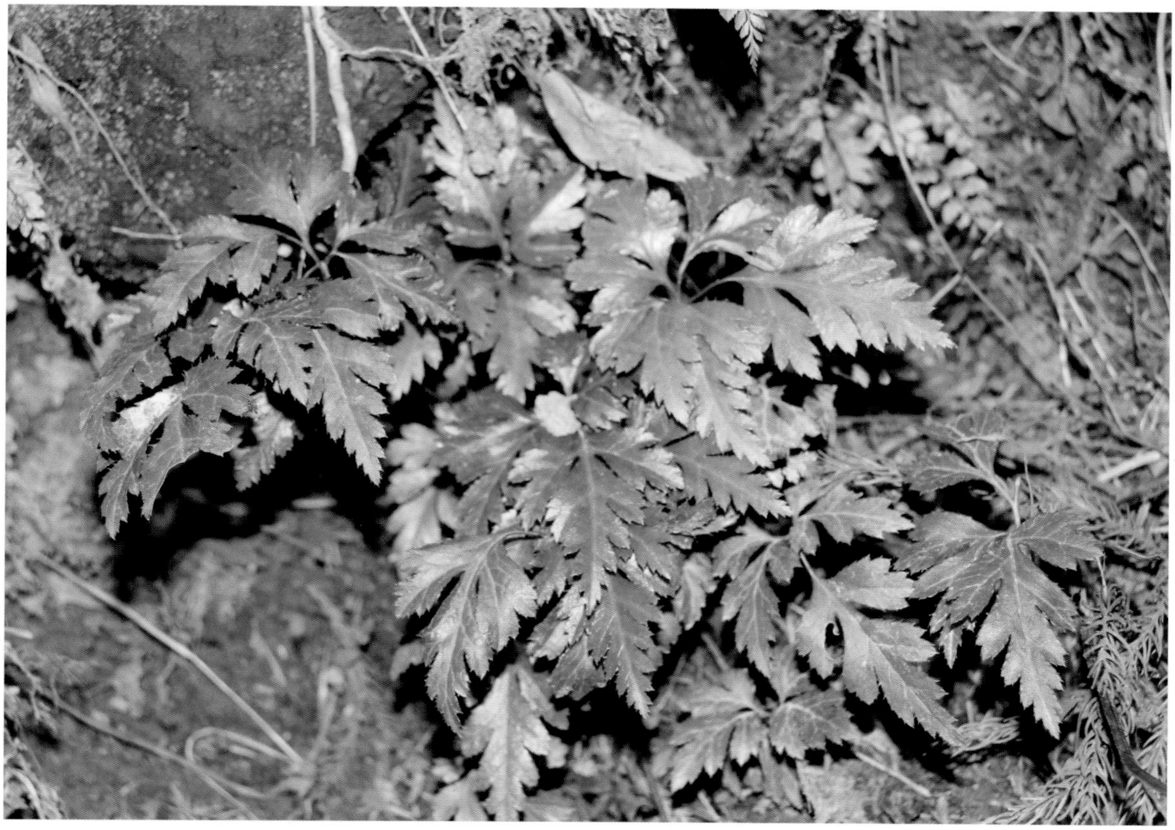

黄连

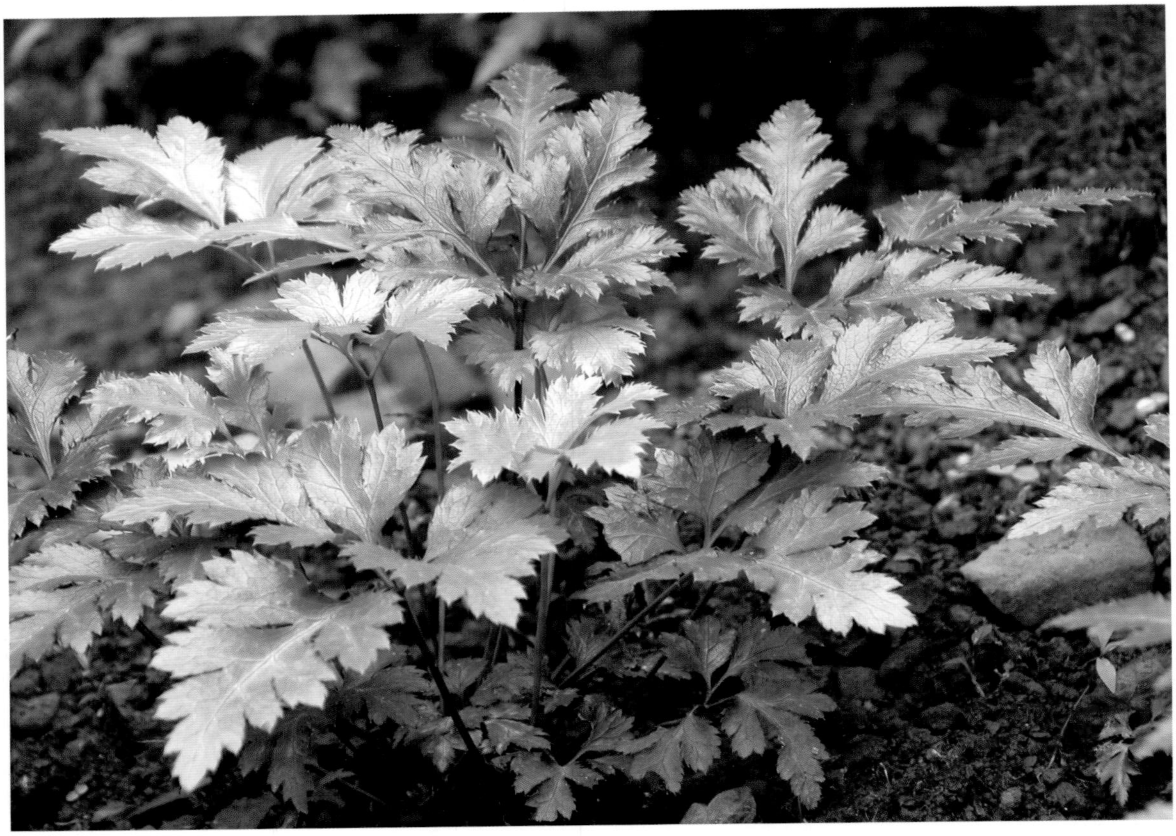

黄连

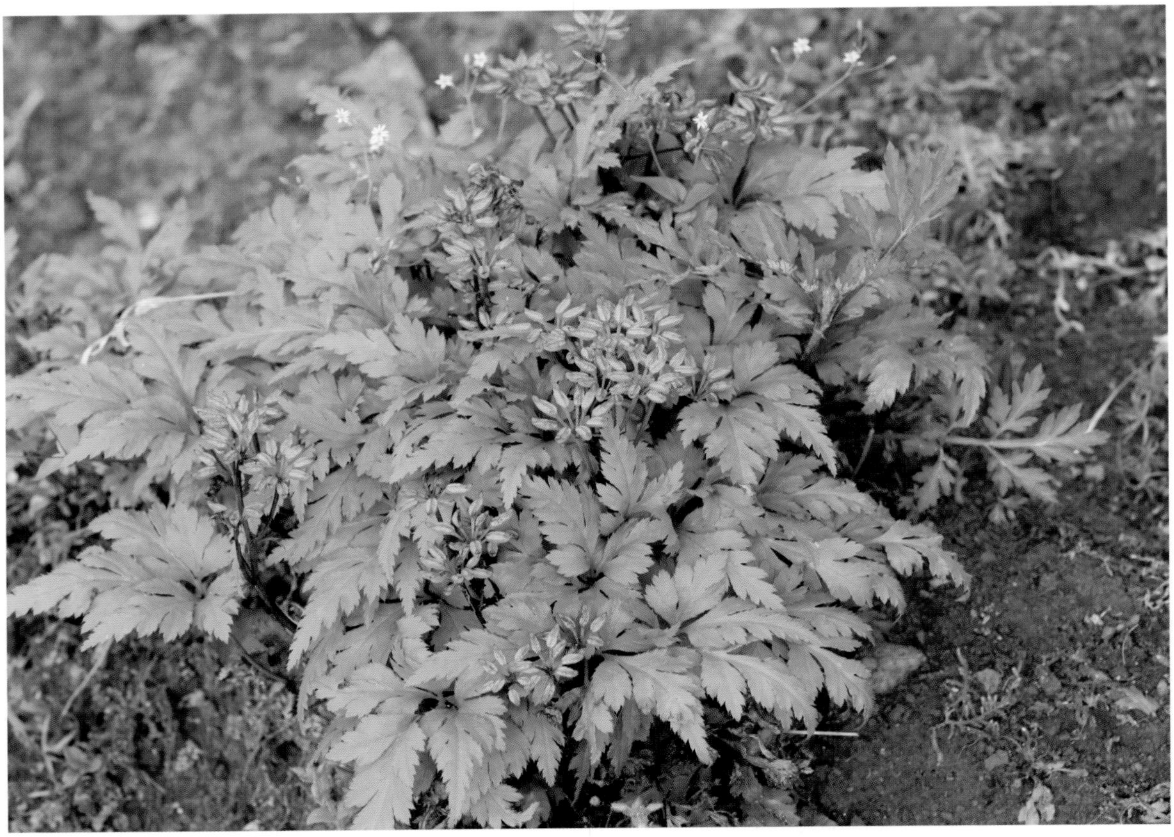

黄连

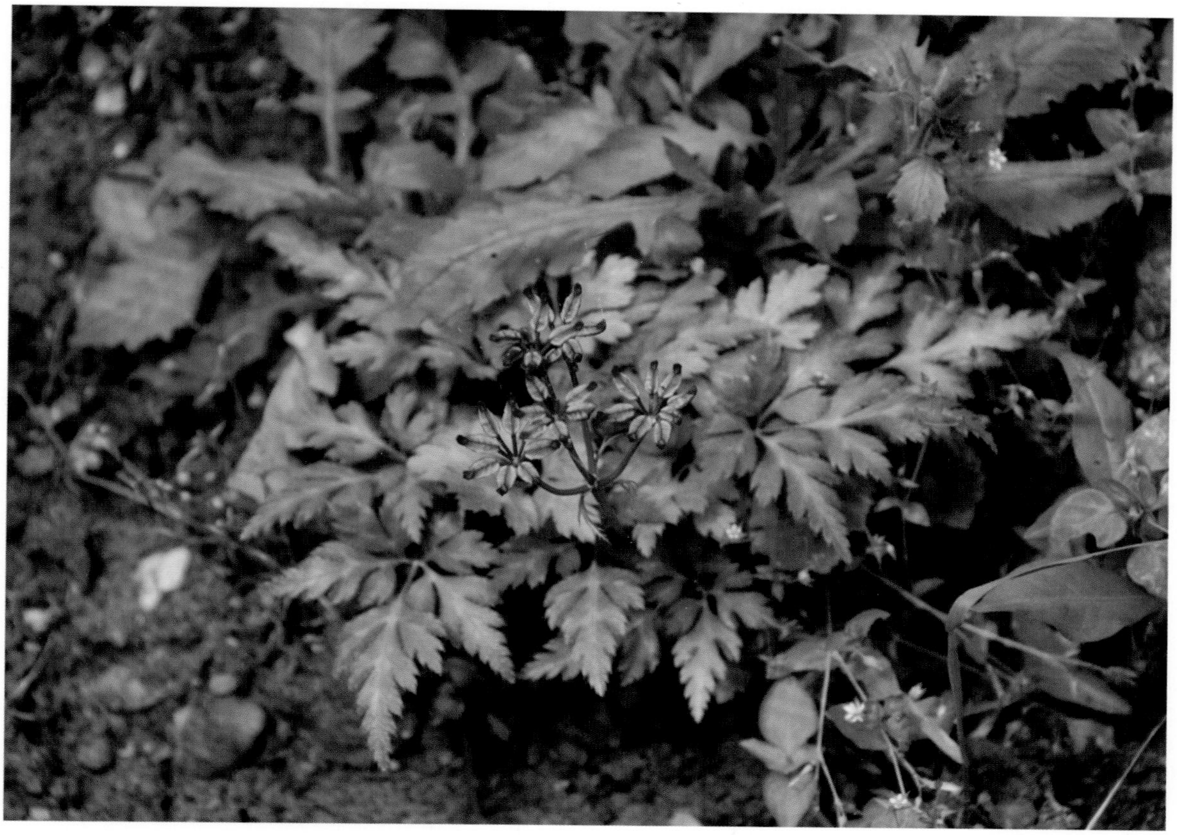

黄连

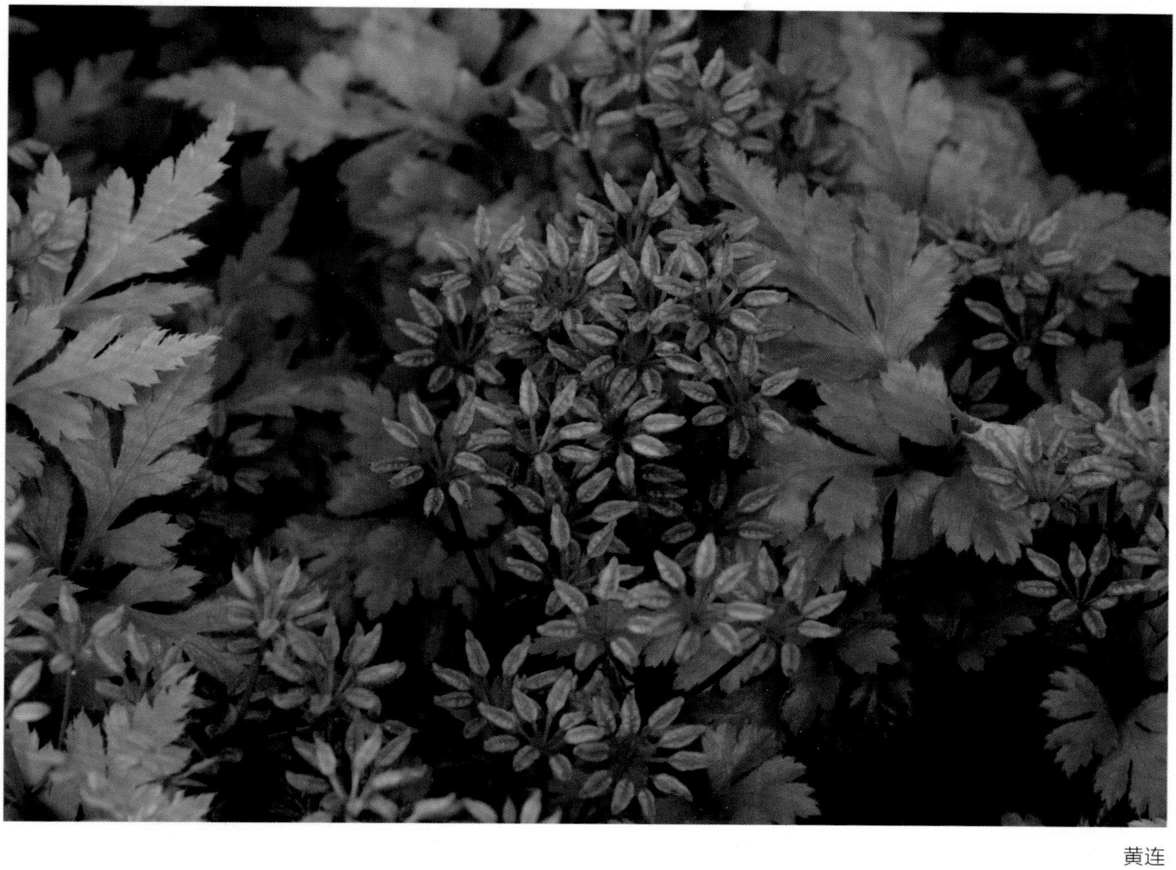

黄连

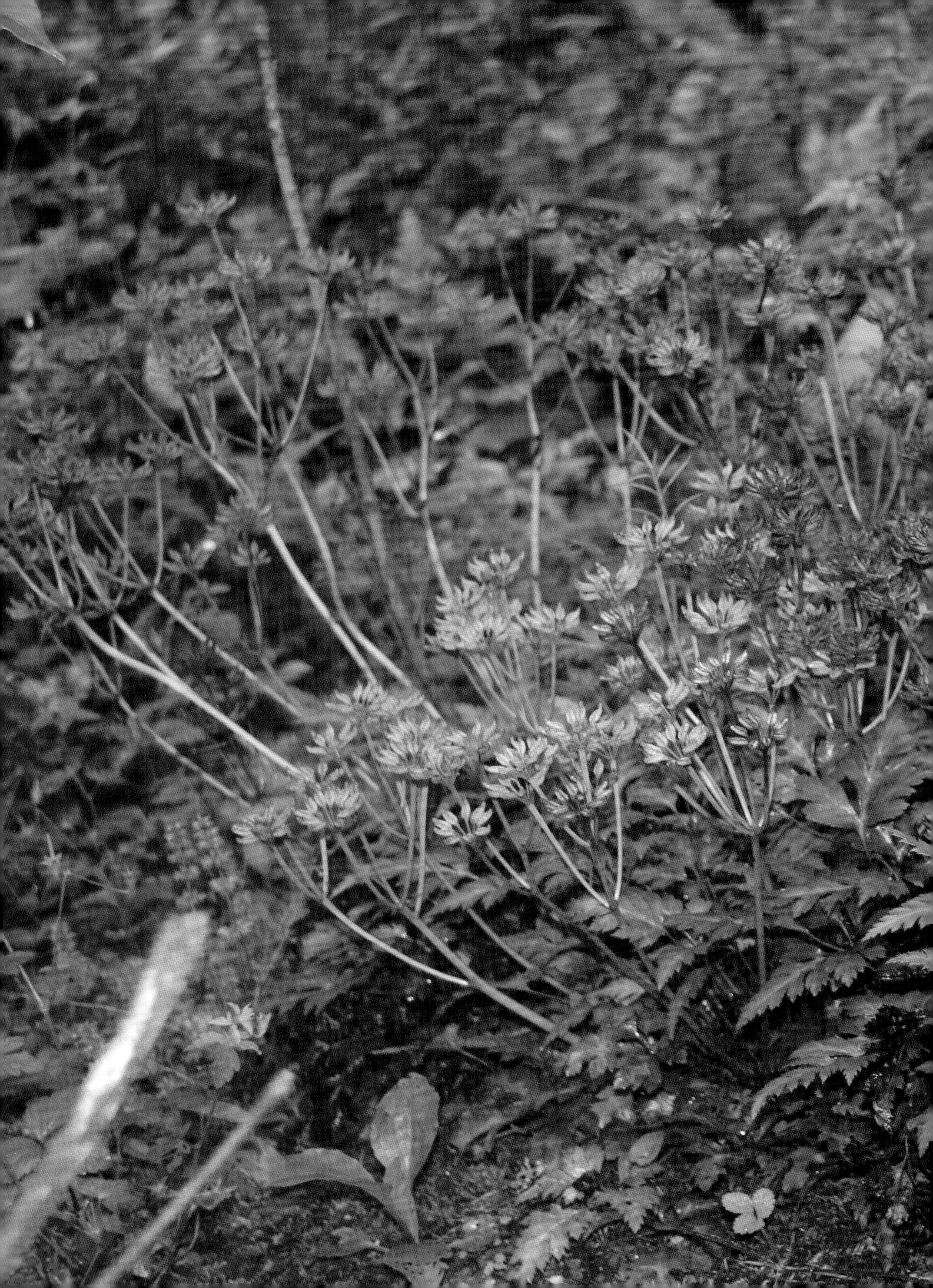

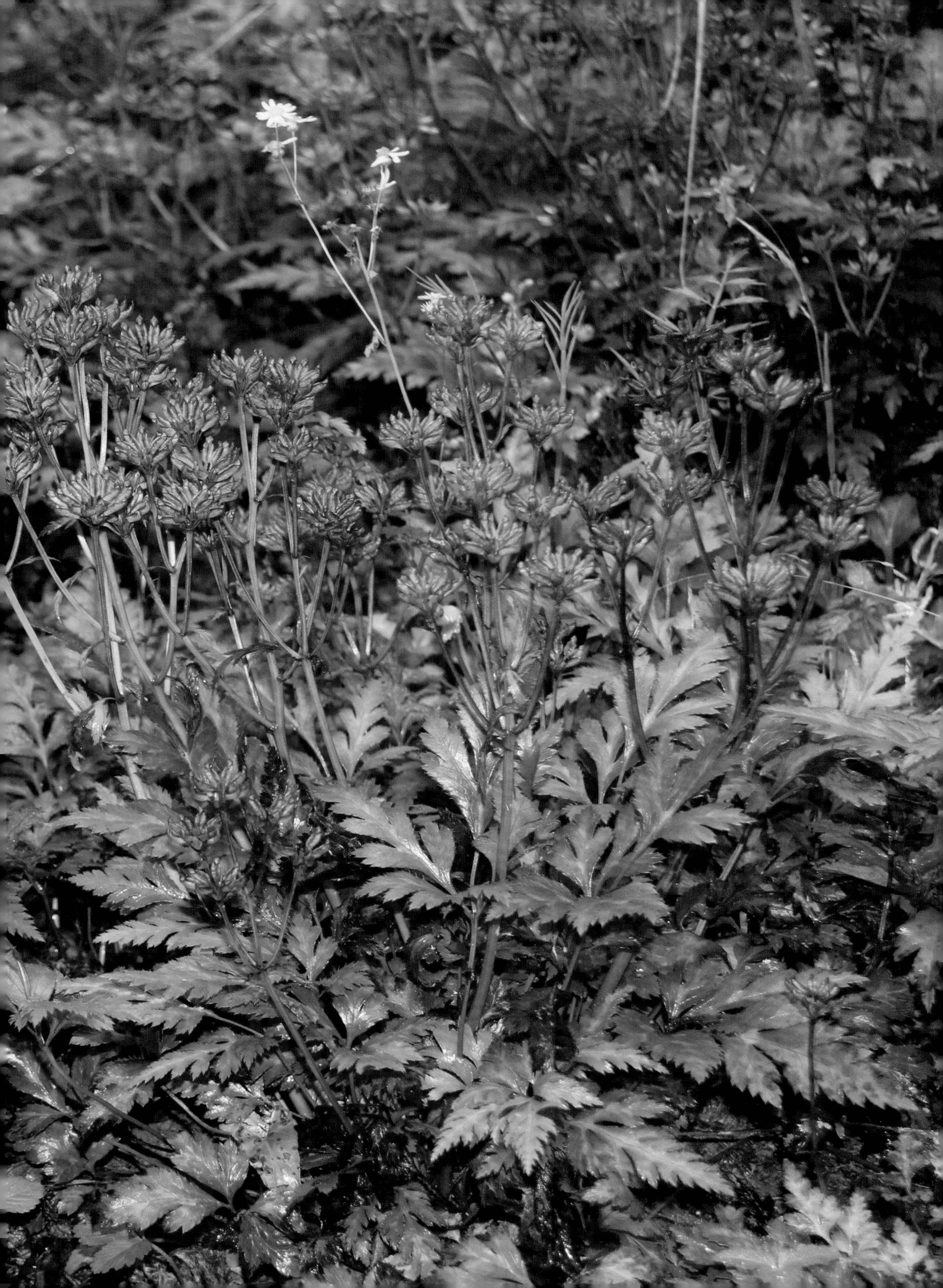

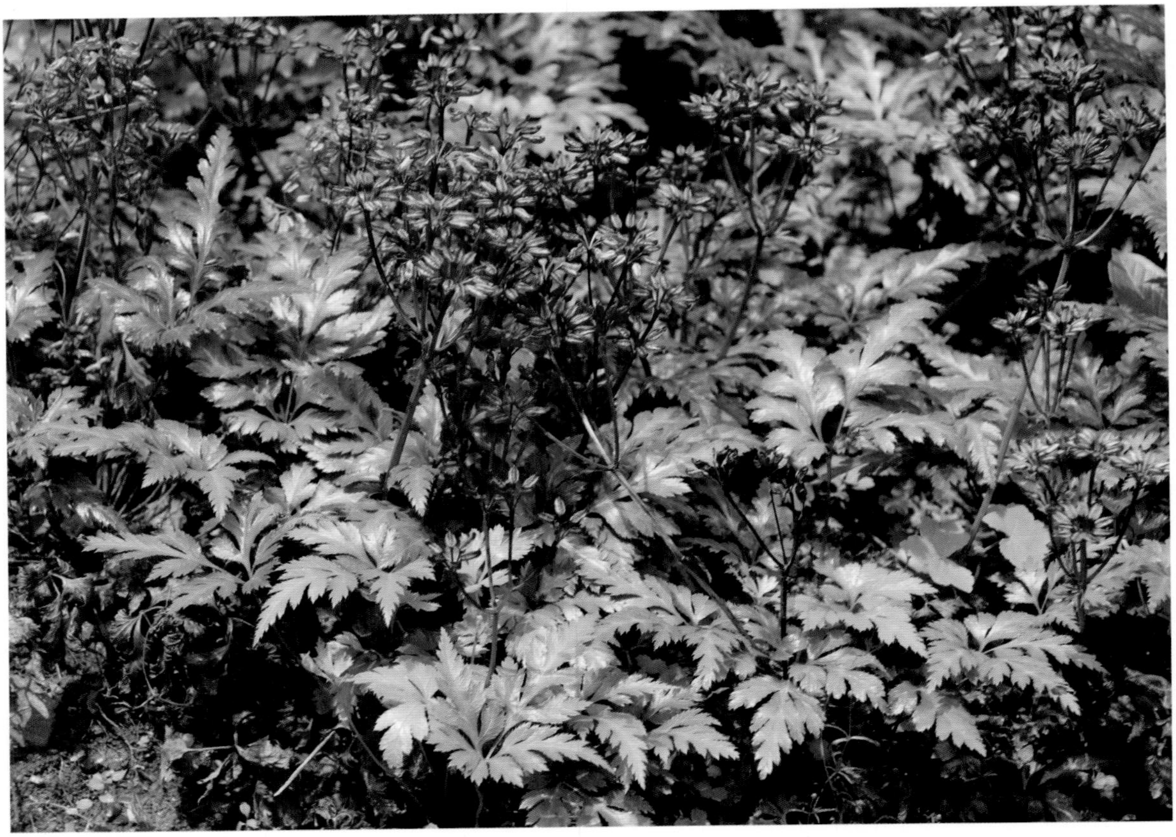

黄连

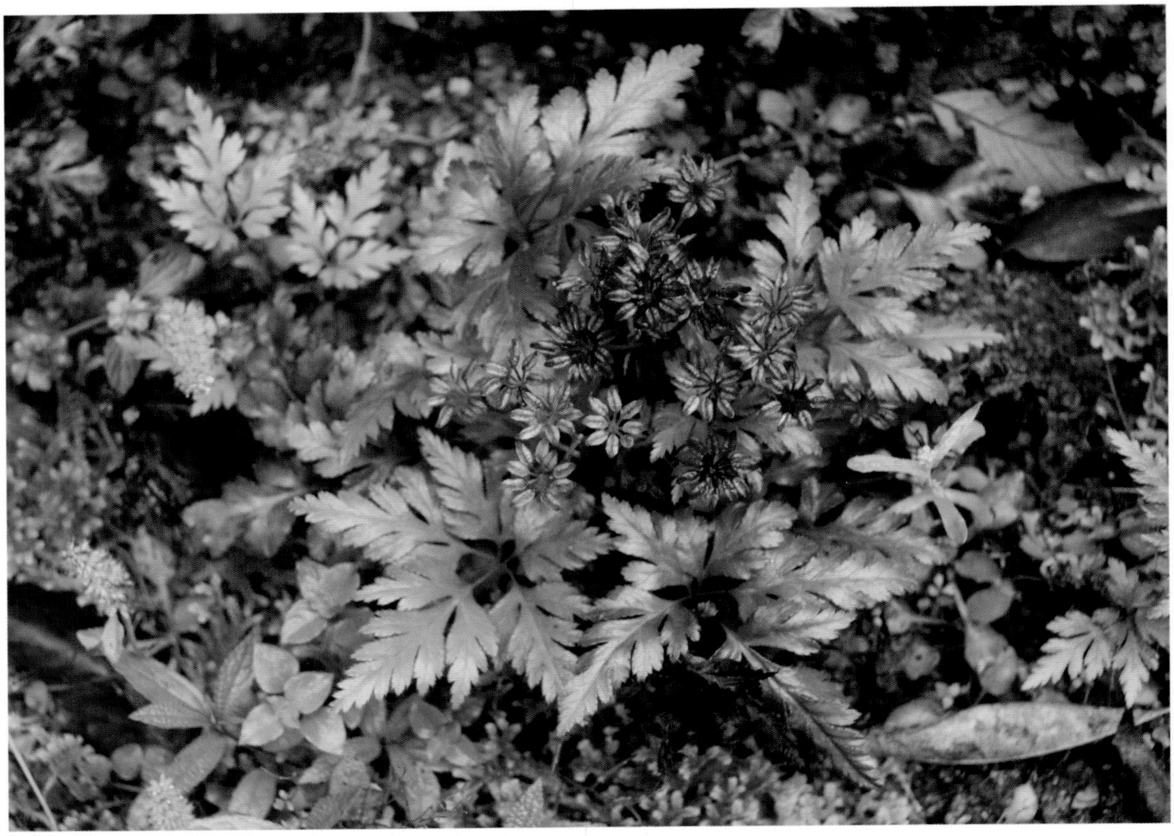

黄连

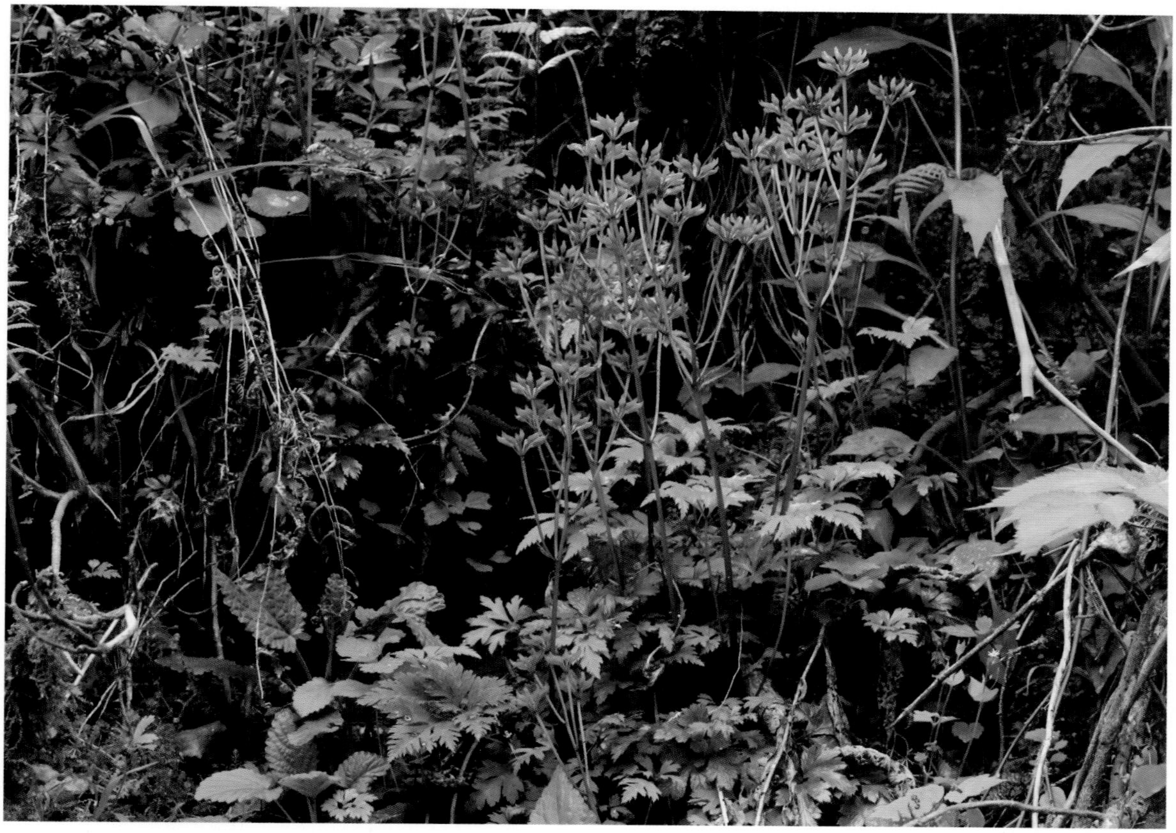
黄连

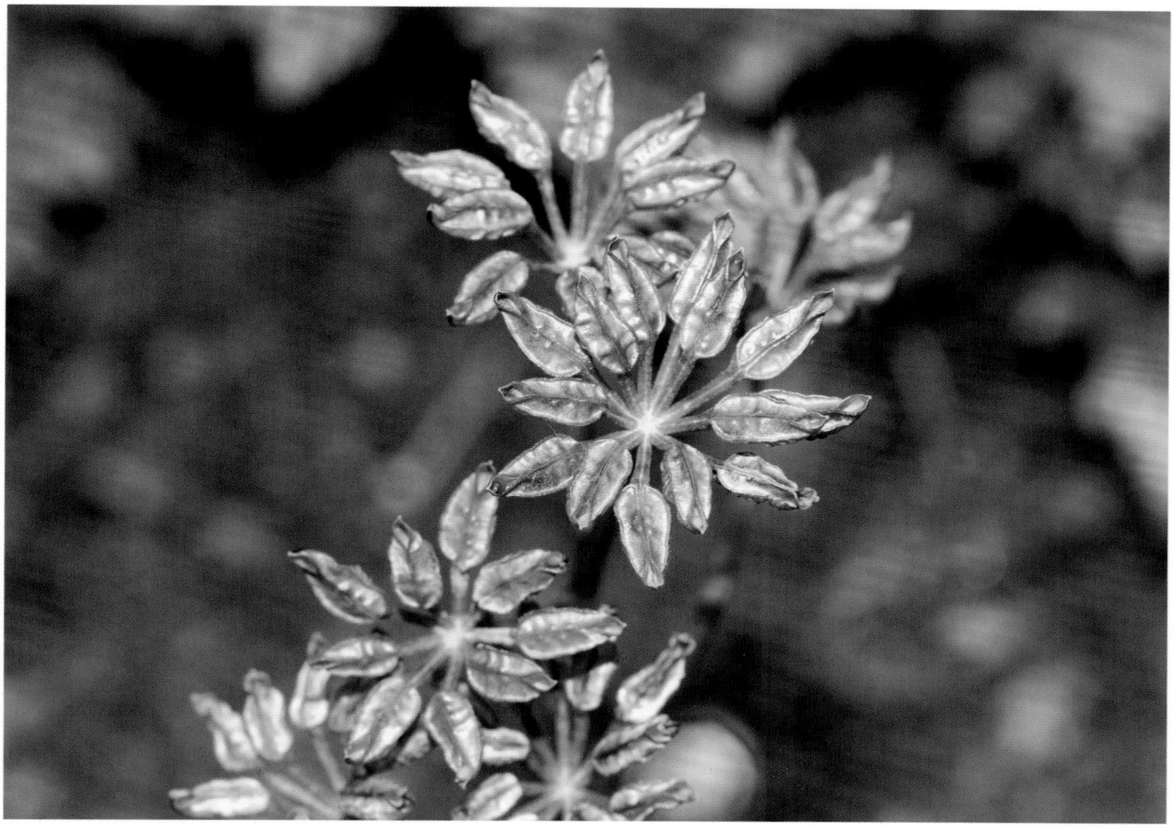
黄连

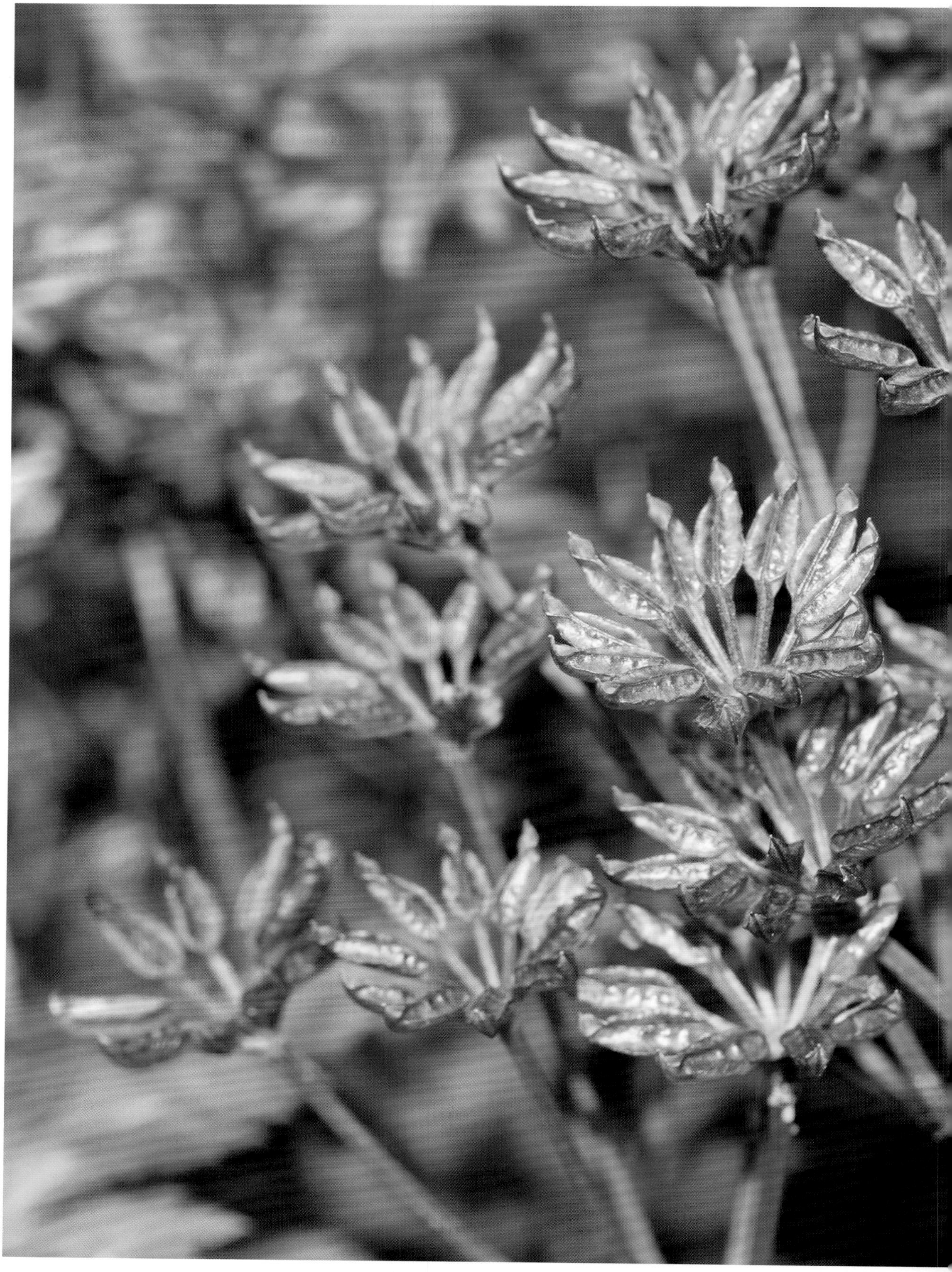

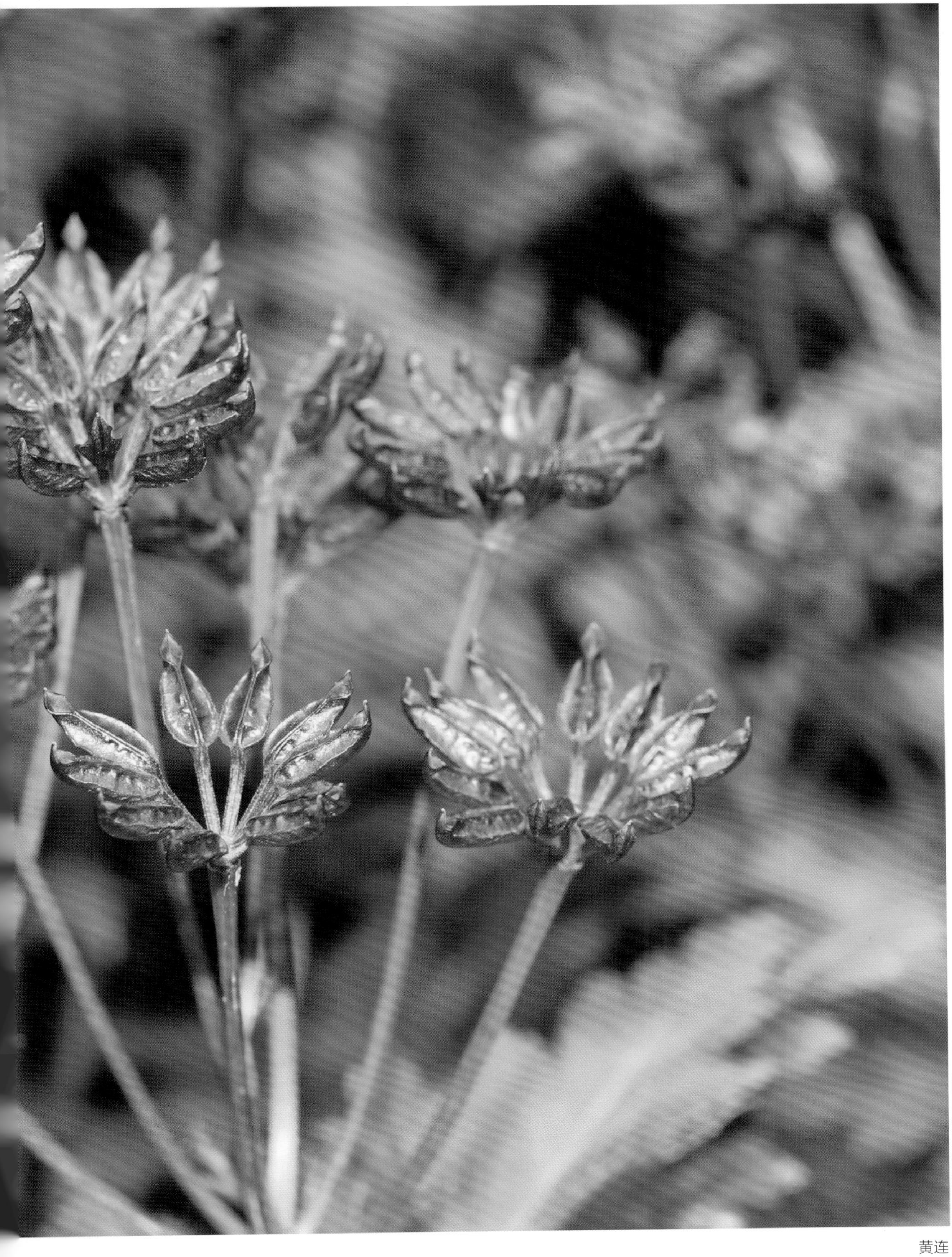

黄连

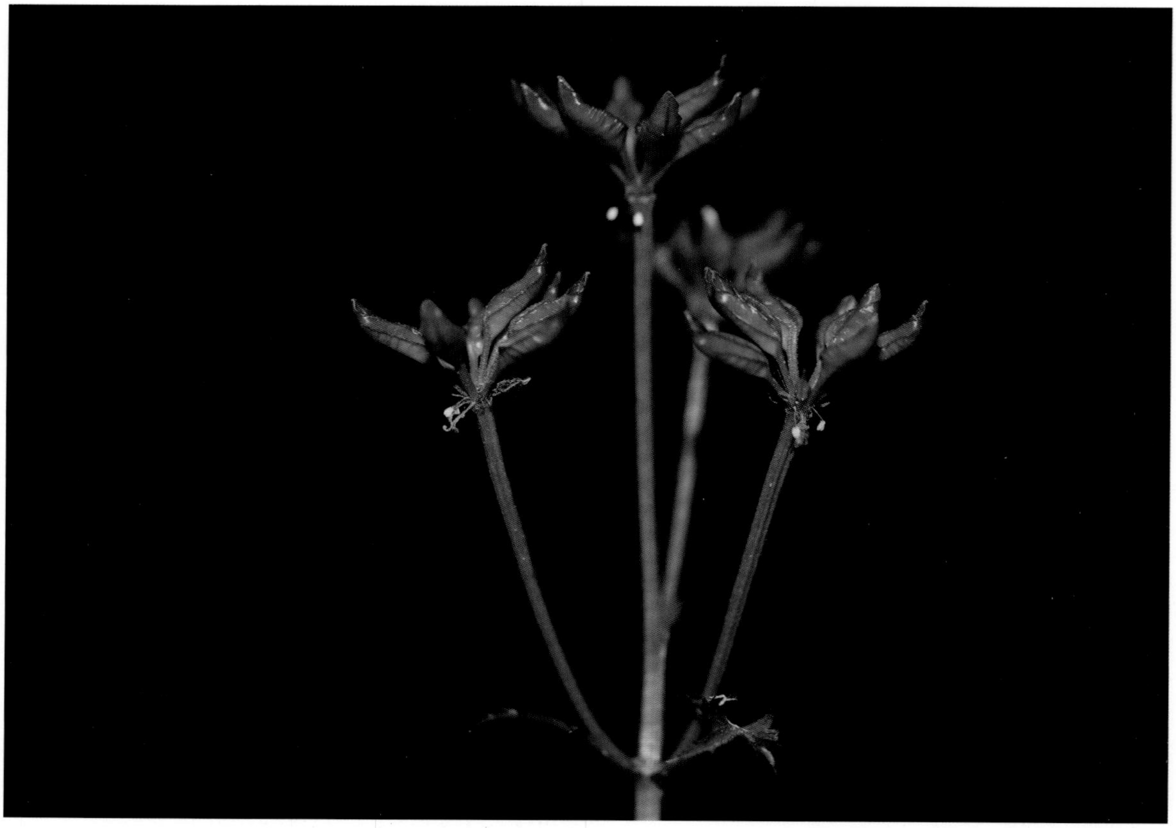

黄连

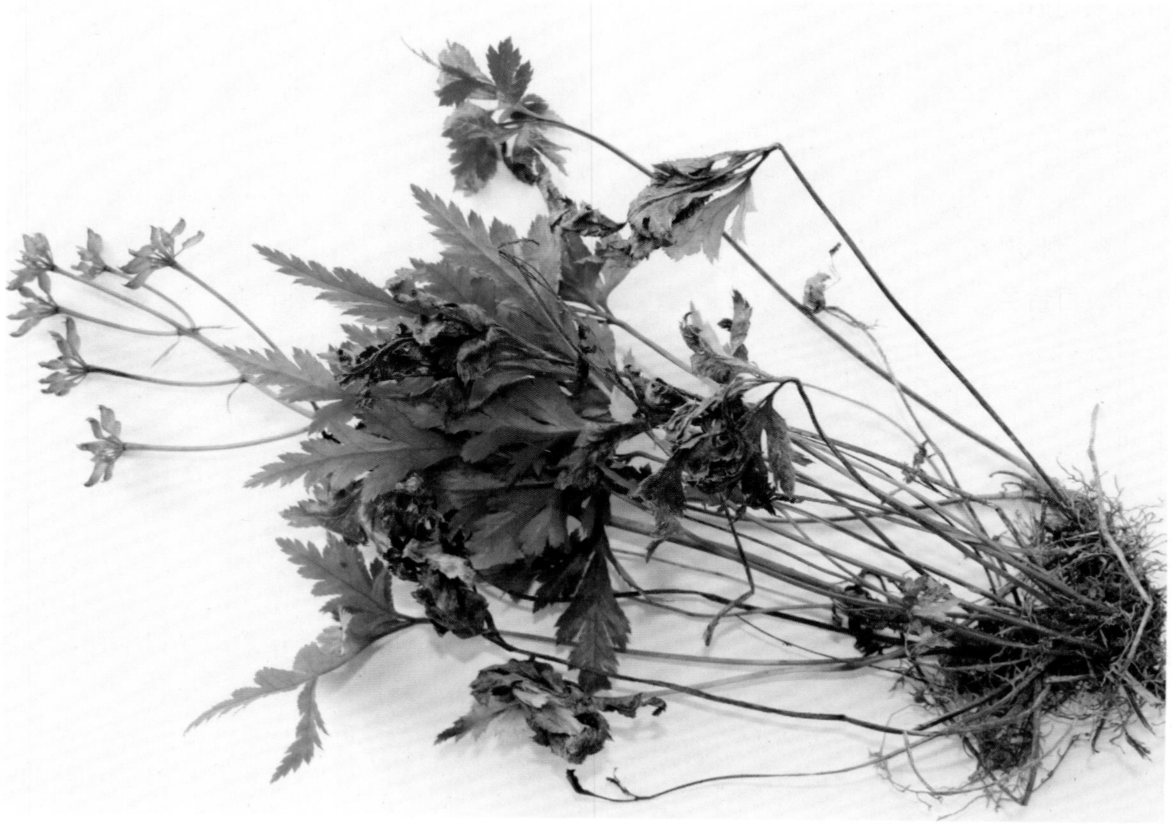

黄连

药材鉴别

本品呈不规则的薄片。外表皮暗黄色，粗糙，有细小的须根。切面或碎断面皮部棕色至暗棕色，木部鲜黄色或红黄色，具放射状纹理，髓部红棕色，有时中央有空隙。质地坚实，不易折。气微，味极苦。

功效主治

清热燥湿，泻火解毒。主治湿热痞满，呕吐吞酸，泻痢，黄疸，高热神昏，心火亢盛，心烦不寐，血热吐衄，目赤，牙痛，消渴，痈肿疔疮；外治湿疹，湿疮，耳道流脓。酒黄连善清上焦火热，主治目赤、口疮。姜黄连清胃和胃止呕，主治寒热互结、湿热中阻、痞满呕吐。萸黄连疏肝和胃止呕，主治肝胃不和、呕吐吞酸。

用法用量

内服：煎服，2 ~ 10 g；或 1.0 ~ 1.5 g，入丸、散。外用：适量。炒用制其寒性，姜汁炒清胃止呕，酒炒清上焦火，吴茱萸炒清肝胆火。

民族药方

1．痔疮　黄连 100 g。煎膏，加入等份芒硝、冰片 5 g，痔疮敷上即消。

2．黄疸　黄连 5 g，茵陈 15 g，栀子 10 g。水煎服。

3．痈疮，湿疮，耳道流脓　黄连适量。研细末，茶油调涂患处。

4．颈痈，背痈　黄连、黄芩、炙甘草各 6 g，栀子、枳实、柴胡、赤芍、金银花各 9 g。水煎取药汁。

5．心肾不交失眠　黄连、肉桂各 5 g，半夏、炙甘草各 20 g。水煎服。

6．肺炎咳喘　黄连、甘草各 6 g，金银花、沙参、芦根、枇杷叶、薏苡仁各 30 g，天冬、百合各 12 g，橘皮 10 g，焦三仙各 9 g，三七粉 3 g。水煎取药汁，每日 1 剂，分 2 次服。

7．肺结核（浸润型）　黄连 19 g，蛤蚧 13 g，白及 40 g，百部 10 g，枯矾 8 g。共研细末，水泛为丸，阴干后备用。温开水送服，每次 10 g，每日 3 次，儿童量酌减。

使用注意

苦寒易伤脾胃，故脾胃虚寒者慎用。

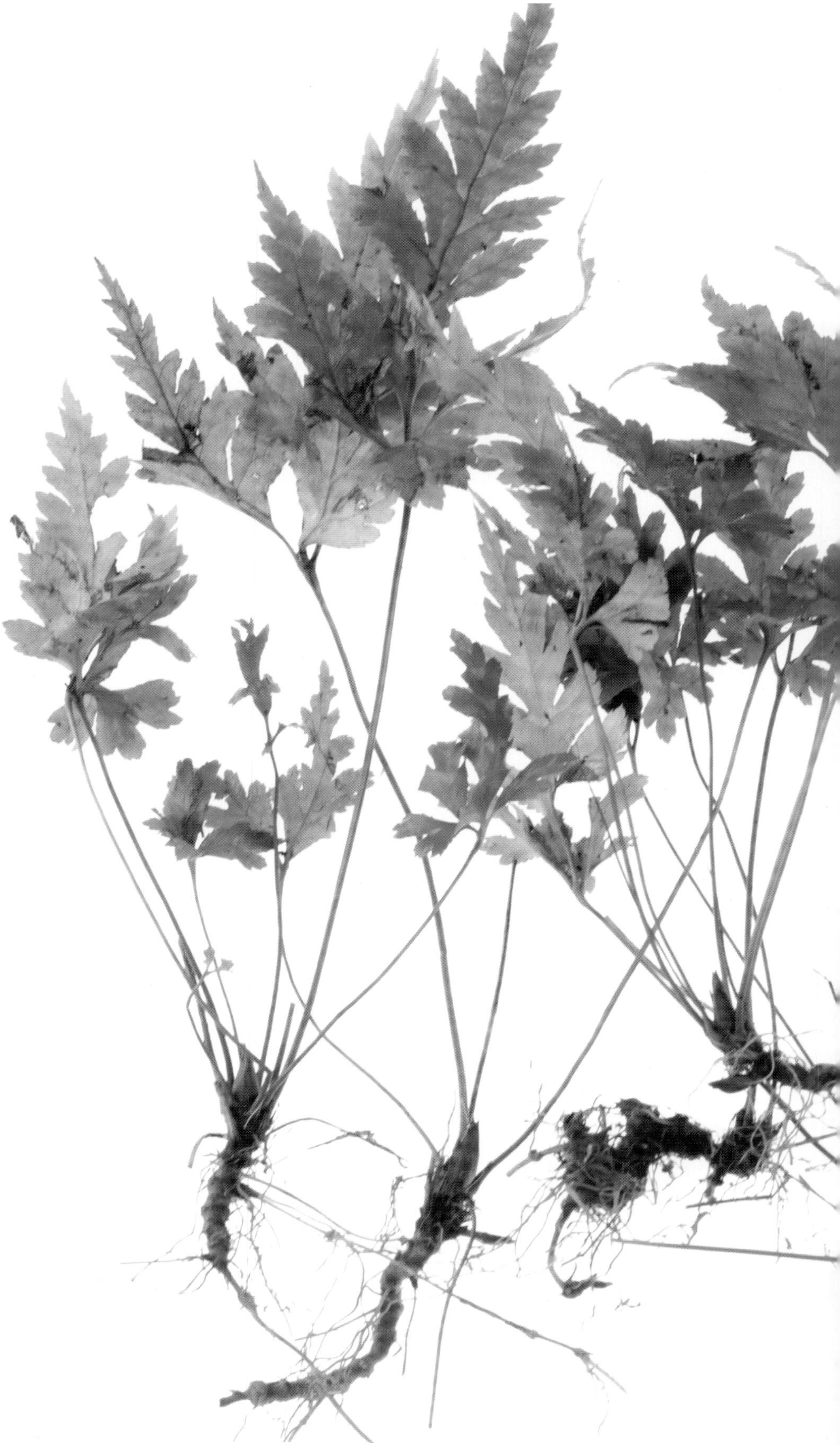

黄连

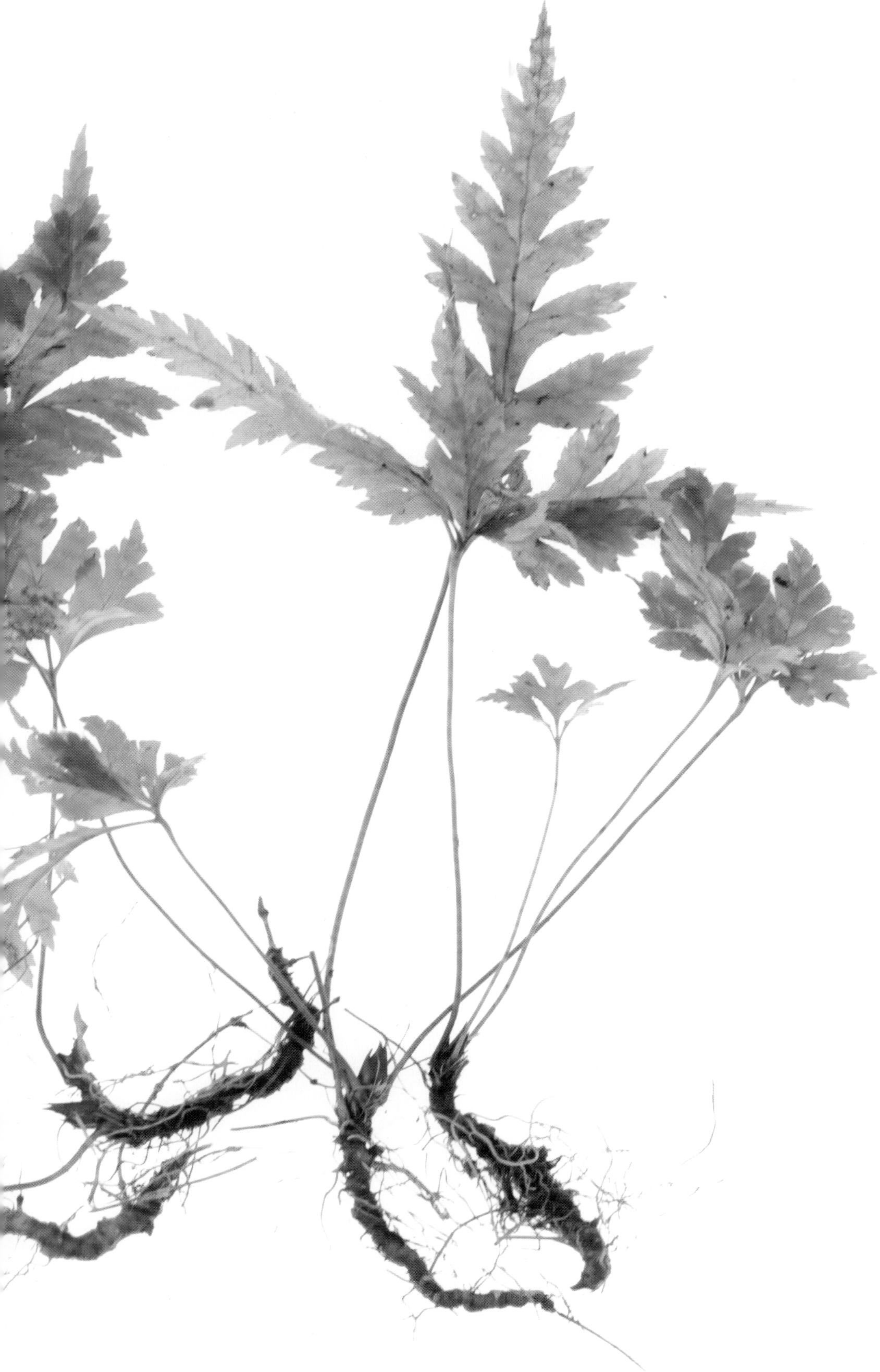

黄连药材

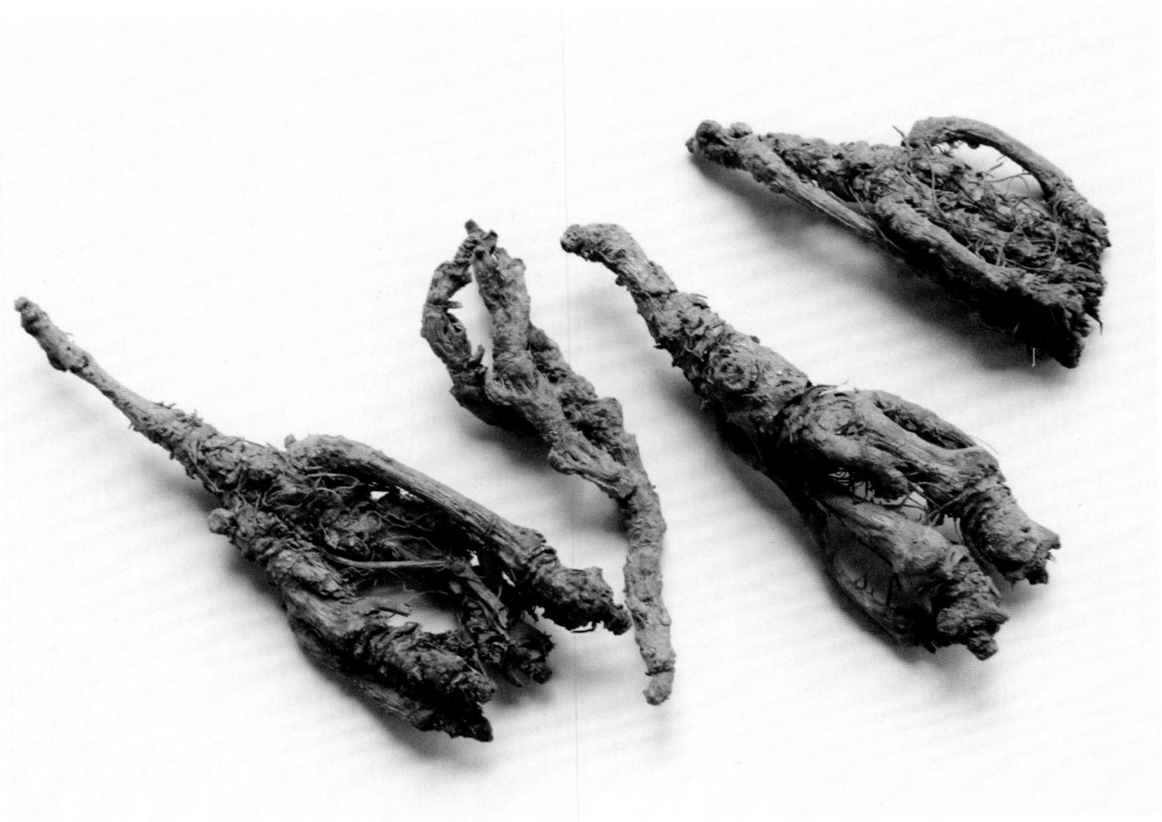

黄连药材

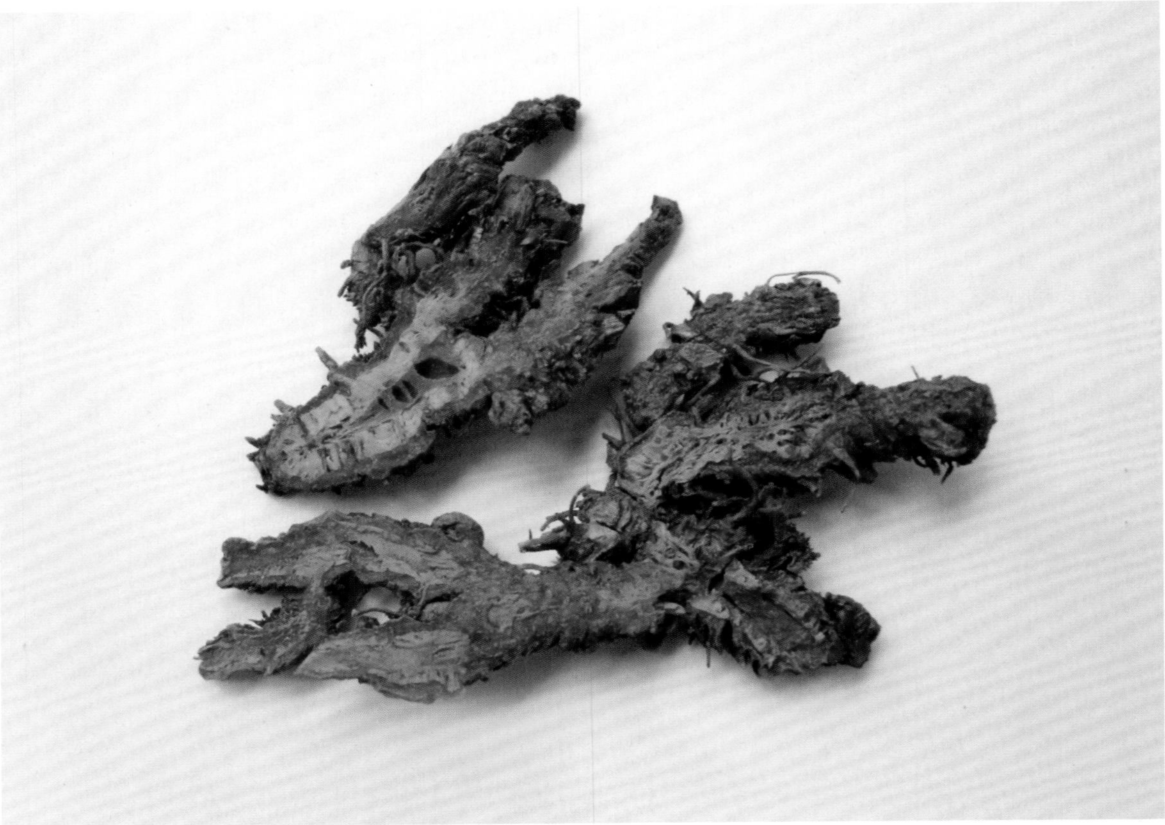

黄连饮片

图书在版编目（CIP）数据

中国民族药用植物图典. 藏族卷 / 肖培根，诸国本总主编. —长沙：湖南科学技术出版社，2023.7
ISBN 978-7-5710-2325-6

Ⅰ. ①中… Ⅱ. ①肖… ②诸… Ⅲ. ①民族地区－药用植物－中国－图集②藏族－中草药－图集 Ⅳ. ①R282.71-64

中国国家版本馆 CIP 数据核字(2023)第 139643 号

"十四五"时期国家重点出版物出版专项规划项目
ZHONGGUO MINZU YAOYONG ZHIWU TUDIAN ZANGZU JUAN DI-SAN CE
中国民族药用植物图典 藏族卷 第三册
总 主 编：肖培根 诸国本
主 编：路 臻 谢 宇 周重建
出 版 人：潘晓山
责任编辑：李 忠 杨 颖
出版发行：湖南科学技术出版社
社 址：长沙市芙蓉中路一段 416 号泊富国际金融中心
网 址：http://www.hnstp.com
湖南科学技术出版社天猫旗舰店网址：
http://hnkjcbs.tmall.com
邮购联系：0731-84375808
印 刷：长沙沐阳印刷有限公司
（印装质量问题请直接与本厂联系）
厂 址：长沙市开福区陡岭支路 40 号
邮 编：410003
版 次：2023 年 7 月第 1 版
印 次：2023 年 7 月第 1 次印刷
开 本：889mm×1194mm 1/16
印 张：19.25
字 数：288 千字
书 号：ISBN 978-7-5710-2325-6
定 价：1280.00 元(共四册)